자연과 산야초에서 찾은 실제 활용법!

내 몸을 살리는
산야초
대사전

내 몸을 살리는
산야초
대사전

2023년 1월 20일 **4쇄 인쇄**
2023년 1월 30일 **4쇄 발행**

편저자 · 정구영
펴낸이 · 남병덕
펴낸곳 · 전원문화사

주소 · 07689 서울시 강서구 화곡로 43가길 30. 2층
전화 · 02)6735-2100
팩스 · 02)6735-2103
등록일자 · 1999년 11월 16일
등록번호 · 제 1999-053호

ISBN 978-89-333-1143-1
© 2018, 정구영

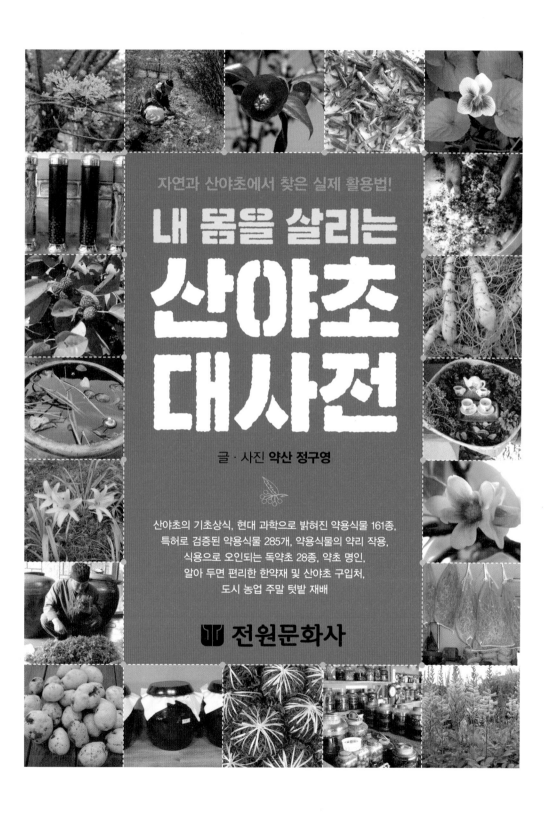

자연과 산야초에서 찾은 실제 활용법!

내 몸을 살리는 산야초 대사전

글 · 사진 **약산 정구영**

산야초의 기초상식, 현대 과학으로 밝혀진 약용식물 161종,
특허로 검증된 약용식물 285개, 약용식물의 약리 작용,
식용으로 오인되는 독약초 28종, 약초 명인,
알아 두면 편리한 한약재 및 산야초 구입처,
도시 농업 주말 텃밭 재배

전원문화사

'산야초를 알면 건강이 보인다'

이 책의 저자인 약산 정구영 선생은 고향(전주)의 후배이자 명지대 대학원의 제자이다. 약산은 독실한 기독교 신자이면서도, 인생의 태반을 자연과 교감하며 세속에서도 방외지사(方外之士)가 되어 유교(儒敎)・불교(佛敎)・도교(道敎)・각 종교 경전에 관심을 가진 특이한 존재로 세간에서는 기인(奇人)으로 불린다.

그간 조선 시대 허준이 쓴『동의보감』, 중국의 이시진이 쓴『본초강목』・한의학과 한약학의 교재인『황제내경』을 섭렵하고,『전통 의서』・『약초 요법』・『자연 요법』등을 읽고 산야초의 모든 것을 중생을 위한 건강지침으로 제시한 것은 아무나 할 수 있는 일이 아니다.

그동안 한국일보 "정구영의 식물과 인간", 문화일보 "약초 이야기", 월간 조선 "나무 이야기", 사람과 산 "정구영의 나무 열전", 주간 산행 "약용식물 이야기", 전라매일신문 "정구영의 식물 이야기", 농민신문에서 발행하는 디지털 농업 "우리가 몰랐던 버섯 이야기", 산림 등에 약초와 나무에 관한 연재를 꾸준히 하였다. 현재는 사람과 산에 "우리가 몰랐던 약용식물 이야기"를 연재하고 있다.

『약초대사전』・『나물대사전』・『버섯대사전』・『효소동의보감』・『나무동의보감』・

『산야초도감』·『산야초민간요법』·『꾸지뽕건강법』·『약초에서 건강을 만나다』외 30권의 저서를 출간한 저술가이다.

지금으로부터 100여 년 전에 우리 땅에 들어온 서양 의학에 의해 전통적으로 조상 대대로 이어온 민간 의학, 자연 요법, 대체 요법이 비과학적인 것으로 매도되면서도 여전히 건강한 사람들이나 환자들의 입장에서는 선호할 수밖에 없다.

정작 건강과 행복을 잃었을 때 돈으로 살 수 없는 것이 행복이고 건강이 아닌가? 예로부터 "건강을 잃은 것은 모든 것을 잃은 것이다"는 말처럼 세상을 보기 전에 몸을 챙기는 사람은 현명하다. 세상에서 유일하게 돈으로 살 수 없는 것이 생명과 건강이다.

우리들의 최대 화두(話頭)는 삶의 질을 높이고 최상의 건강한 삶이다. 하지만 건강과 관련된 의학 서적과 약초 서적들이 봇물을 이루고 있지만 산야초의 사진과 형태를 설명하고 정작 실용적으로 활용할 수 있는 책을 만나기가 쉽지 않다.

삶의 현실에서 시련과 난관이 있어도 우리가 끝까지 지켜야 하는 것은 건강한 몸을 지키는 일이다. 약용식물은 몸이 아플 때만 먹는 것으로 알고 있지만 그것은 식물에 대한 오만이다. 이번에 오늘을 살아가는 우리들에게 건강적으로 큰 도움이 되리라 믿어 독자들의 일독을 권하는 바이다.

서울시 한의사회 명예 회장·한의학 박사 유승원

'사람이 고칠 수 없는 병은 산야초에 맡겨라!'

옛말에 '의식동원(醫食同源)'이라 했다. 즉, "의약과 음식의 근원은 같다"는 말이다. 우리가 매일같이 섭취하는 산과 들에서 자라는 제철에 나는 산야초를 먹을 때 건강을 지킬 수 있다. 약(藥)이란 한자는 태양(日)의 빛을 받아 자라난 풀(草)과 나무(木)가 조합된 글자다. 고대의 갑골문자를 보면 약(藥) 자는 풀(草)과 즐거울 락(樂)으로 '즐거움을 주는 풀'이다.

헨리 포드는 "일하는 것만 알고 휴식을 모르는 사람은 브레이크가 없는 자동차처럼 위험하다"고 경고했듯이 대다수의 사람들은 마음의 풍요로움도 없이 마치 시속 100km로 질주하며 돈만을 벌기 위해 몸을 혹사시키고 있다.

우주 만물에는 자연의 섭리와 법칙이 있다. 사람은 자연의 법칙에 지배를 받는다. 자연에 순응하면 병원이 멀고 어기면 가깝고 질병에 노출될 수밖에 없다. 생명이 있는 사람이든, 동물이든, 식물이든 활동하는 때가 있으면 쉬는 때가 있고 죽는 때가 있다.

지난 100여 년 동안 의학의 발전으로 100세 시대를 살고 있지만 우리는 여전히 건강에 위협을 받으며 살고 있다. 지금 우리가 살고 있는 지구는 생명을 지켜 주는 오존층이 파괴되어 기상 이변이 일어나고 산림이 훼손되어 하늘과 땅은 병들어 미세먼지와 환경 오염 등으로 안전 지대가 없는 지경에 이르렀다.

　필자는 육식을 못 한다. 그 흔한 자동차 운전면허도 없고 보통 사람처럼 하루 세 끼를 꼬박 챙겨먹지도 않는다. 오직 자연에 순응하며 해가 뜨면 주어진 생명에 감사하고 아침에 자연을 산책하며 명상하고 도인술 등을 2시간 정도 하고 해가 지면 잔다. 건강에 해(害)가 되는 담배·술·커피·과자·인스턴트 식품 등은 일체 먹지 않고 오직 발효 식품과 산나물에 면역력을 강화해 주는 산야초와 직접 담근 약술(꾸지뽕·가시오갈피·하수오·오미자 외)만을 먹는다.

　현재 나의 건강은 지금까지 가졌던 식습관과 생활습관의 결과이다. 지금 사람들은 생명의 땅인 논두렁에 제초제를 뿌릴 정도로 우리 땅이 오염되어 있다. 우리가 먹는 육식(소·돼지·닭·양식 어류)은 자연산이 아닌 성장 촉진제와 항생제를 먹인 것들이 많다. 한때 광우병 사태를 기억할 것이다. 광우병이란 소의 뇌(腦)가 스펀지처럼 녹아 미치광이가 되어 죽는 병이다. 더욱 놀라운 사실은 고기를 불에 구울 때 비닐을 태울 때 생기는 '다이옥신'이 발생하는 것으로 밝혀졌지만 먹고 있다. 사람들이 고기를 한두 번 섭취한다고 해서 당장 성인병에 걸리지는 않지만, 제철 음식을 멀리하고 육식 위주의 식습관과 인스턴트 식품을 먹는다면 결국에는 질병과 성인병에 걸릴 수밖에 없다.

　우리 땅에서 자라는 산야초에는 인체에 꼭 필요한 영양소와 미네날과 약성과 약효가 있다. 우리 산과 들에는 우리 몸을 지켜 주는 산야초가 널려 있는데 산야초야말로 생명을 유지하는 데 필수적이고 건강 동행의 최고 파트너이다. 내 몸을 살리는 산야초는 어디에 있는가? 바로 우리 주변에 있다. 면역력을 강화해 주는 산삼·꾸지뽕·버섯·가시오갈피·마늘, 피를 맑게 하는 산나물·미나리·양파·은행, 관절을 강화해 주는 홍화씨·골담초·접골목, 염증과 종양에 탁월한 느릅나무뿌리·지치, 폐의 기능을 강화해 주는 마가목·도라지·더덕·만삼, 위장에 효능이 있는 삽주·산사·매실, 변비에 좋은 함초·고구마, 냉증에 효능이 있는 생강·쑥, 간에 좋은 엉겅퀴·민들레·다슬기·개오동나무·헛개나무, 당뇨에 좋은 꾸지뽕나무·뽕나무, 신장에 좋은 산수유·오갈피·수박·옥수수 수염, 심장에 좋은 솔잎·포도, 뇌에 좋은 강황·천마 등이 있다.

우리는 건강의 소중함도 잊은 채 낭만도, 멋도, 추억도, 여행도, 휴식도 없이 그저 돈만을 벌기 위해 훼손된 몸을 지금부터라도 챙겨야 한다. 날마다 스트레스 속에서 과식과 과음에 과로가 누적되면 다시는 회복할 수 없는 병에 걸릴 수밖에 없다.

　　영국의 작가 셰익스피어는 "인간은 휴식이 주는 젖을 먹고 자란다"고 한 경종을 가슴에 새기며 지금부터라도 산야초에 관심을 가지고 육식은 적당히 하고 채식 위주의 식습관으로 바꾸면 건강한 몸을 유지할 수 있다.

십승지 휴휴산방에서 약산 정구영

❶ 우리나라에서 자생하는 초본식물 · 덩굴식물 · 목본식물 중에서 건강에 유용한 255종과 유독 식물 28종 총 283종을 선택하여 자연 분류 방식을 따르지 않고 편의에 따라 실었다.

❷ 학명의 표기는 산림청의 "국가표준식물 목록"을 기준으로 삼았다.

❸ 약용식물을 이해할 수 있도록 학명, 생약명과 부위 · 이명 · 분포 · 형태, 약용식물의 개론 · 약성 · 효능 · 약리 작용 · 이용법 · 만들기(산나물 · 제철 음식 · 차 · 발효액 · 환 · 약술 · 식초 · 약초) · 금기를 명기하여 실용적으로 도움을 주었다.

❹ 통상 한의원이나 한약방에서 처방하는 방법을 기술했다. 민간 요법은 국립문화연구소의 『민간의학』 · 권혁세의 『약초의 민간 요법』 · 안덕균의 『한국본초도감』 · 이영노의 『한국식물도감』 · 채수찬의 『산과 들에 있는 있는 약초』 · 배기환의 『한국의 약용식물』과 필자의 저서인 『한국의 산야초 민간 요법』 · 『약초대사전』 · 『나물대사전』 · 『효소 수첩』 등과 참고 문헌에서 인용했다.

❺ 각 산야초의 부작용과 금기를 명기했다.

❻ 이 책은 국민의 건강을 도모하는 목적이 있지만, 의학적 한의학 전문 서적이 아니므로 여기에 수록된 산나물 만들기, 제철 음식 만들기, 발효액 만들기, 식초 만들기 외 산야초를 달여 먹는 것은 각 개인의 책임이며, 꼭 음용할 때는 한의사의 처방을 받고 복용해야 한다.

❼ 이 세상에 무병장수나 만병통치는 없다는 것을 깨닫고, 세상에서 단 한나뿐인 생명은 소중하고 귀하다. 내 안의 의사인 식습관과 생활습관을 바꾸지 않으면 아무리 좋은 약초를 먹어도 소용이 없다. 부록에 알아 두면 편리한 한약재 및 산야초 구입처 11곳, 전국 수목원 · 식물원 및 자연휴양림 현황, 내 몸을 살리는 산야초 명인 8명, 식물 키우기 자재 파는 곳. 24절기, 도시 농부를 위한 텃밭 기초 상식, 주말 텃밭 가꾸기, 식물 달력, 서울특별시 농업기술센터 도시 농업 교육 안내, 주말 텃밭 농장, 식물 · 한방 용어 · 효소 용어를 수록해 도움을 주었다.

CONTENS

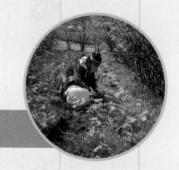

제1장 🌿 산야초의 기초 상식

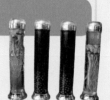

제2장 🌿 내 몸에 맞는 산야초 만들기

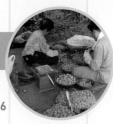

제4장 🌿 산야초를 알면 건강이 보인다

1. 산에 있는 산야초

식용

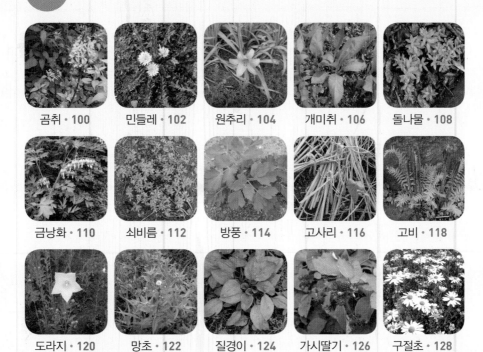

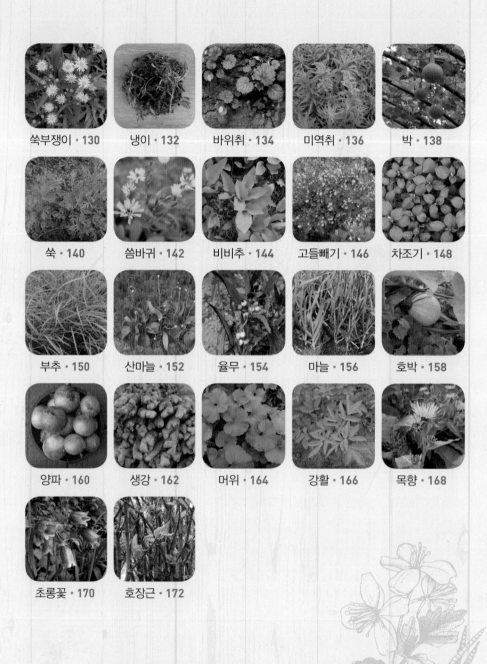

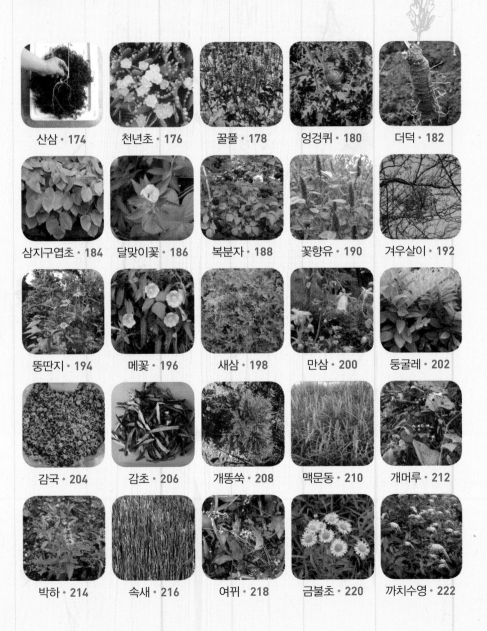

약용

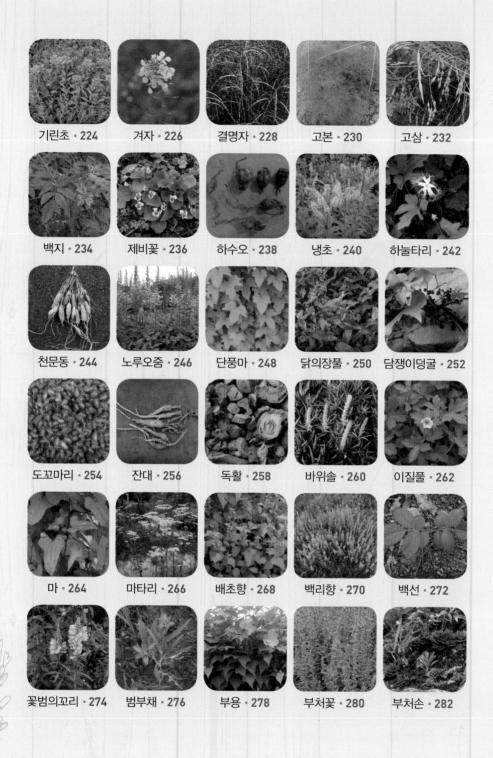

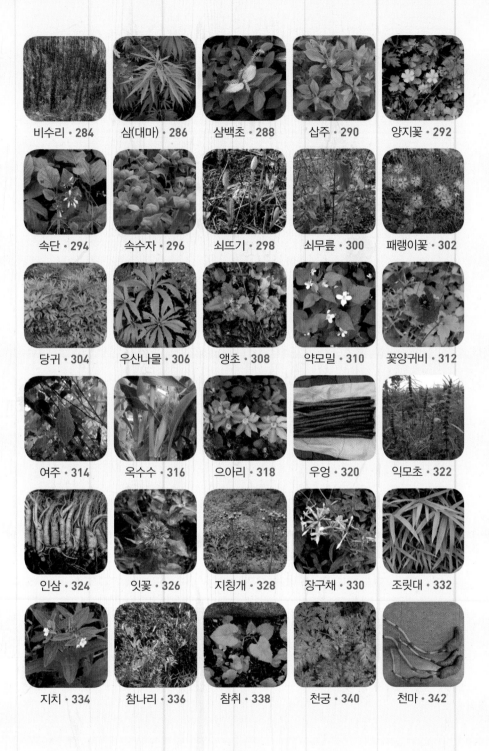

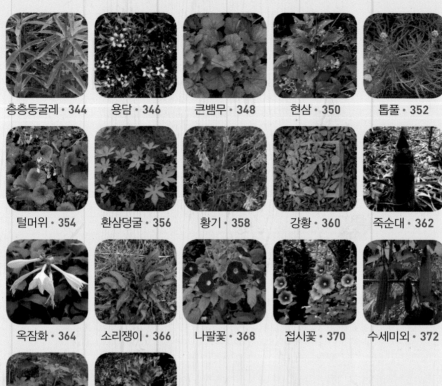
2. 물과 갯벌에 있는 산야초

제5장 ❦ 산에 있는 약용 나무

식용

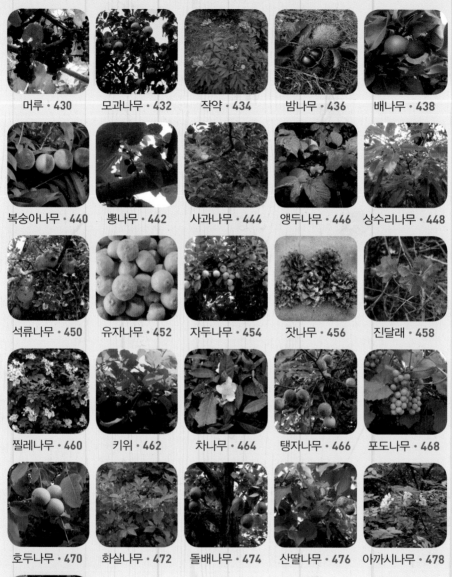

약용

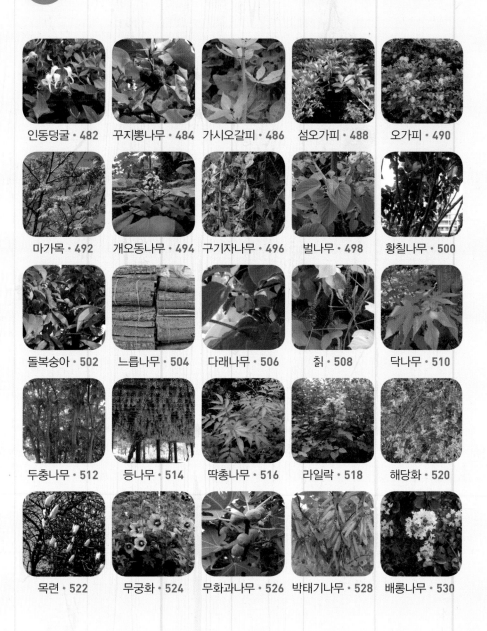

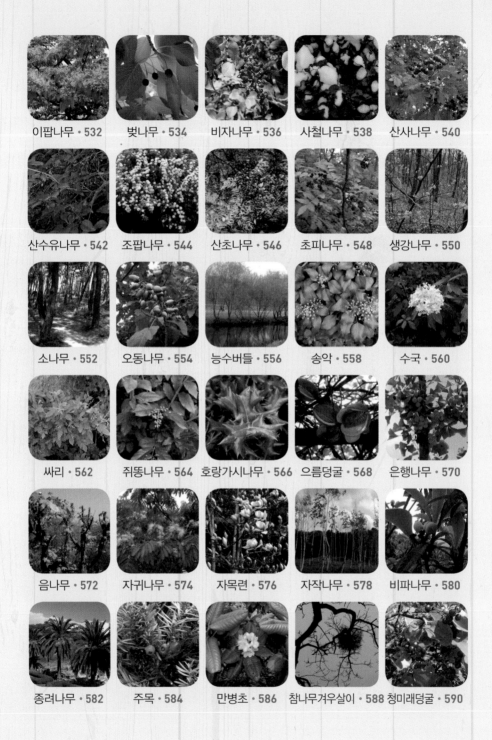

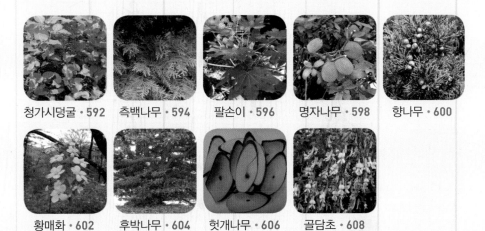
제6장 식용으로 오인하는 독이 있는 약용식물

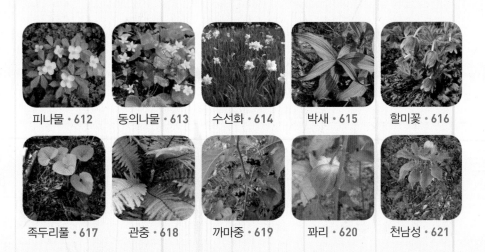

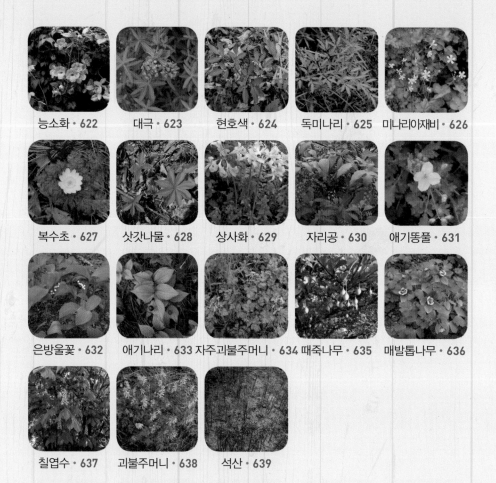

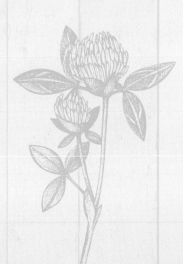

제7장 🍃 부록

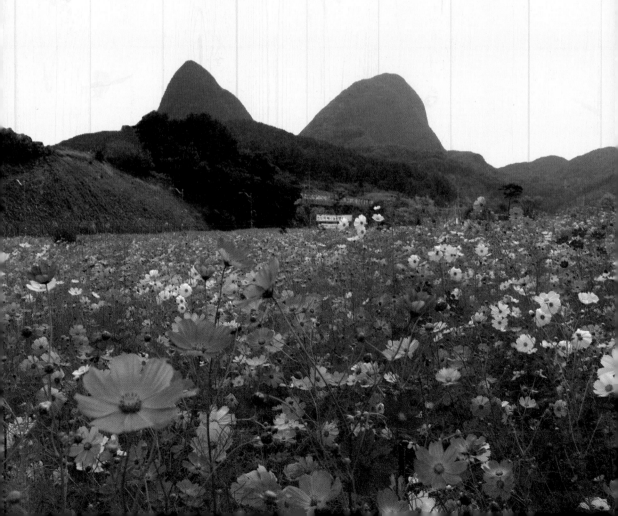

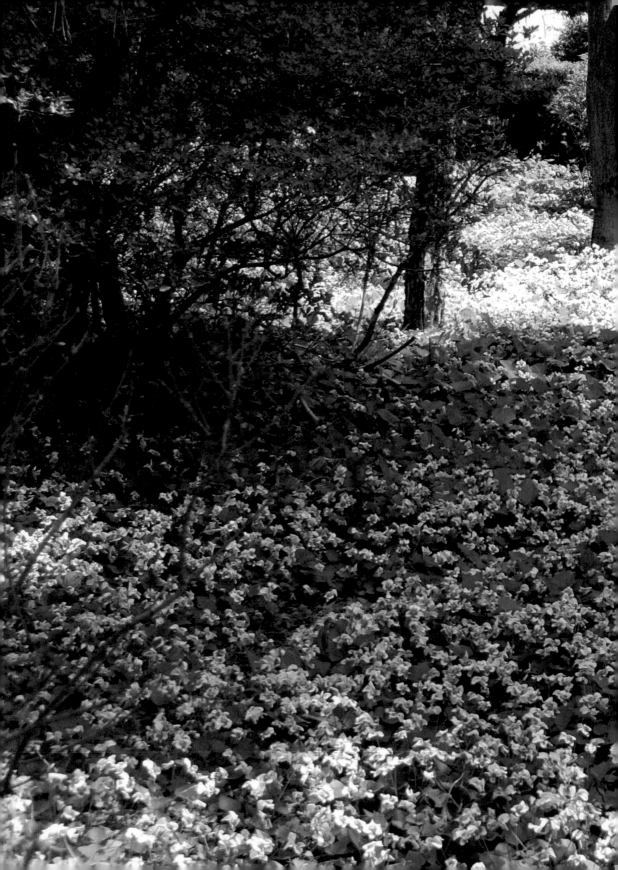

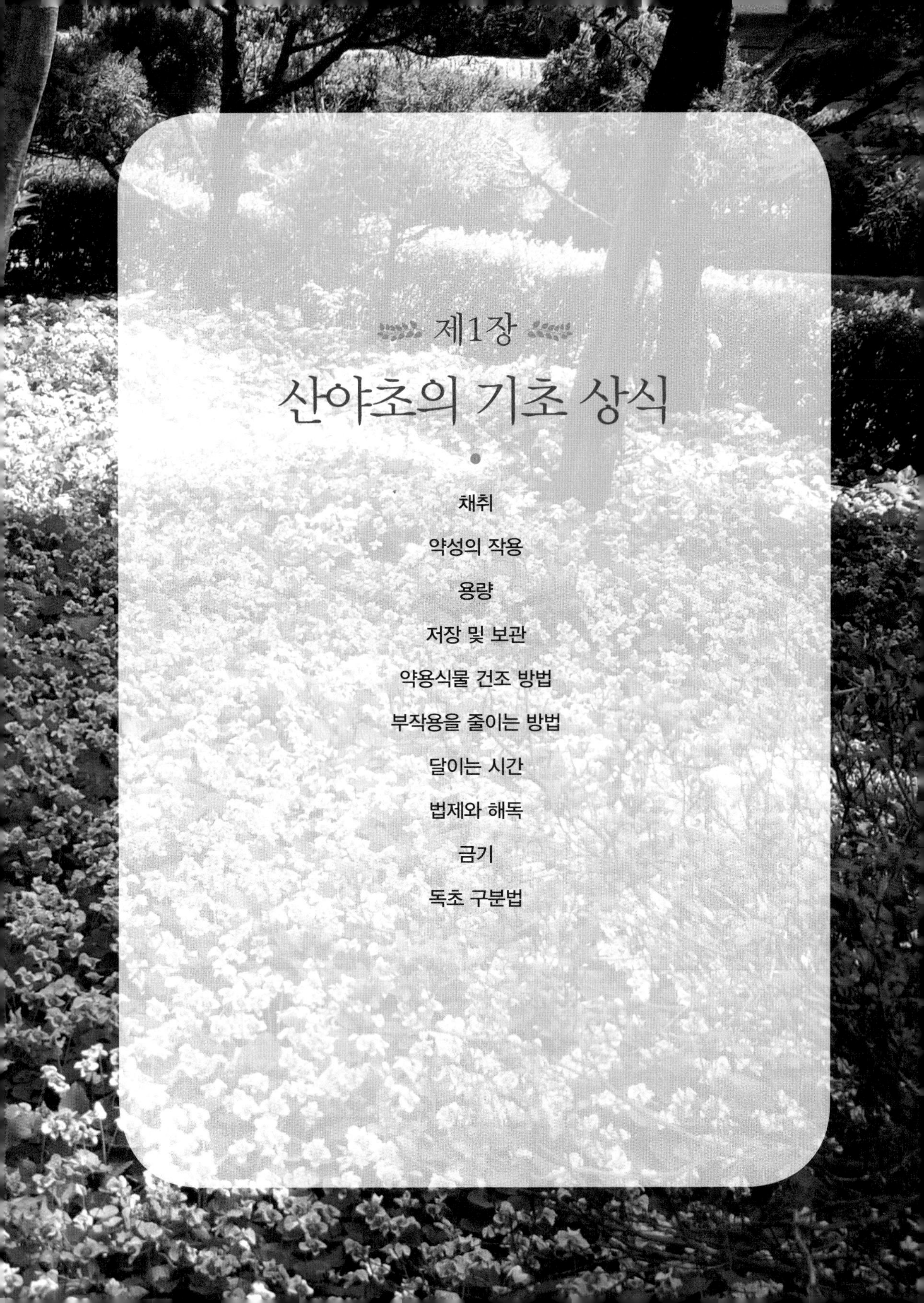

제1장

산야초의 기초 상식

채취

약성의 작용

용량

저장 및 보관

약용식물 건조 방법

부작용을 줄이는 방법

달이는 시간

법제와 해독

금기

독초 구분법

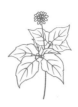

　산야초의 배당체에는 건강에 유익한 것과 유독한 성분도 있다. 모양·색·냄새·
효능·보존 상태·안전성 등으로 사용 목적에 적합한지 등을 고려해야 얻고자 하는
효과를 볼 수 있다. 계절에 따라 채취·건조·가공·포장·저장 방법에 따라 약효가
다르기 때문에 관리가 올바르게 이루어져야 고유한 약성을 보존한 상태에서 효과를
볼 수 있다.

　산야초를 채취하여 물로 씻고 잡질을 제거한 후에 쓰는 것도 있고, 그대로 쓰는 것
도 있다. 산야초를 말려 두었다가 물에 끓이기도 하고, 증기로 쪄서 가공하고, 잘라
서 가공하고, 밀폐된 용기 속에 약재를 넣은 뒤 약한 불로 가열하고, 약재를 볶아서
가공하기도 한다.

　산야초를 흐르는 물로 반복해서 씻어서 냄새나 독성을 감소시키기도 하고, 가루로
만들어 환을 만들고, 약한 불로 약재의 표면이 노릇해질 때까지 볶기도 하고, 황토
또는 복룡간과 함께 약재를 볶기도 하고, 패각을 갈아 이 가루를 가열한 뒤 약재를
넣고 볶기도 하고, 강한 불로 재빨리 태우기도 한다.

🌸 채취

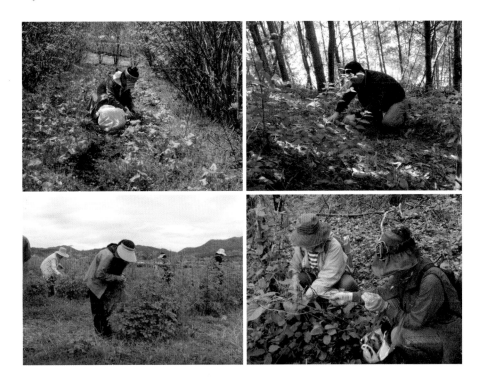

약초를 채취할 때는 적합한 지질에서 약효 성분이 가장 좋을 때 채취를 해야 한다. 약초의 용도별 쓰이는 부위인 꽃 · 잎 · 열매 · 줄기 · 뿌리는 각각 피는 시기와 성숙되는 시기에 따라 다르다.

꽃봉오리나 꽃가루, 어린순과 잎, 미성숙 열매와 익은 열매, 줄기와 나무의 껍질이나 속껍질, 뿌리와 뿌리 껍질을 쓰는 약초마다 다르다.

봄에는 꽃봉오리나 활짝 핀 꽃을, 어린순이나 잎(전초)은 신록이 무성하기 전에, 여름철에는 가지나 줄기를, 가을에는 열매가 익었을 때, 겨울에는 꽃과 잎이 다 시든 후 약성이 뿌리로 내려갔을 때 채취한다.

• 꽃 개화할 때 꽃봉오리를 딴다. 매괴화(玫瑰花 · 해당화), 금은화, 도화(桃花 · 복사꽃) 등
• 어린순은 새싹이 나올 때 시기를 택하여 딴다(삼지구엽초 · 어성초 · 오가피 새순 · 꾸지뽕 새순) · 나

물류(곰취·머위·돋나물·참취·미역취·민들레) 등, 지상부의 꽃이 피기 전에 채취한다(산나물류·인진쑥·익모초·현초·부편초) 등

- 지상부의 꽃이 피기 전에 채취한다. 인진쑥·익모초·현초·부평초 등
- 가지 연중 수시로 채취한다. 오가피·뽕나무·꾸지뽕나무 등
- 나무줄기 약효가 가장 좋을 때 채취한다. 음나무, 담쟁이 덩굴, 황백, 진피 등
- 열매 미성숙일 때 딴다. 복분자 등 익은 열매를 딴다. 벚나무 열매(버찌)·산수유·마가목·머루 등
- 뿌리 꽃과 잎과 줄기가 다 떨어진 후에 뿌리를 캔다. 칡·도라지·강황·용담·만삼·작약·황기·지치·하수오 등
- 종자(씨)가 완전히 익었을 딴다. 차전자·견우자·산조인 등

 약성의 작용

약용식물 약성의 미(味)는 산고감신함(酸苦甘辛鹹)의 오미(五味)로 나뉜다. 즉 시고, 쓰고, 달고, 맵고, 짠맛으로 구분한다. 오미 중에 신감(辛甘)은 양(陽)이고, 산고함(酸苦鹹)은 음(陰)이다.

- 신미(辛味) 매운맛으로 혈액 순환을 개선하고 혈압을 상승시켜 준다. 박하·형대·마황 등
- 감미(甘味) 단맛으로 보익 작용과 해독을 돕는다. 대조(대추 열매)·감초·건율 등
- 산미(酸味) 신맛으로 수렴성이 강하여 발산한다. 오미자·산수유·석류 등
- 고미(苦味) 쓴맛으로 해열 작용을 돕고 소염 작용이 있다. 고체·고목·황백 등
- 함미(鹹味) 짠맛으로 단단한 덩어리를 풀어준다. 엉겅퀴·함초·망초·현삼 등

🌸 용량

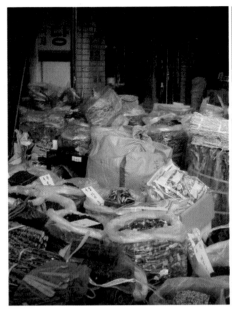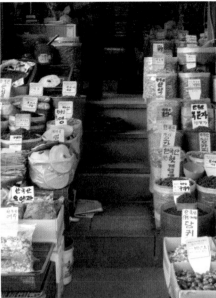

　산야초의 배당체에는 인체에 필요한 다양한 영양소와 고유한 맛을 함유하고 있다. 산야초는 현대 의약과는 다르게 소량의 기준량으로 치료의 반응이 미약하기 때문에 용법을 준수해야 한다. 용량을 무시한 채 속효를 내기 위하여 과량으로 복용을 하지 않아야 한다. 기준 용량을 초과할 때는 간에 손상을 주기 때문에 신체적인 조건, 임산부, 지병이 있는 경우, 복용 중 금기하는 산야초를 먹어서는 안 된다.

🌸 저장 및 보관

　산야초는 변질과 분해되기 쉽기 때문에 건조와 저장이 중요하다. 꽃잎이나 나뭇잎 및 정유(精油)가 많이 함유된 약용식물은 신선하고 보관 기간이 짧을수록 고유한 성분으로 효과를 볼 수 있고, 단단한 과실이나 유독 성분이 들어 있는 것은 1년 이상 경과된 것이 좋다.

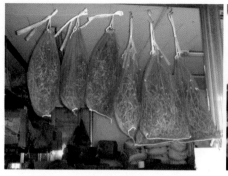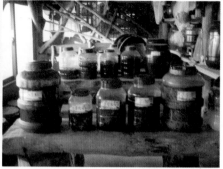

산야초는 공기 중에서 쉽게 변질되고 대체적으로 2년이 경과 되면 약효 성분이 분해 합성되어 효능을 기대하기 어렵기 때문에 저온에서 냉장 보관을 한다. 벌레가 먹거나, 곰팡이가 생기면 약효가 크게 감소되므로 주의해야 한다. 습기가 있는 곳에서는 쉽게 변질이 되기 때문에 항상 약용식물에 따라 저온, 상온에서 보관해야 한다. 용기를 청결히 해서 병충해를 방지해야 감량도 적어지고 효능도 감소되지 않는다.

약용식물 건조 방법

산야초의 종(種)에 따라 저장 및 가공 방법이 각각 다르다. 약용식물이 양성이냐 음성이냐에 따라 다르다. 예를 들면 양성인 도라지 뿌리는 햇볕에 말려야 하고, 음성인 더덕은 그늘에 말려야 한다. 산야초가 양성인지 음성인지를 구분할 수 있어야 한다.

- 일광(日光)법 햇볕에 직접 건조시키는 방법으로 대개 뿌리 껍질 · 종자류 · 과실류 등
- 음건(陰乾)법 바람이 잘 통하고 서늘한 방이나 그늘에서 건조시키는 방법이다. 꽃, 어린 순 등
- 불에 말리는 법 습기와 수분이 많은 약용식물은 일시에 빨리 건조시키기가 어려우므로 종이나 헝겊에 싸서 불 속에 넣어 건조시킨다. 부자(附子), 초오(草烏) 등
- 쪄서 건조하는 법 약물의 약성을 변화시키거나 병충해의 예방, 그리고 장기 보관을 위해 쪄서 건조시킨다. 숙지황 · 황정 · 천마 · 현호색 등

🌸 부작용을 줄이는 방법

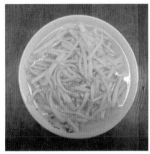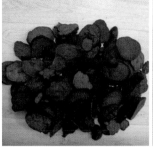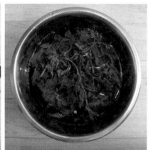

약용식물을 채취하여 건조시켜 보관하면 병충해를 방지함은 물론 균(菌)류의 침습을 예방할 수 있으므로 대부분의 약재는 건조시켜서 저장한다. 구기자·인삼·육종용 등 병충해가 심한 것, 예를 들면 백지·방풍·만삼 등은 방향성이 높고 단맛이 있어서 충해가 심하므로 각각 보관해야 한다. 방향성이 높은 익지인, 사인 등은 성분의 부패 작용을 막기 위하여 각각 분리해서 저장한다.

산야초를 잘못된 방법으로 처리하여 복용하면 전혀 엉뚱한 방향으로 약물이 작용하여 치료 효과를 기대할 수 없다. 예를 들면 하룻밤 물에 우려내거나 잿불에 묻어 굽거나 볶는 것과 소금물에 하룻밤 담그는 것은 독을 없애기 위함이다.

🍂 달이는 시간

보통 가정에서는 각종 약재를 천에 넣어 묶은 후 용기에 넣고 3~4배의 물을 붓고 끓인다. 센불보다는 약한 불로 30분 이상 달인 후 한나절 동안 우린 후 다시 끓인 후 약초의 건더기는 버리고 달인 액만을 용기에 넣고 적당량을 차(茶)처럼 복용한다.

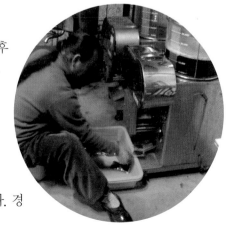

가정에서 쓸 수 있는 약탕기를 이용하기도 한다. 경

동시장이나 건강원에 맡기면 4시간 정도 달인 후 파우치로 포장한다. 약한 불로 잎은 20분 내외, 가지·뿌리·종자·껍질은 30분에서 1시간 내외, 진하게 달이고자 할 때는 하루 이상을 달이기도 한다.

🌿 법제와 해독

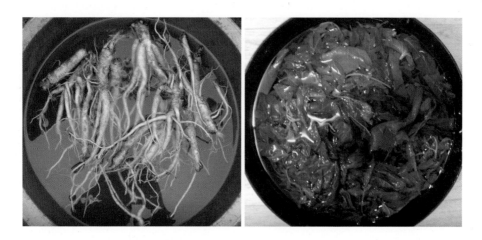

약용식물을 복용할 때는 발열·설사·복통이 있을 때나 허약 체질 등에는 따뜻하게 해서 복용한다. 신장이나 방광 질환에는 30분 전에 복용하고, 위장과 간·심·폐의 질환에는 식후 1시간 안에 복용한다. 피부 질환에는 식간에 복용하고, 정신 신경 질환에는 취침 전에 복용한다. 약용식물은 일반적으로 1일 2~3회 용량에 맞추어 복용해야 한다.

산야초에 따라 법제 순서, 반복 횟수, 독성 제거 등을 고려해야 한다. 법제는 사용되는 보조물과 엄격한 조제 규정에 따라 독성을 가지는 약물의 유지 성분을 정제시켜 독성을 완화시킨다. 소금물이나 쌀뜨물에 담가 놓는 것은 독성을 제거하기 위함이다. 도라지나 고사리는 하룻밤 물에 담가 끓는 물에 살짝 데친 후 찬물로 번갈아 씻는다. 독성이 강한 초오·천남성·대황 등은 한의사의 처방을 받는다.

🌸 금기

산야초를 복용할 때는 환자의 증상에 따라 다르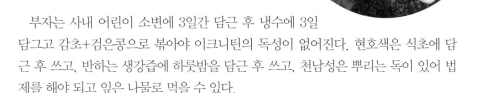다. 식전이나 식후에 식사 중에 복용을 준수해야한다. 복용해서는 안 되는 사람, 임산부, 기가 허한 사람, 설사를 하는 사람, 위가 약한 사람 등과금하는 식품과 돼지고기 · 무 · 식초 · 밀가루 음식 등과 먹지 않는다.

부자는 사내 어린이 소변에 3일간 담근 후 냉수에 3일담그고 감초+검은콩으로 볶아야 이크니틴의 독성이 없어진다. 현호색은 식초에 담근 후 쓰고, 반하는 생강즙에 하룻밤을 담근 후 쓰고, 천남성은 뿌리는 독이 있어 법제를 해야 되고 잎은 나물로 먹을 수 있다.

🌸 독초 구분법

식물(약초, 산야초, 산나물, 약용 나무)은 비슷하게 생긴 것이 많아서 잘 모르는 사람은 구별하기가 쉽지 않다. 독이 있는 약초를 잘못 알고 먹는 일이 생길 수 있기 때문에 알지 못하는 식물은 먹지 않는 것이 안전하다.

1. 독초는 걸쭉한 진이 나오는 것이 많다.
2. 이 진을 피부의 연약한 부분에 발라보면 가렵고 따갑거나 물집 또는 발진이 생기는 등
   반응이 나타난다.
3. 피부에 특별한 반응이 나타나지 않는다 해도 안전하지 않을 수도 있기 때문에 혀끝에
   대어 보면 톡 쏘거나 맛이 어리고 화끈거리고 부어오르며 혀가 마비되는 듯하다 느낌
   이 들거나 자극이 있으면 삼키지 말고 즉시 내뱉은 뒤에 깨끗한 물로 입 안을 행군다.
4. 단맛이 난다 해도 안심해서는 안 된다. 단맛 속에 아린 맛이 섞여 있으면 독이 있을 수
   도 있다.

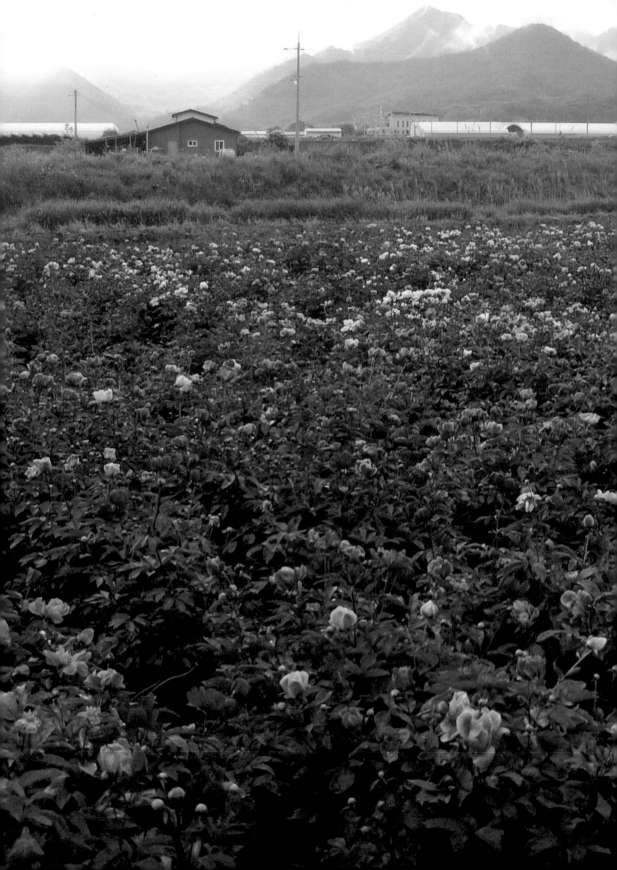

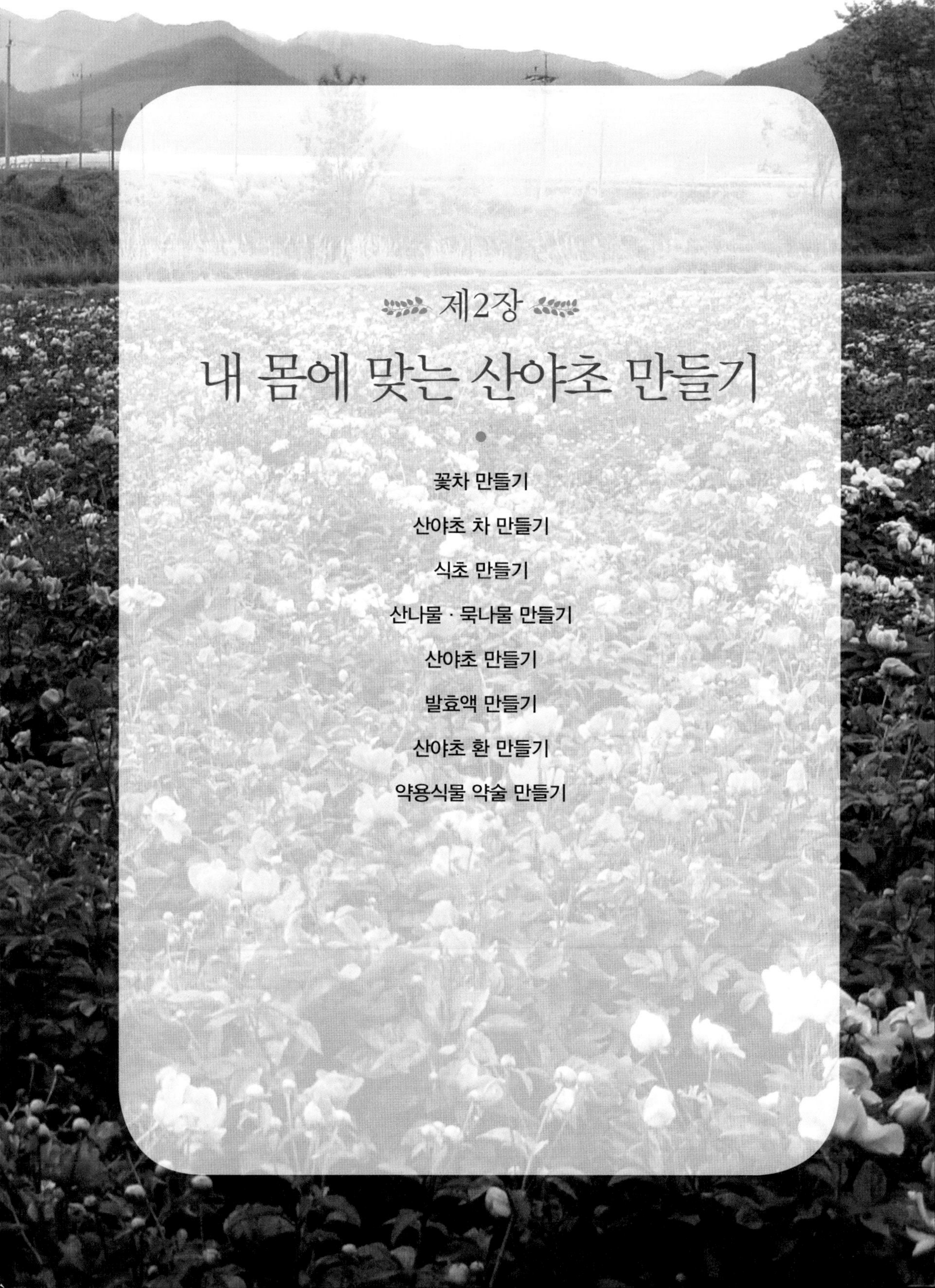

제2장

내 몸에 맞는 산야초 만들기

꽃차 만들기

산야초 차 만들기

식초 만들기

산나물 · 묵나물 만들기

산야초 만들기

발효액 만들기

산야초 환 만들기

약용식물 약술 만들기

꽃차 만들기

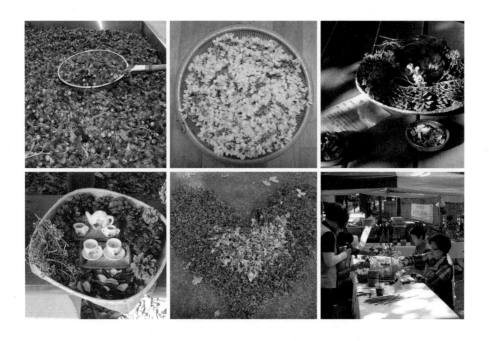

　꽃차를 만들 때는 꽃봉오리나 꽃을 따서 그늘에 말린 후 찻잔에 몇 개를 넣거나 찻잔에 조금 넣고 뜨거운 물을 부어 1~2분 동안 우려낸 후 꿀을 타서 마신다. 꽃을 따서 그늘에 말린 후 밀폐 용기에 보관하거나 꽃잎을 설탕이나 꿀에 재어 15일 이상 숙성시킨 후 찻잔에 조금 넣고 뜨거운 물을 부어 마신다.

꽃	꽃차 만드는 법
구절초꽃 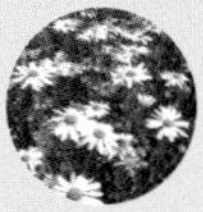 감국 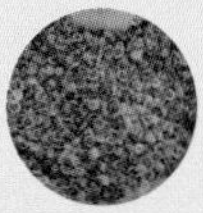 국화꽃 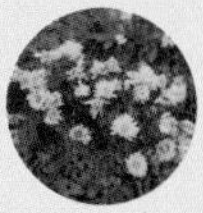 쑥부쟁이꽃 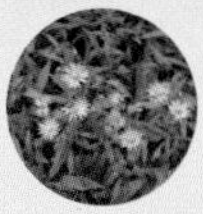	갓 핀 꽃을 따서 깨끗하게 손질하여 그늘에서 말려 밀폐 용기에 보관하여 찻잔에 3〜5송이를 넣고 뜨거운 물을 부어 우려낸다.
개나리꽃 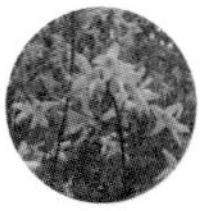	꽃을 따서 물로 씻은 다음 물기가 사라지면 용기에 꽃잎을 담고 꿀에 겹겹이 재어 15일 정도 지나 찻잔에 꽃 한 스푼을 넣고 뜨거운 물을 부어 우려낸다.
도라지꽃 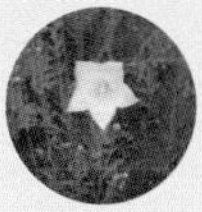 나팔꽃 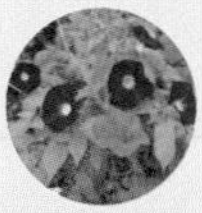 배꽃 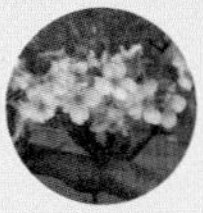	꽃을 따서 그늘에서 말려 밀폐 용기에 보관하여 찻잔에 2〜3개를 넣고 뜨거운 물을 부어 2〜3분간 우려낸다.

꽃	꽃차 만드는 법
동백꽃	1. 꽃잎을 따서 같은 양의 꿀이나 7일 이상 설탕에 재어 한 스푼 정도 찻잔에 넣고 뜨거운 물을 부어 우려낸 후 마신다. 2. 점액질이 많은 꽃은 그늘에서 7~10일간 말려 밀폐 용기에 보관하여 찻잔에 3~4개를 넣고 뜨거운 물을 부어 2~3분간 우려낸다.
둥굴레 황정	피지 않은 꽃을 따서 증기로 말리거나 바람이 잘 통하는 그늘에서 말려 찻잔에 10송이를 넣고 뜨거운 물로 우려낸다.
라일락꽃	꽃이 활짝 피기 전에 따서 그늘에서 말려 지퍼백에 싸서 용기에 보관하여 찻잔에 5개를 넣고 뜨거운 물을 붓고 우려낸 후 마신다.
매발톱꽃	꽃봉오리에서 갓 핀 꽃을 따서 그늘에 말려 프라이팬에 살짝 볶은 후 밀폐 용기에 보관하여 찻잔에 2송이를 넣고 뜨거운 물로 우려낸다.
맥문동꽃	봉오리에서 바로 핀 꽃을 따서 그늘에서 1주일 정도 말려 용기에 꽃 줄기를 넣고 찻잔에 2~3개를 넣고 뜨거운 물을 부어 2~3분간 우려낸다.
머위꽃	꽃봉오리에서 바로 핀 꽃을 따서 하나씩 떼어 그늘에서 말려 밀폐 용기에 담아 찻잔에 1~2송이를 넣고 뜨거운 물을 부어 우려낸다.
목련꽃	1. 활짝 핀 꽃를 따서 깨끗이 손질하여 설탕에 겹겹이 재어 15일 후에 마신다. 2. 핀 꽃를 따서 소금물에 겉을 살짝 담갔다가 물기를 닦고 말려 찻잔에 꽃잎 1~2장을 넣고 뜨거운 물을 부어 우려낸다.

꽃	꽃차 만드는 법
무궁화꽃 옥잠화 	무궁화꽃은 꽃이 덜 피었을 때 옥잠화는 바로 핀 꽃을 따서 암술과 수술을 떼고 흐르는 물에 씻어 그늘에서 말려 찻잔에 넣고 뜨거운 물을 부어 2~3분 정도 우려낸다.
민들레 	1. 꽃봉오리에서 갓 핀 꽃을 따서 1~2분 정도 증기에 쪄서 채반에 펼쳐 그늘에서 70%를 말린 뒤 햇볕에 말려 프라이팬에 볶은 후 차로 마신다. 2. 꽃봉오리를 따서 꽃 무게와 동량의 꿀을 재어 15일 이상 그늘에서 숙성시켜 냉장 보관하여 찻잔에 2~3개를 넣고 뜨거운 물을 부어 우려낸다.
박태기나무꽃 	꽃봉오리에서 갓 핀 것을 따서 그늘에서 7일 정도 말려 밀폐 용기에 담아 보관하여 찻잔에 10송이를 넣고 뜨거운 물을 부어 2~3분간 우려낸다.
벚꽃 	1. 꽃봉오리에서 갓 핀 꽃을 따서 채반에 꽃잎만을 모아 7일 정도 말려 찻잔에 한 스푼 정도의 꽃을 넣고 뜨거운 물을 부어 우려낸다. 2. 벚꽃을 설탕에 재어 15일 정도 그늘진 곳에서 숙성시킨 후 찻잔에 한 스푼을 넣고 뜨거운 물을 부어 마신다.
복숭아꽃 	바로 핀 꽃을 따서 깨끗이 씻어 용기에 겹겹이 넣고 꿀을 재어 15일 정도 숙성시켜 냉장 보관하여 찻잔에 한 스푼을 넣고 뜨거운 물을 부어 우려낸다.
골담초꽃 	갓 핀 꽃을 따서 깨끗이 씻어 그늘에 말려 찻잔에 꽃잎을 넣고 뜨거운 물을 부어 우려낸 후 마신다.
산수유꽃 	갓 핀 꽃을 따서 소금물에 씻어 그늘에서 말려 밀폐 용기에 넣어 보관하여 찻잔에 3~5송이를 넣고 뜨거운 물을 부어 우려낸다.

꽃	꽃차 만드는 법
소나무 송화차	소나무에서 송화가 터지기 일주일 전에 비닐 봉지에 꽃봉오리를 따서 넣고 가루가 나오기 시작하면 송홧가루만을 정선하여 꿀에 재어 찻잔에 한 스푼을 넣고 뜨거운 물을 부어 마신다.
쇠뜨기꽃	꽃봉오리가 터지기 전에 따서 그늘에 말려 밀폐 용기에 담아 찻잔에 3~5송이를 넣고 뜨거운 물을 부어 2~3분 정도 우려낸다.
수국꽃	갓 핀 꽃을 따서 하나하나 떼어 말려 7일 정도 말려 찻잔에 한 스푼을 넣고 뜨거운 물을 부어 우려낸다.
연꽃차	1. 연꽃이 절반 정도 피었을 때 따서 그늘에서 말려 밀폐 용기에 보관하여 찻잔에 잘게 부수어 반 스푼 정도를 넣고 뜨거운 물을 붓고 2~3분 정도 우려낸다. 2. 꽃봉오리가 활짝 피기 전에 녹차를 거즈에 싸서 꽃잎을 벌리고 저녁에 넣어 두었다가 아침에 꽃잎이 열릴 때 꺼내어 찻잔에 넣고 뜨거운 물을 부어 우려낸다.
원추리꽃	완전히 피지 않은 꽃송이를 따서 꽃술은 떼어 버리고 채반에 펴서 그늘에서 말려 밀폐 용기에 보관하여 찻잔에 1송이를 넣고 뜨거운 물을 부어 2~3분 정도 지나면 차색을 우려낸다.
유채꽃	유채꽃 덩어리를 따서 꽃을 하나씩 떼어 그늘에서 말려 프라이팬에 살짝 볶은 뒤 밀폐 용기에 담아 보관하여 찻잔에 한 스푼을 넣고 뜨거운 물을 부어 우려낸다.
은행꽃	갓 핀 꽃을 따서 그늘에서 말려 살짝 볶아 밀폐 용기에 보관하여 찻잔에 3~5개를 넣고 2~3분간 우려낸다.
인동덩굴꽃	갓 핀 꽃을 따서 암술과 수술을 제거하고 그늘에 말려 방습제를 넣은 밀폐 용기에 보관하여 찻잔에 3송이를 넣고 뜨거운 물을 부어 2~3분간 우려낸다.

꽃	꽃차 만드는 법
접시꽃	개화 직후의 꽃을 따서 그늘에 말려 찻잔에 넣고 뜨거운 물을 부어 우려낸다.
제비꽃	갓 핀 꽃을 따서 그늘에서 5일 정도 말려 밀폐 용기에 보관하여 찻잔에 20개 정도를 넣고 뜨거운 물을 부어 우려낸다.
조팝나무꽃	갓 핀 꽃을 선택하여 훑어서 다듬어 그늘에서 말려 밀폐 용기에 보관하여 찻잔에 한 스푼을 넣고 뜨거운 물을 부어 우려낸다.
진달래꽃	갓 핀 꽃을 선택하여 꽃술을 떼어 내고 꽃잎과 같은 무게의 꿀로 재어 15일 숙성시킨 후 찻잔에 3~4송이를 넣고 뜨거운 물을 부어 마신다.
찔레꽃	갓 핀 꽃을 따서 꽃잎을 설탕에 겹겹이 재어 15일 동안 속성시킨 후 찻잔에 3~5송이를 넣고 뜨거운 물에 우려낸다.
참나리꽃 패랭이꽃	갓 핀 꽃을 따서 그늘에서 말려 방습제를 넣은 밀폐 용기에 보관하여 찻잔에 꽃잎을 참나리꽃은 한 잎, 패랭이꽃은 3송이를 넣고 뜨거운 물을 부어 마신다.
해바라기꽃	갓 핀 꽃을 선택하여 깨끗이 씻어 그늘에서 말려 밀봉하여 찻잔에 꽃잎 5~7g을 넣고 우려낸다.

꽃	꽃차 만드는 법
호박꽃	꽃봉오리에서 갓 핀 꽃을 따서 그늘에 말려 찻잔에 한 송이를 넣고 뜨거운 물을 부어 마신다.
홍화꽃	꽃이 노란색에서 붉은색으로 변할 때 따서 깨끗이 씻어 물기가 빠지면 꿀에 10일 이상 재어 찻잔에 2~3g을 넣고 뜨거운 물을 붓고 3분 정도 우려낸다.
자귀나무꽃	여름에 꽃이 피기 전에 채취하여 그늘에서 말려 밀폐 용기에 보관하여 찻잔에 2~3개를 넣고 뜨거운 물을 부어 2~3분간 우려낸다.
칡꽃	6~7월에 꽃이 2/3 정도 피었을 때 따서 바람이 잘 통하는 그늘에서 말려 밀폐 용기에 보관하여 찻잔에 1~2개를 넣고 뜨거운 물을 부어 2~3분간 우려낸다.
곰취꽃	꽃봉오리를 따서 1~2분 정도 증기에 쪄서 채반에 펼쳐 놓고 그늘에서 70%를 말린 뒤 햇볕에서 말려 프라이팬에 살짝 볶는다. 꿀에 재어 숙성시킨 곰취꽃을 냉장고에 보관 후에 1~2개를 찻잔에 넣고 뜨거운 물을 우려내어 마신다.
꿀풀	봄에 꽃을 따서 그늘에 말려 3~6g을 찻잔에 넣고 뜨거운 물을 부어 우려내어 마신다.
제비꽃	· 봄에 꽃을 따서 줄기를 떼어 내고 꽃봉오리를 그늘에 말려 용기에 보관하여 말린 꽃 20개 정도를 찻잔에 넣고 우려내어 마신다. · 제비꽃으로 얼음을 만들어 냉차로 먹는다.
삽주꽃	여름에 꽃봉오리를 따서 그늘에 말린 후에 밀폐 용기에 넣어 냉장고에 보관히여 말린 꽃 3~5송이 정도를 찻잔에 넣고 뜨가운 물을 부어 마신다.

꽃	꽃차 만드는 법
고삼꽃	봄에 꽃을 따서 그늘에서 말려 찻잔에 넣고 뜨거운 물로 우려내어 마신다.
백선꽃	봄에 꽃을 따서 그늘에서 말려 꽃 5송이 정도를 찻잔에 넣고 뜨거운 물을 부어 마신다.
기린초꽃	6~7월에 꽃을 따서 1~2분 정도 증기에 쪄서 그늘에서 말려 프라이팬에 살짝 볶아서 밀봉하여 말린 꽃을 2~5g을 찻잔에 넣고 뜨거운 물을 부어 우려낸 후 마신다.
익모초꽃	7~8월에 꽃만을 따서 찻잔에 넣고 뜨거운 물을 부어 우려낸 후 마신다.
마꽃	6~7월에 꽃을 따서 그늘에 말려서 방습제를 넣은 통에 보관하여 찻잔에 넣고 뜨거운 물을 부어 우려낸 후 마신다.
더덕꽃	여름에 꽃을 따서 그늘에서 말려 밀폐 용기에 담아 냉장고에 저장하여 찻잔에 1~2송이를 뜨거운 물에 우려낸 후 마신다.
엉겅퀴꽃	엉겅퀴 꽃봉오리를 따서 물에 깨끗이 씻어 그늘에서 말린 후 찜통에 넣어 1~2분 간 찐 다음 다시 그늘에서 말린다. 밀폐 용기에 냉장 보관하여 찻잔에 1~2개를 넣고 끓인 물을 부어 우려내어 마신다.
냉초꽃	여름에 꽃을 따서 그늘에 말려 밀폐 용기에 담아 찻잔에 1~2송이를 넣고 뜨거운 물로 우려내어 마신다.

꽃	꽃차 만드는 법
천궁꽃	여름에 잎과 줄기를 제외한 잔꽃이 많이 붙은 꽃대를 따서 그늘에 말려 밀폐 용기에 냉장 보관하여 찬물에 1송이를 넣고 뜨거운 물에 우려내어 마신다. 궁귀차는 천궁 30g+당귀 30g을 물 2리터에 넣고 15분 정도 달여 마신다.
원추리꽃	7~8월에 완전히 피지 않은 꽃송이를 따서 꽃술을 떼어 버리고 체반에 펴서 바람이 잘 통하는 그늘에서 말려 밀폐 용기에 보관하여 말린 꽃을 찻잔에 넣고 뜨거운 물을 부어 우려내어 차색이 아름다울 때 마신다.
만삼꽃	여름에 꽃을 따서 그늘에 말려 밀폐 용기에 넣고 보관하여 찻잔에 1~2송이를 넣고 뜨거운 물을 부어 우려내어 마신다.
현삼꽃	여름에 꽃만을 따서 소금을 약간 넣은 끓는 물에 살짝 데쳐 체반에 받힌 다음 찬물로 헹구고 물기를 빼고 그늘에서 말려 밀폐 용기에 보관하여 찻잔에 1~2송이를 넣고 뜨거운 물로 우려내어 마신다.
황기꽃	여름에 꽃을 따서 바람이 잘 통하는 그늘에서 말려 밀폐 용기에 보관하고 찬반에 2~3송이를 넣고 뜨거운 물로 우려내어 마신다.
독활꽃	여름에 꽃봉오리를 따서 찻잔에 넣어 뜨거운 물을 붓고 5분 정도 우려내어 마신다.
으아리꽃	6~8월에 꽃을 따서 그늘에서 말려 밀폐 용기에 보관하여 찻잔에 1송이를 넣고 뜨거운 물로 우려내어 마신다.
노루오줌꽃	꽃을 따서 그늘에서 말려 밀폐 용기에 담아 보관하여 찻잔에 2~3송이를 넣고 뜨거운 물을 우려내어 마신다.

꽃	꽃차 만드는 법
향유꽃	꽃을 따서 그늘에서 말려 밀폐 용기에 보관하여 찻잔에 1~2송이를 넣고 뜨거운 물을 우려내어 마신다.
배초향꽃	꽃을 따서 그늘에서 말려 밀폐 용기에 보관하여 찻잔에 1~2송이를 넣고 뜨거운 물을 우려내어 마신다.
개미취꽃	꽃봉오리에서 막 핀 꽃을 따서 그늘에 말려서 밀폐 용기에 보관하여 찻잔에 3~5송이를 뜨거운 물에 우려내어 마신다.
짚신나물꽃	꽃을 훑어서 다듬어 그늘에서 말려 밀폐 용기에 담아 꽃 한 스푼을 찻잔에 넣고 뜨거운 물을 부어 우려내어 마신다.
장구채꽃	7월에 장구채꽃을 따서 그늘에 말려 밀폐 용기에 넣고 찻잔에 3송이를 넣고 뜨거운 물에 우려내어 마신다.
비수리꽃	꽃만을 따서 그늘에서 말려 밀폐 용기에 넣고 찻잔에 2~3송이를 넣고 뜨거운 물로 우려내어 마신다.
마타리꽃	여름에 꽃을 따서 소쿠리에 담아 그늘에서 말려 밀폐 용기에 담아 냉장 보관하여 찻잔에 말린 꽃을 넣고 뜨거운 물을 부어 우려내어 마신다.
범부채꽃	여름에 꽃을 따서 그늘에서 말려 밀폐 용기에 담아 냉장 보관하여 찻잔에 말린 꽃을 1 송이를 넣고 뜨거운 물을 부어 우려내어 마신다.

꽃	꽃차 만드는 법
뱀무꽃 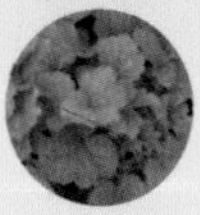	6~7월에 꽃을 따서 그늘에서 말려 방습제를 넣은 통에 보관하여 찻잔에 말린 꽃을 넣고 뜨거운 물로 우려내어 마신다.
톱풀꽃 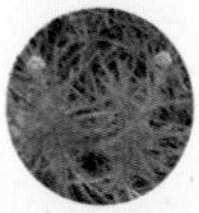	7~10월에 꽃을 따서 소쿠리에 담아 그늘에서 말려 밀폐 용기에 담아 냉장 보관하여 찻잔에 말린 꽃을 넣고 뜨거운 물을 부어 우려내어 마신다.
달래꽃 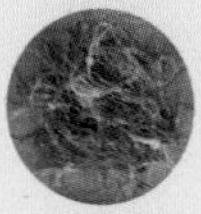	꽃을 따서 찻잔에 3~5 송이를 넣고 우려낸 후 마신다.
아카시아꽃 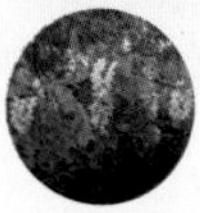	꽃봉오리에서 바로 핀 꽃을 따서 그늘에 말려 밀폐 용기에 담아 냉장 보관하여 찻잔에 한 스푼을 넣고 뜨거운 물을 부어 우려내어 마신다.

산야초차 만들기

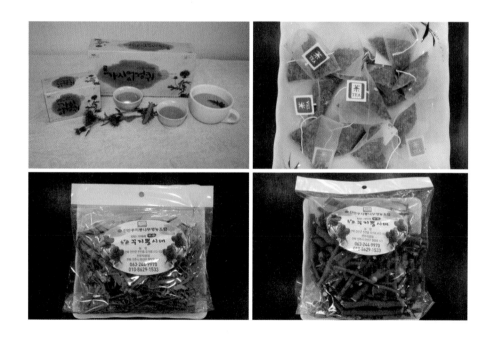

산야초 차(茶)를 만들 때는 새싹이나 잎을 따서 그늘에 말린 후, 줄기와 가지를 채취하여 적당한 크기로 잘라 햇볕에 말린 후, 뿌리는 꽃·잎·열매가 진 후에 잔뿌리를 제거한 후에 적당한 크기로 잘라 햇볕에 말려 쓴다.

약용식물	차 만드는 법
방풍 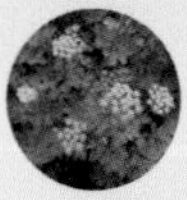	늦가을에 뿌리를 채취하여 잔뿌리를 제거한 후에 끓는 물에 살짝 데친 후 껍질을 벗겨 햇볕에 말려 프라이팬에 볶아 물에 달여 마신다. 봄에 어린잎을 따서 손으로 비벼 그늘에 말린 후 찻잔에 조금 넣고 뜨거운 물을 붓고 우려낸 후 마신다.
겨우살이 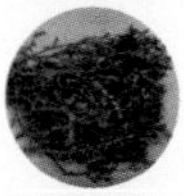	겨울부터 봄 사이에 통째로 채취하여 잘게 썰어 증기에 쪄서 햇볕에 말린 후 끓는 물을 다른 용기에 부어 80℃ 될 때 적당량을 넣고 꿀을 넣어 마신다.
골담초 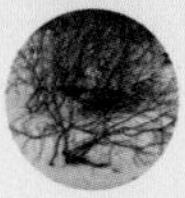	가을에 지상부의 잎이 지면 뿌리를 캐서 물로 씻고 햇볕에 말려 물에 적당량을 넣고 달여 마신다.
구기자나무 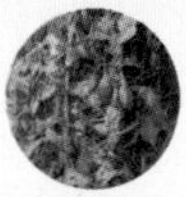	여름부터 가을에 익은 열매를 따서 햇볕에 말리거나 프라이팬에 살짝 볶아 물에 달여 마시거나 당귀·국화·두충을 넣어 배합하여 달여 마신다.
달래 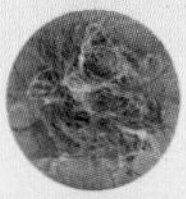	봄에 비늘줄기를 채취하여 그늘에 말려 물에 달여 마신다.
닭의장풀 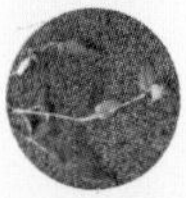	여름에 전초를 채취하여 햇볕에 말려 물에 달여 마신다.
대추나무 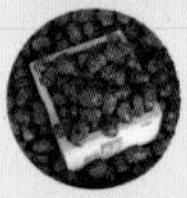	가을에 잘 익은 열매를 따서 씨를 제거한 후에 대추 10개+생강 1쪽+꿀 1숟갈에 1리터의 물을 부어 끓여 마신다.
더덕 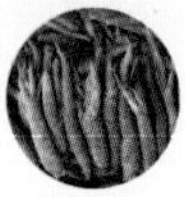	가을에 채취하여 겉껍질을 벗겨 내고 햇볕에 말려 가루를 만들어 물에 풀어 마시든가 물에 달여 마신다.

약용식물	차 만드는 법
도라지	싹이 나기 전 봄이나 지상부가 고사한 늦가을에 뿌리를 채취하여 잘게 썰어 햇볕이나 건조기에 말려 물에 달여 꿀을 타서 마신다.
독활	이른 봄과 가을에 뿌리를 캐서 물로 씻고 이물질을 제거한 후에 2~5mm 두께로 절단하여 햇볕에 말려 물에 달여 꿀을 타서 마신다.
두릅나무	봄철에 줄기 껍질 안 뿌리 껍질을 채취하여 적당한 크기로 잘라 햇볕에 말려 물에 달여 마신다.
둥굴레	가을에 지상부의 잎과 줄기가 고사한 후에 봄싹이 나기 전까지 뿌리를 캐서 줄기와 수염을 제거한 후에 증기로 쪄서 햇볕에 말려 물에 달여 마신다.
매실	6월 중·하순에 푸른색을 띤 청매를 따서 독이 있는 과육 속의 씨를 제거한 후에 설탕에 1:1의 비율로 섞어 100일 후에 찻잔에 1~2 스푼을 넣고 뜨거운 물을 부어 마신다.
맥문동	겨울에 덩이 뿌리를 캐서 이물질과 잔뿌리를 제거한 후에 햇볕에 말려 물에 달여 마신다.
모과	늦은 가을 서리가 내린 뒤에 노랗게 익은 열매를 따서 얇게 썰어 설탕과 1:1로 켜켜이 재어 15일 이상 숙성시켜 찻잔에 한 스푼을 넣고 뜨거운 물을 부어 마신다.
모싯대	가을에 지상부의 잎이 고사한 후에 뿌리를 캐서 겉껍질을 벗겨 내고 햇볕에 말려 물에 달여 마신다.

약용식물	차 만드는 법
민들레	봄에 꽃이 피기 전에 채취하여 이물질을 제거하고 물로 씻어 햇볕에 말려 물에 달여 마신다.
와송	여름~가을에 전초를 뽑아 뿌리와 이물질을 재거한 후에 적당한 크기로 잘라 햇볕에 말려 물에 달여 마신다.
복분자	6월 하순에서 7월경에 미성숙한 열매를 따서 바로 햇볕에 말리거나 소금물에 1~2분간 넣었다가 꺼내어 햇볕에 말려 물에 달여 마신다.
뽕나무	1. 잎은 가을에 서리가 내린 뒤에 따서 햇볕에 말려 물에 달여 마신다. 2. 뿌리는 수시로 캐서 껍질을 벗겨서 햇볕에 말려 물에 달여 마신다. 3. 열매는 자홍색을 나타낼 때 따서 이물질을 제거하고 햇볕에 말려 물에 달여 마신다. 4. 잔가지는 늦가을 잎이 진 이후나 봄싹이 나기 전에 채취하여 적당한 크기로 잘라 햇볕에 말려 물에 달여 마신다.
산사나무	가을에 잘 익은 열매를 따서 그대로 햇볕에 말리거나, 압착을 하여 햇볕에 말리거나, 1.5mm 두께로 절단하여 햇볕에 말려 각각 물에 달여 마신다.
산수유	늦은 가을에서 초겨울에 홍색의 열매를 따서 씨를 빼내고 과육만을 삶아 햇볕에 말려 물에 달여 마신다.
작약	가을에 뿌리를 캐서 겉껍질을 벗긴 후 잔뿌리를 제거한 후에 햇볕에 말려 물에 달여 마신다.
삼백초	7~8월에 전초와 뿌리를 채취하여 물로 씻고 이물질을 제거하고 가늘게 썰어 햇볕에 말려 물에 달여 마신다.

약용식물	차 만드는 법
삼지구엽초	1. 여름과 가을에 잎이 무성할 때 채취하여 햇볕에 말려 물에 달여 마신다. 2. 늦가을에 지상부가 시들 때 뿌리를 캐서 잔뿌리를 제거한 후에 적당한 크기로 잘라 햇볕에 말려 물에 달여 마신다.
생강	한여름에 뿌리를 캐서 겉껍질을 벗겨 내고 잘게 썰어 물에 달여 꿀을 타서 마신다.
생강나무	1년 내내 잔가지를 채취하여 잘게 썰어 햇볕에 말려 약재를 기미하여 물에 달여 마신다.
쇠비름	여름에 통째로 채취하여 물로 이물질을 제거한 후에 증기에 찌거나 끓는 물에 살짝 담근 후 햇볕에 말린 후 물에 달여 마신다.
쑥	약효가 가장 좋은 단오 전후에 전초를 채취하여 햇볕에 통째로 말려 물에 달여 마시거나, 잘게 썰어 햇볕에 말려 가루를 내어 물에 타서 마신다.
약모밀	여름철에 꽃 · 잎 · 줄기를 통째로 채취하여 햇볕에 말려 물에 달여 마신다.
연꽃	잎은 여름에 열매와 종자는 늦가을에 뿌리줄기와 뿌리줄기 마디는 연중 채취하여 햇볕에 말린다. 잎 · 꽃 · 연자육 · 염자심을 물에 달여 마신다.
오미자	가을에 성숙한 열매를 따서 햇볕에 말린 후 물에 우려내어 먹거나 물에 달여 마신다.

약용식물	차 만드는 법
쇠무릎	늦가을부터 이듬해 봄 사이에 뿌리를 캐서 잔털과 뇌두를 제거하고 적당한 크기로 잘라 햇볕에 말려 물에 달여 마신다.
우엉	늦가을에 지상부가 시들 때 뿌리를 채취하여 물에 씻고 얇게 썰어 햇볕에 말려 물에 달여 마시거나, 8~9월에 과실(씨)를 채취하여 햇볕에 말려 물에 달여 마신다.
율무	가을철에 익은 열매를 따서 겉껍질과 외피를 제거한 후에 햇볕에 말려 물에 달여 마신다.
인동덩굴	1. 여름철에 금은화가 꽃이 피기 전에 꽃봉오리를 따서 이물질을 제거하고 햇볕에 말리거나 까맣게 볶아 물에 달여 마신다. 2. 가을과 겨울 사이에 인동덩굴을 채취하여 잘게 썰어 햇볕에 말려 물에 달여 마신다.
자귀나무	여름에서 가을에 잔가지를 채취하여 수피를 벗겨 잘게 썰어 햇볕에 말린 후 물에 달여 마신다.
잔대	가을에 뿌리를 채취하여 물로 이물질과 잔뿌리를 제거한 후에 잘게 썰어 햇볕에 말려 물에 달여 마신다.
조릿대	여름철에 어린잎을 채취하여 잘게 썰어 햇볕에 말려 물에 달여 마신다.
질경이	봄에서 여름까지 잎을 따서 물로 씻고 잘게 썰어 햇볕에 말려 물에 달여 먹거나, 가을에 씨앗을 채취하여 이물질을 제거한 후에 소금물에 침지한 후에 살짝 볶아 물에 달여 마신다.

약용식물	차 만드는 법
차즈기	가을에 잎을 따서 그늘에서 말려 물에 달여 마시거나, 가을에 열매를 털어내고 불순물을 제거하여 햇볕에 말려 물에 달여 마신다.
참당귀	가을에서 봄 사이에 뿌리를 캐서 잔뿌리를 제거하고 적당한 크기로 잘라 햇볕에 말려 물에 달여 마신다.
참취	가을에서 이듬해 봄 사이 싹이 트기 전에 뿌리를 채취하여 물로 이물질을 제거한 후에 잘게 썰어 햇볕에 말려 물에 달여 마시거나, 가루를 내어 물에 타서 마신다.
천궁	가을에 잎과 줄기와 제거하고 뿌리를 캐서 잔뿌리를 제거한 후에 물로 씻고 절단하여 햇볕에 말려 물에 달여 마신다.
천마	가을에서 다음 해 봄 사이에 뿌리를 캐서 물로 이물질을 제거한 후에 가늘게 썰어 오줌 같은 지린내를 제거하기 위하여 밀기울과 함께 볶은 후 햇볕에 말려 물에 달여 마신다.
천문동	가을에서 겨울까지 뿌리를 채취하여 물로 씻고 끓는 물에 데쳐서 겉껍질을 벗기고 속심을 제거한 후에 적당한 크기로 절단하여 햇볕에 말려 물에 달여 마신다.
층층둥굴레	가을에 뿌리를 캐서 잔뿌리를 제거한 후에 물로 씻고 시루에 쪄서 햇볕에 말려 물에 우려 마신다.
칡	늦가을에서 이른 봄에 싹이 나기 전에 뿌리를 캐서 이물질을 제거한 후에 겉껍질을 벗겨 낸 후에 잘게 절단하여 햇볕에 말려 물에 달여 마신다.

약용식물	차 만드는 법
황기	봄과 가을에 뿌리를 캐서 수염뿌리와 머리 부분을 제거한 후에 물로 씻고 햇볕에 말려 물에 달여 마신다. 황기 5g+대추 10개+생강 1뿌리+감초 3g를 물 1.5리터에 넣고 약한 불로 3시간 이상 달여 1/3 정도 되면 마신다.
호장근	호장근 또는 가루를 내어 6~10g을 물 600ml에 넣고 달여서 먹는다. 가을~겨울에 뿌리를 캐서 물로 씻고 햇볕에 말린 후 잘게 썰어 차(茶)로 먹는다.
독활	말린 독활 5~10g에 물 2리터를 붓고 끓기 시작하면 약한 불로 줄여서 1시간 이상 끓여 꿀이나 설탕을 타서 마신다.
고본	가을에 뿌리를 캐서 햇볕에 말린 후 1회 3~9g씩을 달여서 마신다.
배초향	전초를 채취하여 물로 씻고 다관이나 주전자에 배초향 6~12g을 넣고 약한 불로 끓여서 건더기는 건져 내고 국물만 먹는다.
참나리	백합(참나리 비늘줄기를 말린 것) 20g을 물 400리터에 넣고 달인 다음 나누어 마신다.

식초 만들기

　식초는 산야초·과일·곡물에 누룩이나 미량의 이스트를 배합하면 초산균의 배설물이 신맛을 낸다. 예를 들면 감·매실·사과·포도 등을 주원료로 하여 공기 중에 떠 있는 균에 의해 알코올 발효 과정을 거치면 천연발효식초가 된다.

　발효는 미생물이나 균류 등을 이용해 인간에게 유용한 물질을 얻어 내는 과정으로 산소를 이용하지 않고 에너지를 얻는 당분해 과정이고, 식초는 산소를 필요로 하기 때문에 유리병 또는 항아리의 입구를 망사나 한지 등으로 공기를 통하게 해야 한다. 재료에 따라 식초가 되는 기간은 며칠에서 몇 개월 혹은 1년 이상 숙성시켜야 한다.

▶산야초
솔잎-솔잎 5%+현미 20%+누룩 5%+물 65%　　매실-매실(씨 제거) 80%+설탕 20%
오미자-생오미자 50%+설탕 20%+정제수 30%　　마늘-마늘 10%+천연현미식초 90%
도라지 또는 더덕-재료 10%+현미 20%+물 70%

▶과일
감-감(단감이나 홍시 가능) 100%　　　　사과-사과(씨 제거) 80%+설탕 20%+이스트 2%
배-배 80%+누룩 5% 또는 이스트 2%+설탕 15%

▶곡물
현미-현미 20%+누룩 10% 또는 이스트 2%+물 70%
흑초-쌀(현미) 20%+누룩 10% 또는 이스트 2%+물 70%

산나물 · 묵나물 만들기

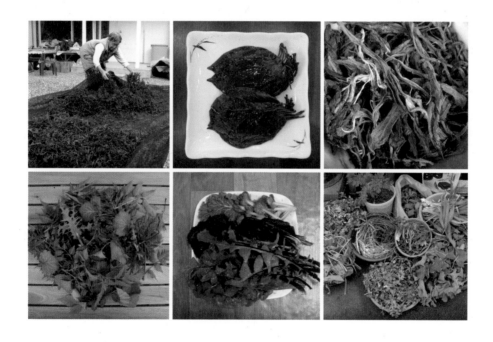

　산나물은 어린순이나 잎을 따서 끓는 물에 데쳐서 나물로 먹거나, 삶아서 햇볕에 말린 후 수시로 묵나물로 먹는다. 소량의 독이 있는 비비추 · 얼레지 · 고사리 · 자리 공 등은 하룻밤 찬물에 담근 후 끓이면 독성이 제거된다.

산야초 만들기

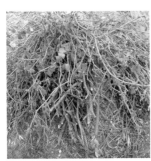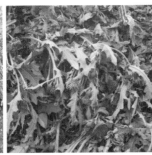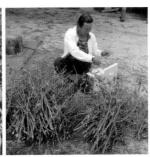

산야초를 채취하는 시기에 따라 고유한 약성의 차이가 있기 때문에 약성이 가장 좋을 때 따거나 채취하여 이물질을 제거한 후에 어린순과 잎, 꽃봉오리와 꽃은 그늘에 말리고, 덜 익은 열매나 익은 열매와 나무껍질과 뿌리껍질은 햇볕에 말려 쓴다.

쓴맛을 제거할 때는 찬물에 하룻밤 담근 후에 끓는 물에 살짝 데쳐서 양념 무침을 해서 먹는다. 볶음 · 샐러드 · 쌈 · 찌개 · 국거리로 먹는다.

육수를 만들 때는 오가피+꾸지뽕+감초+대추+해당 산야초(잎 · 줄기 · 열매 · 뿌리 등)를 배합하여 육수를 만들어 요리에 쓴다.

발효액 만들기

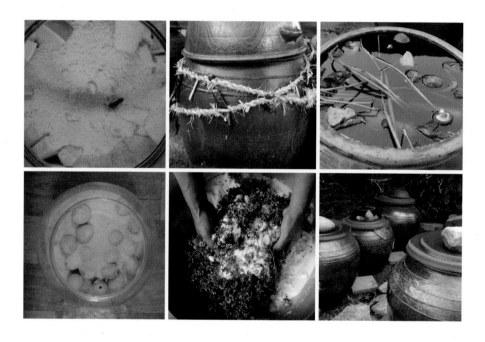

　발효액을 만들 때는 산야초(꽃·전초·열매·줄기·뿌리)가 건조한 것은 안 되고 최소한의 수분이 있는 생물만 가능하다. 예를 들면 채취한 산야초를 용기에 넣고 재료의 양만큼 설탕을 붓고 100일 정도 발효시킨 후에 발효액 1에 찬물 3을 희석해서 음용한다. 100일 이상 일정 기간 숙성시키는 과정을 거쳐야 당류인 발효액이 되고, 4년이 경과하면 단당류가 되고, 7년이 경과해야 다당류인 효소가 된다. 발효액이 안 되면 풋냄새가 나고, 발효액이 되면 향긋한 냄새가 난다. 용기의 뚜껑을 열었을 때 '펑' 하고 액이 흘러나오면 발효 중이고, 7년이 넘으면 흔들어도 기포가 생기지 않는다.

- 솔잎, 잣잎은 재료의 20% 설탕을 녹인 시럽을 붓는다.
- 꽃과 잎은 재료의 30% 설탕을 녹인 시럽을 붓는다.
- 열매의 크기에 따라 설탕을 붓는 경우도 있고, 설탕을 녹인 시럽을 붓는 경우도 있다.
- 가지와 뿌리는 단단하여 설탕을 부으면 발효액이 안 되기 때문에 설탕을 녹인 시럽을 50~80% 붓는다.

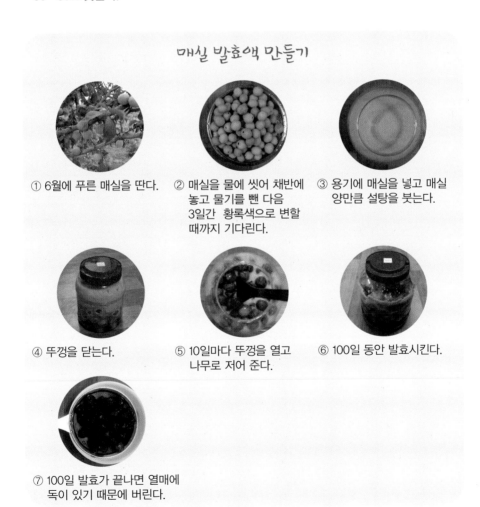

매실 발효액 만들기

① 6월에 푸른 매실을 딴다.

② 매실을 물에 씻어 채반에 놓고 물기를 뺀 다음 3일간 황록색으로 변할 때까지 기다린다.

③ 용기에 매실을 넣고 매실 양만큼 설탕을 붓는다.

④ 뚜껑을 닫는다.

⑤ 10일마다 뚜껑을 열고 나무로 저어 준다.

⑥ 100일 동안 발효시킨다.

⑦ 100일 발효가 끝나면 열매에 독이 있기 때문에 버린다.

산야초 환 만들기

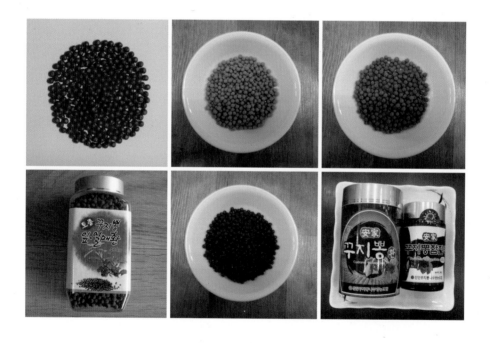

　환을 만들 때는 그늘이나 햇볕에서 말린 후에 경동시장 등 제분소에서 분말이 되도록 갈아서 찹쌀에 꿀 · 조청 · 올리고당 · 설탕(백설탕 · 황설탕)을 배합하여 만든다. 환은 효과가 느리기 때문에 건강을 예방하거나 만성 질환자에 좋고, 식사 중이나 식후에 20~30알 정도가 적당하다.

약용식물 약술 만들기

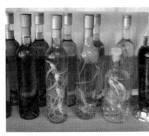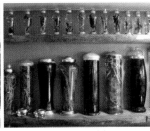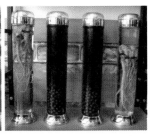

　필자는 약술을 담글 때 독한 도수의 술보다는 일반적인 소주 19도나 증류수로 담근다. 단, 버섯류 · 뿌리 · 야관문은 35도의 소주를 쓴다. 1~3달 정도 일정 기간 밀봉한 후에 과실주는 건더기를 건져 내고 열매와 뿌리로 담근 술을 그대로 두고 마신다.

구분	약용식물(담그는 기간)	비고
열매	버찌(10일), 오디 · 복분자(15일), 산수유 · 마가목 · 오가피(30일)	산수유는 2회, 마가목과 오가피는 3회
가지	마가목 · 오가피(60일)	2회
뿌리	마가목 · 오가피(90일)	2회
버섯	표고 · 송이(60일) 영지 · 말굽버섯(100일)	표고 · 송이는 1회, 영지 · 말굽버섯은 3회

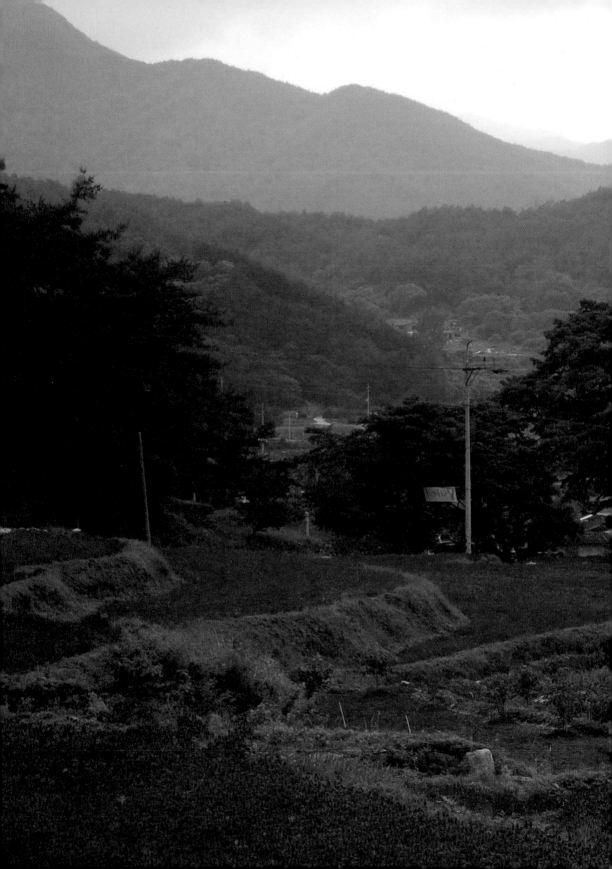

제3장

약초를 알면 건강이 보인다

왜 산야초인가

현대 과학으로 밝혀진 약용식물의 효능

특허로 검증된 약용식물

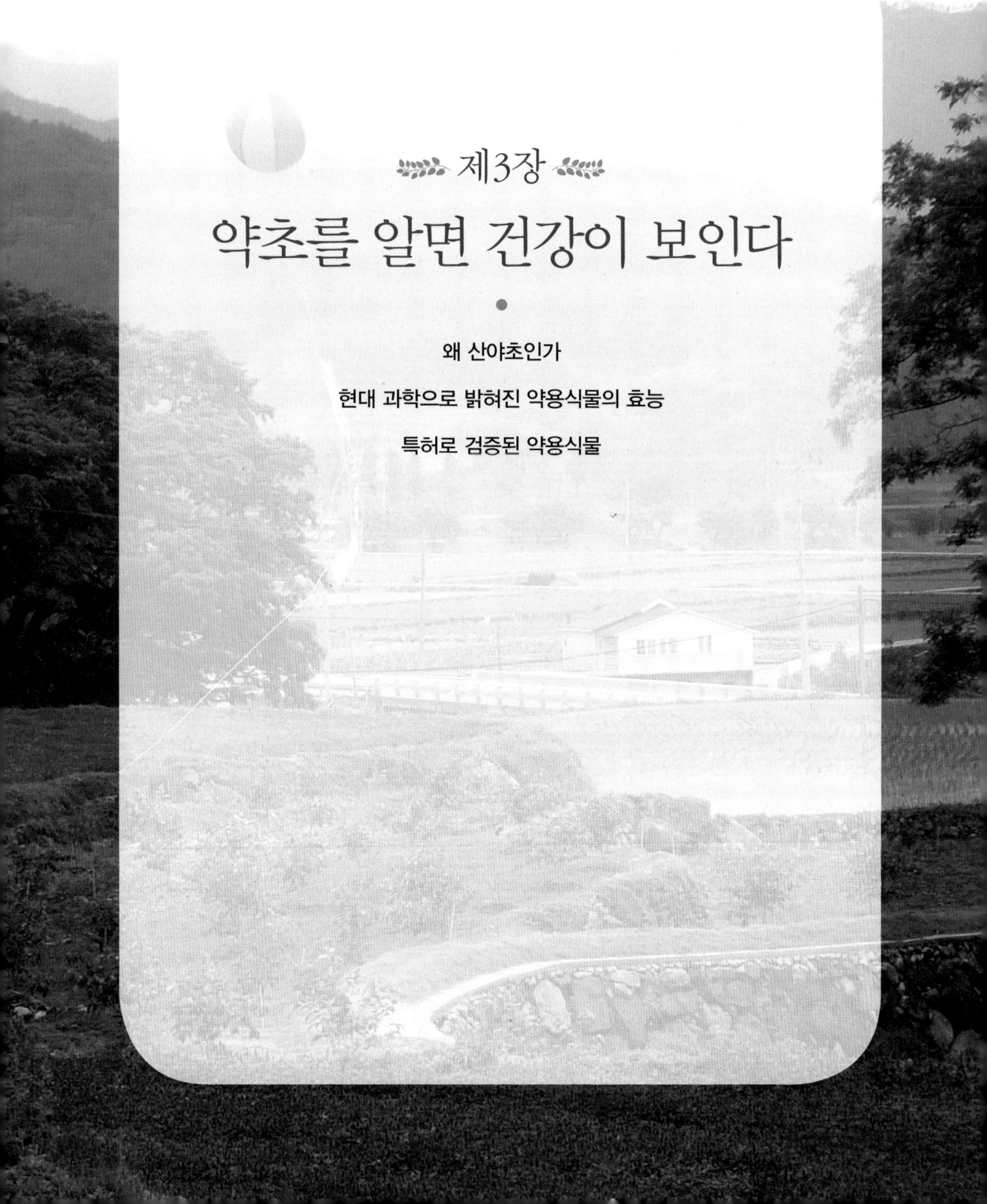

왜 산야초인가

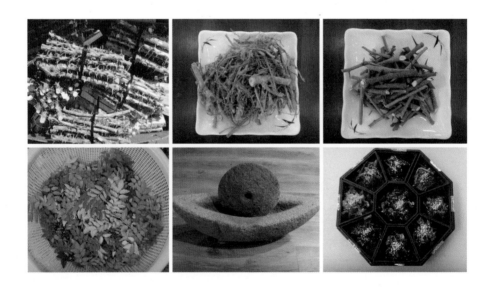

옛말에 "약식동원(藥食同源), 신토불이(身土不二)"라 했다. 즉 '음식이 약(藥)이고, 몸에 좋은 먹거리는 우리가 사는 산과 들(野)에 있다'는 말이다.

왜 사는가? 무엇을 위해, 어떻게 사는 게 잘 사는 것인가? 지금 나는 건강한 몸인가? 스스로 묻고 답을 찾아야 한다. 오늘날 대다수의 사람들은 암·고혈압·당뇨·관절염·치매·뇌졸중 외 각종 질병에 노출되어 병원을 다니며 약을 처방받아 날마다 복용하며 살고 있지 않은가.

사람처럼 연약한 게 없다. 건강할 때는 건강의 소중함을 잊고 있다가 어느 날 난치병이나 불치병 혹은 암에 걸렸을 때 병원이나 한의원을 찾아가 치료를 받고도 낫지 않음을 경험한 적이 있을 것이다.

지금 질병으로 고통을 받고 있는 나의 병을 고쳐 주는 의사는 세상 어디에 있단 말인가? 현대 의학이든 동양 의학이든 민간 요법이든 산야초 요법이든 나의 병을 고쳐 주는 게 진짜 의사가 아닌가? 솔직히 환자의 입장에서 양의학이면 어떻고, 한의학이면 어떻고, 민간의학이면 어떻고, 침이면 어떻고, 뜸이면 어떻고, 주사면 어떻고, 천연 요법이면 어떻고, 운동 요법이면 어떻고, 산야초 요법이면 어떻고, 효소 요법이면 어떻고, 식초 요법이면 어떻고, 개똥 요법이면 어떤가? 내가 낫기만 하면 되지 않은가.

요즘 건강과 관련하여 육식보다는 채식을 하는 사람들이 늘고 있는 추세다. 우리의 몸은 우리 땅에서 나고 자란 산야초 · 산나물 · 채소들이 자신뿐만 아니라 가족의 건강을 지킬 수 있다.

산야초와 산나물과 채소는 식물의 고유한 약성과 약효를 간직하고 있다. 인체에 꼭 필요한 각종 미네날과 몸의 신진 대사에 관여하는 효소가 풍부한 산야초 · 산나물 · 채소 · 발효 식품과 자연식을 할 때 질병으로부터 해방될 수 있다.

요즘 지구 온난화로 인하여 생명을 지켜 주는 오존층이 파괴되고 산림이 고갈되면서 미세먼지 · 환경 오염 물질의 해독제는 "자연과 산야초밖에 없다"고 주장하고 싶다. 세상에서 가장 귀한 것은 건강한 몸이다. 사람은 누구나 생로병사(生老病死)의 과정을 거치기도 하지만, 인생을 꽃을 피워 보지도 못 하고 죽을 수도 있다.

이 세상에 무병장수와 불로초는 없다. 다만 하늘이 준 천수를 다하기 위해 이 땅에서 자라는 영양과 미네날과 효소가 풍부한 식습관으로 건강을 지킬 수 있다. 모든 병은 면역력이 떨어지고, 세포 수가 줄고, 장기(폐 · 간)가 작아지고, 근육에 수분이 적고, 피가 맑지 않고, 근육에 탄력이 줄고, 뼈에 골감소증이 생기고, 얼굴에 주름이 생기고, 소화가 안 되는 것들이 위험 인자이다. 나이가 들면서 몸 안의 효소가 고갈되면서 차츰 노화가 진행되는 것을 늦추는 방법은 우리 땅에서 자라는 산야초, 제철에 나는 산나물 · 발효 식품(된장 · 고추장 · 간장) · 효소 · 식초 · 과일 등을 챙겨먹는 일이다. 그리고 건강에 해가 되는 일체의 부정적인 언행(言行 · 부정적인 말과 행동)을 삼가고 인스턴트 식품을 먹지 않는 것이다.

현대 과학으로 밝혀진 약용식물의 효능

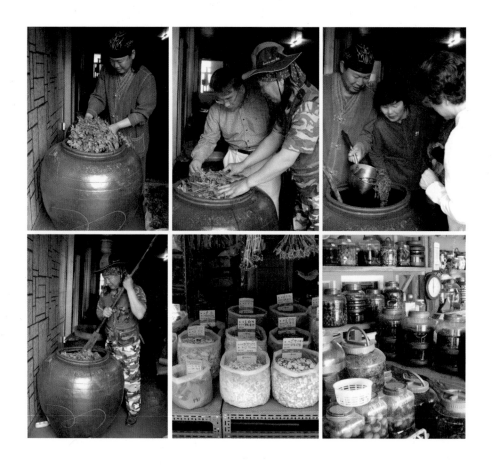

구분	작용	부위	비고
부처손	항암(간암 · 췌장암 · 폐암) · 간경화	전초	
쇠뜨기	혈압 강하 · 이뇨 · 심징 수축력 증가	전초	
속새	간암	줄기	
일엽초	암	전초	
은행나무	동맥 경화	잎	열매 (알레르기)
소나무	송지(인적 작용) · 항알레르기	생송지	
향나무	향균	잎	
측백나무	거담 · 진해	잎	
비자나무	자궁 수축	잎	
주목	항암 · 혈당 강하 · 중추 신경 마비	잎 · 가지	항암제 시판
호두나무	혈청 알부민 증가	호도유	
수양버들	해열 · 국소 마취	가지	아스피린
밤나무	소화	열매	
왕느릅나무	향균	종자	
삼	중추신경 마비	열매 · 잎	
꾸지뽕나무	면역	전체	
무화과	종기	열매	
한삼덩굴	향균	전초	
뽕나무	혈당 강하 · 혈압 강하 · 이뇨 · 진정	잎	
겨우살이	항암 · 이뇨 · 항균	잎	
꽃범의꼬리	지혈 · 향균	뿌리	
메밀	지혈 · 혈압 강하	종자	
여뀌	혈압 강하	잎	
하수오	면역	덩이뿌리	

구분	작용	부위	비고
호장근	신장	뿌리	
자리공	신장	뿌리	
쇠비름	대장암	전초 · 줄기	대장 (용종 · 선종 · 암)
패랭이꽃	이뇨 · 혈압 강하 · 항균	물 추출물	
쇠무릎	진통 · 혈압 강하	달인 물	
자목련	비염	신이	
오미자	혈당 강하	열매	
후박나무	토끼의 소장 긴장 저하	달인 물	
복수초	강심	전초	
으아리	진통 · 요산을 녹이는 직용 · 이뇨	달인 액	
할미꽃	항균 · 살충 · 항암	달인 액	독초
꿩의다리	항균 · 항종양 · 혈압 강하	추출물	독초
삼지구엽초	정액 분비 촉진 · 최음 · 혈압 강하	지상부	
으름덩굴	당뇨	줄기	
연꽃	혈액 순환 · 동맥 경화	종자	
왜개연꽃	이뇨 · 호흡 중추 마비	종자	
약모밀	항균 · 혈관 확장	전초	
등칡	이뇨 · 흥분	달인 액	
족도리풀	해열 · 진정 · 진해 · 국소 마취	전초	독초
작약	혈압 강하 · 진경 · 진정	달인 액	
모란	진정 · 최면 · 진통 · 항균	달인 액	
개다래	흥분 · 타액 분비 증가	열매	
차나무	이뇨 · 수렴 · 모세 혈관의 저항력 증가	잎	
얘기똥풀	진경 · 진통 · 최면	잎	독초

구분	작용	부위	비고
현호색	진통 · 최면 · 진정	전초	독초 (아편 100분의 1)
금낭화	진통 · 항경련 · 진해 · 거담	전초	독초
냉이	자궁 수축 · 지혈 · 모세 혈관 강화	전초	
두충나무	혈압 강하 · 이뇨	줄기	
바위솔	암 · 혈압 강하 · 해열	전초	
수국	항말라리아 · 혈압 강하	전초	
산사나무	소화	열매	
매실나무	항균 · 살충	달인 액	
해당화	중독 증상 해독	달인 액	
마가목	관절염 · 폐 질환	열매	
황기	혈압 강하	추출물	
석결명	시력 회복	추출물	
결명자	혈압 강하 · 항균 · 배변	추출물	
박태기나무	항바이러스 · 항균	줄기껍질	
감초	해독(약물 · 음식물) · 혈압 강하	뿌리	
칡	혈류량 증가 · 진경 · 해열	뿌리	
이질풀	사하	전초	
귤나무	항염	열매	
백선	항암	뿌리껍질	
황벽나무	항균 · 종양세포 억제 · 혈압 강하	줄기껍질	
탱자나무	암세포의 성장 억제	덜익은 과실	
붉나무	지사	열매	
사철나무	혈압 강하	줄기껍질	
묏대추나무	진정 · 최면 · 진통 · 항경련 · 혈압 강하	달인 액	

구분	작용	부위	비고
대추나무	혈압 강하	에타놀 추출물	
무궁화	향균 · 항진균	뿌리 · 줄기	
팥꽃나무	진통 · 피임	꽃	
호박	구충 · 살충	종자	
여주	혈당 강하	열매	
수세미외	향균	열매	
하눌타리	혈당 강하	추출물	
배롱나무	항진균	잎	
부처꽃	향균	달인 액	
석류나무	살충 · 향균	뿌리	
산수유	신장	열매	
가시오갈피	면역	뿌리껍질	
오갈피	면역	뿌리껍질	
송악	항경련 · 진통 · 혈액 응고 억제 · 항염증	잎	
인삼	항암 · 진정 · 항궤양 · 혈압 강하	뿌리	
왜당귀	진정 · 향균 · 진경 · 진통	뿌리	
구릿대	해열 · 진통 · 항진균 · 지방 분해 촉진	뿌리	
참당귀	혈압 강하	뿌리	
천궁	진정 · 혈압 강하	뿌리줄기	
갯방풍	진통	뿌리	
고본	진경 · 통정 · 항염증 · 향진균	뿌리	
강활	향균 · 진통 · 항염증	뿌리	
백량금	향균	뿌리	
카치수염	저해	전초	

구분	작용	부위	비고
감나무	혈압 강하 · 관상동맥 혈류량 증가	열매	
개나리	향균 · 암세포 억제	열매	
용담	위액 분비 촉진	뿌리	
치자나무	담즙 분비 촉진 · 혈압 강하	열매	
메꽃	소변 불리	꽃	
새삼	신장	종자	
나팔꽃	사하	종자	
지치	항염증 · 항종양	뿌리	
배초향	향진균	전초	
익모초	흥분 · 혈압 강하	추출물	
속단	뼈의 재생 촉진	뿌리	
꿀풀	항암 · 혈압 강하 · 향균 · 이뇨	전초	갑상선암
단삼	혈압 강하 · 진정 · 진통	추출물	
형개	해열 · 향균	추출물	
구기자나무	혈압 강하 · 혈당 강하 · 항지간(抗脂肝)	열매	
꽈리	향균 · 자궁 적출 흥분	달인 액	독초
미치광이풀	항히스타민 · 위경련 억제	뿌리	독초
까마중	항염증 · 혈당 강하	추출물	
오동나무	암세포 억제	줄기	
지황	강심 · 이뇨 · 혈당 강하	추출물	
현삼	혈압 강하	추출물	
냉초	진통 · 해열 · 향균	뿌리	
개오동나무	간암 · 간 복수	열매	
질경이	이뇨	종자	

구분	작용	부위	비고
인동덩굴	진경 · 향균	잎 · 줄기	
잔대	거담 · 강심	달인 액	
더덕	거담 · 강심	달인 액	
만삼	거담	달인 액	
도라지	용혈 · 국소 자극 · 거담 · 항염증 · 항알레르기 · 말초 혈관 확장 · 분비 촉진	뿌리	
톱풀	향균	추출액	
우엉	비만	열매	
개똥쑥	학질	전초	
사철쑥	담즙 분비 · 배설 촉진	전초	
제비쑥	향진균	전초	
개미취	향균	전초	
삽주	소화	뿌리	
잇꽃	골다공증	열매	
산국	향균 · 혈압 강하	달인 액	
엉겅퀴	간 · 어혈	꽃 · 전초 · 뿌리	
지칭개	암세포 억제	추출물	
뚱단지	혈당 강하	덩이뿌리	
해바라기	향균	잎	
금불초	향균 · 신경 흥분	뿌리	
목향	구충 · 향균	뿌리	
씀바귀	혈압 강하	달인 액	
우산나물	암세포 억제	전초	
도또마리	비염 · 아토피	열매	

구분	작용	부위	비고
민들레	간염 · 간암 · 황달	전초 · 뿌리	
마늘	면역	비늘줄기	
알로에	사하	가루	
천문동	폐 질환	뿌리	
맥문동	폐 질환	뿌리	
삿갓나물	항균	달인 액	독초
둥굴레	혈압 강하 · 혈당 강하	뿌리	
박새	강심	뿌리	독초
여로	혈압 강하	뿌리	독초
범부채	항진균	달인 액	
율무	혈압 강하	속씨	
옥수수수염	신장	뿌리줄기 · 옥수수수염	
창포	진정 · 혈압 강하	추출물	
석창포	진정 · 혈압 강하	추출물	
천남성	거담 · 암세포 억제	뿌리	독초
부들	혈압 강하 · 항경련 · 응혈 · 항균	꽃가루	
생강	항균	뿌리줄기	
천마	진통	추출물	

특허로 검증된 약용식물

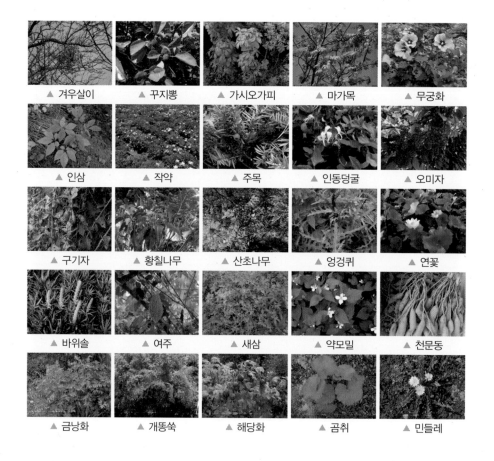

▲ 겨우살이　　▲ 꾸지뽕　　▲ 가시오가피　　▲ 마가목　　▲ 무궁화

▲ 인삼　　▲ 작약　　▲ 주목　　▲ 인동덩굴　　▲ 오미자

▲ 구기자　　▲ 황칠나무　　▲ 산초나무　　▲ 엉겅퀴　　▲ 연꽃

▲ 바위솔　　▲ 여주　　▲ 새삼　　▲ 약모밀　　▲ 천문동

▲ 금낭화　　▲ 개똥쑥　　▲ 해당화　　▲ 곰취　　▲ 민들레

약용식물	특허	출원인	효능
가시오갈피	뿌리 추출물을 유효 성분으로 함유하는 피부암 또는 두경부암 예방 및 치료제	장수군	피부암 · 두경부암
	추출물을 함유하는 당뇨병 예방 및 치료용 조성물	(주)한국토종 약초연구소	당뇨병
	면역 활성을 갖는 가시오갈피의 다당체 추출물 및 그 제조 방법	건국대학교 산학협력단	면역
가래나무	추출물 유효 성분으로 함유하는 피부 주름 개선용 조성물	경희대학교 산학협력단	주름 개선
	열매 청피(靑皮) 추출물 천연 염모제 조성물	배형진	염모제
가죽나무	추출물을 포함하는 천식 및 알레르기 질환의 예방 또는 치료용 조성물	영남대학교 산학협력단	천식 · 알레르기
	항산화 효과를 갖는 가죽나무 추출물을 유효 성분으로 함유하는 조성물	대구한의대학교 산학협력단	항산화
갈매나무	추출물을 유효 성분으로 하는 골 질환 예방 및 치료용 조성물	· 대한민국 (농촌진흥청장) · 연세대학교 산학협력단	골 질환
감나무	감 추출물 또는 타닌(tannin)을 유효 성분으로 함유하는 면역 관련 질환 치료용 조성물	경북대학교 산학협력단	면역
	감 추출물을 유효 성분으로 함유하는 염증성 질환의 예방 및 치료용 조성물	재단법인 한국한방산업진흥원	염증성 질환
개나리	개나리 열매로부터 마타이레시놀 및 악티게닌의 분리 및 정제 방법	(주) 태평 · 최상원	식물성 여성호르몬
개다래	항통풍 활성을 갖는 개다래 추출물을 함유하는 약학 조성물	(주)한국토종 약초연구소	통풍
	진통 및 소염 활성을 갖는 개다래 추출물을 함유하는 조성물	(주)한국토종 약초연구소	진통, 소염
	통풍의 예방 및 치료에 유용한 개다래의 열매주의 제조법	강상중	소염

약용식물	특허	출원인	효능
개비자나무	바이플라보노이드를 함유하는 피부 주름 개선 화장품	· (주)아모레퍼시픽 · 조선대학교 산학협력단	피부주름
개오동	열매로부터 분리한 신규 천연항산화 물질 및 그의 분리 방법	박근형	항산화
개오동	추출물을 함유하는 숙취 예방 또는 해소용 조성물	한국과학기술원	숙취해소
겨우살이	항노화 활성을 갖는 겨우살이 추출물	(주)미슬바이오택	항노화
겨우살이	항산화 활성을 이용한 겨우살이 기능성 음료 및 그 제조 방법	한국식품연구원	음료
겨우살이	항비만 활성 및 지방간 예방 활성을 갖는 겨우살이 추출물	(주)미슬바이오택	지방간
고욤나무	잎 추출물을 유효 성분으로 함유하는 피부미백용 화장품 조성물	(주)아토큐앤에이	피부미백
고욤나무	잎 추출물을 유효 성분으로 함유하는 항비만용 조성물	(주)아토큐앤에이	비만
골담초	미생물에 의한 골담초 발효 추출물의 제조 방법 및 이를 함유하는 화장료 조성물	(주)레디안	발효식품
골담초	추출물을 함유하는 자외선으로 인한 피부 손상 방지용 및 주름 개선용 화장료 조성물	(주)레디안	화장품
골담초	골담초를 포함하는 천연유래 물질을 이용한 통증 치료제 및 화장품의 제조 방법 및 그 통증 치료제와 그 화장품	(주)파인바이오	화장품
광나무	추출물을 함유하는 퇴행성 뇌신경계 질환의 예방 및 치료용 조성물	재단법인 서울대학교 산학협력단	뇌 신경 질환
광나무	광나무 및 원추리 추출물을 유효 성분으로 함유하는 주름 개선 화장료 조성물	(주)에이씨티	주름 개선

약용식물	특허	출원인	효능
광대싸리	추출물을 유효 성분으로 함유하는 피부주름 개선용 화장료 조성물	(주)코리아나화장품	피부주름
구기자	추출물을 포함하는 학습 및 기억력 향상 생약 조성물	(주)퓨리메드	기억력 향상
	구기자 추출물을 포함하는 식품 조성물	동신대학교 산학협력단	식품
	구기자 추출물을 포함하는 피부미용 조성물	김영복	피부미용
굴피나무	열매 추출물을 함유하는 항노화용 조성물	(주)바이오랜드	노화
	추출물을 유효 성분으로 함유하는 염증성 장 질환 치료 및 예방용 약학 조성물	영남대학교 산학협력단	염증
	열매 추출물을 함유하는 피부미백 조성물	(주)바이오랜드	피부미백
귤나무	귤껍질 분말 또는 이의 추출물을 함유하는 위장 질환 예방 및 치료용 조성물	강릉원주대학교 산학협력단	위장
	귤나무 속 열매 발효물을 유효 성분으로 포함하는 항바이러스용 조성물	· 한국생명공학연구원 · (주)휴럼 · 인하대학교 산학협력단	항바이러스
꾸지뽕나무	줄기 추출물을 함유하는 아토피 질환 치료용 조성물	한양대학교 산학협력단	아토피
	잎 추출물을 포함하는 신경세포 손상의 예방 또는 치료용 조성물	한창석	신경세포 손상 예방
	잎 추출물을 포함하는 췌장암 예방 및 치료용 조성물	한창석	췌장암
노간주나무	노간주나무 또는 열매 추출물을 유효 성분으로 포함하는 화장료 조성물	호서대학교 산학협력단	화장료
	노간주나무의 향취를 재현한 향료 조성물	(주)에이에스향료	향료

약용식물	특허	출원인	효능
노박덩굴	노박덩굴 추출물을 함유한 구강 조성물	(주)엘지생활건강	구강
	셀라스트롤 · 세라판올 · 세스퀴테르펜 에스터계 화합물 또는 노박덩굴 추출물을 유효 성분으로 함유하는 염증 질환, 면역 질환 암 치료제	한국생명공학연구원	염증 면역 암
	추출물을 함유하는 피부미백 조성물	한국생명공학연구원	피부미백
녹나무	멜라닌 생성을 억제하는 녹나무 추출물을 함유하는 미백용 화장료 조성물	학교법인 경희대학교	화장료
	잎 추출물 또는 그의 분획물을 유효 성분으로 포함하는 당뇨병 예방 및 치료용 조성물	한국한의학연구원	당뇨병
	추출물을 이용한 피부 보습용 조성물 및 발모 촉진 또는 탈모 방지용 조성물	김수근	탈모
누리장나무	잎 추출물로부터 아피게닌-7-오-베타-디-글루쿠로니드를 분리하는 방법 및 이화합물을 함유하는 위염 및 식도염 질환 예방 및 치료를 위한 조성물	손의동	위염 · 식도염
	잎으로부터 악테오시드를 추출하는 방법 및 이를 함유하는 항산화 및 항염증 약학 조성물	황완균	항산화 · 항염증
	추출물을 포함하는 항균 조성물	대한민국 (산림청 국립수목원장)	향균
느티나무	느티나무 메탄올 추출물을 포함하는 항암 조성물	단국대학교 산학협력단	항암
능소화	추출불을 포함하는 당뇨 합병승 지료 또는 예방용 조성물	한림대학교 산학협력단	당뇨병

약용식물	특허	출원인	효능
다래	추출물을 함유하는 알레르기성 질환 및 비알레르기성 염증 질환의 치료 및 예방을 위한 약학 조성물	(주)팬제노믹스	알레르기 질환
	추출물을 함유한 탈모 및 지루성 피부 증상의 예방 및 개선용 건강 기능 식품	(주)팬제노믹스	탈모
담쟁이덩굴	추출된 성분을 이용하여 제조된 조성물	백순길	음료용
	담쟁이덩굴 흡착근의 원리를 이용한 접착제	이덕영 · 장수현	접착제
대추나무	대추를 이용한 숙취 해소 음료 및 제조 방법	충청대학교 산학협력단	숙취 음료
	대추 추출물을 유효 성분으로 함유하는 허혈성 뇌혈관 질환의 예방 및 치료용 조성물	(주)네추럴에프엔피	뇌혈관
댕댕이덩굴	추출물을 유효 성분으로 하는 다이옥신 유사물질의 독성에 의한 질병 치료를 위한 약제학적 조성물	(주)네추럴엔도텍	독성 물질 해독
	추출물을 이용한 항산화용 조성물 및 항염증성 조성물	(주)제주사랑농수산	항염증
돈나무	돈나무 추출물을 함유하는 피부 미백제 조성물	· 재단법인 제주테크노파크 · 재단법인 진안홍삼연구소 · 재단법인 경기과학기술진흥원	피부미백
	돈나무 추출물을 함유하는 항스트레스용 조성물	· 재단법인 제주테크노파크 · 재단법인 진안홍삼연구소 · 재단법인 경기과학기술진흥원	항스트레스
	돈나무 추출물을 함유하는 주름 개선용 조성물	· 재단법인 제주테크노파크 · 재단법인 진안홍삼연구소 · 재단법인 경기과학기술진흥원	주름 개선
동백나무	잎 추출물을 유효 성분으로 하는 항알레르기 조성물	건국대학교 산학협력단	항알레르기

약용식물	특허	출원인	효능
두릅나무	드릅을 용매로 추출한 백내장에 유효한 조성물	(주)메드빌	백내장
	두릅과 산딸기를 용매로 추출한 항산화 효과를 가진 추출물	(주)메드빌	항산화
	두릅나무 추출물을 포함하는 혈압 강하용 조성물	(주)싸이제닉	고혈압
두충나무	두충 추출물을 포함하는 경조직 재생 촉진제 조성물	김성진	경조직 재생
	두충 추출물을 함유하는 항산화 및 피부 노화 방지용 화장료 조성물	조홍연	항산화 및 피부 노화
	학습 장애·기억력 장애 또는 치매의 예방 또는 치료용 두충 추출물	(주)유니베라	치매의 예방
	두충 추출물을 유효 성분으로 함유하는 류머티즘 관절염의 예방 또는 치료용 약학 조성물 및 건강식품 조성물	대한민국	류머티스 관절염
딱총나무	딱총나무 및 으아리 추출물을 유효 성분으로 함유하는 주름 개선용 화장료 조성물	· (주)씨앤피코스메틱스 · (주)더마랩	주름 개선용 화장료
땃두릅나무	땃드릅나무가 함유된 음료	도대홍	음료
	잎 추출물을 포함하는 진통제 조성물	한림대학교 산학협력단	진통제
떡갈나무	추출물을 포함하는 당뇨 합병증 치료 예방용 조성물	한림대학교 산학협력단	당뇨병
뜰보리수	과실 추출물을 유효 성분으로 함유하는 항산화·항염 및 미백용 조성물	대구한의대학교 산학협력단	항산화·항염
	과실을 이용한 혼합 음료	대구한의대학교 산학협력단	음료
마가목	열매를 이용한 차의 제조 방법	한국식품연구원	차
	추출물을 유효 성분으로 하는 흡연 독성 해독용 약제학적 조성물	남종현	흡연 독성 해독

약용식물	특허	출원인	효능
만병초	만병초로부터 분리된 트리테르페노이드계 화합물을 함유하는 대사성 질환의 예방 또는 치료용 조성물	충남대학교 산학협력단	대사성 질환의 예방
매발톱나무	추출물을 함유하는 화장료 조성물	(주)한불화장품	화장료
매실나무	항응고 및 혈전 용해 활성을 갖는 매살 추출물	(주)정산생명공학	혈전 용해
	추출물을 함유하는 피부 알레르기 완화 및 예방용 조성물	(주)엘지생활건강	알레르기 완화
	매실을 함유하는 화상 치료제	한경동	화상
먼나무	잎 추출물 또는 카페오일 유도체를 유효 성분으로 아토피 피부염의 예방 또는 치료용 조성물	중앙대학교 산학협력단	피부염의 예방
	잎 추출물 또는 이로부터 분리된 페닐프로피노이드계 화합물을 유효 성분으로 포함하는 항균 조성물	중앙대학교 산학협력단	항균
	잎으로부터 분리된 신규 화합물 및 이의 항산화 유도	중앙대학교 산학협력단	항산화
먹구슬나무	투센다닌 또는 먹구슬나무 추출물을 유효 성분으로 함유하는 치매 예방 또는 치료용 조성물	(주)일동제약	치매 예방
	인도산 먹구슬나뭇잎 추출물을 유효 성분으로 함유하는 패혈증 또는 내독소혈증의 예방 및 치료용 조성물	원광대학교 산학협력단	패혈증 또는 내독소혈증의 예방
멀꿀나무	추출물을 유효 성분으로 포함하는 간 보호용 조성물	재단법인 전라남도 생물산업진흥재단	간 보호
멍석딸기	추출물을 유효 성분으로 함유하는 피부미백용 화장료 조성물	(주)더페이스샵코리아	피부미백용 화장료

약용식물	특허	출원인	효능
모감주나무	꽃(난화) 추출물 또는 이의 분획물을 유효 성분으로 함유하는 부종 또는 다양한 염증의 예방 또는 치료용 조성물	한국한의학연구원	부종 또는 다양한 염증의 예방
모과나무	모과 추출물을 함유하는 미백 조성물	(주)메디코룩스	미백
	열매 추출물을 유효 성분으로 함유하는 당뇨병의 예방 및 치료용 약학 조성물 및 건강식품 조성물	공주대학교 산학협력단	당뇨병
모란	모란 뿌리 · 상지 및 호이초의 혼합물을 포함하는 미백 화장료	(주)코리아나화장품	화장료
	모란꽃 식물 세포 배양 추출물을 함유한 항노화 · 항염 · 항산화 화장료 조성물	(주)바이오에프디엔씨	항노화 · 항염 · 항산화 화장료
목련	퇴행성 중추신경계 질환 증상의 개선을 위한 목련 추출물을 함유하는 기능성 식품	대한민국	기능성 식품
	목련 추출물을 함유하는 무방부제 화장료 조성물	(주)엘지생활건강	화장료
	신이 추출물을 유효 성분으로 함유하는 골 질환 예방 및 치료용 조성물	연세대학교 산학협력단	골 질환 예방
	신이 추출물을 포함하는 췌장암 치료용 조성물 및 건강 기능 식품	(주)한국전통의학연구소	췌장암
	항천식 효능을 가지는 신이 추출물 및 신이로부터 리그난 화합물	한국과학기술원	천식
묏대추나무	산조인 추출물 또는 베툴린산 유효 성분으로 함유하는 성장호르몬 분비 촉진용 조성물	한국한의학연구원	성장호르몬 분비 촉진
	산조인 성분을 함유한 진정제	김덕산	진정제
	산조인 추출물을 유효 성분으로 함유하는 속효성 우울증 예방 및 치료용 약학적 조성물	경희대학교 산학협력단	우울증 예방

약용식물	특허	출원인	효능
무궁화	혈중 콜레스테롤을 제거할 수 있는 건강식품 제조 방법	최영숙	건강식품
	아토피성 피부염 예방 및 치료에 효과적인 무궁화와 노나무의 추출물	(주)지에프씨	아토피성 피부염 예방
무화과나무	항혈전 기능의 식품 성분을 추출하는 방법 및 항혈전성 추출물	(주)풀무원건강생화	항혈전
물오리나무	추출물 또는 베툴린산을 포함하는 비만 및 제2형 당뇨병 예방 및 치료용 조성물	한국생명공학연구원	당뇨병
	줄기 추출물 또는 이것으로부터 분리된 화합물을 함유하는 간 독성 질환 예방 및 치료용 조성물	한국과학기술연구원	간 독성 질환 예방
물푸레나무	추출물의 발효물을 포함하는 피부미백용 조성물	(주)아모레퍼시픽	피부미백
미역줄나무	추출물을 활용한 잎에 대한 방사선 치료 증진용 조성물	재단법인 한국원자력의학원	방사선 치료 증진
박태기나무	항산화 및 노화 억제 활성을 가지는 박태기나무의 추출물 및 이를 함유하는 항산화 · 피부노화 억제 및 주름 개선용 화장료 조성물	(주)한국신약	피부노화억제
밤나무	잎 추출물을 함유하는 항알레르기약	김경만	항알레르기
	율피 추출물을 함유하는 피부주름 개선 화장료 조성물	(주)코리아나화장품	피부주름 개선 화장료
	율피 추출물을 함유하는 수렴 화장품 조성물	(주)코리아나화장품	수렴 화장품
배롱나부	추출물을 유효 성분으로 함유하는 알레르기 예방 및 개선용 약학적 조성물	대전대학교 산학협력단	알레르기 예방

약용식물	특허	출원인	효능
백량금	주름 생성 억제 및 개선 활성을 갖는 백량금 추출물을 함유하는 피부 외용 조성물	(주)바이오랜드	피부 외용
	항염 및 항자극 활성을 갖는 백량금 추출물을 함유하는 피부 외용 조성물	(주)바이오랜드	피부 외용
	미백 황성을 갖는 백량금 추출물을 함유하는 피부 외용 조성물	(주)바이오랜드	피부 외용
백리향	백리향 또는 섬백리향 정유 및 케토코나졸을 유효 성분으로 함유하는 복합 항진균제	학교법인 덕성학원	복합 항진균제
	추출물을 함유하는 피부 보습용 화장료 조성물	(주)더페이스샵코리아	피부 보습용 화장
	추출물을 함유하는 항산화 조성물	건국대학교 산학협력단	항산화
벽오동	추출물을 함유한 천연 항산화제 조성물 및 이의 제조 방법	김진수	천연 항산화제
보리수나무	열매를 주재로 한 약용술의 제조 방법	박봉흠	약용술
복분자딸기	복분자 추출물을 이용한 비뇨기 개선용 조성물	전라북도 고창군	비뇨기 개선
	복분자 추출물을 포함하는 기억력 개선용 식품 조성물	한림대학교 산학협력단 외	기억력 개선용
	복분자 추출물을 함유하는 골다공증 예방 또는 치료용 조성물	한재진	골다공증 예방
	복분자 추출물을 포함하는 불안 및 우울증 예방 및 치료용 약학 조성물	김성진	우울증 예방
목사나무	추출물을 유효 성분으로 함유하는 동맥 경화증을 포함한 산화 관련 질환 및 혈전 관련 질환의 예방 및 치료용 조성물	동국대학교 산학협력단	동맥 경화증·혈전 관련 질환의 예방

약용식물	특허	출원인	효능
부용	부용화 추출물을 함유하는 피부 외용제 조성물	(주)아모레퍼시픽	피부 외용제
	부용 및 뚝갈나무 혼합 추출물을 함유하는 피부 장벽 기능 강화 또는 피부 자극 완화용 조성물	(주)코스맥스	피부 장벽 기능 강화
붉나무	추출물을 포함하는 당뇨병 치료 또는 예방용 조성물	목포대학교 산학협력단	당뇨병
	뇌기능 개선 효과를 가지는 붉나무 추출물을 포함하는 약학 조성물 및 건강식품 조성물	대한민국 (농촌진흥청)	건강식품
비수리	항상화 작용을 갖는 비수리의 추출물을 포함하는 조성물	대한민국 (산림청 국립수목원)	항상화작용
	비수리 추출물 함유한 기능성 맥주 및 상기 기능성 맥주 제조 방법	강진오 · 박서현	기능성 맥주
	항산화 및 세포 손상 보호 효능을 갖는 비수리 추출물 및 이를 함유하는 화장료 조성물	(주)래디안	세포 손상 보호
비자나무	비자나무 추출물 또는 그로부터 분리된 아비에탄디테르페노이드계 화합물을 유효 성분으로 하는 심장 순환계 질환의 예방 및 치료용 조성물	한국생명공학연구원	심장순환계 질환의 예방
	비자나무 추출물을 포함하는 한미생물제 조성물 및 방부제 조성물	재단법인 제주테크노파크	방부제
비파나무	잎차(불로장수 복복차)의 제조 방법	오경자 · 신혜원 · 신희림	차
	비파나무 추출물을 함유한 염모제용 조성물 및 그에 의해 제조된 염모제	(주)씨에이치하모니	염모제
뽕나무	항당뇨 기능성 뽕나무 오디 침출주 및 그 제조 방법	대구카톨릭대학교 산학협력단	항당뇨 · 오디 침출주
사과나무	야생사과의 열매 폴리페놀 및 그의 제조 방법	낫키우위스키가부시키 가이샤	열매 제조
	항산화 · 항염 · 항암 활성을 갖는 플라보노이드가 감화된 사과 추출 물질 제조 방법	동양대학교 산학협력단	항산화 항염 항암

약용식물	특허	출원인	효능
산당화	산당화에 의한 인삼의 분해	정일수	분해
	산당화에 의한 영지 및 약용식물의 분해	정일수	분해
	산당화 추출물을 함유하는 화장료 조성물	(주)코스트리	화장료
산딸나무	열매를 이용한 와인 및 이의 제조 방법	충청북도 산림환경연구소	와인 제조
	추출물을 유효 성분으로 함유하는 염증성 장 질환 치료 및 예방용 약학 조성물	영남대학교 산학협력단	염증성 장질환 치료
	잎 추출물을 포함하는 항당뇨 조성물	· 농촌진흥청장 · 연세대학교 산학협력단	항당뇨
	열매 추출물, 열매 분획물, 이로부터 분리된 트리테르펜계 화합물 또는 이의 약학적으로 허용 가능한 염을 유효 성분으로 고콜레스테롤 혈증에 기인하는 심혈관 질환의 예방 및 치료용 약학적 조성물	경희대학교 산학협력단	심혈관 질환의 예방
산사나무	산사 추출물을 유효 성분으로 함유하는 퇴행성 뇌 질환 치료 및 예방용 조성물	대구한의대학교 산학협력단	퇴행성 뇌질환 치료
	산사 및 진피의 복합 추출물을 유효 성분으로 함유하는 비만 또는 지질 관련 대사성 질환의 치료 또는 예방용 약학 조성물	(주)뉴메드	대사성 질환의 치료
산수국	추출물을 함유하는 항인플루엔자 바이러스제 및 그것을 포함하는 조성물과 음식물	가부시카가이샤 롯데	음식물

약용식물	특허	출원인	효능
산수유	포제를 활용한 산수유 추출물을 함유하는 항노화용 화장료 조성물	(주)아모레퍼시픽	화장료
	항산화 활성을 증가시킨 산수유 발효 추출물의 제조 방법	동의대학교 산학협력단	발효액
	산수유 추출물을 함유하는 혈전증 예방 또는 치료용 조성물	안동대학교 산학협력단	혈전증 예방
	산수유 추출물을 함유하는 항산화·항균·항염 조성물	명지대학교 산학협력단	항산화·항균·항염
산초나무	산초나무 추출물을 유효 성분으로 포함하는 천연 항균 조성물	(주)삼성에버랜드	천연 항균
	항진균 활성을 갖는 산초나무 추출물 또는 조성물	김성덕	항진균
	산초나무 추출물을 함유하는 항바이러스용 조성물	고려대학교 산학협력단	항바이러스용
살구나무	살구와 빙초산을 이용한 무좀·습진약 제조 방법	최용석	무좀·습진약
	살구 추출물을 함유하는 화장료 조성물	(주)아모레퍼시픽	화장료
상산	상산근 발효 추출물을 포함하는 미백 및 보습 기능성 조성물 및 그 제조 방법	한경대학교 산학협력단	미백 및 보습 기능성
	상산근 발효 추출물을 포함하는 아토피성 피부염의 예방 및 치료용 조성물 믺 제조 방법	한경대학교 산학협력단	아토피성 피부염
	상산 정유 추출물을 이용한 기능성 천연 향료 조성물	김경남	천연 향료
상수리나무	상수리나무 추출물을 함유하는 발모 촉진제 및 그의 제조 방법	최이선	발모 촉진제
	수피를 이용한 β-세크레타제 활성 저해 조성물	(주)한국야쿠르트	β-세크레타제 활성

약용식물	특허	출원인	효능
생강나무	가지 추출물을 포함하는 심혈관계 질환의 예방 및 치료용 조성물	(주)한화제약	심혈관계 질환의 예방
	잎 추출물을 포함하는 피부미백 및 주름 개선용 조성물	경희대학교 산학협력단	피부미백 및 주름 개선용
	생강나무에서 추출한 유효 성분으로 함유하는 혈행 개선 조성물	(주)양지화학	혈행 개선
생달나무	생달나무에서 추출한 정유를 포함하는 항균성 조성물	전라남도	항균성
생열귀나무	생열귀나무로부터 비타민 성분의 추출 방법	신국현 외	비타민 성분의 추출
	생열귀나무 추출물을 함유하는 항산화 또는 항노화 또는 항노화용 피부 화장료 조성물	(주)마이코스메틱	항노화용 피부 화장료
석류나무	석류 추출물을 함유하는 노화 방지용 화장료 조성물	(주)나드리화장품	노화 방지용 화장료
	석류 추출물을 함유하는 비만 예방 및 치료용 조성물	고흥석류친환경 영농조합법인	비만 예방
소귀나무	기능성 화장품 성분 추출 방법	제주대학교 산학협력단	기능성 화장품
	잎으로부터 분리된 신규 황산염 페놀성 화합물 및 이의 항산화 항염 용도	중앙대학교 산학협력단	황산염 페놀성 화합물
소나무	소나무 뿌리 생장점으로부터 분리한 식물 줄기세포 추출물을 함유하는 항노화 피부 미용제 조성물	(주)아우딘퓨처스	항노화 피부 외용제
	소나무 추출물을 유효 성분으로 포함하는 고콜레스테롤증 개선 또는 예방용 조성물	신라대학교 산학협력단	고콜레스테롤증 개선

약용식물	특허	출원인	효능
소태나무	소태나무 추출물을 이용한 간암과 간경화 및 지방간 치료 제품 및 제조 방법	권호철	간암과 간경화, 지방간 치료
	소태나무 추출물을 유효 성분으로 포함하는 아토피 피부염 또는 알레르기성 피부 질환의 예방 및 치료를 위한 조성물	서정희	아토피 피부염 또는 알레르기성 피부 질환의 예방
송악	송악 추출물을 함유하는 미백 화장료 조성물	재단법인 제주하이테크 산업진흥원	미백 화장료
수양버들	수양버들 추출물을 함유하는 자연분말치약	재단법인 서울보건영구재단	치약
순비기나무	항산화 효과를 갖는 순비기나무 추출물을 유효 성분으로 함유하는 화장료 조성물	대구한의대학교 산학협력단	화장료
	순비기나무 추출물을 유효 성분으로 함유하는 항아토피용 화장료 조성물	대전대학교 산학협력단	항아토피용 화장료
	순비기나무 유래 플라보노이드계 화합물을 함유하는 항암용 조성물	부경대학교 산학협력단	항암
싸리	항산화·항염증 및 미백에 유효한 싸리 성분의 추출 방법	계명대학교 산학협력단	항산화·항염증
예덕나무	예덕나무의 추출물을 유효 성분으로 하는 간 기능 개선제	오기완	간 기능 개선
	예덕나무 추출물을 포함하는 여드름 피부용 화장료 조성물	방선이	여드름 피부용 화장품
	예덕나무 추출물 및 코엔자임 Q-10을 유효 성분으로 함유하는 피부 노화 방지용 화장료 조성물	(주)코리아나화장품	피부 노화 방지용 화장료

약용식물	특허	출원인	효능
오갈피나무	오갈피 추출물을 포함한 C형 간염 치료제	(주)엘지	C형 간염 치료제
	오갈피 추출물을 포함하는 치매 예방 또는 치료용 조성물	· (주)바이오서너젠 · 성광수	치매 예방
	오갈피 열매 추출물을 유효 성분으로 함유하는 암 예방 및 치료용 약학적 조성물	경희대학교 산학협력단	암 예방
	오갈피 추출물의 골다공증 예방 또는 치료용 약학적 조성물	(주)오스코텍	골다공증 예방
	오갈피 추출물의 유효 성분으로 함유하는 위장 질환의 예방 또는 치료용 조성물	(주)휴림	위장 질환의 예방
오동나무	수피의 물 추출물을 포함하는 항균성 천연염료 및 이를 이용한 항균 섬유	최순화	항균성 천연염료
	오동나무 추출물 또는 그로부터 분리된 디아릴헵타노이드계 화합물을 유효 성분으로 하는 심장 순환계 질환의 예방 및 치료용 조성물	한국생명공학과학원	심장 순환계 질환의 예방
	오동나무 추출물을 함유하는 항바이러스 조성물	(주)알앤엘바이오	항바이러스
	오동나무 유래 디아릴헵타노이드계 화합물을 포함하는 항산화 및 간 보호용 조성물	(주)알앤엘바이오	항산화 및 간 보호용
	오동나무 추출물 또는 그로부터 분리된 화합물을 유효 성분으로 포함하는 간 섬유와 억제용 조성물	(주)엘컴사이언스	10간 섬유와 억제용

약용식물	특허	출원인	효능
오미자	오미자 씨앗 추출물을 함유하는 항암 및 항암 보조용 조성물	문경시	항암
	오미자 추출물을 함유하는 알츠하이머병 예방 및 치료용 조성물	문경시	알츠하이머병 예방
	오미자 추출물로부터 분리된 화합물을 유효 성분으로 함유하는 대장염 질환의 예방 및 치료용 조성물	김대기	대장염 질환의 예방
	오미자 에틸아세테이트 분획물을 유효 성분으로 포함하는 비만 예방 또는 치료용 조성물	서울대학교 산학협력단	비만 예방
옻나무	옻나무로부터 분리된 추출물 및 플라보노이드 화합물들을 함유한 간 질환 치료제	학교법인 성지학원	간질환 치료
월계수	잎으로부터 분리한 항산화제 및 그의 정제 방법	대한민국	항산화
	잎 추출물로 구성된 간경화 및 섬유화 치료 또는 예방용 조성물	서울대학교 산학협력단	간경화 및 섬유화 치료
	잎의 단일 성분 추출물을 함유한 파킨슨병과 퇴행성 신경계 뇌 질환의 예방 및 치료용 조성물	서울대학교 산학협력단	파킨슨병과 퇴행성 산경계 뇌 질환의 예방
유자나무	유자 추출물을 함유하는 뇌혈관 질환의 예방 또는 치료용 조성물	건국대학교 산학협력단	뇌혈관 질환의 예방
	유자 추출물을 유효 성분으로 함유하는 심장 질환의 예방 또는 치료용 조성물	건국대학교 산학협력단	심장 질환의 예방
	유자 과피 추출물을 유효 성분으로 포함하는 항당뇨 조성물 및 이의 제조 방법	한국식품연구원 외	항당뇨
으름덩굴	종자 추출물을 포함하는 항암 조성물 및 그의 제보 방법	김승진	항암
은행나무	뿌리 추출액을 함유하는 발모제	이덕희	발모제

약용식물	특허	출원인	효능
음나무	HIV 증식 억제 활성을 갖는 음나무 추출물 및 이를 유효 성분으로 함유하는 AIDS 치료제	유영법 · 최승훈 · 심법상 · 안규석	AIDS 치료
	음나무 추출물을 함유하는 퇴행성 중추신경계 질환 증상의 개선을 위한 기능성 식품	충북대학교 산학협력단	퇴행성 중추신경계 질환 증상의 개선
인동덩굴	성장호르몬 분비 촉진 활성이 뛰어난 인동 추출물, 이의 제조 방법 용도	(주)엠디바이오알파	성장호르몬 분비 촉진
	자외선에 의한 세포 변이 억제 효과를 갖는 인동 추출물을 포함하는 조성물	순천대학교 산학협력단	자외선에 의한 세포 변이 억제
자귀나무	자귀나무 추출물을 포함하는 항암 또는 항암 보조용 조성물	학교법인 동의학원	항암
자두나무	자두 추출물을 함유하는 화장비누 및 그 추출 방법	학교법인 신천학원	화장비누
	자두 추출물을 유효 성분으로 포함하는 피부 상태 개선용 조성물	계명대학교 산학협력단	피부 상태 개선
잣나무	잎 추출물 유효 성분으로 함유하는 당뇨병 예방 및 치료용 조성물	(주)메테르젠	당뇨병 예방
	잎 추출물 유효 성분으로 함유하는 혈중 콜레스테롤 강하용 조성물	(주)메테르젠	혈중 콜레스테롤 강하
조팝나무	조팝나무 추출물을 유효 성분으로 함유하는 화장료 조성물	(주)코리아나화장품	화장료
	잎으로부터 분리된 신규 헤미테르펜 글루코시드 화합물 및 이의 항산화 및 항염 용도	중앙대학교 산학협력단	항산화 및 항염
주목	주목의 형성층 또는 전형성층 유래 식물 줄기세포주를 유효 성분으로 함유하는 항산화 · 항염증 또는 항노화용 조성물	(주)운화	항산화 · 항염증 또는 항노화
쥐똥나무	쥐똥나무 속 식물 열매와 홍삼 함유 청국장 분말로 이루어진 항당뇨 활성 조성물	김순동	항당뇨 활성

약용식물	특허	출원인	효능
진달래	뿌리 추출물을 유효 성분으로 포함하는 피부노화 방지용 화장료 조성물	(주)코리아나화장품	화장료
	뿌리 추출물을 함유하는 피부 자극 완화용 화장료 조성물	(주)코리아나화장품	피부 자극 완화용 화장료
	뿌리 추출물로부터 분리한 탁시폴린 3—O—β—D—글루코피라노시드를 유효 성분으로 포함하는 아토피성 피부염 치료용 조성물	· (주)뉴트라알앤비티 · 중앙대학교 산학협력단 · 중앙대학교 산학협력단	아토피성 피부염 치료
	진달래 발효 추출물을 포함하는 천연 방부제 조성물 및 그의 제조 방법	(주)인타글리오	천연 방부제
찔레꽃	항산화 활성을 가지는 찔레꽃 추출물을 포함하는 식품 조성물	(주)이롬	항산화
차나무	향균 작용이 있는 차나무과 수종의 추출물 및 제조 방법	박홍락	향균 작용
	차나무 뿌리 유래 사포닌을 포함하는 구강용 조성물	(주)아모레퍼시픽	구강
참느릅나무	수피 추출물을 유효 성분으로 함유한 면역 억제제 및 이의 이용 방법	(주)한솔제지	면역 억제제
청미래덩굴	청미래덩굴 추출물을 함유하는 혈관 질환의 예방 또는 치료용 약학 조성물	동국대학교 경주캠퍼스 산학협력단	혈관 질환의 예방
	잎 추출물을 함유하는 당뇨 예방 및 치료용 조성물	강원대학교 산학협력단	당뇨 예방
측백나무	잎을 포함하는 발모 촉진 또는 탈모 방지용 조성물 및 이의 제조 방법	심태흥 · 이선미	발모 촉진
치자나무	치자나무 추출물을 포함하는 우울증 질환의 예방 및 치료를 위한 약학 조성물	건국대학교 산학협력단	우울증 질환의 예방 및 치료
	치자나무 추출물의 분획물을 유효 성분으로 함유하는 알레르기 질환의 예방 또는 치료용 조성물	한국한의학연구원	알레르기 질환의 예방 또는 치료

약용식물	특허	출원인	효능
칠엽수	혈관 신생 억제 활성을 갖는 칠엽수 추출물을 유효 성분으로 하는 조성물	(주)안지오랩	혈관 신생 억제 활성
	칠엽수 추출물을 함유하는 디크서클 완화용 화장료 조성물	(주)더피이스샵	완화용 화장료
칡	골다공증 예방 및 치료에 효과를 갖는 갈근 추출물	한국한의학연구원	골다공증 예방 및 치료
	칡 추출물을 이용한 폐경기 여성 건강 예방 및 치료	고려대학교 산학협력단	폐경기 여성 건강 예방 및 치료
	갈근 추출물을 함유하는 암 치료 및 예방을 위한 약학 조성물	원광대학교 산학협력단	암 치료 및 예방
탱자나무	탱자나무 추출물을 함유하는 B형 간염 치료제	(주)내비켐	B형 간염 치료
	탱자나무 추출물을 함유하는 C형 간염 치료제	(주)내비켐	C형 간염 치료
	탱자나무 추출물을 포함하는 살충용 조성물	강원도	살충용 조
	탱자나무 추출물 또는 이로부터 분리된 화합물을 유효 성분으로 함유하는 항염증 및 항알레르기용 조성물	영남대학교 산학협력단	항염증 및 항알레르기용
팔손이	국내산 팔손이 근피의 면역 기능 증진을 위한 팔손이 근피의 추출액 제조 방법	· 강원대학교 산학협력단 · 정을권	면역 기능 증진
	세포 투과성 융합단백질의 세포 투과율을 향상시키는 팔손이 화합물	· 강원대학교 산학협력단 · 재단법인 춘천바이오산업진흥원	세포 투과성 융합단백질의 세포 투과율을 향상
팔꽃나무	팔꽃나무 추출물, 이의 분획물 또는 이로부터 분리한 화합물을 유효 성분으로 함유하는 아토피 예방 또는 치료용 약학적 조성물	한국생명공학연구원	아토피 예방 또는 치료
	지방세포 분화를 저해하는 팔꽃나무 추출물	(주)엠디바이오알파	지방세포 분화를 저해

약용식물	특허	출원인	효능
포도	화상 치료제용 포도 잔여 발효 추출물의 제조 방법	(주)게비스코리아	화상 치료제 발효 추출물
	포도씨 또는 포도 과피 성분을 함유하는 혈소판 응집 억제제용 조성물 및 이를 이용한 혈소판 응집 억제제	강명화	혈소판 응집 억제제용
	포도씨를 이용한 β−세크레타제 활성 저해 조성물	(주)한국야쿠르트	β−세크레타제 활성 저해
	포도 잎 추출물을 유효 성분으로 함유하는 혈전 질환의 예방 또는 개선용 식품 조성물 및 약학 조성물	전주대학교 산학협력단	혈전 질환의 예방
함박꽃나무	함박꽃나무에서 분리한 항생 물질	신국현	항생물질
	함박꽃나무 꽃 등의 추출물을 함유하는 보습 및 진정 화장용 조성물	이상록	보습 및 진정 화장용
	함박꽃나무 꽃 등을 혼합한 영영국수 및 그 제조 방법	지수옥	영영국수
해당화	항당뇨와 항산화 효능이 있는 해당화 잎차 제조 방법	전라남도	항당뇨와 항산화
	해당화 줄기 추출물을 포함하는 암 예방 또는 치료용 조성물	연세대학교 산학협력단	암 예방 또는 치료
향나무	향나무 목질부 추출물을 주요 활성 성분으로 함유하는 항노화용 화장료 조성물	(주)한불화장품	항노화용 화장료
	향나무로부터 분리된 세트롤을 함유하는 암 예방 및 치료용 조성물	학교법인 동의학원	암 예방 및 치료
	향나무 추출물로부터 분리된 위드롤을 유효 성분으로 함유하는 암 예방 및 치료용 조성물	학교법인 동의학원	암 예방 및 치료
	향나무 추출물 또는 새드롤을 포함하는 비만 및 제2형 당뇨병 예방 및 치료용 조성물	한국새영공학연구원	비만 및 제2형 당뇨병 예방 및 치료

약용식물	특허	출원인	효능
헛개나무	헛개나무 열매 추출물을 함유하는 간 기능 개선용 조성물의 제조 방법	(주)광개토바이오텍	간 기능 개선
	헛개나무 추출물을 포함하는 비만 예방 및 치료를 위한 조성물	(주)엠디케스팅	비만 예방 및 치료
	헛개나무 열매 추출물을 함유하는 항염증제 및 이의 용도	(주)엘지생활건강	항염증제
협죽도	냉각수 내 세균 증식 억제용 협죽도의 식물 추출물 및 이를 이용한 냉각수 내 세균 증식 억제 방법	재단법인 포항산업과학연구원	냉각수 내 세균 증식 억제
	협죽도 추출물을 유효 성분으로 포함하는 염증성 질환 치료 및 예방용 조성물	한국폴리텍바이오대학 산학협력단	염증성 질환 치료
호두나무	호두 열매 추출물과 은행 열매 추출물을 이용한 천식 치료제	이병두	천식 치료
	호두 추출물을 함유하는 모발 성장 촉진용 화장료 조성물	서원대학교 산학협력단	모발 성장 촉진용 화장
화살나무	항암 활성 및 항암제의 보조제 역할을 하는 화살나무 수용성 추출물	(주)동성제약 이정호	항암 활성 및 항암제의 보조제
황벽나무	황백피와 지모의 혼합 추출물을 포함하는 염증 및 통증 치료용 조성물	(주)메드빌	염증 및 통증 치료
	황백을 이용한 약물 중독 예방 치료를 위한 약제학적 조성물	심인섭	약물 중독 예방 치료
황칠나무	황칠나무 추출물을 포함하는 남성 성 기능 개선용 조성물	전라남도 생물산업진흥재단	남성 성 기능 개선
	황칠나무 추출물을 포함하는 간 질환 치료용 약학 조성물	박소현	간 질환 치료
회양목	회양목 추출물을 포함하는 탈모 방지 또는 발모 촉진용 조성물	(주)이태후생명과학	탈모 방지 또는 발모 촉진용

약용식물	특허	출원인	효능
회화나무	폐경기 질환의 치료 또는 예방, 피부 노화 방지 또는 피부주름 개선용 회화나무 추출물	(주)노바셀테크놀로지	폐경기 질환의 치료 또는 예방, 피부 노화 방지
	회화나무 꽃 추출물의 누룩 발효물을 함유하는 여드름 개선용 조성물	(주)롯데	여드름 개선
	회화나무 유래 줄기세포를 포함하는 탈모 예방 또는 개선용 화장료 조성물	(주)에스테르	탈모 예방

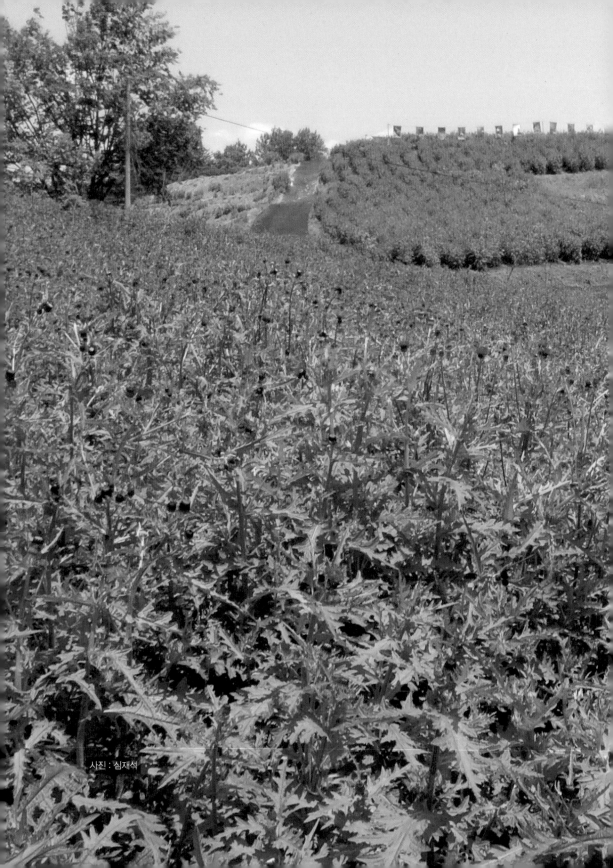
사진 : 심재석

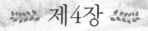

제4장
산야초를 알면 건강이 보인다

•

1. 산에 있는 산야초(식용 · 약용)

2. 물과 갯벌에 있는 산야초

춘곤증·천식에 호흡기계 질환에 효능이 있는
곰취 *Ligularia fischeri*

생약명 호로칠(葫蘆七)—뿌리와 뿌리줄기를 말린 것
이명 마제엽 · 왕곰취 · 산자원 · 대구가 · 웅소 · 웅채
분포 전국의 깊은 산의 습지

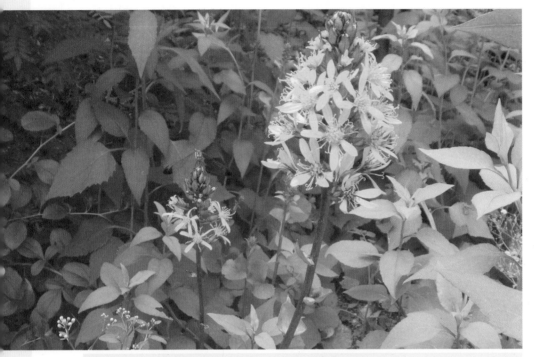

형태 곰취는 국화과의 여러해살이풀로 높이는 1~2m 정도이고, 뿌리잎은 땅속줄기에서 뭉쳐 난다. 길이 약 30cm, 너비 약 40cm의 심장 모양이고 가장자리에 규칙적인 톱니가 있다. 꽃은 7~9월에 줄기 끝에 총상 꽃차례의 노란색으로 피고, 열매는 10월에 원통 모양의 수과로 여문다.

곰취는 곰이 좋아하는 나물이라 하여 '웅소(雄蔬)', 잎의 모양이 말발굽과 같다 하여 '마제엽(馬蹄葉)'이라 부른다. 곰취는 식용, 약용으로 가치가 크다. 곰취는 향과 맛이 있어 춘곤증에 좋다. 배당체에는 항산화 성분·비타민·미네랄 등을 많이 함유하고 있다.

▶**한방** 뿌리 및 뿌리 줄기를 '호로칠(葫蘆七)'이라 부른다. ▶**약성** 따뜻하며, 쓰고 맵다. ▶**주요 효능** 통증·순환계·호흡기계 질환에 효험, 기침·천식·진해·거담·진통·타박상·고혈압·관절통·요통 ▶**약리 작용** 항염 작용·진통 작용 ▶**이용** 타박상·염좌에는 봄에 곰취잎과 쑥을 채취하여 짓찧어서 환부에 붙인다. 고혈압에는 말린 약재를 1회에 2~4g씩 달이거나 가루 내어 복용한다.

▶산나물 만들기

- 봄에 어린잎을 따서 끓는 물에 살짝 데쳐서 나물로 무쳐 먹거나 쌈으로 먹는다.

▶제철 음식 만들기

- 식용(꽃·잎과 줄기)·약용(뿌리)
- 된장국·부침개로 먹는다.
- 잎을 쪄서 밥을 싸서 먹는다.
- 기름에 튀겨 먹는다.
- 삶아서 말린 후 묵나물로 먹는다.

▶장아찌 만들기

- 봄에 연한 잎을 따서 깻잎처럼 간장에 재어 30일 후에 장아찌로 먹는다.
- 잎을 따서 포개어 고추장이나 된장에 박아 두었다가 60일 후에 먹는다.

▶발효액 만들기

- 봄에 전초를 채취하여 용기에 넣고 전초 양만큼 설탕에 재어 100일 동안 발효시킨 후 발효액 1에 찬물 3을 희석해서 음용한다.

▶약초 만들기

- 봄에 잎과 줄기를 수시로 채취하여 그늘에 말려 쓴다.
- 가을에 뿌리를 캐서 그늘에서 말려 쓴다.

▶구분

- 곰취는 산이나 밭에서 자라고, 잎 가장자리에 규칙적인 톱니가 있다. 꽃은 줄기 끝에 두상화로 핀다.
- 동의나물은 주로 습지에서 자라고, 잎이 두꺼우며 가장자리가 밋밋하고, 털이 없고 광택이 난다. 꽃은 줄기 끝에서 1~2개씩 달려 핀다.

 곰취

 동의나물

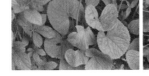

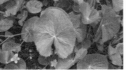

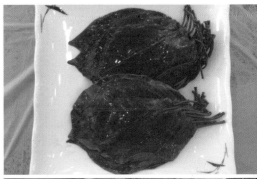

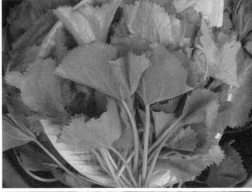

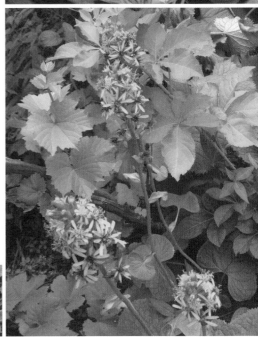

간염·기관지염·몸 안의 독소를 해독하는
민들레 *Taraxacum platycarpum*

생약명 포공영(蒲公英)·황화랑(黃花郞)—전초를 말린 것
이명 포공정·지정·황화랑·구유초
분포 전국의 산과 들의 양지

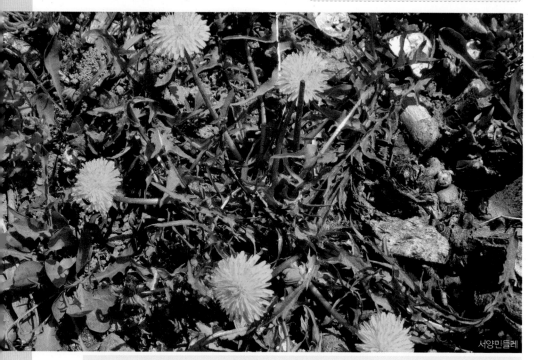

서양민들레

형태 • 민들레는 국화과의 여러해살이풀로 높이는 20~30cm 정도이고, 잎은 뿌리에서 뭉쳐 나고 방석처럼 둥글게 퍼지고, 잎에 털이 있고 가장자리에 톱니가 있다. 뿌리에는 잔뿌리가 많고 꽃줄기를 자르면 흰색 즙이 나온다. 꽃은 4~5월에 꽃줄기 끝에 1 송이씩 흰색 또는 노란색으로 피고, 열매는 7~78에 흰색 털이 여문다. 바람에 날려 퍼진다.

　조선 시대 농경사회에서 민들레가 사립문 둘레에 흔히 있어 '문둘레'라고 한 것이 변하여 '민들레'가 되었다. 잎을 자르면 흰색의 유액이 나온다. 잎에는 독특한 향기가 나는 정유와 단백질을 분해하는 효소가 들어 있다. 간(肝)의 지방 변성을 억제하는 '이눌린'의 성분이 있다.

▶**한방** 전초를 말린 것을 '포공영(蒲公英)·황화랑(黃花郞)'이라 부른다. ▶**약성** 차며, 달고 쓰다. ▶**주요 효능** 소화기 질환 및 해독과 해열에 효험, 간염·임파선염·나력·편도선염·기관지염·위염·종기·식중독·요도감염·담낭염·유선염 ▶**약리 작용** 이담 작용·항균 작용 ▶**이용** 간경화에는 말린 약재 10g씩 달여서 하루에 3번 공복에 복용한다. 만성 간염에는 봄에 꽃대가 올라오기 전에 민들레잎을 15g을 채취하여 물에 달여서 복용한다. 벌레나 독충에 물렸을 때에는 뿌리가 달린 잎을 통째로 채취하여 짓찧어 환부에 바른다. 기미나 검버섯에는 잎의 흰색 유액을 수시로 바른다.

▶신나물 만들기
- 꽃이 피기 전에 어린 잎을 뜯어 끓는 물에 살짝 데쳐서 무침으로 먹는다.

▶제철 음식 만들기
- 식용(꽃·잎·줄기·뿌리)·약용(전초)
- 쓴맛을 제거하고 요리한다.
- 김치·생즙·나물무침·국거리·튀김·샐러드로 먹는다.
- 뿌리를 캐서 된장에 박아 두었다가 장아찌로 먹는다.

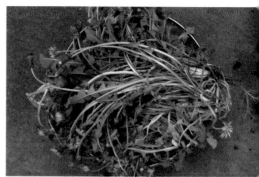

▶꽃차 만들기
- 4~5월에 꽃봉오리에서 바로 핀 꽃을 따서 1~2분 정도 증기에 쪄서 채반에 펼쳐 그늘에서 70%를 말린 뒤 햇볕에 말린 후 프라이팬에 볶는다.
- 4~5월에 꽃봉오리를 따서 꽃 무게와 동량의 꿀을 재어 15일 이상 그늘에서 숙성시켜 냉장 보관하여 찻잔에 2~3개를 넣고 끓는 물을 부어 우려낸다.

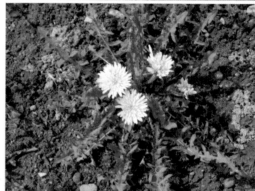

▶약술 만들기
- 봄부터 여름 사이에 꽃이 필 때 전초를 뿌리째 뽑아 물에 씻어 물기를 뺀 다음 용기에 넣고 소주(19도)를 부어 밀봉하여 3개월 후에 먹는다.

▶발효액 만들기
- 봄에 잎을 채취하여 물로 씻고 물기를 뺀 다음 용기에 넣고 재료의 양만큼 설탕을 재어 100일 이상 발효시킨 후 발효액 1에 찬물 3을 희석해서 음용한다.

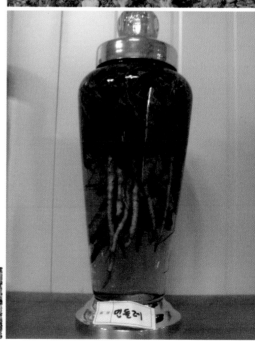

▶약초 만들기
- 봄부터 여름 사이에 꽃이 필 때 전초를 뿌리째 뽑아 물에 씻어 햇볕에 말린다.

▶구분
- 토종민들레는 꽃의 밑동을 싸고 있는 총포가 찰싹 달라붙어 있다.
- 서양민들레는 꽃의 밑동을 싸고 있는 총포가 밑에 있다.

▼ 토종민들레

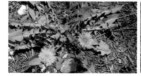

▼서양민들레

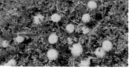

혈액 순환·소화·신진 대사에 효능이 있는

원추리
Hemerocallis fulva Linne

생약명 금침채(金針菜)-꽃봉오리를 말린 것,
    훤초근(萱草根)-뿌리를 말린 것
이명 넘나물 · 의남초 · 망우초 · 익남초 · 훤초 ·
    황화채 · 등황옥잠 · 지안삼
분포 산지의 양지바른 곳

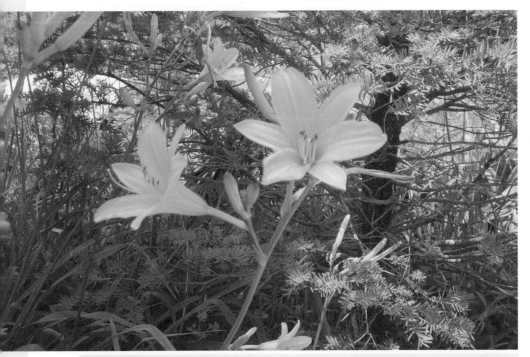

형태 · 원추리는 백합과의 여러해살이풀로 높이는 1m 정도이고, 잎은 2줄로 마주 나고 길며 밑이 서로 감싸고 있다. 꽃은 7~8월에 노란색으로 피고, 잎 사이에서 나온 꽃줄기 끝에 6~8 송이가 피고, 열매는 10월에 삭과가 여문다. 뿌리에는 살찐 노란색 덩어리가 있다.

　원추리는 근심을 잊게 한다 하여 '망우초', 마음을 안정시켜 준다 하여 '원추리', 지난해 나온 잎이 마른 채로 새순이 나올 때까지 남아 있어 마치 어린 자식을 보호하는 어미와 같다 하여 '모예초', 임신한 부인이 몸에 지니고 있으면 아들을 낳는다 하여 '의남초', 사슴이 먹는 해독초라 하여 '녹총', 어머니가 거처하는 집에 원추리를 심었다 하여 '훤초'라 부른다. 원추리는 식용 · 약용 · 관상용으로 가치가 크다.

▶**한방** 꽃봉오리를 말린 것을 '금침채(金針菜)', 뿌리를 말린 것을 '훤초근(萱草根)'이라 부른다.
▶**약성** 달고, 서늘하다. ▶**주요 효능** 신진 대사 · 혈액 순환 · 소화기 질환에 효험 · 이뇨 · 소변 불리 · 배뇨곤란 · 대하 · 황달 · 비출혈 · 혈변 · 변비 · 월경 불순 · 유선염 · 시력 감퇴 ▶**약리 작용** 이뇨 작용 ▶**이용** 코피가 날 때는 생뿌리를 짓찧어 즙을 내서 복용한다. 소변이 불리할 때는 뿌리를 달여 복용한다.

▶산나물 만들기

· 봄에 어린잎을 끓는 물에 살짝 데쳐 나물로 먹거나 뿌리는 생으로 먹는다.

▶제철 음식 만들기

· 식용(꽃봉오리 · 어린 잎 · 뿌리) · 약용(뿌리)

· 꽃봉오리를 초장에 찍어 먹거나 튀김으로 먹는다.

· 어린잎과 뿌리를 된장국에 넣어 먹는다.

· 꽃은 각종 요리에 사용한다.

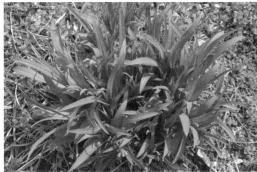

▶차 만들기

· 잎을 물에 우려 내어 마신다.

· 꽃을 꿀에 재어 찻잔에 따뜻한 물에 타서 마신다.

▶발효액 만들기

· 봄에 잎을 채취하여 잘게 썰어 용기에 넣고 재료의 양만큼 설탕을 붓고 100일 발효시킨 후 발효액 1에 찬물 3을 희석해서 음용한다.

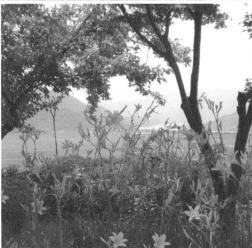

▶약술 만들기

· 가을에 뿌리를 캐서 물로 씻고 물기를 뺀 다음 용기에 넣고 19도의 소주를 부어 밀봉하여 3개월 후에 먹는다.

▶약초 만들기

· 여름에 꽃봉오리를 통째로 따서 뜨거운 물에 잠깐 담갔다가 햇볕에 말려 쓴다.

· 가을에 뿌리를 캐어 잔뿌리를 제거한 후 햇볕에 말려 쓴다.

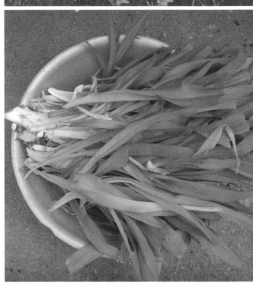

▶금기

· 어린순은 먹을 수 있지만 꽃이 필 때 잎에는 독이 있다.

· 말린 잎을 4g 초과해서 사용하지 않는다.

천식·기관지염·인후염에 효능이 있는
개미취 *Aster tataricus*

생약명 자완(紫菀)—뿌리 및 뿌리줄기를 말린 것
이명 자원 · 산백채 · 반혼초 · 야견우
분포 중북부 지방, 야산의 습지나 초지

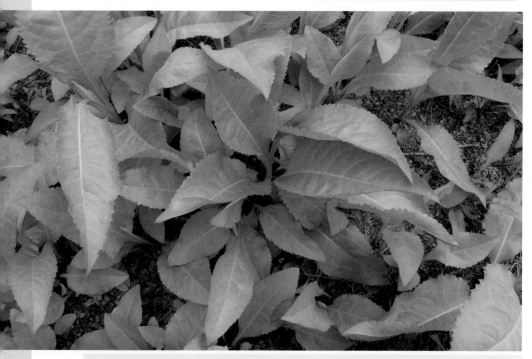

형태 • 개미취는 국화과의 여러해살이풀로 풀 전체에서 향기가 난다. 높이는 1.5~2m 정도이고, 잎은 타원형이며 가장자리에 톱니가 있다. 꽃은 7~10월에 줄기와 가지 끝에 모여 두상화서 엷은 자주색으로 피고, 열매는 10월에 수과로 여문다.

개미취는 국화처럼 여름에서 가을까지 자주색 꽃이 아름답다. 식용 · 약용 · 관상용으로 가치가 크다. 어린잎은 식용하고 꽃은 차로 먹는다. 약으로 쓸 때는 탕으로 하거나 환제 또는 산제로 사용한다. 예부터 민간에서 재배했고, 야생은 키가 1.5m 정도이고, 재배용은 2m이다.

▶**한방** 뿌리 및 뿌리줄기를 말린 것을 '자완(紫菀)'이라 부른다. ▶**약성** 따뜻하며 쓰고 약간 맵다 ▶**주요 효능** 호흡기 · 비뇨기 질환에 효험, 기침 · 각혈 · 간염 · 거담 · 천식 · 기관지염 · 담 · 당뇨병 · 소변 불통 · 이뇨 · 인후염 · 인후통 ▶**약리 작용** 항균 작용 ▶**이용** 기침에는 개미취+관동꽃 각 3g을 배합하여 달여 복용한다. 기관지염 · 인후염에는 말린 뿌리 10g을 달여 하루 3번 나누어 복용한다.

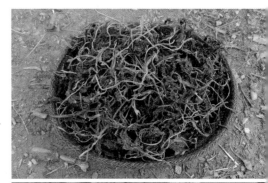

▶산나물 만들기
- 봄에 잎을 따서 쓴맛이 강하므로 끓는 물에 데 친 후 충분히 우려낸 다음 나물로 무쳐 먹는다.

▶제철 음식 만들기
- 식용(꽃·전초)·약용(뿌리)
- 잎을 튀김으로 먹거나 말린 후 부각으로 먹는다.
- 봄에 잎을 따서 삶아 묵나물로 먹는다.

▶차 만들기
- 여름에 꽃을 채취하여 찻잔에 2~3개를 넣고 넣고 뜨거운 물을 부어 1~2분 후에 꿀을 타서 마신다.

▶발효액 만들기
- 봄에 잎을 따서 용기에 넣고 재료의 양만큼 설탕을 재어 100일 정도 발효시킨 후에 발효액 1 에 찬물 3을 희석해서 음용한다.

▶약술 만들기
- 가을에 잎이 진 후에 뿌리를 캐서 물로 씻고 물기를 뺀 다음 용기에 넣고 19도의 소주를 부어 밀봉하여 3개월 후에 먹는다.

▶약초 만들기
- 가을 또는 봄에 뿌리를 캐어 줄기를 잘라 버리고 물에 씻고 햇볕에 말려 쓴다.

▶금기
- 열이 있는 사람은 복용을 금한다

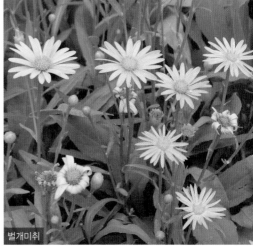

벌개미취

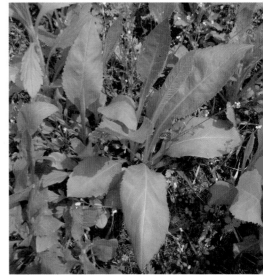

항염 · 간염 · 황달에 효능에 있는

돌나물
Sedum sarmentosum Bunge

생약명 석상채(石上菜) · 수분초(垂盆草)—전초를 말린 것
이명 불지감 · 석지갑 · 삼칠자 · 반지련 · 토삼칠 ·
　　　수분초 · 돈나물 · 돗나물
분포 산과 들의 약간 습기 있는 바위틈이나 언덕

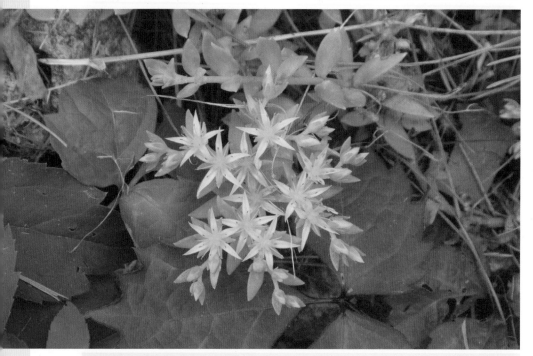

형태 • 돌나물은 돌나물과의 여러해살이풀로 높이는 15〜25cm 정도이고, 가지가 갈라져 지면으로 뻗고 마디에서 뿌리가 내린다. 화경이 곧추자라 그 끝에 꽃이 많이 달린다. 꽃은 5〜6월에 꽃대 끝에서 나온 짧은 꽃자루에 취산 꽃차례를 이루며 노랑색으로 피고, 열매는 8〜9월에 골돌로 비스듬히 벌어져 여문다.

　돌나물은 생명력이 워낙 뛰어나고 척박한 땅인 산·들(野)·바위·풀밭 등에서 흔히 볼 수 있다. 산지의 돌(石)과 바위에서 잘 자란다 하여 '석상채(石上菜)' 또는 '돌나물'로 부른다. 『선만식물지(鮮滿植物志)』에 '불갑초(佛甲草)' '석련화(石蓮花)'로 기록되어 있다. 식용·약용·관상용으로 가치가 크다. 예로부터 돌나물은 꽃이 피기 전에 새순을 따서 김치를 담가 먹었다.

▶**한방** 전초를 말린 것을 '석상채(石上菜)', '수분초(垂盆草)'라 부른다. ▶**약성** 서늘하며, 달다. ▶**주요 효능** 호흡기 · 소화기 질환에 효험, 편도선염 · 간염 · 황달 · 담즙 분비 · 담석증 · 인후 종통 · 기관지염 · 화상 · 대하 · 해독 ▶**약리 작용** 소염 작용 · 진통 작용 ▶**이용** 편도선염에는 신선한 돌나물을 강판에 살아 즙을 내어 입 안에서 5〜10분간 가글한 후에 심긴다. 담석증에는 돌나물 15g+사철쑥 15g+차전자 20g+통초 3g+감초 3g+울금 9g을 다관이나 주전자에 넣고 약한 불로 끓여서 건더기는 건져 내고 국물을 용기에 담아 냉장고에 보관하여 하루에 3번 먹는다.

▶ 산나물 만들기

· 봄에 부드러운 잎을 뜯어 양념 무침으로 무쳐 나물로 먹는다.

▶ 제철 음식 만들기

· 식용(꽃 · 전초) · 약용(뿌리)
· 봄에 부드러운 잎을 뜯어 생으로 초고추장에 찍어 먹는다.
· 봄에 김치나 물김치를 담가 먹는다.
· 된장국이나 찌개에 넣어 먹는다.

▶ 차 만들기

· 봄에 노란색 꽃을 채취하여 3~5개를 찻잔에 넣고 뜨거운 물을 부어 1~2분 후에 꿀을 타서 마신다.

▶ 발효액 만들기

· 봄에 부드러운 잎을 뜯어 용기에 넣고 재료의 양만큼 설탕을 재어 100일 정도 발효시킨 후에 발효액 1에 찬물 3을 희석해서 음용한다.

▶ 약초 만들기

· 봄~가을까지 전초를 채취하여 그늘에서 말려 쓴다.

▶ 식초 만들기

· 봄에 돌나물을 뜯어 용기에 넣고 설탕 20%+이스트 2%을 넣고 한 달 후에 식초를 요리에 넣거나 찬물 3을 희석해서 음용한다.

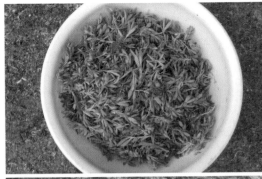

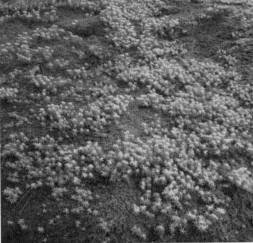

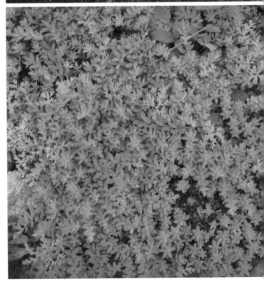

항염 · 종기 · 피부 질환에 효능이 있는

금낭화 *Dicentra spectabilis(Linne)Lemaire*

생약명 하포목단근(荷包牧丹根)—뿌리를 말린 것
이명 금낭 · 등모란 · 며느리 주머니
분포 깊은 산 계곡 근처, 사찰의 뜰

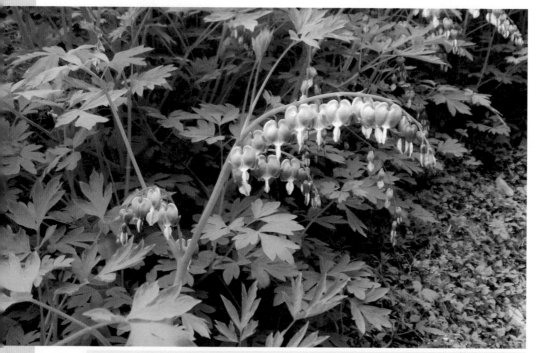

형태 · 금낭화는 양귀비과의 여러해살이풀로 높이는 60~80cm 정도이고, 잎은 어긋나고 잎자루가 길며 3회 깃꼴겹잎이고 가장자리가 음푹 패어 있다. 꽃은 5~6월에 줄기 끝 부분에 한 쪽으로 치우쳐 주렁주렁 분홍색으로 피고, 열매는 10월에 긴 타원형의 삭과로 여문다.

금낭화의 꽃의 생김새가 아름다운 여인이 치마 속에 달고 다니던 며느리 주머니와 같아 아름다운 '며느리 주머니'라는 이름이 붙여졌다. 식용 · 약용 · 관상용으로 가치가 크다. 봄에 지역에 따라 어린잎을 삶아서 나물로 먹는다. 약으로 쓸 때는 탕으로 사용한다. 외상에는 달인 물로 환부를 씻는다.

▶**한방** 뿌리를 말린 것을 '하포목단근(荷包牧丹根)'이라 부른다. ▶**약성** 따뜻하며, 맵다. ▶**주요 효능** 종기, 피부 질환에 효험, 종창 · 옹종 · 거풍 · 화혈 산혈 · 소창독 ▶**약리 작용** 신경 마비 작용 · 흥분 작용 ▶**이용** 종창 · 옹종에는 뿌리줄기를 짓찧어 즙을 내어 환부에 붙인다. 소창독에는 뿌리줄기 6~12g을 물에 우려 내어 독(毒)을 제거한 후에 증탕하여 먹거나 환으로 복용한다.

▶산나물 만들기

· 봄에 어린순을 채취하여 물에 담가 독을 제거한 후에 끓는 물에 살짝 데쳐서 나물로 무쳐 먹는다.

▶제철 음식 만들기

· 식용(전초) · 약용(뿌리줄기)
· 지방에 따라 먹는 곳도 있고 먹지 않는 곳도 있지만 어린순을 나물로 먹는다.
· 봄에 어린순을 채취하여 물에 담가 독을 제거한 후에 끓는 물에 살짝 데쳐서 초고추장에 찍어 먹는다.

▶차 만들기

· 봄에 꽃을 채취하여 2~3개를 찻잔에 넣고 뜨거운 물을 부어 1~2분 후에 꿀을 타서 마신다.

▶발효액 만들기

· 봄에 어린순을 채취하여 용기에 넣고 재료의 양만큼 설탕을 재어 100일 정도 발효시킨 후에 발효액 1에 찬물 3을 희석해서 음용한다.

▶약술 만들기

· 꽃과 잎이 진 후에 뿌리줄기를 채취하여 하루 이상 물에 담가 두었다가 독(瞀)을 제거한 후에 용기에 넣고 19도의 소주를 부어 밀봉하여 3개월 후에 먹는다.

▶약초 만들기

· 가을에 뿌리줄기를 채취하여 그늘에 말려 쓴다.

▶금기

· 전초에는 아편에 들어 있는 미량의 마약 성분이 함유되어 있다.
· 뿌리에는 유독(有毒) 성분이 있다.

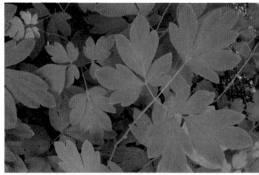
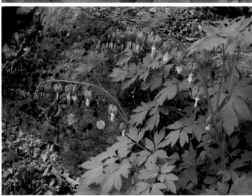
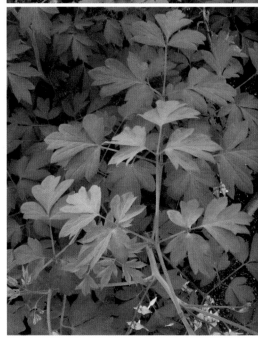

염증·대장(선종·용종·암)·임파선염에 효능이 있는

쇠비름
Portulaca oleracea Linne

생약명 마치현(馬齒莧)—잎과 줄기를 말린 것
이명 장명채 · 오행채 · 오행초 · 마치초 · 장명현 · 돼지풀 · 도둑풀 · 말비름
분포 밭두렁이나 근처

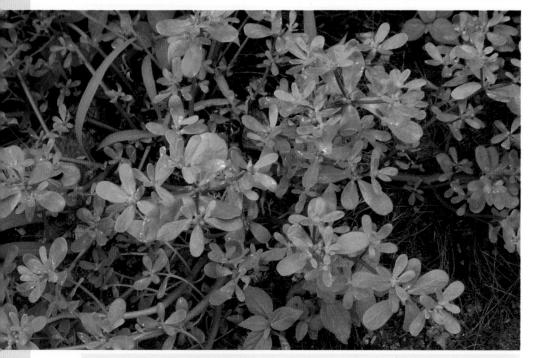

형태 · 쇠비름은 쇠비름과의 한해살이풀로 길이는 30cm 정도이고, 전체가 통통하고 물기가 많다. 줄기는 누워 퍼지고 붉은 붉은빛이 도는 갈색이고, 잎은 주걱 모양으로 어긋나거나 마주 나고 가지 끝에서는 돌려 난다. 꽃은 6~10월에 가지 끝에서 한낮에만 잠시 노란색으로 피었다가 진다. 열매는 8월에 타원형으로 여문다.

쇠비름의 꽃은 노란색, 뿌리는 흰색, 줄기는 붉은색, 잎은 푸른색, 씨는 검은색으로 5가지 색을 가지고 있어 '오행채(五行菜)', 오래 먹으면 장수하고 늙어도 머리카락이 희어지지 않는다 하여 '장명채(長命菜)'라 부른다. 식용 · 약용으로 가치가 크다.

▶**한방** 잎과 줄기를 말린 것을 '마치현(馬齒莧)'이라 부른다. ▶**약성** 차며, 시다. ▶**주요 효능** 신진대사 및 부인과 · 이비인후과 질환에 효험, 대장 선종과 용종 · 암 · 소변 불리 · 요도염 · 대장염 · 유종 · 대하 · 임파선염 · 악창 · 종기 · 습진 · 마른버짐 · 이질 ▶**약리 작용** 항균 작용 · 흥분 작용 · 피부 진균 억제 작용 · 이뇨 작용 ▶**이용** 종양 · 용종 · 선종 · 악창에는 쇠비름 효소를 담가 찬물에 희석해서 먹는다. 장복해야 효과를 볼 수 있다. 백전풍(白癜風)에는 전초를 짓찧어 즙을 짜서 백반+식초를 넣고 물에 달인 물을 환부에 붙인다.

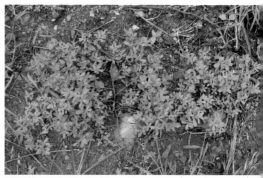

▶산나물 만들기

· 봄부터 여름까지 부드러운 줄기를 채취하여 끓는 물에 살짝 데쳐서 나물로 무쳐 먹는다.

▶제철 음식 만들기

· 식용(꽃·어린 순과 줄기)·약용(잎과 줄기)
· 신맛을 제거하고 요리한다.
· 봄에 양념 무침·국거리·조림·죽으로 먹는다.
· 쇠비름을 태워 재를 만들어 진하게 달여 만든다.

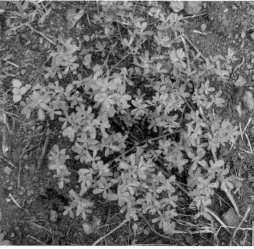

▶발효액 만들기

· 봄에 잎과 줄기를 채취하여 마르기 전에 물로 씻고 물기를 뺀 다음 용기에 넣고 재료의 양만큼 설탕을 붓고 100일 이상 발효시킨 후에 발효액 1에 찬물 3을 희석헤서 음용다.

▶약초 만들기

· 여름부터 가을 사이에 지상부를 채취하여 증기로 찌거나 살짝 데친 후 햇볕에 말려 쓴다.

▶금기

· 고혈압 환자, 비위가 허하여 설사를 할 때는 금한다.

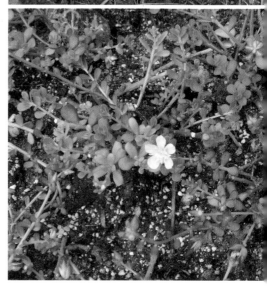

▶식초 만들기

· 봄에 줄기를 제외한 전초를 뜯어 용기에 넣고 설탕 20%+이스트 2%을 넣고 한 달 후에 식초를 만들어 요리에 넣거나 찬물 3을 희석해서 음용한다.

관절염 · 신경통, 일체의 풍에 좋은

방풍 *Ledebouriella llaseseloides*

생약명 방풍(防風)—뿌리를 말린 것
이명 청방풍 · 병풍 · 동예 · 수방풍 · 식방풍 · 갯기름나물
분포 전국의 밭, 남해의 섬, 건조한 모래흙 땅

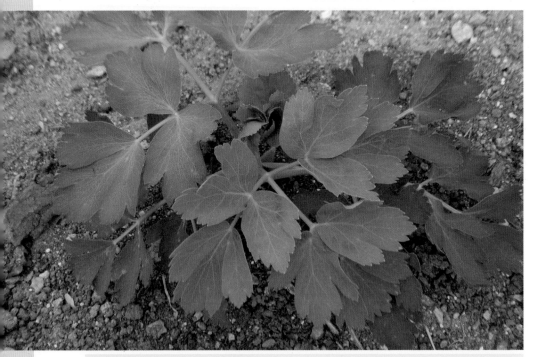

형태 · 방풍은 산형과의 여러살이풀로 높이는 1m 정도이고, 뿌리잎은 모여 나고 줄기잎은 어긋나며 깃꼴겹잎이며 작은 잎은 끝이 뾰쪽한 선형이다. 꽃은 7~8월에 원줄기 끝과 가지 끝에 겹산형의 꽃차례로 백색으로 피고, 열매는 10월에 분과로 편평한 넓은 타원형으로 여문다.

　방풍은 남해안 해안가, 섬에서 자생한다. 줄기가 무성하여 바람을 막아 준다 하여 '방풍(防風)'이라 부른다. 식용, 약용으로 가치가 크다. 『전통 의서』에 방풍은 일체의 풍증을 제거한다고 기술되어 있다. 풍한습(風寒濕)이 원인이 되어 발생하는 사지 관절(四肢關節)의 굴신이 안 되는 증상, 외감성으로 춥고 열이 나며 전신 통증의 증상, 반신 불수나 팔과 다리의 근육 경련 증상 등에 좋다. 면역 기능을 활성화시킨다.

▶**한방** 뿌리를 말린 것을 '방풍(防風)'이라 부른다. ▶**약성** 따뜻하며, 쓰고 맵다. ▶**주요 효능** 운동계를 다스리며, 풍과 열증 질환에 효험, 감기 · 관절염 · 신경통 · 마비 · 중독(식중독 · 아편 중독) · 중풍 · 통풍 · 피부 소양증 · 경풍 ▶**약리 작용** 혈액 응고 저지 작용 · 해열 작용 · 항염증 작용 · 진경 직용 · 힝아래르기 작용 · 항균 작용 ▶**이용** 갑자기 경련이 생겼을 때는 뿌리를 물에 달여서 먹는다. 반신 불수 · 사지 관절이 굴신이 안 될 때는 뿌리를 적당한 크기로 잘라 물에 달여 하루에 3번 공복에 복용한다. 중풍 예방이나 중풍을 맞았을 때는 방풍으로 효소를 담가 장복한다.

1
산에 있는 산야초

식용

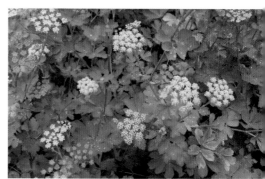

▶**산나물 만들기**

· 잎과 줄기를 채취해 끓는 물에 살짝 데쳐서 나물로 무쳐 먹는다.

▶**제철 음식 만들기**

· 식용(꽃·잎과 줄기·뿌리), 약용(2년 된 뿌리)
· 쌈·죽·국거리로 먹는다.
· 김치나 물김치를 담가 먹는다.

▶**꽃차 만들기**

· 7~8월에 꽃을 채취하여 그늘에서 말려 밀폐용기에 보관하여 찻잔에 넣고 뜨거운 물을 부어 2~3분간 우려낸 후 마신다.
· 봄에 어린순을 뜯어 손으로 여러 번 비빈 후에 프라팬에 살짝 볶아 그늘에 말린 후 차로 마신다.

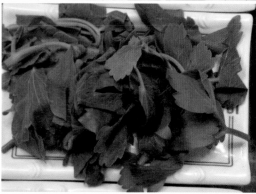

▶**약술 만들기**

· 가을 또는 봄에 뿌리를 캐서 줄기와 잔뿌리를 제거한 후에 물로 씻어 용기에 넣고 소주(19도)를 부어 밀봉하여 3개월 후에 먹는다.

▶**발효액 만들기**

· 봄에 전초를 채취하여 물로 씻고 물기를 뺀 다음 용기에 넣고 재료의 양만큼 설탕을 붓고 100일 이상 발효시킨 후에 발효액 1에 찬물 3을 희석해서 음용한다.

▶**약초 만들기**

· 가을 또는 봄에 뿌리를 캐서 줄기와 잔뿌리를 제거한 후에 물로 씻고 햇볕에 말려 쓴다.

▶**금기**

· 약간의 독이 있다.

▶**식초 만들기**

· 봄에 어린순을 뜯어 용기에 넣고 설탕 20%+이스트 2%을 넣고 한 달 후에 식초를 만들어 요리에 넣거나 찬물 3을 희석해서 음용한다.

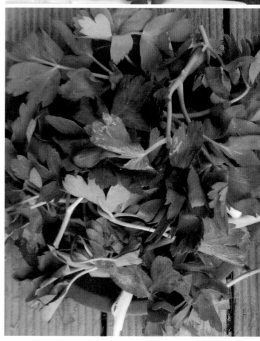

외과·신경계·피부 소양에 효능이 있는

고사리 *Drynaria foryunei*

생약명 해주골쇄보(海州骨碎補)—뿌리줄기를 말린 것
이명 넉줄고사리·곰고사리·궐·신성초
분포 중부 이남, 산과 들의 약간 햇볕이 드는 곳

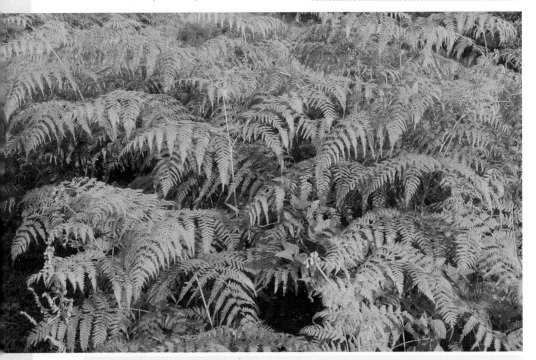

형태 · 고사릿과의 양치식물(상록 여러해살이풀)로 높이는 50~100cm 정도이고, 뿌리줄기에서 잎이 뭉쳐 나와 낫 모양으로 굽어 끝이 날카롭게 뾰쪽하고 가장자리에 톱니가 있다. 포자는 5~6월에 포자잎에 갈색의 포자주머니 무리가 달린다. 포막은 둥근 신장 모양이며 털이 없고 밋밋하다.

　중국 이시진이 저술한 『본초강목』에 "고사리는 음력 2~5월에 싹이 나 어린이의 주먹 모양과 같은데 펴지면 봉황새의 꼬리와 같다"고 기록되어 있다. 고사리는 식용·약용으로 가치가 크다. 어린잎에는 칼슘(석회질)이 많아 뼈에 좋다. 남자가 20일 이상 장복하면 양기가 빠진다. 고사리는 여자, 고비는 남자에게 좋은 것으로 알려져 있다.

▶**한방** 뿌리줄기를 말린 것을 '해주골쇄보(海州骨碎補)'라 부른다. ▶**약성** 따뜻하며, 쓰다. ▶**주요 효능** 피부 외과 질환·신경기계 질환에 효험, 관절염·구충(회충)·어혈·화상·타박상·피부 소양증에 다른 약재와 처방한다. ▶**약리 작용** 항염 작용 ▶**이용** 피부 소양증에는 뿌리 8~10g을 달이거나 산제로 하여 4~5회 복용한다. 위장병에는 말린 전초 5g을 달여 복용한다.

▶ **산나물 만들기**
- 봄에 어린순을 따서 하룻밤 물에 담가 독을 제거한 후에 나물로 먹는다.
- 가마솥에 고사리를 넣고 삶을 때 거품이 생기면 꺼내어 말려 나물로 만든다.

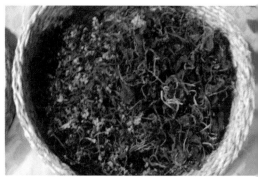

▶ **제철 음식 만들기**
- 식용(줄기) · 약용(뿌리줄기)
- 삶아서 손으로 비빈 후에 묵나물로 먹는다.
- 설농탕 · 찌개 · 볶음 · 무침으로 먹는다.

▶ **발효액 만들기**
- 봄에 어린순을 따서 용기에 넣고 재료의 양만큼 설탕을 붓고 100일 정도 발효시킨 후에 발효액 1에 찬물 3을 희석해서 음용한다.

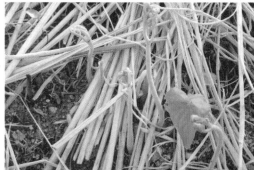

▶ **약술 만들기**
- 가을에 잎이 진 후에 뿌리를 깨서 물로 씻고 용기에 넣고 19도의 소주를 부어 밀봉하여 3개월 후에 먹는다.

▶ **약초 만들기**
- 봄부터 가을까지 뿌리줄기를 캐서 햇볕에 말려 쓴다.

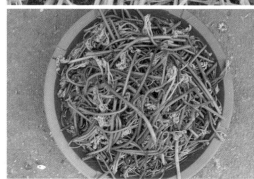

▶ **금기**
- 약간의 독이 있어 하룻밤 물 속에 담근 후 삶아야 한다.
- 기준량 이상 사용을 금한다

▶ **구분**
- 고사리 : 한 뿌리에서 한 줄기가 자란다.
- 고비 : 한 뿌리에서 여러 줄기가 나온다.

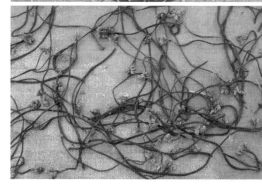

관절통·신경통·부인과 질환에 효능이 있는

고비 *Osmunda japonica*

생약명 구척(狗脊)—뿌리줄기를 말린 것
이명 미궐
분포 전국의 산과 들의 습한 곳

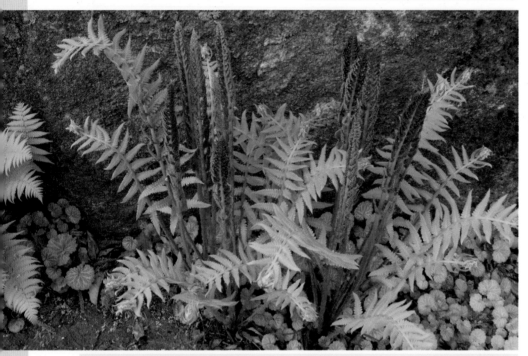

형태 · 고비는 고빗과의 여러해살이풀로 높이는 60~100cm 정도이고, 잎은 봄에 흰솜털이 많이 나 있고, 잎자루는 윤기가 있고, 포자잎이 먼저 나오고 다음에 영양잎이 나온다. 잎은 넓은 달걀꼴이고 2회 깃겹잎의 되어 깃털이 된다. 포자는 5~6월에 포자잎에 포자주머니가 무리 지어 달리며 꽃이 없이 9~10월에 여문다.

고비는 식용·약용·관상용으로 가치가 크다. 봄과 여름에 어린잎과 줄기를 식용한다. 고사리와 맛은 비슷하나 더 연하고 씹는 촉감도 좋다. 뿌리에서 녹말을 얻는다. 누룩과 함께 만든 고비주는 신경통에 좋고 남자는 나물로 먹으면 정력에 좋은 것으로 알려져 있다.

▶**한방** 뿌리줄기를 말린 것을 '구척(狗脊)'이라 부른다. ▶**약성** 따뜻하며, 달고, 쓰다. ▶**주요 효능** 순환기·부인과 질환에 효험, 관절통·난소염·대하증·부종·신경통·요슬 산통·요실금·요통·월경 불순·토혈·해열 ▶**약리 작용** 항염 작용 ▶**이용** 신경통에는 누룩과 함께 술을 빚어 복용한다. 정력 증강에는 고비를 나물로 먹는다.

▶산나물 만들기
- 봄에 어린순과 줄기를 채취하여 나물로 만든다.

▶제철 음식 만들기
- 식용(잎·줄기)·약용(뿌리줄기)
- 가을에 뿌리를 캐서 녹말·떡으로 먹는다.

▶발효액 만들기
- 봄에 어린순과 줄기를 채취하여 용기에 넣고 재료의 양만큼 설탕을 붓고 100일 정도 발효시킨 후에 발효액 1에 찬물 3을 희석해서 음용한다.

▶약술 만들기
- 누룩과 함께 고비주를 만든다.
- 가을에 뿌리를 캐서 물로 씻고 물기를 뺀 다음 용기에 넣고 19도의 소주를 부어 밀봉하여 3개월 후에 먹는다.

▶약초 만들기
- 봄에 줄기를, 가을에 뿌리줄기를 캐어 햇볕에 말려 쓴다.

▶금기
- 남자는 20일 이상 복용하면 정력이 감소한다.

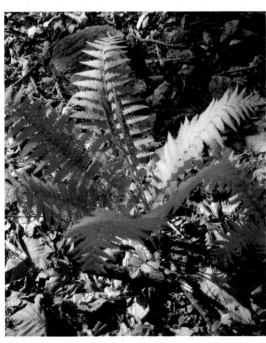
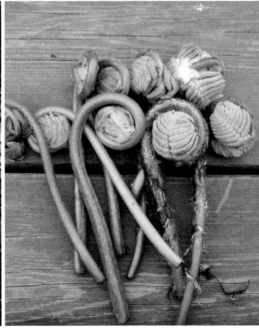

폐·해수·인후염·기관지염에 효능이 있는

도라지 *Platycodon grandiflorum*

생약명 길경(桔梗)—뿌리를 말린 것
이명 백약 · 경초 · 고경 · 산도라지
분포 산과 들, 재배

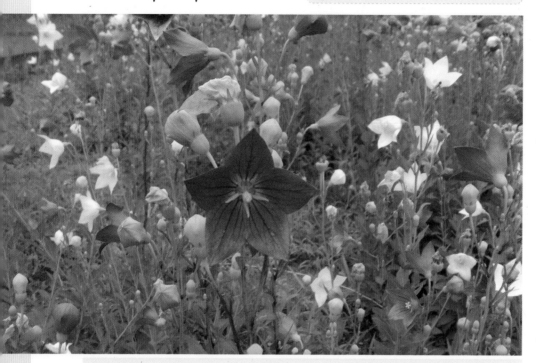

형태 • 도라지는 초롱과의 여러해살이풀로 높이는 80~100cm 정도이고, 잎은 어긋나거나 3~4장씩 돌려 나고 타원형으로 가장자리에 날카로운 톱니가 있다. 줄기를 자르면 흰색의 즙이 나온다. 꽃은 7~8월에 줄기와 가지 끝에 1 송이씩 종 모양으로 위를 행해 보라색 또는 흰색으로 피고, 열매는 9~10월에 둥근 달걀 모양으로 여문다.

우리 조상들은 도라지를 산나물로 먹거나 기제사에 썼다. 도라지는 식용이나 약용으로 가치가 크다. 『향약집성방』에 "도라지는 맵고 온화한 맛에 독이 약간 있어, 7~8월에 캔 뿌리를 햇볕에 말려 달여서 인후통을 다스린다"고 기록되어 있다. 사포닌 · 당질 · 식이섬유 · 칼슘 · 철 · 단백질 · 단백질 · 비타민 · 회분 · 인이 풍부하다.

▶**한방** 뿌리를 말린 것을 '길경(桔梗)'이라 부른다. ▶**약성** 평온하며 쓰고 맵다. ▶**주요 효능** 이비인후과 · 호흡기 · 소화기 질환에 효험, 기침 · 해수 · 기관지염 · 인후염 · 인후종통 · 이질 복통 ▶**약리작용** 거담 작용 · 항염 작용 · 위액 분비 억제 작용 · 항궤양 작용 · 항알레르기 적용 · 용혈 작용 · 국소자극 작용 ▶**이용** 감기에는 뿌리를 짓찧어 꿀에 재어 놓고 하루 3번, 1회에 한 스푼씩 장기 복용한다. 잦은 기침에는 뿌리를 캐어 햇볕에 말린 후 10g을 물에 달여 하루 3번 공복에 마신다. 기관지염에는 도라지를 캐서 물로 씻어 적당한 크기로 잘라 10g+감초 2g을 1회 용량으로 하여 하루 3번 공복에 복용한다.

▶산나물 만들기

- 뿌리를 끓는 물에 삶아 낸 다음, 잘게 쪼개어 다시 물에 헹구고 사포닌을 흘려 보낸 후에 조리를 해서 먹거나 소금물에 문질러 씻고 쓴맛을 뺀 후 찬물에 여러 번 헹군 후 쓴다.
- 어린잎과 줄기는 끓는 물에 살짝 데쳐서 나물로 무쳐 먹는다.

▶제철 음식 만들기

- 식용(꽃·어린순·뿌리)·약용(뿌리)
- 뿌리의 겉껍질을 벗겨 낸 후 생으로 초고추장에 찍어 먹는다.
- 양념 무침·볶음·튀김·생채·숙채·김치·정과 등 요리에 쓴다.

▶약술 만들기

- 가을과 봄에 뿌리를 캐서 흙은 제거한 후에 물로 씻고 물기를 뺀 다음 용기에 넣고 소주(19도)를 부어 밀봉하여 3개월 후에 먹는다.

▶발효액 만들기

- 밭도라지+산도라지를 손가락 반 정도의 크기로 잘라 재료의 양만큼 설탕을 붓고 100일 이상 발효시킨 후에 발효액 1에 찬물 3을 희석해서 음용한다.

▶환 만들기

- 가을 또는 봄에 뿌리를 캐서 물에 씻고 겉껍질을 벗겨 버리고 햇볕에 말린 후 가루를 내어 찹쌀과 배합하여 만든다.

▶약술 만들기

- 도라지를 캐서 흙을 제거한 후에 용기에 넣고 술을 부어 3개월 후에 마신다.

▶약초 만들기

- 가을 또는 봄에 뿌리를 캐서 물에 씻고 겉껍질을 벗겨 버리고 햇볕에 말려 쓴다.

▶금기

- 뿌리에 이눌린(Inulin) 독성 성분이 있어 끓는 물에 살짝 데쳐서 삶아 독을 제거한다.
- 객혈을 하는 환자에게는 쓰지 않고, 산수유와 먹지 않는다.

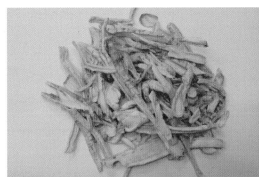
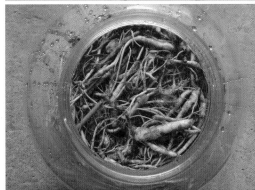
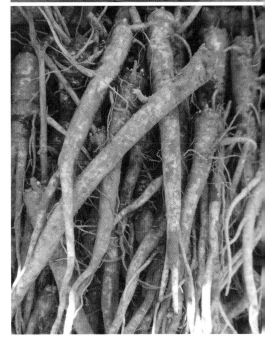

고혈압·관절염·소변 불리에 효능이 있는
망초
Aconitum pseudo-laeve var. erectum

생약명 진교(秦膠)—뿌리를 말린 것
이명 진과 · 낭독 · 망사초 · 오독도
분포 전국 각지, 그늘진 숲속

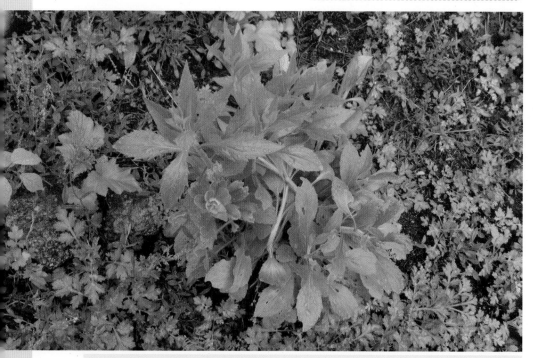

형태 · 망초는 미나리아재빗과의 여러해살이풀로 높이는 30~60cm 정도이고, 잎은 손바닥 모양으로 갈라지고 가장자리에 톱니가 있다. 꽃은 8월에 줄기 끝이나 잎 겨드랑이에서 총상 꽃차례를 이루며 연한 자주색으로 피고, 열매는 10월에 골돌과로 여문다.

　　망초는 북아메리카가 원산지인 귀화식물로 우리 땅의 산과 들에서 흔히 볼 수 있다. 망초는 식용, 약용으로 가치가 크다. 봄에 뿌리에서 돋은 어린순을 채취하여 끓는 물에 살짝 데쳐서 나물로 먹기도 하고 햇볕에 말린 후 묵나물로 먹을 수 있다. 약으로 쓸 때는 주로 탕으로 사용한다.

▶**한방** 뿌리를 말린 것을 '진교(秦膠)'라 부른다. ▶**약성** 쓰고, 따뜻하다 ▶**주요 효능** 운동계 · 신경계 · 소화기계 질환에 효험, 강심제 · 경련 · 고혈압 · 관절염 · 근골 동통 · 소변 불리 · 소변 불통 · 중충 · 진정 · 진통 · 풍 · 황달 ▶**약리 작용** 해독 작용 ▶**이용** 고혈압에는 진교 5g+황금 2g+배복령 20g+만병초잎 2g을 배합하여 달인 물을 1회에 4g씩 3번 복용한다. 소변 불통에는 말린 전초 5g을 물에 달여 복용한다.

1
산에 있는 산야초
식용

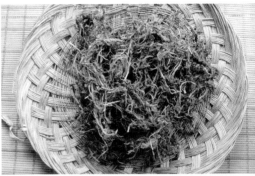

▶ 산물 만들기
· 봄에 어린순을 따서 끓는 물에 살짝 데쳐서 나
  물로 무쳐 먹는다.
· 봄에 잎을 따서 삶아 묵나물로 먹는다.

▶ 제철 음식 만들기
· 식용(술) · 약용(뿌리)
· 무침 · 볶음 · 된장찌개 · 튀김 · 부각으로 먹는
  다.

▶ 차 만들기
· 여름에 꽃을 따서 찻잔에 2~3개를 넣고 뜨거
  운 물을 부어 2~3분간 우려낸 후 마신다.

▶ 발효액 만들기
· 봄에 어린순을 따서 용기에 넣고 재료의 양만
  큼 설탕을 붓고 100일 정도 발효시킨 후에 발
  효액 1에 찬물 3을 희석해서 은용한다.

▶ 약초 만들기
· 가을 또는 봄에 뿌리를 캐어 줄기와 진뿌리를
  제거한 후에 물로 씻고 햇볕에 말려 쓴다.

▶ 식초 만들기
· 봄에 전초를 뜯어 용기에 넣고 설탕 20%+이스
  트 2%을 넣고 한 달 후에 식초를 만들어 요리
  에 넣거나 찬물 3을 희석해서 음용한다.

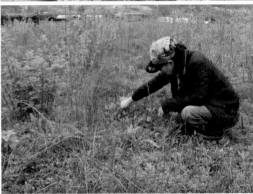

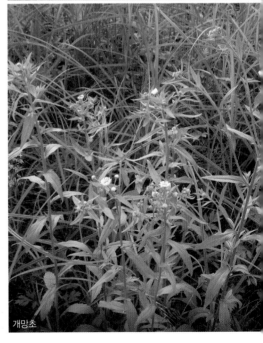

개망초

방광염·신장염·요도염에 효능이 있는
질경이 *Plantago asiatica Linne*

생약명 차전자(車前子)_씨를 말린 것·
차전초(車前草)-잎을 말린 것
이명 철관초·배부장이·길장구·차과로초·우유·
당도·길빵귀·배부장이·베짜개·배합조개·부이
분포 풀밭이나 길가, 빈터

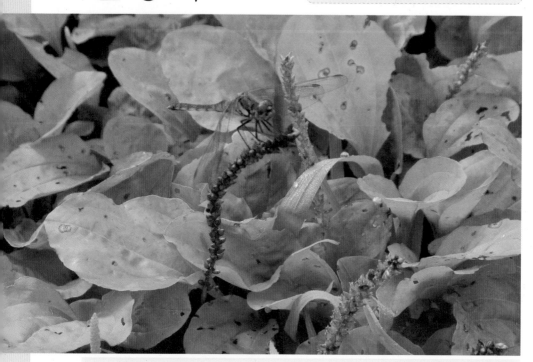

형태 · 질경이는 질경잇과의 여러해살이풀로 높이는 5〜15cm 정도이고, 잎은 뿌리에서부터 뭉쳐 나고 잎자루가 길고 가장자리는 물결 모양이다. 꽃은 6〜8월에 흰색으로 피고 잎 사이에서 나온 꽃 줄기 윗부분에 이삭처럼 빽빽이 흰색으로 피고, 열매는 10월에 익으면 옆으로 갈라지면서 뚜껑처 럼 열리며 6〜8개의 흑색 종자가 나온다.

수레바퀴에 질경이가 깔려도 살아난다 하여 '차전자(車前子)', 사람의 왕래가 많은 길 가에서 잘 자란다 하여 '질긴 풀'이라는 뜻으로 '질경이'라 부른다. 식용·약용으로 가치 가 크다. 질경이는 체내에 쌓여 있는 노폐물을 혈액으로 운반하여 배설시키고, 소변을 잘 보게 한다. 소염·진해·방광염·신장염·황달·요도염·월경 과다·빈혈 등에 좋다.

▶**한방** 씨를 말린 것을 '차전자(車前子)' 잎을 말린 것을 '차전초(車前草)'라 부른다. ▶**약성** 차며, 달고, 짜다. ▶**주요 효능** 비뇨기, 호흡기 질환에 효험, 전초(소변 불리·기침·해수·기관지염·인후 염·황달), 씨(방광염·요도염·고혈압·간염·기침·설사) ▶**약리 작용** 이뇨 작용 ▶**이용** 황달·급 성 간염에는 봄에 질경이를 20g을 채취하여 물로 씻고 달여서 하루에 3번 복용한다. 부종·신장 염에는 봄에 질경이를 채취하여 그늘에 말려서 가루로 만들어 1회에 20g씩을 복용한다. 오줌소태 에는 봄에 질경이를 뿌리째 캐서 물로 씻고 물로 달여서 마신다.

▶ 산나물 만들기

· 봄에 잎과 줄기가 다 자라지 않았을 때 뜯어 끓는 물에 살짝 데쳐 나물로 무쳐 먹는다.

▶ 제철 음식 만들기

· 식용(연한 잎 · 뿌리) · 약용(전초 · 씨)

· 고추장이나 쌈장에 싸서 먹는다.

· 쌈채 · 나물 · 국거리 · 부침개 · 고기를 먹을 때 잎은 즙을 내서 발라서 먹는다.

· 잎을 튀김으로 먹거나 말린 후 부각으로 먹는다.

▶ 차 만들기

· 질경이 10g을 물 500ml 넣고 삶아서 천으로 국물을 짜내어 꿀을 타서 마신다.

▶ 발효액 만들기

· 봄에 꽃이 피기 전에 잎을 따서 물로 씻고 물기를 뺀 다음 용기에 넣고 재료의 양만큼 설탕을 붓고 100일 이상 발효시킨 후에 발효액 1에 찬물 3을 희석해서 음용한다.

▶ 약초 만들기

· 여름에 전초를 채취하여 물에 씻고 그늘에 말려 쓴다.

· 여름부터 가을 사이에 씨가 여물 때 꽃대를 잘라 햇볕에 말리고 씨를 털어 낸다.

▶ 식초 만들기

· 봄에 전초를 뜯어 용기에 넣고 설탕 20%+이스트 2%를 넣고 한 달 후에 식초를 만들어 요리에 넣거나 찬물 3을 희석해서 음용한다.

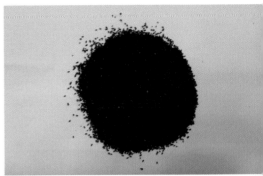

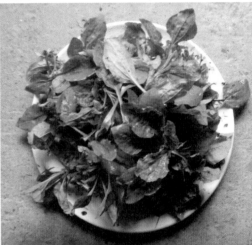

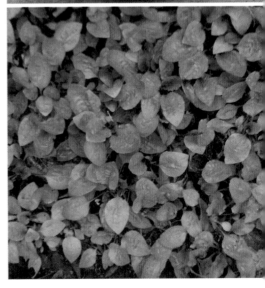

가시딸기 *Rubus phoenicolasius Maxim.*

생약명 원매(猿莓) · 조천자(鳥薦子)—열매를 말린 것
이명 자모현구자 · 수리딸나무 · 곰딸기 · 복분 · 결분 · 대맥매
분포 전국의 산과 들

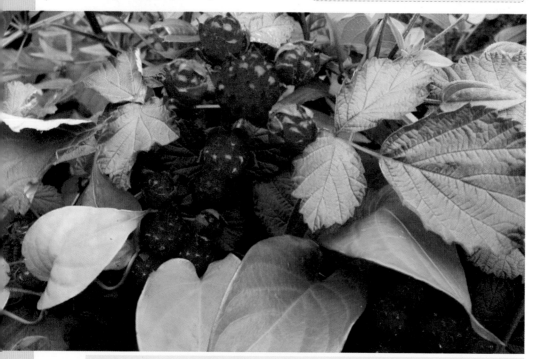

형태 · 가시딸기는 장밋과의 여러해살이로 높이는 1.5~2m 정도이고, 잎은 어긋나며 길이는 4~10cm, 너비는 3.5~8cm의 넓은 달걀꼴로서 가장자리에 손바닥 모양으로 3~5개로 갈라지고 겹톱니가 있다. 끝이 뾰쪽하고 심장 모양이다. 꽃은 4~6월에 잎 겨드랑이나 가지 끝에 흰색으로 피고, 열매는 7~8월에 수십 개의 흑색의 핵과로 여문다.

　가시딸기는 산자락에서 잘 자라기 때문에 '산딸기'라 부른다. 식용 · 약용으로 가치가 크다. 열매는 단맛이 있어 생식으로 먹고, 약으로 쓸 때는 탕으로 사용하며, 술에 담가서 먹는다. 유사종으로 잎의 뒷면에 털이 없는 멍석딸기, 줄기에 가시가 많은 사슴딸기가 있다.

▶**한방** 열매를 말린 것'원매(猿莓), 조천자(鳥薦子)'라 부른다. ▶**약성** 평온하며, 달고, 시다. ▶**주요 효능** 신체 허약 · 자양 강장 질환에 효험, 간염 · 정력 증강 · 강장제 · 원기 회복 · 지사제 · 설사 · 당뇨병 · 십이지장궤양 ▶**약리 작용** 이뇨 작용 ▶**이용** 정력 증강 · 원기 회복에는 산딸기 열매 6~12g을 달여 먹는다. 설사에는 산딸기를 생으로 먹는다.

▶ 산나물 만들기
· 봄에 꽃이 피기 전에 어린순을 따서 끓는 물에 살짝 데쳐서 나물로 무쳐 먹는다.

▶ 제철 음식 만들기
· 식용(열매) · 약용(말린 열매)
· 7월에 잘 익은 열매를 따서 생것으로 먹거나 쨈으로 먹는다.

▶ 발효액 만들기
· 7월에 잘 익은 열매를 따서 용기에 넣고 재료의 양만큼 설탕을 붓고 100일 정도 발효시킨 후에 발효액 1에 찬물 3을 희석해서 음용한다.

▶ 약술 만들기
· 7월에 잘 익은 열매를 따서 용기에 넣고 19도의 소주를 부어 밀봉하여 3개월 후에 먹는다.

▶ 약초 만들기
· 7월에 열매가 담홍색으로 익었을 채취하여 햇볕에 말려서 쓴다.

▶ 식초 만들기
· 7~8월에 익은 열매를 따서 딸기 90%+설탕 10%+식초 1/2컵을 용기에 넣고 한 달 후에 식초를 만들어 요리에 넣거나 찬물 3을 희석해서 음용한다.

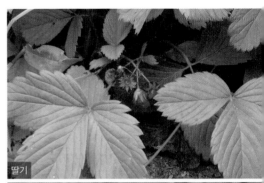

딸기

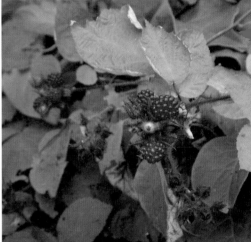

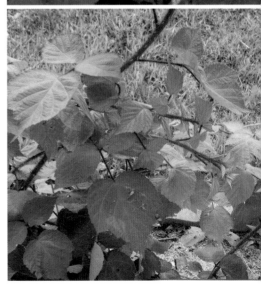

부인병·월경 불순·자궁 냉증에 효능이 있는

구절초 *Dendranthema zawadskii var. latilobum*

생약명 선모초(仙母草)―전초를 말린 것
이명 들국화·청다구이·선모초·고봉·고호·국화
분포 남부 지방

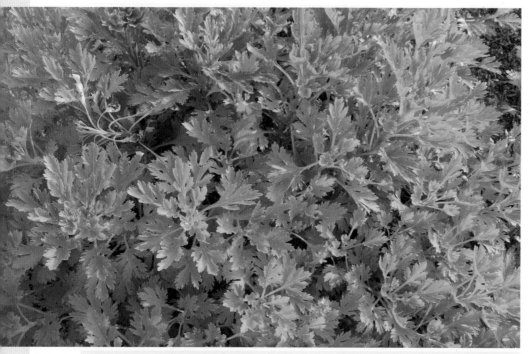

형태 • 구절초는 국화과의 여러해살이풀로 높이는 50cm 정도이고, 잎은 길이가 2∼3.5cm의 달걀 꼴로서 가장자리가 깊게 갈라져 있고 잎자루가 길고 톱니가 있다. 꽃은 9∼10월에 줄기 끝에 흰색 또는 분홍색으로 피고, 열매는 10∼11월에 타원형의 수과로 여문다.

구절초는 아홉 번 꺾어지는 풀 또는 음력 9월 9일에 채취한 것이 좋다 하여 '구절초 (九折草)', 예로부터 어머니는 구절초를 채취하여 말려 보관을 하고 있다가 시집간 딸 이 친정에 오면 달여 먹인다 하여 '선모초(仙母草)'라는 이름이 붙여졌다. 식용·약용· 관상용으로 가치가 크다. 부인과 질환에 많이 사용된다.

▶**한방** 전초를 말린 것을 '선모초(仙母草)'라 부른다. ▶**약성** 따뜻하며, 쓰다. ▶**주요 효능** 소화 기·순환계·부인과 질환에 효험, 신경통·냉증·부인병·월경 불순·자궁 냉증·불임증·위 냉·소화 불량 ▶**약리 작용** 항염 작용·항균 작용 ▶**이용** 부인병에는 늦가을에 꽃이 피기 전에 채취하여 말려서 차로 먹는다. 냉증·생리통에는 꽃이나 전초 10g을 달여서 먹는다.

▶산나물 만들다
- 가을에 어린순을 따서 끓는 물에 살짝 데쳐서 나물로 무쳐 먹는다.

▶제철 음식 만들기
- 식용(꽃·전초)·약용(꽃·전초)
- 튀김·된장국에 넣어 먹는다.
- 봄에 어린잎을 채취하여 엿을 만들어 먹는다.

▶차 만들기
- 가을에 꽃을 채취하여 소금물에 살짝 데친 다음 소쿠리나 채반에서 냉수로 재빨리 행구고 물기를 뺀 다음 말린 후 찻잔에 꽃 5개를 넣고 뜨거운 물을 부어 1~2분 후에 꿀을 타서 마신다.

▶발효액 만들기
- 가을에 꽃과 잎을 통째로 채취하여 이물질을 제거한 후에 적당한 크기로 잘라 용기에 넣고 재료의 양만큼 설탕을 넣고 100일 정도 발효시킨 후에 발효액 1에 찬물 3을 희석해서 음용한다.

▶약술 만들기
- 가을에 꽃과 잎을 통째로 채취하여 이물질을 제거한 후에 용기에 넣고 19도의 소주를 부어 밀봉하여 3개월 후에 먹는다.

▶약초 만들기
- 가을에 꽃과 전초를 채취하여 그늘에 말려 쓴다.

▶금기
- 남자가 장복하면 정력이 떨어진다.

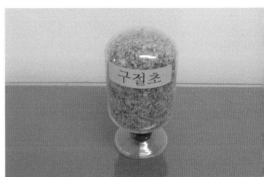

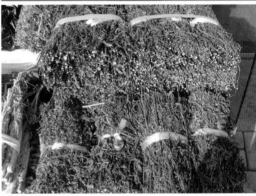

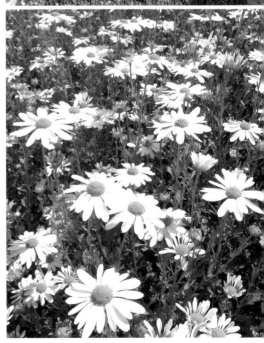

항염·기관지염·인후염에 효능이 있는

쑥부쟁이 *Aster yomena Makino.*

생약명 산백국(山白菊)-잎을 말린 것
이명 자채 · 계아장 · 권연초 · 소설화 · 야백국 · 홍관약 · 마란
분포 전국의 산과 들

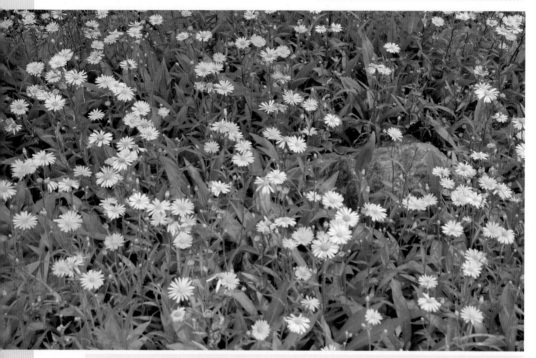

형태 · 쑥부쟁이는 국화과의 여러해살이풀로 높이는 35∼50cm 정도이고, 잎은 어긋나며 긴 타원상 피침형이고 가장자리에 거친 톱니가 있다. 줄기는 곧추서며 위쪽에서 갈라진다. 꽃은 8∼10월에 줄기 끝에서 머리 모양 연한 보라색으로 피고, 열매는 9∼10월에 수과로 여문다.

　쑥부쟁이는 옛날에 쑥을 캐러 간 불쟁이(대장장이)의 딸이 죽은 자리에서 핀 꽃이라 하여 '쑥부쟁이'라는 이름이 붙여졌다. 식용 · 약용 · 관상용으로 가치가 크다. 유사종으로 구절초 · 감국 · 개미취 등이 있다. 약으로 쓸 때는 주로 산제로 쓰고 탕 또는 환제로 사용한다. 남자는 20일 이상 복용하면 양기가 줄어든다.

▶**한방** 잎을 말린 것을 '산백국(山白菊)'이라 부른다. ▶**약성** 항염 작용 · 혈압 강하, 진정 작용 ▶**주요 효능** 소화기 · 호흡기 질환에 효험, 해수 · 기관지염 · 편도선염 · 유선염 · 창종 · 무월경 · 해독 ▶**약리 작용** 살충 작용 · 소염 작용 · 해독 작용 ▶**이용** 기관지염에는 전초 15∼30g을 달여서 먹는다. 독사에 물렸을 때 전초를 짓찧어 환부에 바른다.

▶산나물 만들기
- 봄에 끓는 물에 살짝 데쳐서 쓴맛을 우려낸 후 나물로 무쳐 먹는다.

▶제철 음식 만들기
- 식용(꽃 · 전초) · 약용(전초)
- 봄에 어린순을 뜯어 강판에 갈아 생즙을 내어 먹는다.
- 봄에 끓는 물에 살짝 데쳐서 쓴맛을 우려낸 후 쌀과 함께 밥을 지어 먹는다.
- 무침 · 튀김 · 된장국 · 묵나물 볶음 · 나물밥으로 먹는다.

▶차 만들기
- 가을에 꽃송이를 따서 2~3개를 찻잔에 넣고 뜨거운 물을 부어 1~2분 후에 꿀을 타서 마신다.

▶발효액 만들기
- 봄에 어린순을 채취하여 용기에 넣고 재료의 양만큼 설탕을 붓고 100일 정도 발효를 시킨 후에 발효액 1에 찬물 3을 희석해서 음용한다.

▶약초 만들기
- 여름에 꽃이 피기 전에 전초를 채취하여 그늘에서 말려 쓴다.

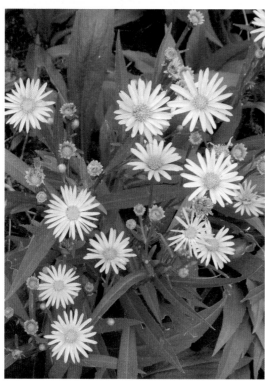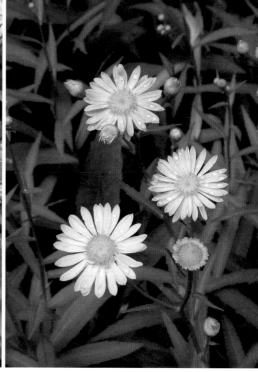

간염 · 고혈압 · 춘곤증에 효능이 있는

냉이 *Capsella bursa-pastoris*

생약명 제채(薺菜)─전초를 말린 것
이명 계심채 · 청명초 · 향선채
분포 전국의 들 · 밭 · 길가

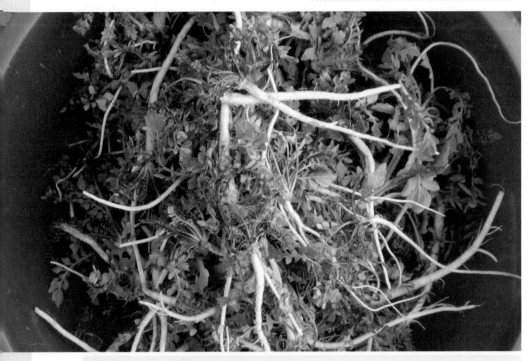

형태 · 냉이는 십자화과의 두해살이풀로 높이는 10~50cm 정도이고, 뿌리잎은 뭉쳐 나며 많이 돋아 깃 모양으로 갈라져 땅에 넓게 퍼진다. 길이는 10cm 이상이고 잎자루가 있다. 줄기잎은 어긋나며 댓잎피침형으로 위로 갈수록 작아지고 잎자루도 없어진다. 꽃은 5~6월에 줄기 끝에 총상 꽃차례를 이루어 흰색으로 피고, 열매는 5~7월에 삼각형을 거꾸로 세운 듯한 짧은 쇠뿔 모양의 편평한 단과로 여문다.

냉이는 지방에 따라 이름이 다양하다. 식용 · 약용 · 관상용으로 가치가 크다. 어린잎과 뿌리를 나물로 먹거나 국을 끓여 먹는다. 어린잎은 죽에 넣어 먹는다. 씨를 제(薺)라 부른다. 약으로 쓸 때는 주로 산제로 쓰고 탕 또는 환제로 사용한다.

▶**한방** 전초를 말린 것을 "제채(薺菜)"이라 부른다. ▶**약성** 평온하며, 달다. ▶**주요 효능** 소화기 · 부인과 질환에 효험, 간염 · 지궁출혈 · 고혈압 · 당뇨병 · 두통 · 변비 · 산후통 · 소변 불통 · 위장염 · 피부소양증 · 해수 ▶**약리 작용** 혈당 강하 ▶**이용** 자궁 출혈 · 월경 과다에는 냉이 · 짚신나물 각 12g을 물에 달여 하루에 3번 복용한다. 안질에는 생풀을 짓찧어 즙을 헝겊에 적셔 환부를 닦아 낸다.

▶ 산나물 만들기

· 봄에 잎을 채취하여 끓는 물에 살짝 데쳐서 나물로 무쳐 먹는다.

▶ 제철 음식 만들기

· 식용(전초) · 약용(씨 · 뿌리)
· 부침개 · 튀김 · 물냉이 · 된장 찌개로 먹는다.

▶ 발효액 만들기

· 봄에 꽃이 필 때 뿌리 채 채취하여 용기에 넣고 재료의 양만큼 설탕을 붓고 100일 정도 발효를 시킨 후에 발효액 1에 찬물 3을 희석해서 음용한다.

▶ 약초 만들기

· 봄에 꽃이 필 때 뿌리째 채취하여 햇볕에 말려 쓴다.

▶ 식초 만들기

· 봄에 냉이를 뜯어 물로 씻고 물기를 뺀 다음 용기에 넣고 설탕 20%+이스트 2%을 넣고 한 달 후에 식초를 만들어 요리에 넣거나 찬물 3을 희석해서 음용한다.

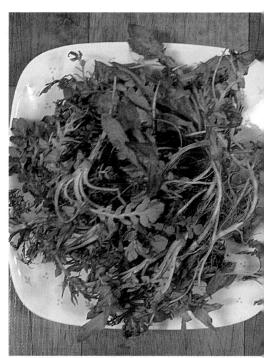

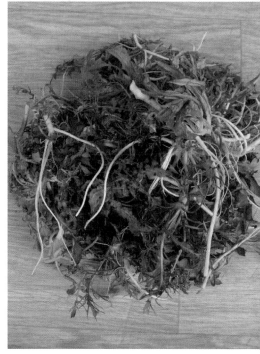

항염·호흡기계·피부 질환에 효능이 있는

바위취 *Saxifraga stolonifera* Meerb

생약명 호이초(虎耳草)—잎을 말린 것
이명 호야초, 등이초
분포 전국의 산 바위 겉이나 습지

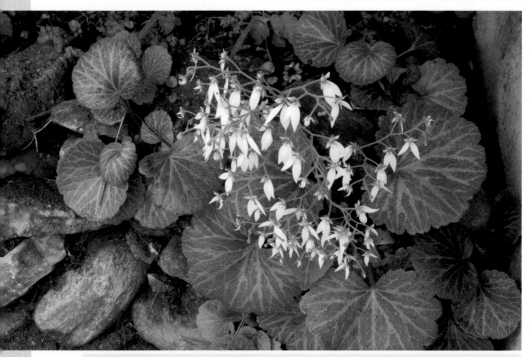

형태 • 바위취는 범의귓과의 여러해살이풀로 높이는 40cm 정도이고, 잎은 짧은 땅속줄기에서 모여 나난다. 길이는 3∼5vm, 너비는 3∼9cm의 신장 모양이고 가장자리에 물결 모양의 얕은 톱니가 있다. 꽃은 5월에 긴 꽃줄기 끝에 흰색으로 피고, 열매는 10월에 둥근 달걀 모양의 삭과로 여문다.

바위취가 고산 지대의 바위 위나 근처에서 잘 자란다 하여 '바위취'라 부른다. 식용, 약용으로 가치가 크다. 어린잎은 나물로 먹고, 약으로 쓸 때는 탕으로 하여 사용한다. 외상에는 생즙을 내어 쓰거나 탕으로 사용하고 그 물로 환부를 씻는다.

▶**한방** 잎을 말린 것을 '호이초(虎耳草)'라 부른다. ▶**약성** 차며, 맵고, 쓰다. ▶**주요 효능** 신경계·호흡계·피부과 질환에 효험, 기풍·청열·습진·중이염·해수 토혈·치진·가혈 ▶**약리 작용** 해독 작용·향균 작용·이질균 발육 억제 작용·지혈 작용 ▶**이용** 해수 토혈에는 전초 15g을 달여서 먹는다. 종기·습진·벌레에 물렸을 때, 치질에는 전초를 즙을 내어 환부에 바른다.

▶산나물 만들기

- 봄에 전초를 채취하여 쌈으로 먹거나 끓는 물에 살짝 데쳐서 나물로 무쳐 먹는다.

▶제철 음식 만들기

- 식용(꽃 · 전초) · 약용(뿌리)
- 봄에 전초를 따서 기름 볶음 · 튀김 · 부침개 · 국거리로 먹는다.
- 봄에 꽃이 피기 전에 잎을 따서 말린 후 부각으로 먹는다.
- 봄에 전초를 채취하여 간장에 재어 짱아찌로 먹는다.

▶발효액 만들기

- 봄에 꽃이 피기 전에 전초를 채취하여 용기에 넣고 재료의 양만큼 설탕을 붓고 100일 정도 발효시킨 후에 발효액 1에 찬물 3을 희석해서 음용한다.

▶약초 만들기

- 봄에 꽃은 꽃받침과 전초를 따서 그늘에 말려 쓴다.
- 가을에 뿌리를 캐서 햇볕에 말려 쓴다.

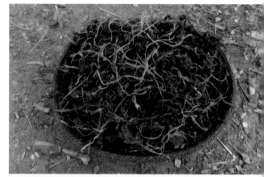

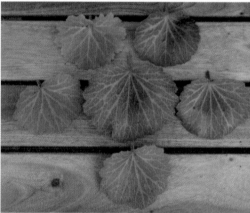

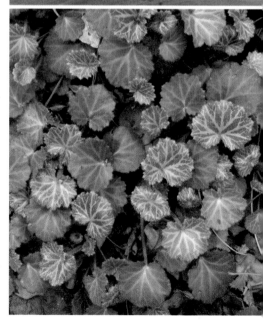

염증 · 신장염 · 방광염에 효능이 있는

미역취 *Solidago virga-aurea var. asiatica*

생약명 일지황화(一枝黃花)—꽃을 포함한 잎과 줄기를 말린 것
이명 황화자 · 야황채 · 대패독 · 돼지나물 · 토팩란
분포 전국의 산과 들의 양지 바른 풀밭

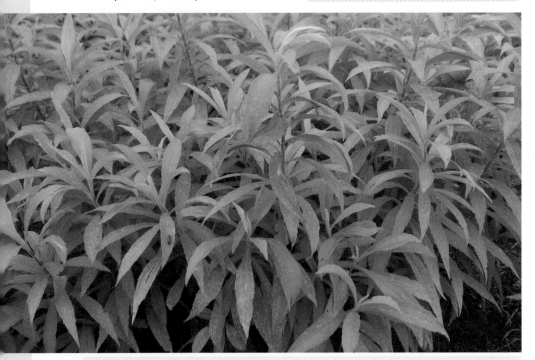

형태 · 미역취는 국화과의 여러해살이풀로 높이는 40~80cm 정도이고, 잎은 어긋나고 날개를 가진 잎자루가 있다. 길이는 7~9cm의 달걀꼴을 닮았고, 가장자리에 톱니가 있다. 꽃은 7~10월에 줄기 끝에 두산화로 노란색으로 피고, 열매는 10~11월에 원통형의 수과로 여문다.

미역처럼 미끈미끈하다고 하여 '미역취', 돼지가 먹는 풀이라 하여 '돼지나물'이라 부른다. 식용 · 약용 · 관상용으로 가치가 높다. 어린순은 나물로 먹고, 약으로 쓸 때는 탕으로 사용한다. 외상에는 짓찧어 즙을 만들어 환부에 붙인다.

▶**한방** 꽃을 포함한 잎과 줄기를 말린 것을 "일지황화(一枝黃花)"이라 부른다. ▶**약성** 서늘하며, 맵고, 쓰다. ▶**주요 효능** 염증 · 열증 질환에 효험, 신장염 · 방광염 · 편도선염 · 피부염 · 황달 · 인후종통 · 인후염 · 유선염 · 종기 ▶**약리 작용** 이뇨 작용 · 거담 작용 · 지혈 작용 ▶**이용** 신장염에는 꽃을 포함한 잎과 줄기 3~6g을 물에 달여 복용한다. 피부염에는 생잎과 줄기를 짓찧어 환부에 붙인다.

▶ 산나물 만들기

- 봄에 어린순을 따서 끓는 물에 살짝 데쳐서 나물로 무쳐 먹는다.

▶ 제철 음식 만들기

- 식용(꽃·잎)·약용(씨)
- 봄에 어린순을 따서 부침개·튀김·된장찌개로 먹는다.
- 씨로 기름을 짜서 쓴다.

▶ 차 만들기

- 여름에 꽃을 따서 찻잔에 1~2개를 넣고 뜨거운 물을 부어 1~2분 후에 꿀을 타서 마신다.

▶ 발효액 만들기

- 봄에 어린잎을 채취하여 용기에 넣고 재료의 양만큼 설탕을 붓고 100일 정도 발효시킨 후에 발효액 1에 찬물 3을 희석해서 음용한다.

▶ 약초 만들기

- 여름과 겨울에 꽃이 피어 있을 때 지상부를 채취하여 햇볕에 말려 쓴다.

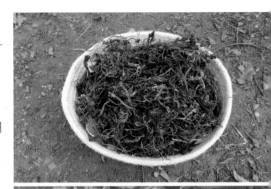

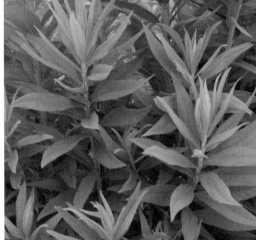

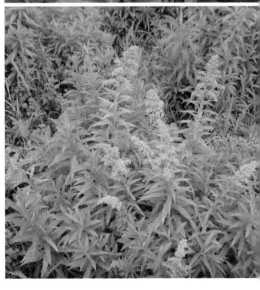

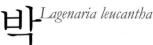

피부 질환 · 당뇨 · 대하에 효능이 있는

박 *Lagenaria leucantha*

생약명 고호로(苦壺蘆)-다 익은 열매,
호로자(壺蘆子)-씨를 말린 것,
호로과표(壺蘆寡瓢)-열매의 껍질을 말린 것
이명 표주박 · 호로 · 박덩굴 · 참조롱박 · 포과 · 포로
분포 농가에서 재배

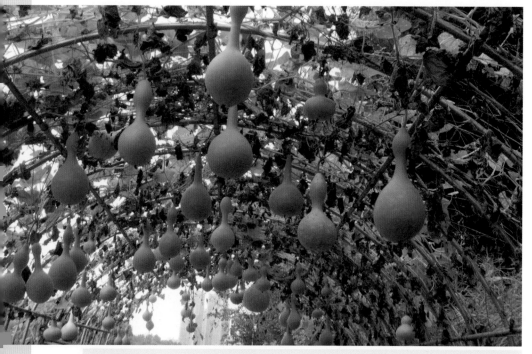

형태 · 박은 박과의 한해살이덩굴풀로 길이는 5~10m 정도이고, 잎은 어긋나고 덩굴손과는 마주 나고 전체에 짧은 흰색털이 있고 줄기가 변한 덩굴손으로 물체를 감고 올라간다. 꽃은 7~9월에 잎겨드랑이에 1 송이씩 흰색으로 피고, 열매는 9~10월에 껍질이 딱딱한 커다란 공 모양으로 여문다.

조선 시대 허준이 저술한 『동의보감』에 "박은 크게는 요도를 이롭게 하고, 소갈(消渴)을 다스리고, 심장의 열을 제거하고, 심폐를 윤활하게 하고, 복통을 없애 준다"고 기록되어 있다. 박에는 섬유질이 수박보다 100배, 호박의 10배, 우엉의 3배, 흰쌀의 37배나 된다. 칼슘은 우유보다 2배나 많이 함유되어 있다. 식용 · 약용 · 관상용으로 가치가 크다. 다 익은 열매를 쪼개서 삶거나 말린 뒤에 속을 걷어 내고 바가지로 사용했다.

▶**한방** 성숙한 열매를 '고호로(苦壺蘆)', 씨를 말린 것을 '호로자(壺蘆子)', 열매의 껍질을 말린 것을 '호로과표(壺蘆寡瓢)'라 부른다. ▶**약성** 따뜻하며 달다. ▶**주요 효능** 피부과 질환에 효험, 간염 · 기침 · 황달 · 치루 · 혈붕 · 대하 · 치아 동통 · 백일해 ▶**약리 작용** 이뇨 작용 · 진통 작용 ▶**이용** 당뇨병에는 말린 박을 물에 달여서 하루에 3번 공복에 복용한다. 여성의 하복부 통증에는 박을 삶은 물로 환부를 씻는다.

▶ 산나물 만들기

· 봄에 새순을 따서 끓는 물에 살짝 데쳐서 나물로 무쳐 먹는다.

▶ 제철 음식 만들기

· 식용(꽃 · 잎 · 열매) · 약용(껍질 · 씨)
· 쓴맛을 제거하고 요리한다.
· 가을에 열매를 따서 중과피(中果皮)를 과육으로 먹는다.
· 잎으로 생채 · 나박김치 · 부침개 · 박고지를 만들어 먹는다.

▶ 꽃차 만들기

· 7~9월에 꽃을 따서 그늘에 말려 찻잔에 1~2송이를 넣고 뜨거운 물을 부어 마신다.

▶ 발효액 만들기

· 가을에 열매를 따서 겉껍데기를 벗겨 내고 중과피만을 엄지손가락의 2배 정도의 크기로 잘라 용기에 넣고 재료의 양만큼 설탕을 붓고 100일 이상 발효시킨 후에 발효액 1에 찬물 3을 희석해서 음용한다.

▶ 약초 만들기

· 가을에 열매가 누렇게 익으면 그대로 그늘에서 보관하거나 씨를 빼내어 햇볕에 말려 쓴다.
· 과육을 제거하고 열매껍질만을 햇볕에 말려 쓴다.

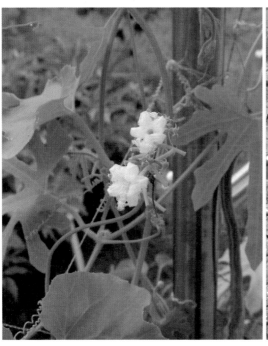
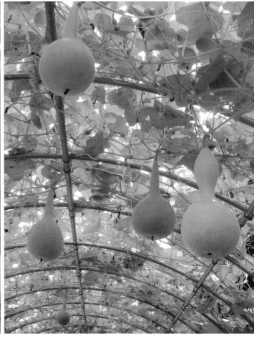

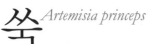

냉증·월경 불순·여성 질환에 효능이 있는

쑥 *Artemisia princeps*

생약명 애엽(艾葉)·애호(艾蒿)―잎과 줄기를 말린 것
이명 애·의초·영초·서초
분포 전국의 산과 들, 밭두렁

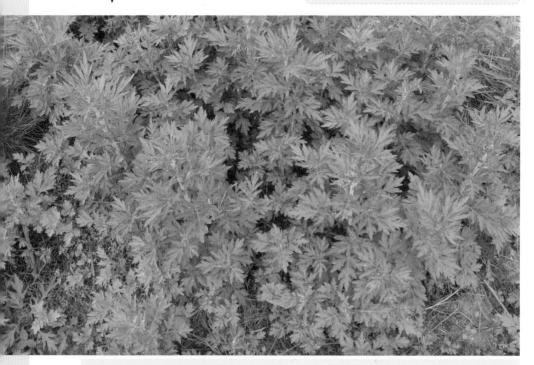

형태 • 쑥은 국화과의 여러해살이풀로 높이는 60~120cm 정도이고, 전체에서 독특한 향이 나고, 희색털이 있고, 잎은 어긋 나고 뒷면에 털이 있다. 꽃은 7~9월에 연한 원줄기 끝에 한 쪽으로 치우쳐 노란색으로 피고, 열매는 10월에 달걀 모양으로 여문다.

쑥은 쑥 종류에 딸린 종(種) 가운데 가장 흔히 자라는 것을 말한다. 우리나라 산야에는 약쑥·사철쑥·개똥쑥·물쑥·황해쑥·다북쑥·모기태쑥·사자발쑥 등 다양한 쑥이 자생한다. 조선 시대 허준이 쓴 『동의보감』에 "쑥이 간장과 신장을 보(補)하며 황달에 효과가 있다"고 했듯이 여성 질환과 냉한 사람에게 좋다. 뜸을 뜨는 쑥은 강화도의 사자발쑥을 제일로 꼽는다.

▶**한방** 잎과 줄기를 말린 것을 '애엽(艾葉)'이라 부른다. ▶**약성** 평온하며 쓰다. ▶**주요 효능** 소화기·피부과·부인과 질환에 효험, 냉증·여성 질환·월경 불순·생리통·간염·부종·고혈압·위나 복부 통증 ▶**약리 작용** 진통 작용·담즙 분비 촉진 작용·간 기능 보호 작용·간세포 재생 작용·해열 작용·이뇨 작용 ▶**이용** 황달·간염에는 쑥잎과 뿌리 4g을 캐어 잘 씻어 달여서 공복에 마신다. 생리 불순에는 생쑥을 즙을 내서 공복에 마신다.

▶ 산나물 만들기
- 5월 단오 전에 쑥을 채취하여 양념에 무쳐 나물로 먹는다.

▶ 제철 음식 만들기
- 식용(전초)·약용(전초)
- 튀김·쑥개떡·국거리·부침개·쑥밥·된장국·쑥국으로 먹는다.
- 삶아서 말린 후 1년 내내 먹는다.
- 봄에 어린쑥의 윗부분만을 뜯어 98.2℃로 삶은 후 냉동쑥을 만들어 먹는다.
- 생쑥·건조쑥·냉동쑥·쑥분말·쑥차·쑥인절미·쑥송편·쑥즙으로 먹는다.

▶ 차 만들기
- 5월 단오 전후 1주일에 전초를 채취하여 그늘에서 말려 밀폐 용기에 보관하여 찻잔에 3~5송이를 넣고 뜨거운 물을 부어 우려내어 마신다.

▶ 발효액 만들기
- 5월 단오 전후 1주일 전후에 쑥을 뜯어 물로 씻고 물기를 뺀 후에 이물질을 제거한 후에 용기에 재료의 양만큼 설탕을 붓고 100일 이상 발효시킨 후에 발효액 1에 찬물 3을 희석해서 음용한다.

▶ 약초 만들기
- 꽃이 피기 전 5월 단오 전후 1주일에 전초를 채취하여 그늘에서 말려 쓴다.

▶ 금기
- 1개월 이상 복용하지 않는다.
- 시력이 약한 사람은 복용을 금한다.

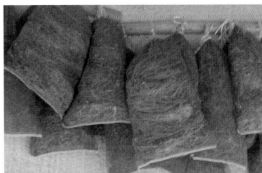
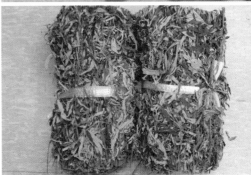
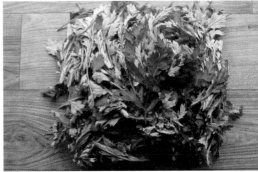
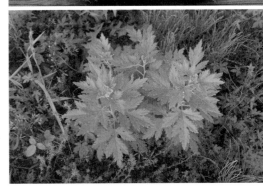

항염 · 소화 불량 · 간염에 효능이 있는

씀바귀 *Lxeris dentata*

생약명 황과채(黃瓜菜)―전초와 뿌리를 말린 것
이명 고채 · 산고매 · 사랑뿌리 · 쓴귀물 · 쓴나물 · 씸배나물
분포 전국의 산과 들

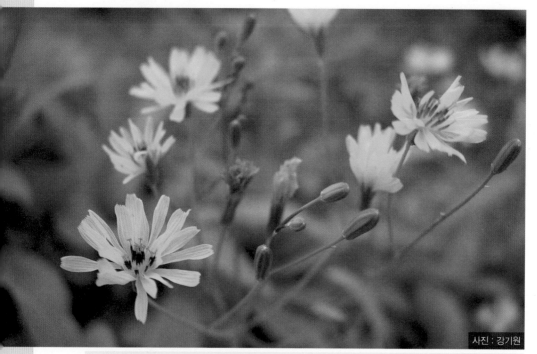

사진 : 강기원

형태 · 씀바귀는 국화과의 여러해살이풀로 높이는 20~50cm 정도이고, 끝이 뾰쪽하며 가장자리에 이빨 모양의 톱니가 있거나 깊이 패어 들어간 자리가 있다. 꽃은 5~7월에 줄기 끝에 노란색으로 피고, 열매는 8~9월에 긴 타원형의 연노란색의 수과로 여문다.

씀바귀는 잎이나 줄기를 자르면 쓴맛이 나는 흰즙이 나온다. 토끼에게 먹이면 병이 나지 않는다. 식용, 약용으로 가치가 크다. 이른 봄에 어린순과 뿌리를 나물로 먹는데 끓는 물에 살짝 데쳐서 물에 담가 쓴맛을 우려낸 뒤에 무치거나 볶는다. 약으로 쓸 때는 생즙을 만들어 산제로 사용한다.

▶**한방** 전초와 뿌리를 말린 것을 '황과채(黃瓜菜)'라 부른다. ▶**약성** 차며, 쓰다. ▶**주요 효능** 소화기 질환에 효험, 소화 불량 · 간염 · 요로결석 · 타박상 · 골절 · 식욕 부진 · 허약 체질 ▶**약리 작용** 항염 작용 ▶**이용** 소화 불량에는 전초 2~4g을 물에 달여 복용한다. 타박상, 종기에는 생풀을 짓찧어 환부에 붙인다.

▶**산나물 만들기**
· 봄에 어린순이나 뿌리를 채취하여 나물로 무쳐
  먹는다.

▶**제철 음식 만들기**
· 식용(꽃·잎)·약용(뿌리)
· 부침개·튀김·김치·물김치를 담가 먹거나
  쌈으로 먹는다.

▶**발효액 만들기**
· 봄에 어린순이나 뿌리를 채취하여 용기에 넣고
  재료의 양만큼 설탕을 붓고 100일 정도 발효를
  시킨 후에 발효액 1에 찬물 3을 희석해서 음용
  한다.

▶**약술 만들기**
· 봄에 어린순이나 뿌리를 채취하여 물로 씻고
  물기를 뺀 다음 용기에 넣고 19도의 소주를 부
  어 밀봉하여 3개월 후에 먹는다.

▶**약초 만들기**
· 봄에 지상부를 통째를 채취하여 햇볕에 말려
  쓴다.

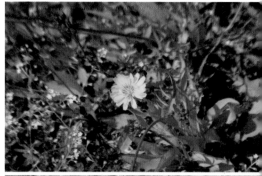
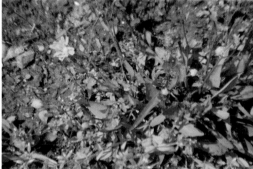
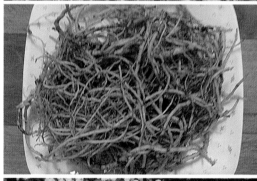
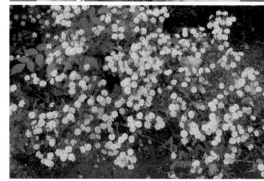

진통 · 치통 · 타박상에 효능이 있는

비비추 *Hosta longipes*

생약명 자옥잠근(紫玉簪根)–뿌리를 말린 것,
"자옥잠엽(紫玉簪葉)"–잎을 말린 것을 ,
"자옥잠화(紫玉簪花)–꽃을 말린 것
이명 장병옥잠, 장병백합
분포 중부 이남의 산지의 골짜기와 냇가

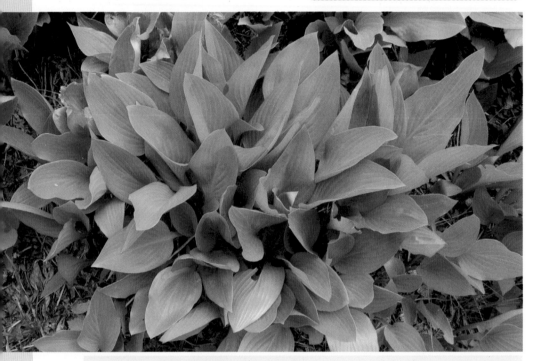

형태 • 비비추는 백합과의 여러해살이풀로 높이는 30~40cm 정도이고, 잎은 모두 뿌리에서 돋아 나와 비스듬히 퍼진다. 달걀을 닮은 심장형 또는 타원형의 달걀꼴이고 가장자리는 밋밋하다. 꽃은 7~8월에 줄기 끝에 연한 자주색으로 피고, 열매는 긴 타원형의 삭과로 여문다.

비비추의 어린잎을 채취하여 물 속에 담가 손으로 비벼서 미량의 독을 제거하고 먹는다 하여 '비비추'라는 이름이 붙여졌다. 식용 · 약용 · 관상용으로 가치가 크다. 어린 잎은 나물로 먹는다. 약으로 쓸 때는 탕으로 사용한다. 외상에는 짓찧어 환부에 붙인다. 잎은 비슷하지만 꽃으로 구별할 수 있는 유사한 종으로 흰꽃이 피는 흰비비 추와 옥잠화가 있다.

▶**한방** 뿌리를 말린 것을 '자옥잠근(紫玉簪根)', 잎을 말린 것을 '자옥잠엽(紫玉簪葉)', 꽃을 말린 것 을 '자옥잠화(紫玉簪花)'라 부른다. ▶**약성** 평온하며, 달고 약간 쓰다. ▶**주요 효능** 치과 · 인비인후 과 질환에 효험, 대하증 · 복통 · 옹종 · 인후종동 · 임파선염 · 풍독 · 진통 · 치통 · 다박상 ▶**약리 작용** 진통 작용 ▶**이용** 타박상에는 생잎을 짓찧어 환부에 붙인다. 임파선염에는 말린 잎을 3~5g 을 물에 달여 복용한다.

▶산나물 만들기
- 봄에 어린순을 뜯어 물 속에서 손으로 비벼서 독을 제거한 후에 끓는 물에 살짝 데쳐서 나물로 무쳐 먹는다.

▶제철 음식 만들기
- 식용(꽃·전초)·약용(전초)
- 부침개·튀김·된장국·국거리로 먹는다.
- 봄에 꽃이 피기 전에 새싹을 뜯어 말린 후에 부각으로 먹는다.
- 경상도에서는 비빔밥에 넣어 먹는다.

▶차 만들기
- 7~8월에 꽃을 채취하여 찻잔에 2~3개를 넣고 뜨거운 물을 부어 1~2분 후에 꿀을 타서 마신다.

▶발효액 만들기
- 봄에 어린순을 채취하여 용기에 넣고 재료의 양만큼 설탕을 붓고 100일 정도 발효시킨 후에 발효액 1에 찬물 3을 희석해서 음용한다.

▶약초 만들기
- 봄에 전초를 채취하여 그늘에 말려 쓴다.

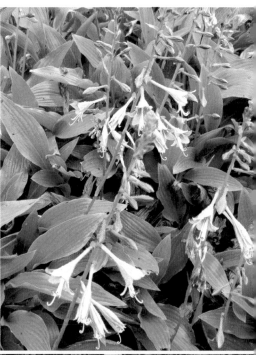

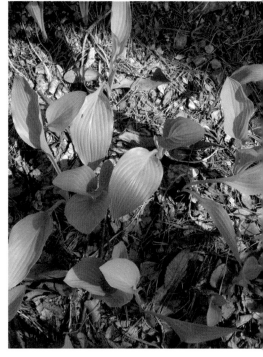

어혈 · 옹종 · 종독에 효능이 있는

고들빼기 *Lactuica indisa*

생약명 백룡두(白龍頭)—뿌리를 말린 것
이명 백용두 · 고개채 · 고마채 · 씬나물
분포 전국의 산과 들과 언덕

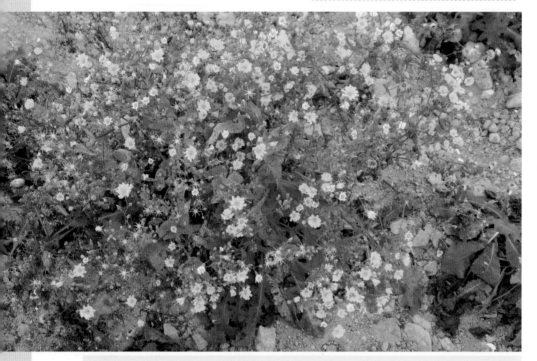

형태 · 고들빼기는 국화과의 일년생으로 이년생 초본식물로 높이는 1~1.5m 정도이고, 잎은 서로 어긋나고, 잎 뒷면은 흰색을 띠고 여러 갈래로 갈라지며 줄기를 자르면 흰 유액이 나온다. 꽃은 7~10월에 줄기 끝과 가지 끝에 원추 꽃차례를 이루며 흰색 또는 노란색으로 피고, 열매는 9~10월에 타원형의 수과가 달려 검게 여문다.

고들빼기는 줄기와 잎을 자르면 쓴맛의 흰즙이 나온다 하여 '산고파(山苦芭)'라 부른다. 식용 · 약용 · 사료용으로 가치가 크다. 이른 봄에 어린순을 뿌리째 채취하여 먹는다. 약간 쓴맛이 난다. 약으로 쓸 때는 생즙을 내거나 탕으로 사용한다. 외상에는 잎을 따서 짓찧어 즙을 만들어 환부에 붙인다.

▶**한방** 뿌리를 말린 것을 '백룡두(白龍頭)'라 부른다. ▶**약성** 차며, 쓰다. ▶**주요 효능** 혈증 · 종독 질환에 효험, 해열 · 소종 · 변노선염 · 인후염 · 유선염 · 종기 · 부스럼 · 소화 · 진위 · 자궁염 ▶**약리 작용** 진통 작용 ▶**이용** 해열에는 뿌리 5g을 달여서 먹거나 짓찧어 즙을 내어 먹는다. 인후염에는 뿌리 5g을 달여서 먹는다. 종기나 부스럼에는 생잎을 짓찧어 환부에 붙인다.

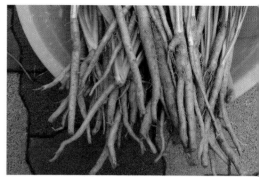

▶산나물 만들기

· 봄에 어린순을 뜯어 끓는 물에 살짝 데쳐서 나
물로 무쳐 먹는다.

▶제철 음식 만들기

· 식용(꽃 · 전초 · 뿌리) · 약용(뿌리)

· 봄에 어린순을 뜯어 쌈으로 먹는다.

· 꽃줄기를 뜯어 튀김으로 먹는다.

· 뿌리를 통째로 채취하여 물에 우린 뒤 김치나
물김치를 담가 먹는다.

· 고들빼기 2kg+실파 반 단+소금+멸치젓국 2
컵+설탕 약간+밤 5개+마늘 3통+생강 2통+
실고추 약간을 배합하여 고들빼기 김치를 담근
다.

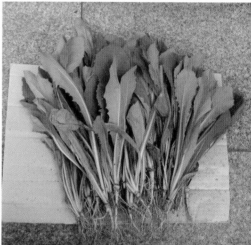

▶차 만들기

· 여름에 꽃을 채취하여 찻잔에 2~3개를 넣고
뜨거운 물을 부어 1~2분 후에 꿀을 타서 마신
다.

▶발효액 만들기

· 봄에 어린순을 채취하여 용기에 넣고 재료의
양만큼 설탕을 붓고 100일 정도 발효시킨 후에
발효액 1에 찬물 3을 희석해서 음용한다.

▶술 만들기

· 뿌리를 채취하여 물로 씻고 물기를 뺀 다음 용
기에 넣고 19도의 소주를 부어 밀봉하여 3개월
후에 먹는다.

▶약초 만들기

· 가을에 뿌리를 캐어 햇볕에 말려 쓴다.

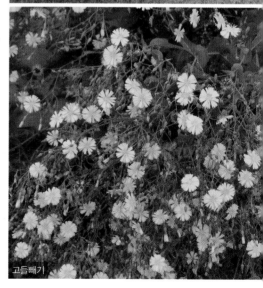

고들빼기

천식·소화 불량·피부 염증에 효능이 있는

차조기 *Perilla frutescens var. acuta*

생약명 소엽(蘇葉) · 자소엽(紫蘇葉)—잎을 말린 것,
소자(蘇子)—익은 씨를 말린 것
이명 자소 · 자주깨 · 홍소 · 야소
분포 전국 각지, 밭에 재배

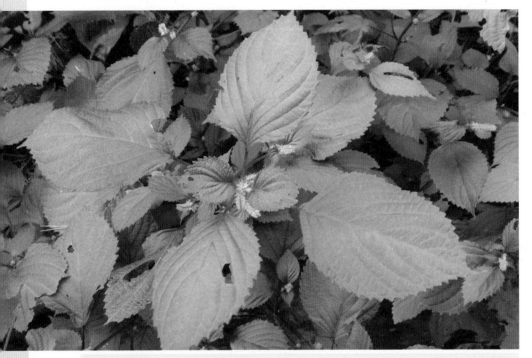

형태 • 차조기는 꿀풀과의 한해살이풀로 높이는 20~80cm 정도이고, 전체가 자줏빛을 띠며 향기가 있다. 잎은 마주 나고 넓은 달걀 모양이며 가장자리에 톱니가 있다. 꽃은 8~9월에 줄기와 가지 끝과 잎 겨드랑이에 총상화서 연한 자주색으로 피고, 열매는 10월에 둥근 수과로 여문다.

차조기는 어린잎과 씨는 식용하거나 향미료로 쓴다. 식용, 약용으로 가치가 크다. 차조기잎에서 그윽한 향기가 있어 식욕을 돋우어 준다. 10월에 익은 열매를 채취하여 기름을 짜서 치약의 부향료로 이용된다. 강한 방부 작용이 있어 2kg의 기름으로 간장 180리터를 완전 방부할 수 있다. 약으로 쓸 때는 탕으로 사용하거나 생즙을 만들어 사용한다.

▶**한방** 잎을 말린 것을 '소엽(蘇葉) · 자소엽(紫蘇葉)', —익은 씨를 말린 것을 '소자(蘇子)'라 부른다.
▶**약성** 맵고, 따뜻하다. ▶**주요 효능** 신경계 · 소화기 · 호흡기 질환에 효험, 잎(감기 · 오한 · 기침 · 소화 불량 · 설사 · 중독), 씨(기침 · 천식 · 호흡 곤란 · 변비) ▶**약리 작용** 해열 작용 · 거담 작용 · 해독 작용 · 해열 작용 · 중추 신경 계통에 억제 작용 · 거위 작용 · 지혈 작용 · 이질균의 발육 억제 작용
▶**이용** 몸이 수척할 때는 잎을 그늘에 말려서 차(茶)로 먹거나 생잎을 튀겨 먹는다. 기침에 피가 섞어 나올 때에는 소엽 10g+무 씨앗 4g을 배합하여 물에 달여 먹는다.

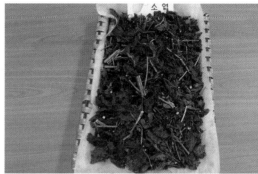

▶산나물 만들기

- 여름에 꽃이 피기 전에 잎을 따서 깻잎처럼 나물로 먹는다.

▶제철 음식 만들기

- 식용(잎) · 약용(씨 · 뿌리)
- 여름에 꽃이 피기 전에 잎을 따서 쌈으로 먹는다.
- 10월에 익은 열매를 채취하여 기름을 짜서 먹는다.
- 여름에 꽃이 피기 전에 잎을 따서 간장에 재어 장아찌로 먹는다.

▶차 만들기

- 여름에 꽃을 채취하여 3~4개 찻잔에 넣고 뜨거운 물을 부어 1~2분 후에 꿀을 타서 마신다.

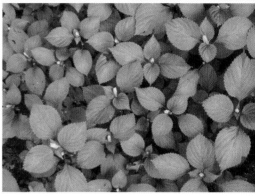

▶발효액 만들기

- 여름에 잎과 꽃을 통째로 채취하여 용기에 넣고 재료의 양만큼 설탕을 붓고 100일 정도 발효시킨 후에 발효액 1에 찬물 3을 희석해서 음용한다.

▶술 만들기

- 10월에 익은 열매를 채취하여 용기에 넣고 19도의 소주를 부어 밀봉하여 3개월 후에 먹는다.

▶약초 만들기

- 여름에 꽃이 피기 시작할 무렵에 잎을 채취하여 그늘에 말려 쓴다.
- 가을에 통째로 베어 햇볕에 말린 후에 씨를 털어 내어 쓴다.

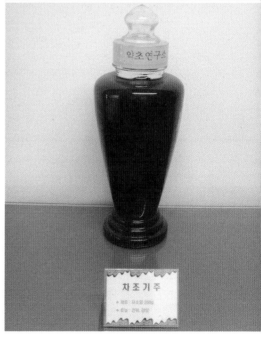

신체 허약 · 정력 · 간염에 효능이 있는

부추 *Allium tuberosum*

생약명 구채(韮菜)—지상부, 구자(韮子)—씨를 말린 것
이명 솔 · 구 · 졸 · 정구지
분포 전국 각지, 밭에 재배

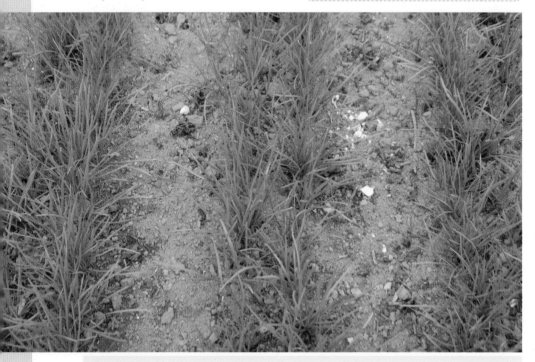

형태 • 부추는 백합과의 여러해살이풀로 높이는 30~40cm 정도이고, 가늘고 긴 끈 모양의 잎이 비늘줄기에서 뭉쳐 난다. 잎을 자르면 곧 새잎이 돋는다. 독특한 향기가 있다. 꽃은 7~9월에 줄기 끝에 작은 꽃줄기가 촘촘히 돋아 흰색으로 피고, 열매는 10월에 팽이를 거꾸로 세운 모양으로 여문다.

　　부추를 전라도와 충청도에서는 '솔', 경상도에서는 '정구지'라 부른다. 식용, 약용으로 가치가 크다. 부추 전체에서 마늘 비슷한 특이한 냄새가 난다. 예로부터 김치나 오이소박이 재료로 또 각종 음식에 양념거리로 애용했다. 씨는 구자(韮子)라 하며 약으로 쓸 때는 볶아서 사용한다.

▶**한방** 지상부을 말린 것을 '구채(韮菜)', —씨를 말린 것을 '구자(韮子)'라 부른다. ▶**약성** 따뜻하며, 맵고, 달다. ▶**주요 효능** 간경에 효험이 있고, 심장 질환에 효험, 허약 체질·간염·요슬 냉통·소변빈수·유뇨·대하·몽설 ▶**약리 작용** 해독 작용 ▶**이용** 간염에는 부추를 짓찧어 즙을 내서 하루에 2번 공복에 소주잔으로 반 잔을 마신다. 월경 불순·토사곽란에는 부추를 짓찧어 생즙을 내서 먹는다.

1
산에 있는 산야초

식용

▶ 산나물 만들기
- 봄에서 초여름까지 꽃이 피기 전에 부추를 밑동부터 잘라서 나물로 먹는다.

▶ 제철 음식 만들기
- 식용(꽃 · 전초 · 씨) · 약용(씨)
- 봄에 꽃이 피기 전에 밑동부터 잘라서 생으로 먹거나 양념을 해서 버무려서 먹는다.
- 김치 · 튀김 · 부침개 · 오이소박이로 먹는다.

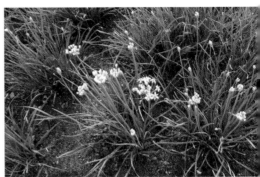

▶ 차 만들기
- 여름에 꽃을 채취하여 3~4개를 찻잔에 넣고 뜨거운 물을 부어 1~2분 후에 꿀을 타서 마신다.

▶ 발효액 만들기
- 봄에 꽃이 피기 전에 밑동부터 잘라서 용기에 넣고 재료의 양만큼 설탕을 붓고 100일 정도 발효시킨 후에 발효액 1에 찬물 3을 희석해서 음용한다.

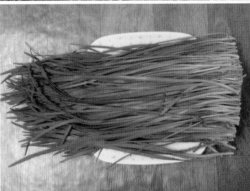

▶ 약초 만들기
- 가을에 잘 익은 씨를 채취하여 햇볕에 말린 후에 볶아서 쓴다.

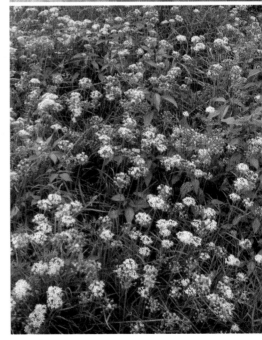

소화 불량 · 복통 · 옹종에 효능이 있는
산마늘
Allium victorialis

생약명 격총(茖蔥) ·
산산(山蒜)—알뿌리(비늘줄기)를 말린 것
이명 울릉도(명이 · 맹이 · 멩이 · 멩이풀) · 산총 · 격총 ·
망부추 · 땅이풀
분포 울릉도, 산지 숲 속

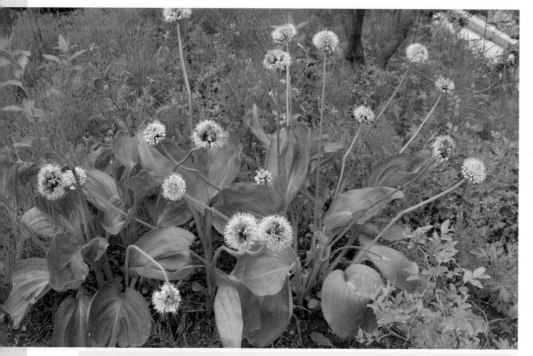

형태 · 산마늘은 백합과의 여러해살이풀로 높이는 40~60cm 정도이고, 잎은 밑동에서 2~3개씩 나며 넓은 타원형이다. 길이는 20~30cm, 너비는 3~10cm이며 양끝이 좁고 가장자리가 밋밋하다. 꽃은 5~7월에 긴 꽃대 끝에 둥근 모양으로 연한 흰색으로 피고, 열매는 8~9월에 꽃이 진 후에 염통 모양의 삭과로 여문다.

울릉도에서는 산마늘이 목숨(命)을 이어 준다 하여 '명이', 잎과 줄기, 뿌리 등 전체에서 강한 마늘 냄새가 나기 때문에 '산마늘'이라 부른다. 조선 시대 허준이 쓴 『동의보감』에 "산마늘은 비장과 신장을 돕고 몸을 따뜻하게 하며 소화를 촉진시킨다"고 기록되어 있다. 식용 · 약용으로 가치가 크다. 어린잎은 나물로 먹는다. 약으로 쓸 때는 탕으로 쓰거나 산제로 사용한다.

▶**한방** 알뿌리(비늘줄기)를 말린 것을 '격총(茖蔥)'이라 부른다. ▶**약성** 따뜻하며 맵다. ▶**주요 효능** 소화기 질환에 효험, 소화 불량 · 복통 · 옹종 · 독충에 물린 상처 · 장기 악독 ▶**약리 작용** 해독 작용 ▶**이용** 소화 불량 · 복통에 비늘줄기 20g을 달여 먹는다. 종기 · 독충이나 벌레에 물렸을 때 전초나 생알뿌리를 채취하여 짓찧어 환부에 바른다.

▶산나물 만들기
- 봄에 어린순을 뜯어 끓는 물에 살짝 데쳐서 나물로 무쳐 먹는다.

▶제철 음식 만들기
- 식용(꽃 · 잎 · 비늘줄기) · 약용(알뿌리)
- 쌈채 · 국거리 · 볶음 · 튀김으로 먹는다.
- 봄에 어린순을 뜯어 말린 후에 부각으로 먹는다.
- 삶아서 묵나물로 먹는다.
- 깻잎처럼 간장이나 된장에 재어 장아찌로 30일 후에 먹는다.

▶발효액 만들기
- 봄에 꽃이 피기 전에 어린순을 뜯어 용기에 넣고 재료의 양만큼 설탕을 붓고 100일 정도 발효시킨 후에 발효액 1에 찬물 3을 희석해서 음용한다.

▶약술 만들기
- 여름에 비늘줄기(알뿌리)를 캐서 물로 씻고 물기를 뺀 다음 용기에 넣고 소주를 붓고 밀봉하여 3개월 후에 마신다.

▶약초 만들기
- 여름에 비늘줄기(알뿌리)를 캐서 햇볕에 말린다.

▶구분
- 옛날 사약으로 이용되던 독초인 박새와 비슷하다.
- 여로, 은방울꽃과 잎이 비슷하기 때문에 주의를 요한다.

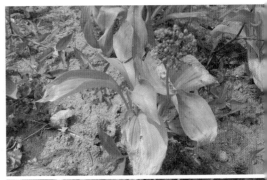

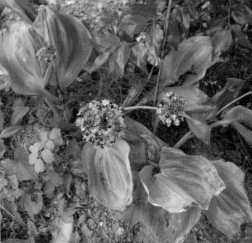

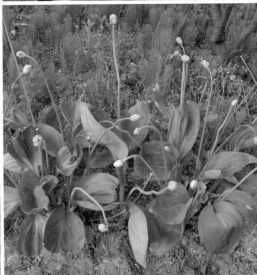

▼ 박새

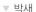
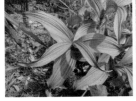

▼여로

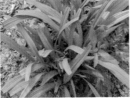

소화 불량·다이어트·자양 강장에 효능이 있는

율무 *Coix lachryma-jobi var. mayuen*

생약명 의이인(薏苡仁)—열매를 말린 것
이명 율무쌀·의미·의이·인미
분포 전국 각지, 밭에 재배

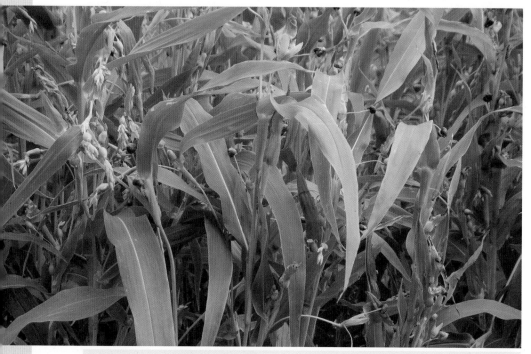

형태 • 율무는 볏과의 한해살이풀로 높이는 1.5m 정도이고, 잎은 어긋나고 잎몸과 잎집으로 구분된다. 잎몸은 너비는 약 2.5cm의 댓잎피침형으로서 녹색이고 가장자리가 거칠다. 끝으로 갈수록 뾰족하다. 꽃은 7~8월에 가지의 잎 겨드랑이서 길고 짧은 몇 개의 꽃이삭이 나온다. 씨방이 성숙하면 잎집은 딱딱해지고 검은 갈색으로 변한다. 열매는 9월 중순 이후에 타원형의 영과로 여문다. 품종에 따라 열매의 색깔이 다르다.

율무는 식용·약용으로 가치가 크다. 열매는 의이인이라 하며 밥·죽 등의 주식 외에 차를 끓여 마시거나 약재로 쓴다. 약용으로 쓸 때는 농도가 약한 천일염으로 삶아서 복용한다. 줄기에 달린 잎은 사료로 쓴다. 율무차는 비만한 사람의 다이어트에 좋고, 가루에 꿀을 배합해서 얼굴팩을 하면 피부 관리에 좋다.

▶**한방** 열매를 말린 것을 '의이인(薏苡仁)'이라 부른다. ▶**약성** 담백하며, 달고, 약간 차갑다. ▶**주요 효능** 운동계·비뇨기·소화기 질환에 효험, 암·신장염·만성 위염·수종·간염·근맥구련·관절 굴신 불리·다이어트·자양 강장 ▶**약리 작용** 혈압 강하·차습 작용 ▶**이용** 간염에는 뿌리를 캐어 잘 씻어 햇볕에 말려서 20g을 달여 하루에 3번 식후에 먹는다. 피부를 윤택하게 하고자 할 때에는 열매를 가루 내어 얼굴팩을 한다.

▶제철 음식 만들기
- 식용(열매) · 약용(열매 · 뿌리)
- 9월 중순 열매가 익었을 때 채취하여 밥에 넣어 먹는다.
- 9월 중순 열매가 익었을 때 채취하여 밀가루와 반죽하여 수제비로 먹는다.

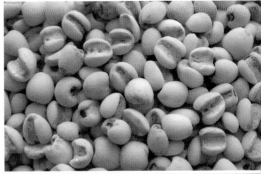

▶발효액 만들기
- 9월 중순 열매가 익었을 때 채취하여 용기에 넣고 재료의 양만큼 설탕을 붓고 100일 정도 발효시킨 후에 발효액 1에 찬물 3을 희석해서 음용한다.

▶약술 만들기
- 9월 중순 열매가 익었을 때 채취하여 용기에 넣고 19도의 소주를 부어 밀봉하여 3개월 후에 먹는다.

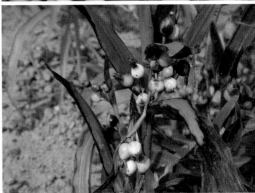

▶약초 만들기
- 가을에 율무의 열매가 익어 흑갈색으로 변하기 시작하면 열매를 채취하여 껍질을 벗겨 낸 후 햇볕에 말려 쓴다.
- 약용으로 쓸 때는 농도가 약한 소금물에 삶아서 쓴다.

▶금기
- 한꺼번에 임산부가 다량 복용하면 낙태할 위험이 있다

▶식초 만들기
- 9월이후 익은 율무를 따서 율무 20%+누룩 10%+물 70%를 용기에 넣고 한 달 후에 식초를 만들어 요리에 넣거나 찬물 3을 희석해서 음용한다.

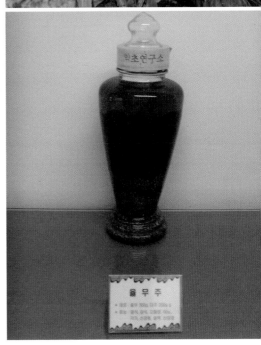

면역력 · 암 · 정력을 강화해 주는
마늘 *Allium sativum*

생약명 대산(大蒜)—비늘줄기(알뿌리)를 말린 것
이명 호산 · 산채 · 산산 · 야산
분포 농가에서 재배

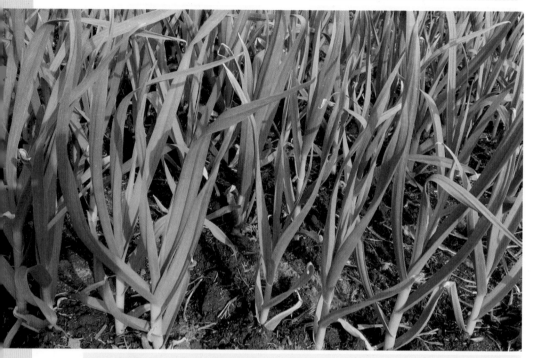

형태 · 마늘은 백합과의 여러해살이풀로 높이는 60cm 정도이고, 길고 납작한 잎이 3~4개가 어긋 나고, 비늘줄기는 5~6개의 작은 마늘쪽으로 되어 있고 얇은 껍질에 싸여 있다. 꽃은 7월에 꽃대 끝 에서 둥글게 연한 자주색으로 피고, 열매는 맺지 않는다.

　마늘은 미국 암센터에서 권장하는 항암식품 1위다. 강력한 화합물인 '알리신(allicin)' 과 혈전을 용해하는 '트롬복산'이 있고, 알리신의 항균력은 페니실린의 약 100배나 된다. 마늘은 몸을 따뜻하게 하여 말초 혈관을 확장시켜 주고 면역력을 강하게 해 준 다. 식용, 약용으로 가치가 크다. 식용과 양념으로 쓴다.

▶**한방** 비늘줄기(알뿌리)를 말린 것을 '대산(大蒜)'이라 부른다. ▶**약성** 따뜻하며 맵다. ▶**주요 효능** 순환계 · 운동계 질환에 효험, 감기 · 신경통 · 동맥 경화 · 고혈압 · 치질 · 변비 · 곽란 · 암 · 면역 력 강화 · 스태미나 강화 · 해독 · 냉증 · 구충 ▶**약리 작용** 항암 작용 · 항균 작용 · 항진균 작용 · 강심 작용 ▶**이용** 민간에서 기관지염에는 마늘을 으깨어 꿀에 반죽하여 식후에 먹는다. 정력 증 강에는 마늘+검은 참깨+꿀을 배합하여 가루 내어 환으로 만들이 1회에 20개씩 하루에 3번 먹는 다. 탈모증 · 티눈에는 껍질을 벗긴 마늘을 으깨어 하루에 3번 이상 환부에 바른다. 신경통에는 욕 조에 마늘을 넣고 목욕을 한다.

▶산나물 만들기

· 봄에 꽃이 피기 전에 연한 잎을 따서 양념으로 무쳐 나물로 먹는다.

▶제철 음식 만들기

· 식용(비늘줄기·알뿌리)·약용(비늘줄기)
· 연한 잎과 마늘종은 생으로 고추장에 찍어 먹고, 구워서 먹는다.
· 마늘껍질을 벗겨 내고 반찬의 양념으로 쓴다.
· 마늘종을 된장이나 고추장에 박아 30일 후에 먹는다.
· 자극적인 냄새가 강하고 매운맛이 있어 양념이나 향신료로 사용한다.

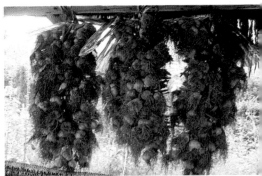

▶발효액 만들기

· 마늘을 통째로 채취하여 이물질을 제거하거나 또는 껍질을 벗긴 후 용기에 넣고 설탕을 녹인 시럽을 재료의 양만큼 붓고 100일 이상 발효시킨 후에 발효액 1에 찬물 3을 희석해서 음용한다.

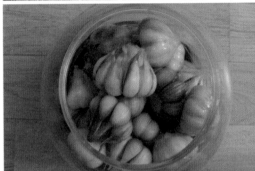

▶냄새 제거

· 마늘을 생으로 먹고 냄새를 제거할 때는 우유를 먹는다.

▶약초 만들기

· 5월에 마늘의 알뿌리를 캐내어 잎과 줄기를 제거하고 그늘에 말려 쓴다.

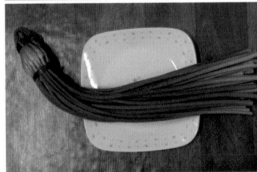

▶금기

· 어린이는 많이 먹지 않는다.
· 복용 중에 맥문동, 백하수오는 먹지 않는다
· 음기가 허약한 사람은 금한다.

▶식초 만들기

· 마늘 10%+천연현미식초 90% 용기에 넣고 한 달 후에 식초를 만들어 요리에 넣거나 찬물 3을 희석해서 음용한다.

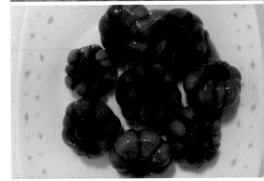

부종 · 황달 · 신체 허약에 효능이 있는

호박 *Cucurbita moschata Duchesne*

생약명 남과인(南瓜仁)·남과자(南瓜子)―여문 씨를 말린 것
이명 황과(黃瓜) · 남과근(南瓜根) · 황과등 · 남과 · 번남과 · 서호로 · 교과 · 번과 · 금과 · 왜과 · 북과 · 번포
분포 전국 농지의 밭두렁 · 담장 · 논둑 · 농가에서 재배

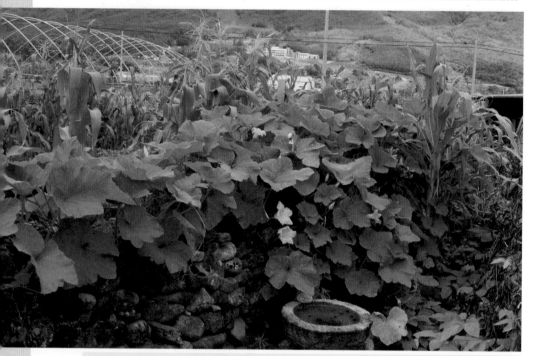

형태 · 호박은 박과의 한해살이덩굴풀로 길이는 8~10m 정도이고, 잎자루가 길고 큰 심장 모양의 잎이 어긋나고, 잎 가장자리는 5갈래로 얕게 갈라진다. 잎 겨드랑이에서 덩굴손이 나와 물체를 감고 올라간다. 전체에 거친 털이 있다. 꽃은 6~10월에 잎 겨드랑이에 1 송이씩 황색으로 피고, 열매는 7~10월에 노란색 · 녹색 · 붉은색으로 둥글게 크게 여문다.

호박은 웅덩이를 파고 호박씨를 파종하면 호박의 덩굴과 열매로 주위를 뒤덮을 정도로 번식력이 강하다. 조선 시대 승려들이 먹는 채소라 하여 '승소(僧蔬)', 중국 남쪽 지방에서 전해진 박이라 하여 '남과(南瓜)' 또는 '남만의 오이'라 부른다. 식용 · 약용으로 가치가 크다. 애호박 · 호박고지 · 호박범벅 · 약호박 등이 있다. 씨앗은 중금속의 해독에 좋다.

▶**한방** 여문 씨를 말린 것을 '남과인(南瓜仁) · 남과자(南瓜子)'라 부른다. ▶**약성** 따뜻하며 달다.
▶**주요 효능** 부인과 · 이비인후과 · 순환계에 효험, 신체 허약 · 유즙 부족 · 불면증 · 백일해 · 일사병 · 야맹증 · 부종 · 황달 · 이질 ▶**약리 작용** 이뇨 작용 · 구충 작용 · 살충 작용 ▶**이용** 산후 부종에는 늙은 호박을 삶아서 먹거나 늙은 호박 내부의 씨를 버리고 잔대+밤+대추+꿀을 넣고 달여서 복용한다. 신장염에는 호박속을 모두 버리고 그 속에 꿀을 넣고 삶은 물을 먹는다.

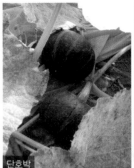
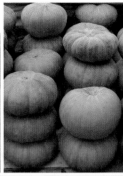

단호박

▶산나물 만들기
· 봄과 여름에 어린잎을 따서 잎 표면의 실껍질을 벗기거나 또는 손으로 비빈 후에 나물로 먹는다.

▶제철 음식 만들기
· 식용(꽃·잎·열매)·약용(씨)
· 애호박으로 부침개나 된장국에 넣어 먹는다.
· 핀 꽃을 따서 부침개·튀김·부각, 피지 않은 꽃을 따서 만두소를 넣고 만두를 만들어 먹는다.
· 애호박을 얇게 썰어 햇볕에 말려서 호박고지로 먹는다.
· 늙은 호박은 떡·호박죽으로 먹는다.
· 양념 무침·쌈채·볶음·전·무침·국수로 먹는다.
· 봄과 여름에 어린잎을 따서 손으로 비빈 후에 쌈으로 먹는다.
· 가을에 늙은 호박의 씨와 겉껍질을 벗겨 내고 생으로 먹거나 기름을 짠다.

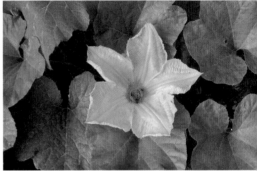

▶발효액 만들기
· 가을에 늙은 호박을 따서 속의 씨를 제거하고 엄지손가락 두 배 크기로 잘라 용기에 넣고 재료의 양만큼 설탕을 붓고 100일 정도 발효시킨 후에 발효액 1에 찬물 3을 희석해서 음용한다.

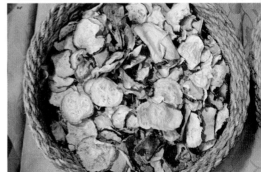

▶약초 만들기
· 가을에 잘 여문 호박의 씨를 받아 물에 씻어 햇볕에 말려 쓴다.

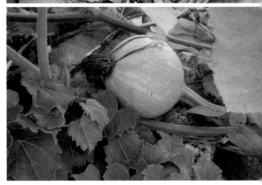

동맥 경화·혈액 순환·불면증에 효능이 있는

양파 *Allium cepa*

생약명 옥총(玉葱)–자줏빛이 도는 갈색의 껍질을 말린 것
이명 옥파, 둥글과
분포 전국 각지의 밭에 재배

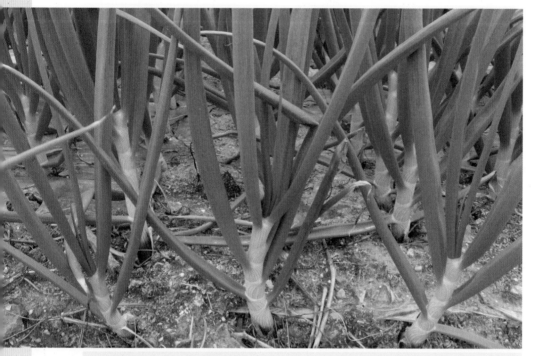

형태 • 양파는 백합과의 두해살이풀로 높이는 50~100cm 정도이고, 잎은 가늘고 긴데 속이 빈 원기둥의 모양이며 파처럼 생겼다. 꽃 줄기는 원기둥 모양이며 아래쪽이 부풀어 있으며 그 밑에 2~3개의 잎이 달린다. 잎은 꽃이 필 때 대개 말라 버린다. 꽃은 9월에 잎 사이에서 나온 꽃줄기 끝에 산형 꽃차례를 이루며 둥글게 흰색으로 핀다. 수술은 6개이고 암술은 1개이다.

　양파는 서양에서 건너온 파와 비슷한 식물이라 하여 '양파'라 부른다. 식용·약용으로 가치가 크다. 양파의 배당체에는 혈액의 유해 물질을 제거하여 동맥 경화와 고혈압을 예방하고 피로를 해소해 준다. 양파껍질에는 노화를 일으키고 피로 물질이 쌓이게 하는 활성산소를 제거한다. 항산화 영양소인 플라보노이드가 알갱이에 30~40배가 들어 있어 노인성 치매와 파킨슨병 등 뇌혈관 질환을 예방하는 것으로 밝혀졌다.

▶**한방** 자줏빛이 도는 갈색의 껍질을 말린 것을 '옥총(玉葱)'라 부른다. ▶**약성** 따뜻하고 맵다. ▶**주요 효능** 뇌기능 장애 및 악성 종양에 효험, 암·동맥 경화·고혈압·혈액 순환·치매 예방·파긴슨·뇌혈관·불면증·원기 부족 ▶**약리 작용** 혈압 강하·항염 작용 ▶**이용** 고혈압에는 자줏빛이 도는 종이처럼 얇은 막질을 채취하여 물에 달여 복용한다. 혈전을 제거하고자 할 때·피를 맑게 할 때는 양파를 생으로 먹거나 음식을 만들어 먹는다.

▶산나물 만들기
- 양파의 얇은 막질 껍질을 벗겨 내고 각종 요리에 나물로 먹는다.

▶제철 음식 만들기
- 식용(마늘종 · 양파 덩이) · 약용(얇은 막질 껍질)
- 음식의 양념이나 익혀서 먹는다.
- 생으로 먹거나 볶음, 간장에 재어 장아찌로 먹는다.
- 양파를 통째로 육수로 만들어 고기류나 음식의 재료로 쓴다.

▶발효액 만들기
- 6월 말에 양파의 껍질을 벗겨 내고 통째로 용기에 넣고 재료의 양만큼 설탕을 붓고 100일 이상 발효시킨 후에 발효액 1에 찬물 3을 희석해서 음용한다.

▶차 만들기
- 양파의 얇은 막질의 껍질을 벗겨 햇볕에 말려 찻잔에 조금 넣고 뜨거운 물을 부어 1~2분 후에 꿀을 타서 마신다.

▶냄새 제거하기
- 양파를 먹고 난 뒤에 김 1장이나 다시다를 먹는다.

▶약초 만들기
- 양파의 얇은 막질의 껍질을 벗겨 햇볕에 말려 쓴다.

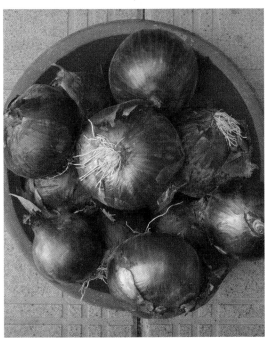
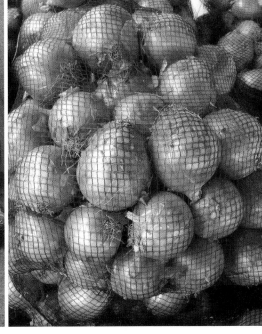

냉증·소화 불량·생선 중독에 효능이 있는

생강 *Zingiber officinale Roscoe*

생약명 생강(生薑)·선생강(鮮生薑)-캐낸 생뿌리줄기,
건강(乾薑)-뿌리줄기를 말린 것,
포강(炮薑)-생강을 불에 구운 것
이명 새망·새앙·새양·생이
분포 농가에서 재배

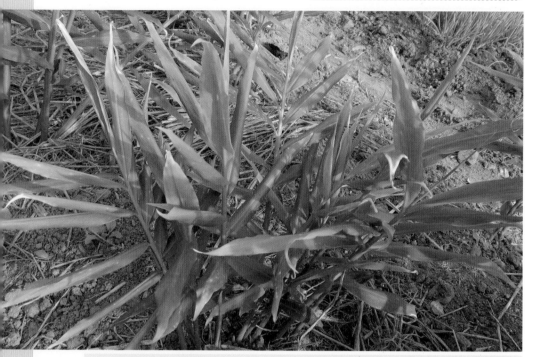

형태 · 생강은 생강과의 여러해살이풀로 높이는 30∼50cm 정도이고, 잎은 좁고 길며 어긋나고, 줄기가 곧게 자란다. 뿌리줄기는 연한 노란색으로 울퉁불퉁한 마디가 있다. 독특한 향기와 매운맛이 있다. 우리나라에서는 꽃이 피지 않는다. 열대 지방에서는 꽃은 6월에 꽃줄기 끝에 연한 노란색으로 피고, 열매는 10월에 긴 타원형으로 붉은색으로 여문다.

생강은 한여름의 양기를 받아 '생강'이라 부른다. 식용·약용으로 가치가 크다. 매운맛과 향긋해 양념으로 쓰이고 생선·고기의 냄새를 없애는 데 사용한다. 카레·소스 등의 원료와 향신료의 주재료로 쓴다. 약으로 쓸 때는 날것을 탕으로 사용한다. 전국에서 전북 완주군 봉동이 유명하다.

▶**한방** 캐낸 생뿌리줄기를 '생강(生薑)·선생강(鮮生薑)', 뿌리줄기를 말린 것을 '건강(乾薑)', 생강을 불에 구운 것을 '포강(炮薑)'이라 부른다. ▶**약성** 따뜻하며, 맵다. ▶**주요 효능** 건위제·호흡기·소화기 질환에 효험, 냉증·대하증·관절통·천남성과 반하의 중독·생선 중독·담식·소화 불량·복통·비염 ▶**약리 작용** 항균 작용·살균 작용·건위 작용·해열 작용 ▶**이용** 만성 위염에는 생강을 4g을 캐서 물로 씻고 적당한 크기로 잘라 물에 달여서 마신다. 감기에 걸렸을 때는 생강과 대추를 물에 달여서 꿀을 타서 먹는다.

▶**산나물 만들기**
- 봄에 꽃이 피기 전에 어린순을 따서 나물로 먹는다.

▶**제철 음식 만들기**
- 식용(뿌리줄기)·약용(뿌리줄기)
- 잎이나 뿌리덩이를 찌개·탕·무침의 부재료 양념으로 쓴다.
- 생선이나 고기를 삶을 때 고기 양념에 넣어 비린내를 없앤다.
- 생강김치를 담가 먹거나 잎을 간장에 재어 장아찌로 먹는다.

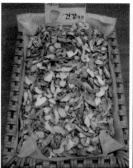
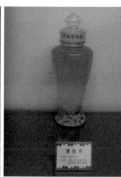

▶**차 만들기**
- 강판에 곱게 간 생강을 찻잔에 한 숟갈을 넣고 뜨거운 물을 부어 1~2분 후에 꿀을 타서 마신다.

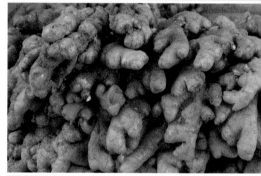

▶**발효액 만들기**
- 가을에서 초겨울 사이에 뿌리줄기를 캐서 잔뿌리를 제거하고 물로 씻고 물기를 뺀 다음 적당한 크기로 자르거나 녹즙기에 갈거나 절구에 빻아서 용기에 넣고 재료의 양만큼 설탕을 붓고 100일 정도 발효시킨 후에 발효액 1에 찬물 3을 희석해서 음용한다.

▶**약술 만들기**
- 가을에서 초겨울 사이에 뿌리줄기를 캐서 잔뿌리를 제거하고 물로 씻고 물기를 뺀 다음 용기에 넣고 19도의 소주를 부어 밀봉하여 3개월 후에 먹는다.

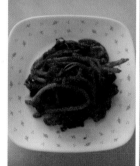
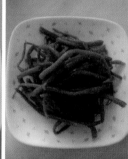

▶**구분**
- 건강은 생강을 물에 담갔다 말린 것
- 흑강은 검게 될 때까지 불에 구운 것
- 건생강은 캐서 볕에 말린 것

▶**약초 만들기**
- 가을에서 초겨울 사이에 뿌리줄기를 캐서 잔뿌리를 제거하고 마르지 않도록 습한 모래에 묻어 서늘한 곳에 보관한다.
- 생강을 얇게 썰어 설탕에 조려 건조시켜 편강을 만든다.

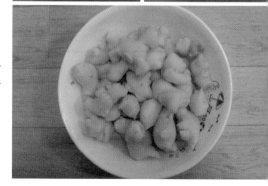

▶**금기**
- 복용 중에 당귀·현삼·하눌타리 등을 금한다.

인후염·종기·기관지염에 효능이 있는

머위 *Petasites japonicus*

생약명 봉두근(蜂斗根)—뿌리를 말린 것,
봉두채(蜂斗菜)—줄기를 말린 것,
관동화(款冬花)—꽃봉오리를 말린 것
이명 사두초·머구·머우·관동
분포 전국 각지, 산과 들의 습지

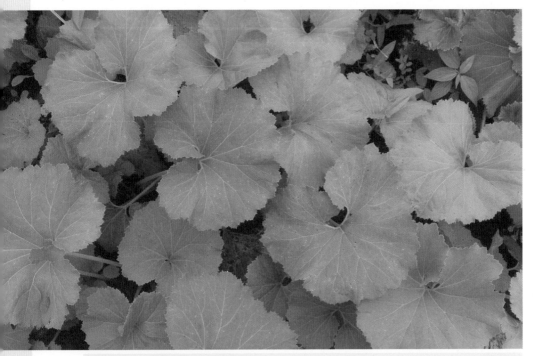

형태 · 머위는 국화과의 여러해살이풀로 높이는 5~60cm 정도이고, 땅속줄기에서 잎이 나고, 잎자루가 길고 전체에 털이 있고 가장자리에 톱니가 있다. 꽃은 4월에 작은 꽃이 잎보다 먼저 꽃줄기 끝에 모여 암꽃은 흰색, 수꽃은 황백색으로 피고, 열매는 6월에 원통 모양의 수과로 여문다.

머위는 추운 겨울에 자란다 하여 '관동(款冬)'이라 부른다. 잎에는 약간 떫은맛이 나므로 끓는 물에 데친 후 찬물에 담가 우려낸 후 먹는다. 식용, 약용으로 가치가 크다. 어린잎은 쌈으로 먹고, 잎자루는 겉껍질을 벗겨 내고 나물로 먹는다. 예로부터 가래와 기침을 없애고 해독 작용하는 것으로 알려져 있다. 약으로 쓸 때는 주로 탕으로 쓰거나 생즙을 만들어서 사용한다.

▶**한방** 뿌리를 말린 것을 '봉두근(蜂斗根), —줄기를 말린 것을 봉두채(蜂斗菜), —꽃봉오리를 말린 것을 관동화(款冬花)'라 부른다. ▶**약성** 따뜻하며, 맵다. ▶**주요 효능** 호흡기·소화기·비뇨기 질환에 효험, 해수·기관지염·비염·식체(어류)·암(식도암)·어혈·옹종·인후염·편도선염·치루 ▶**약리 작용** 해독 작용·항염 작용 ▶**이용** 기관지염·천식에는 말린 꽃봉오리는 1회에 10~15g씩, 뿌리를 말린 약재는 1회 3~6g씩 달이고 생것은 즙을 내어 복용한다. 피부병 치료에는 머위를 삶은 물로 목욕을 한다.

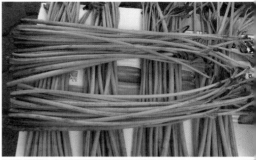

▶산나물 만들기
· 봄에 꽃이 피기 전에 어린순을 따서 쌈이나 나물로 먹는다.

▶제철 음식 만들기
· 식용(꽃봉오리 · 줄기 · 잎) · 약용(꽃봉오리 · 뿌리)
· 봄에 꽃봉오리를 따서 튀김으로 먹는다.
· 봄에 꽃이 피기 전에 잎을 따서 부침개 · 부각으로 먹는다.
· 여름에 통째로 채취하여 줄기의 껍질을 벗겨내고 무침 · 국거리로 먹는다.

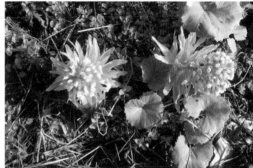

▶차 만들기
· 봄에 꽃봉오리를 통째로 채취하여 찻잔에 한 송이를 넣고 뜨거운 물을 부어 1~2분 후에 꿀을 타서 마신다.

▶발효액 만들기
· 봄에 꽃이 피기 전에 잎을 따서 용기에 넣고 재료의 양만큼 설탕을 붓고 100일 정도 발효시킨 후에 발효액 1에 찬물 3을 희석해서 음용한다.

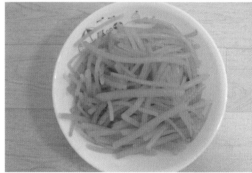

▶약술 만들기
· 잎과 꽃이 모두 진 후에 뿌리를 캐서 물로 씻고 물기를 뺀 다음 용기에 넣고 19도의 소주를 부어 밀봉하여 3개월 후에 먹는다.

▶약초 만들기
· 봄에 꽃봉오리를 따서 그늘에 말리고, 가을에 뿌리를 캐어 햇볕에 말려 쓴다.

▶금기
· 몸이 냉한 사람은 복용을 금한다.

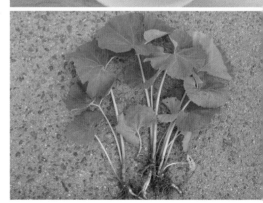

함염 · 신경통 · 관절염에 효능이 있는

강활 *Ostericum koreanum*

생약명 강활(羌活)─뿌리줄기 및 뿌리를 말린 것
이명 강호리 · 강골 · 장생초 · 강청
분포 경기도, 강원도, 높은 산지나 물가, 깊은 골짜기

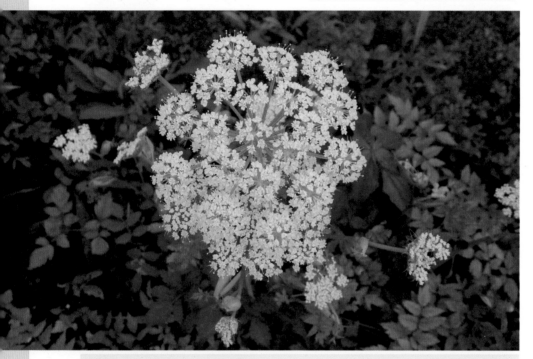

형태 · 강활은 산형과의 여러해살이풀로 높이는 2m 정도이고, 잎은 어긋나고 깃꼴겹잎이며 갈래는 뾰쪽한 타원형이고 가장자리에 톱니가 있다. 꽃은 8~9월에 가지 끝에서 10~30개가 복산형의 꽃차례를 이루며 흰색으로 피고, 열매는 10월에 날개 있는 타원형의 분과로 여문다.

강활은 식용 · 약용 · 관상용으로 가치가 크다. 전체에 방향성이 있다. 예로부터 통증과 경련을 진정시키는 데 썼고, 어린순은 나물로 먹었다. 쓴맛이 강해 끓는 물에 데친 후 여러 번 찬물에 담가 충분히 우려낸 후 나물로 무쳐 먹는다. 약으로 쓸 때는 탕으로 쓰거나 환제 또는 산제로 쓴다.

▶**한방** 뿌리줄기 및 뿌리를 말린 것을 '강활(羌活)'이라 부른다. ▶**약성** 따뜻하며, 쓰고, 맵다. ▶**주요 효능** 호흡기 · 신경계 질환에 효험, 신경통 · 관절염 · 중풍 · 감기 · 두통 · 치통 ▶**약리 작용** 항균 작용 · 진통 작용 · 항염 작용 · 해열 작용 · 발산 작용 · 산화 방지 작용 ▶**이용** 치통에는 말린 약재를 1회 5g을 달여서 4~5회 복용한다. 어깨의 관절통에는 강활+방풍+당귀+감초+적작약 각각 3g씩 배합하여 물에 달여 복용한다.

▶ 산나물 만들기
· 봄에 어린순을 따서 쌈이나 나물로 무쳐 먹는
다.

▶ 제철 음식 만들기
· 식용(꽃 · 어린순) · 약용(뿌리)
· 튀김 · 부침개 · 된장찌개로 먹는다.
· 봄에 어린잎을 따서 삶아 묵나물로 먹는다.

▶ 차 만들기
· 여름에 꽃을 채취하여 찻잔에 3~4개를 넣고
뜨거운 물을 부어 1~2분 후에 꿀을 타서 마신
다.

▶ 발효액 만들기
· 봄에 꽃이 피기 전에 잎을 채취하여 용기에 넣
고 재료의 양만큼 설탕을 붓고 100일 정도 발
효시킨 후에 발효액 1에 찬물 3을 희석해서 음
용한다.

▶ 약술 만들기
· 가을에 잎과 열매가 진 후에 뿌리를 캐서 잔뿌
리를 제거한 후에 물로 씻고 물기를 뺀 다음 용
기에 넣고 19도의 소주를 부어 밀봉하여 3개월
후에 먹는다.

▶ 약초 만들기
· 가을에 뿌리를 캐서 잔뿌리를 제거하고 잘 씻
어 햇볕에 말려 쓴다.

▶ 금기
· 독초인 지리강활과 비슷하다.
· 빈혈로 인한 사지 마비에는 쓰지 않는다.

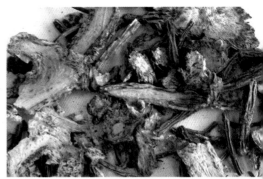
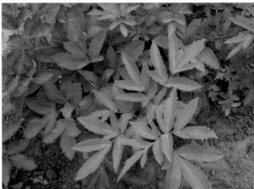
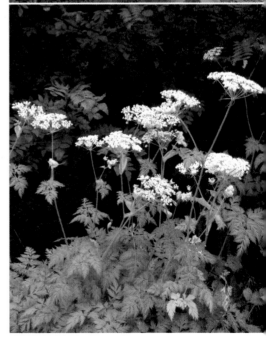

항염 · 소화 불량 · 장염에 효능이 있는

목향 *Inula helenium*

생약명 토목향(土木香)—뿌리를 말린 것
이명 청목향
분포 전국 밭에서 재배

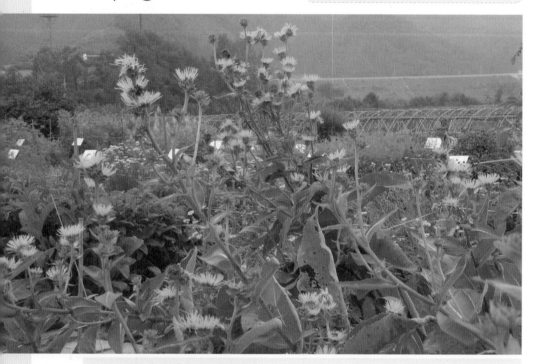

형태 · 목향은 국화과의 여러해살이풀로 높이는 50~100cm 정도이고, 잎은 어긋나며 타원형으로 끝이 뾰쪽하고 가장자리에 불규칙한 톱니가 있다. 뒷면에 털이 촘촘히 나 있다. 꽃은 7~8월에 두 상화로 줄기 위쪽의 잎 겨드랑이에 1개씩 노란색으로 피고, 열매는 9~10월에 연한 적갈색의 수과로 여문다.

목향의 꽃에서 꿀 향기가 나기 때문에 '밀향(蜜香)', 뿌리에서도 향이 나기 때문에 '목향(木香)'이라 부른다. 식용 · 약용 · 관상용으로 가치가 크다. 예로부터 어린순을 채취하여 감초물에 삶아서 목향채(木香菜)를 만들어 먹었다. 약으로 쓸 때는 탕으로 쓰거나 산제 또는 환제로 사용한다. 환을 만들 때 목향을 배합해서 쓴다.

▶**한방** 뿌리를 말린 것을 '토목향(土木香)'이라 부른다. ▶**약성** 따뜻하며, 맵고, 쓰다. ▶**주요 효능** 호흡기 · 소화기 질환에 효험, 소화 불량 · 만성 장염 · 흉부 창만 · 위염 · 구토 · 지통 · 이질 · 소변 불리 ▶**약리 작용** 구충 작용 · 항균 작용 · 소염 작용 ▶**이용** 위염 · 복통에는 뿌리 6~12g을 달여서 먹는다. 소화 불량에는 뿌리 10g을 달여서 먹는다.

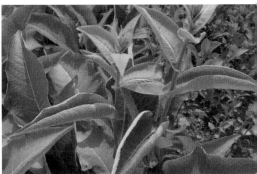

▶산나물 만들기
- 봄에 어린순을 채취하여 끓는 물에 살짝 데쳐 나물로 무쳐 먹는다.

▶제철 음식 만들기
- 식용(꽃·어린 순)·약용(뿌리)
- 꽃이 피기 전에 잎을 따서 튀김·부침개로 먹는다.
- 꽃을 따서 튀김으로 먹는다.

▶차 만들기
- 봄에 꽃이 피기 전에 꽃봉오리를 따서 찻잔에 1개를 넣고 뜨거운 물을 부어 1~2분 후에 꿀을 타서 마신다.

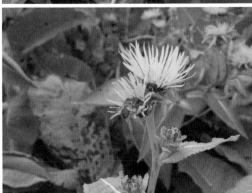

▶발효액 만들기
- 봄에 어린순을 따서 용기에 넣고 재료의 양만큼 설탕을 붓고 100일 정도 발효시킨 후에 발효액 1에 찬물 3을 희석해서 음용한다.

▶약술 만들기
- 가을에 뿌리를 캐서 물로 씻고 물기를 뺀 다음 용기에 넣고 19도의 소주를 부어 밀봉하여 3개월 후에 먹는다.

▶약초 만들기
- 가을에 뿌리를 캐어 햇볕에 말려 쓴다.

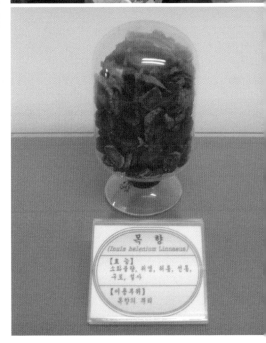

항염 · 편도선염 · 인후염에 효능이 있는

초롱꽃 *Campanula punctata Lamarck*

생약명 산소채(山小菜)—전초를 말린 것
이명 자반풍령초 · 풍령초 · 종꽃
분포 전국에 재배

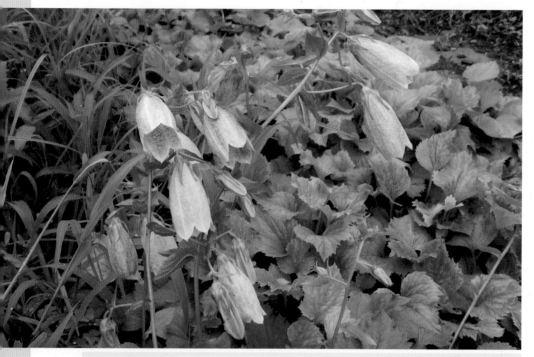

형태 · 초롱꽃은 초롱꽃과의 여러해살이풀로 높이는 50∼90cm 정도이고, 전체에 털이 나 있고, 줄기는 곧고, 잎은 호생, 잎자루가 있거나 없으며, 긴난형, 꽃자루는 길다. 꽃은 5∼8월에 줄기 끝 위에 흰색에 자주색의 반점이 있고 송이씩 붙으며 종 모양으로 피고, 열매는 9∼10월에 삭과로 여문다.

초롱꽃은 초롱불을 켜는 초롱을 닮아 '초롱꽃'이라 이름이 붙여졌다. 금강초롱꽃은 금강산에서 처음 발견되었고, 섬초롱은 울릉도 해안 초원 지대에서 많이 자란다. 초롱꽃은 식용 · 약용 · 관상용으로 가치가 크다. 금강초롱은 강원도 북부 지방의 고지대에 분포한다. 섬초롱은 풀 전체에서 향이 나는 방향성 식물로 꽃이 매우 아름다워 관상초로 좋다.

▶**한방** 전초를 말린 것을 '산소채(山小菜)'라 부른다. ▶**약성** 평온하며, 달다. ▶**주요 효능** 소화기 질환에 효험, 편도선염 · 인후염 · 천식 · 보익 · 경풍 · 한열 · 보폐 ▶**약리 작용** 항염 작용 ▶**이용** 편도선염, 인후염에는 전초 10g을 달여서 먹는다. 경풍에는 뿌리 5g을 달여서 먹는다.

1
산에 있는 산야초
식용

▶**산나물 만들기**
- 봄에 잎을 채취하여 끓는 물에 살짝 데쳐서 나물로 무쳐 먹는다.

▶**제철 음식 만들기**
- 식용(어린잎)·약용(뿌리)
- 봄에 잎을 뜯어 쌈이나 부침개로 먹는다.
- 섬초롱의 뿌리를 산소채(山小菜)라 하여 샐러드로 소스에 무쳐 먹는다.
- 삶아서 묵나물로 먹는다.

▶**차 만들기**
- 봄에 꽃을 통째로 채취하여 용기에 넣고 15일간 꿀에 재어 찻잔에 1~2 스푼을 넣고 뜨거운 물을 부어 1~2분 후에 마신다.

▶**발효액 만들기**
- 봄에 잎을 채취하여 용기에 넣고 재료의 양만큼 설탕을 붓고 100일 정도 발효시킨 후에 발효액 1에 찬물 3을 희석하여 음용한다.

▶**구분**
- 금강초롱은 털이 없고, 섬초롱은 풀 전체에 거친 털이 있다.

▶**약초 만들기**
- 가을에 뿌리줄기를 채취하여 햇볕에 말려 쓴다.

▶**금기**
- 희귀 식물인 금강초롱은 채취 금지 약초이다.

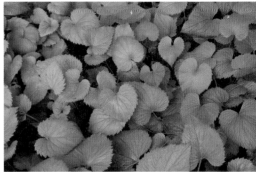
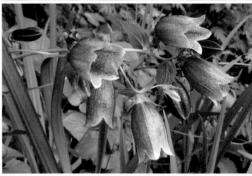
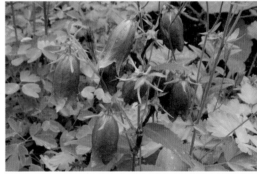
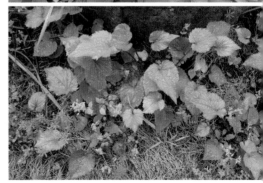

신장 · 신경통 · 관절염에 효능이 있는

호장근 *Reynoutria japonica Houtt*

생약명 호장근(虎杖根)―줄기와 뿌리를 말린 것
이명 고장 · 반장 · 산간 · 산장 · 오불삼 · 관절대 ·
　　　싱아 · 감제풀
분포 전국의 산과 들

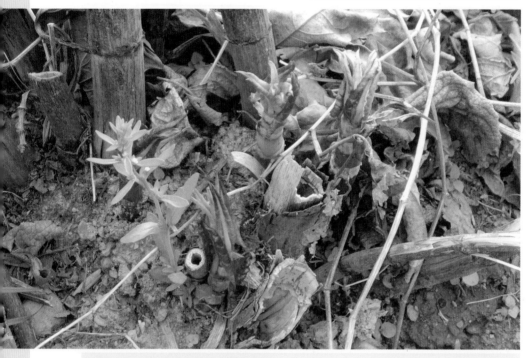

형태 · 호장근은 마디풀과의 여러해살이풀로 높이는 1~1.5m 정도이고, 줄기 속은 비어 있고, 어릴 때는 자줏빛 반점이 있다. 잎은 어긋나고 길이는 6~15cm의 넓은 달걀꼴로서 끝이 짧게 뾰족하고 밑은 갈라 낸 것처럼 반듯하고 가장자리는 물결 모양이다. 꽃은 암수 딴 그루로 6~9월에 가지 끝에 총상화서 자잘하게 흰색으로 피고, 열매는 9~10월에 세모진 달걀 모양의 수과로 여문다.

　호장근은 줄기에 호랑이처럼 반점이 있다 하여 '호장근(虎杖根)'이라 부른다. 호장근은 우리나라 특산종이다. 유사종으로 울릉도에서 나는 것을 왕호장근, 잎에 무늬가 있는 것을 무늬호장근이라 부른다. 호장근은 식용 · 약용 · 관상용 · 밀원용으로 가치가 크다. 뿌리를 달인 물은 물감으로 이용한다. 그리고 경락(經絡)과 기혈(氣血)이 정체되어 나타나는 마비나 타박상에 쓴다.

▶**한방** 줄기와 뿌리를 말린 것을 '호장근(虎杖根)'이라 부른다. ▶**약성** 평온하며, 쓰다. ▶**주요 효능** 간경화 · 종독 · 통증 질환에 효험, 위장병 · 악성 임질 · 어혈 · 종양 · 이뇨 · 신경통 · 관절염 · 풍습성동통 · 수종 · 월경 불순 · 간염 · 황달 · 고지혈증 · 회상 · 소화기 출혈 · 금성 간염 ▶**약리 작용** 항균 작용 · 항바이러스 작용 · 소염 작용 · 지혈 작용 · 사하 작용 ▶**이용** 관절염에는 뿌리줄기 20g을 달여서 먹는다. 간염, 기침에는 뿌리 5g을 달여서 먹는다.

▶산나물 만들기

· 봄에 갓 나온 새싹과 연한 순의 밑동을 잘라서 끓는 물에 살짝 데쳐서 나물로 무쳐 먹는다.

▶제철 음식 만들기

· 식용(어린 잎) · 약용(뿌리)

· 조림 · 볶음 · 튀김 · 부침개 · 부각으로 먹는다.

▶차 만들기

· 가을~겨울에 뿌리를 채취하여 물로 씻고 6~10g을 넣고 약한 불로 끓여 건더기는 건져 내고 국물만 용기에 담아 냉장고에 보관하여 먹는다.

▶발효액 만들기

· 여름에 전초를 채취하여 용기에 넣고 재료의 양만큼 설탕을 붓고 100일 정도 발효시킨 후에 발효액 1에 찬물 3을 희석해서 음용한다.

▶약초 만들기

· 여름에 어린순을 따서 그늘에 말려 쓴다.

· 가을에 뿌리줄기와 뿌리를 채취하여 햇볕에 말려 쓴다.

▶금기

· 설사나 물변을 배설할 때는 금한다.

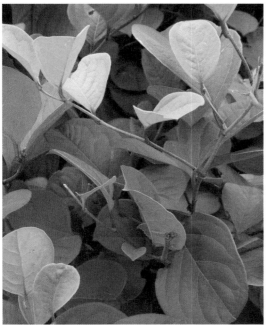
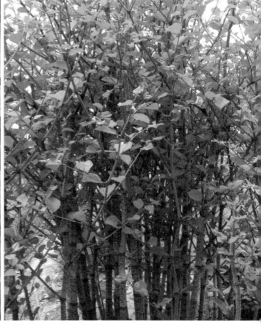

면역 · 폐 · 원기 회복에 효능이 있는
산삼 *Panax ginseng Nees*

생약명 산양산삼(山養山蔘)─뿌리를 말린 것
이명 천종 · 지종 · 인종 · 장뇌 · 산양삼 · 고려삼
분포 동쪽과 북쪽 사이(동북간)의 45도 방향으로 된
　　산에서 침엽수와 활엽수가 2:3의 비율로 배열된
　　반 음지의 깊은 산 속

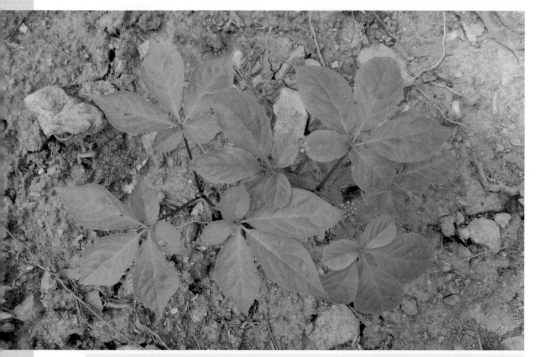

형태 · 산삼은 두릅나뭇과의 여러해살이풀로 높이는 50~60cm 정도이고, 잎은 돌려 나고 손바닥 모양의 겹잎이며 가장자리에 톱니가 있다. 꽃은 암수 한 그루이며 4월에 잎 가운데서 나온 긴 꽃줄기 끝에 작은 꽃이 모여 연한 녹색으로 피고, 열매는 선홍색의 핵과로 여문다.

　예로부터 산삼(山蔘)은 신(神)의 가호를 받아 죽어 가는 사람도 살릴 수 있다는 약효가 있어 만병통치(萬病通治) · 불로초(不老草) · 불사약(不死藥) · 신약영초(神藥靈草) · 신초(神草)라 부른다. 천종(天種)은 하늘이 내린 천연 산삼, 지종(地種)은 새나 짐승이 산삼씨를 먹고 배설하여 자란 산삼, 장뇌(長腦)는 사람이 산삼씨를 심어서 자란 산삼이다. 식용 · 약용으로 가치가 크다.

▶**한방** 뿌리를 말린 것을 '산양산삼(山養山蔘)'이라 부른다. ▶**약성** 따뜻하고 약간, 쓰며 달다. ▶**주요 효능** 면역계와 폐 질환에 효험, 암 · 면역력 강화 · 신체 허약 · 권태 무력 · 기혈 부족 · 스태미나 강화 ▶**약리 작용** 항암 작용, 항염증 작용 ▶**이용** 원기가 몹시 허약한 허혈증에는 7년 이상 된 산양산삼 10뿌리+토종닭에 닭백숙으로 먹는다. 기(氣)를 보하고자 할 때는 산양 산삼+백출+복령+감초를 배합하여 사군자탕으로 달여서 하루 3번 나누어 복용한다.

▶ 산삼 음식 만들기

- 식용(잎·줄기·열매·뿌리)·약용(뿌리)
- 삼을 채삼하여 흙을 제거한 후에 생것으로 먹는다.
- 산삼은 소화가 잘 안 되기 때문에 공복에 10분 이상 잎부터 뿌리까지 꼭꼭 씹어서 먹는다.
- 4년 미만인 뿌리는 삼계탕과 백숙 등에 넣어 먹는다.
- 산양산삼을 잘게 썰어 꿀에 담가 정과로 먹는다.

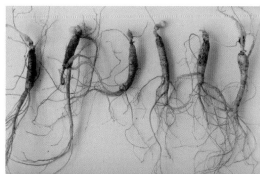

▶ 산양 산삼 차 만들기

- 봄에 잎·줄기·뿌리를 통째로 채삼하여 물에 달여 꿀을 타서 마신다.

▶ 산삼 발효액 만들기

- 6년 이상 된 뿌리를 캐서 뇌두(삼의 싹이 나오는 대가리 부분)를 떼어 버리고 물로 씻고 물기를 뺀 다음 용기에 넣고 재료의 양만큼 설탕을 붓고 100일 정도 발효시킨 후에 발효액 1에 찬물 3을 희석해서 음용한다.

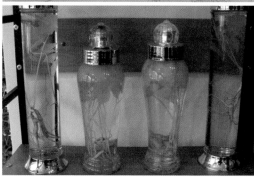

▶ 산삼주 만들기

- 6년 이상 된 뿌리를 캐서 뇌두를 떼어 버리고 물로 씻고 물기를 뺀 다음 용기에 넣고 소주(19 도)를 부어 밀봉하여 3개월 후에 먹는다.

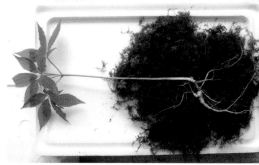

▶ 산삼의 사계(四季)

- 춘절삼(春節蔘)－지상부(열매·꽃대·삼잎·삼가지·삼대)와 지하부(뇌두·몸통·잔뿌리)까지 온전한 삼 전체
- 하절삼(夏節蔘)－열매가 빨갛게 되기 시작할 때의 삼
- 황절삼(黃節蔘)－잎이 다 떨어지고 모든 영양분이 뿌리로 돌아간 삼
- 동삼(冬蔘)－뿌리로만 겨울을 나는 삼

▶ 약초 만들기

- 봄에 잎·줄기·뿌리를 통째로 캐서 마르기 전에 쓴다.

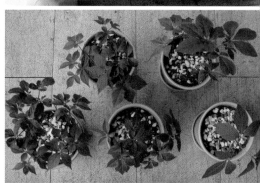

면역력·암(혈액·림프종)혈액을 정화해 주는

천년초 *Opuntia humitusa*

생약명 천년초(千年草)—잎과 줄기를 말린 것
이명 태삼 · 불로초 · 손바닥 선인장
분포 전국의 산기슭이나 밭, 제주도, 농가에서 재배

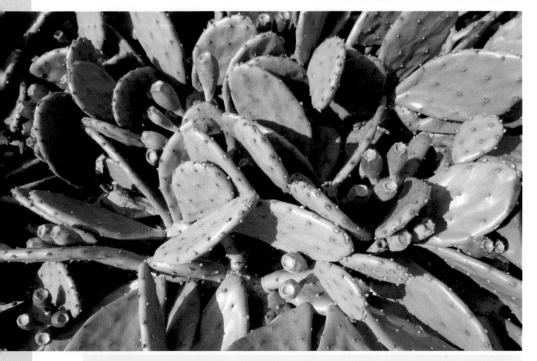

형태 · 천년초는 선인장과의 여러해살이풀로 높이는 30cm 정도이고, 잎은 줄기에 촘촘히 붙어 나고 긴 피침형 모양으로 가죽질이다. 잎과 줄기에는 가는 가시가 있다. 꽃은 6월에 줄기 끝에 노란색으로 피고, 열매는 8월에 여문다.

천년초는 섭씨 40도가 넘는 여름철 더위에도, 영하 20도의 한겨울 눈보라 속에서도 살아남을 정도로 생명력이 강하다. 우리 조상은 천년초의 나이를 알 수 없어 '불로초(不老草)', 뿌리에서 인삼 냄새가 난다고 하여 '태삼(太蔘)', 제주도에서는 손바닥 모양을 닮았다 하여 열대성 귀화 선인장인 백년초와 구분 없이 '손바닥 선인장'이라 부른다. 식용과 약으로 가치가 크다. 아시아와 아프리카에 약 50여 종이 분포한다.

▶**한방** 잎과 줄기를 말린 것을 '천년초(千年草)'라 부른다. ▶**약성** 따뜻하며 달다. ▶**주요 효능** 혈관계 및 순환기에 효험, 암 · 비염 · 변비 · 천식 · 아토피 · 고혈압 · 당뇨병 · 동맥 경하 · 골다공증 ▶**약리 작용** 항균 작용, 항염증 작용 ▶**이용** 살이 벤 곳이나 가려울 때는 짓찧어 환부에 바른다. 기관지 천식 · 아토피 · 무좀 · 습진 · 가려움증 · 탈모 · 화상 · 상처 · 위염 · 장염에 응용한다.

1

산에 있는 산야초

약용

▶ **제철 음식 만들기**

· 식용(꽃·잎·줄기·뿌리)·약용(잎과 줄기)

· 천년초로 달인 물로 육수를 만들어 찌개·밥에 넣어 먹는다.

· 꽃을 튀김·부침개로 먹는다.

· 열매로 국수·칼국수·냉면·만두소로 먹는다.

· 오가피+꾸지뽕+감초+대추+천년초를 배합하여 육수를 만들어 요리에 쓴다.

▶ **꽃차 만들기**

· 6월에 노란꽃을 따서 찻잔에 넣고 뜨거운 물을 부어 우려내어 마신다.

▶ **발효액 만들기**

· 봄에 잎과 줄기를 채취하여 가시를 제거한 후에 물로 씻고 물기를 뺀 다음 적당한 크기로 잘라 용기에 넣고 재료의 양만큼 설탕을 붓고 100일 이상 발효시킨 후에 발효액 1에 찬물 3을 희석해서 음용한다.

▶ **구분**

· 제주도의 백년초와는 다르다.

▶ **약초 만들기**

· 꽃봉오리를 따서 그늘에 말려 쓴다.

· 꽃이 피기 전에 잎과 줄기, 뿌리를 통째로 채취하여 햇볕에 말려 쓴다.

▶ **식초 만들기**

· 천년초 줄기 20%+천연 현미식초 80%를 용기에 넣고 한 달 후에 식초를 만들어 요리에 넣거나 찬물 3을 희석해서 음용한다.

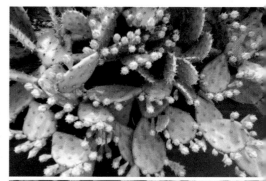
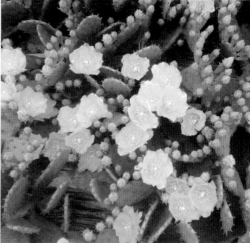
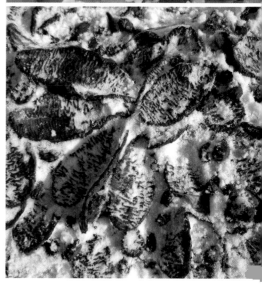

갑상선·연주창·항암에 효능이 있는

꿀풀 *Prunella vulgaris var. liacina*

생약명 하고초(夏枯草)·고원초(高遠草)
 ─다 자란 전초를 말린 것
이명 가지골나물·꿀방망이·동풍·철색초·
 맥하초·근골초·봉두초·제비꿀풀·화살통풀
분포 산기슭의 양지쪽 풀밭

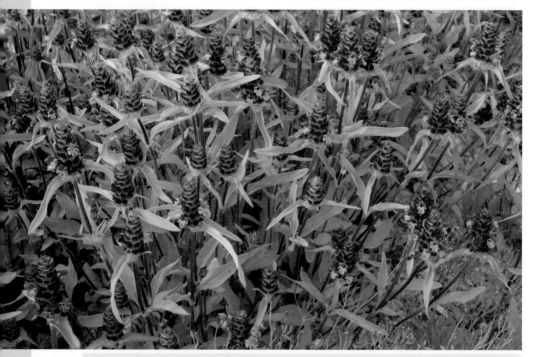

형태 • 꿀풀은 꿀풀과의 여러해살이풀로 높이는 10~40cm 정도이고, 긴 타원형의 잎이 마주 나고 가장자리는 밋밋하거나 톱니가 있고, 전체에 흰색털이 있고, 줄기는 네모꼴로 곧게 서고 밑부분에서 땅속줄기가 뻗어 나온다. 꽃은 5~7월에 줄기나 가지 끝에서 이삭 모양으로 이루며 붉은빛을 띤 보라색으로 피고, 열매는 9월에 여문다.

　꿀풀은 방망이처럼 생긴 꽃차례에 꽃이 빽빽이 달려 있어 '꿀방망이', 꽃이 입술 모양을 닮았다 하여 '순형화관(脣形花冠)', 꽃에서 꿀맛이 나기 때문에 '꿀풀'이라 부른다. 유사종으로 흰꽃이 피는 것을 흰꿀풀, 붉은꽃이 피는 붉은꿀풀이 있다. 식용·약용·밀원용으로 가치가 크다. 꽃과 어린순은 식용하고, 지상부의 전체를 말린 것을 약용한다. 잎을 달인 물은 복수암, 혈관 확장에 효험이 있고 종기와 염증에 쓴다.

　▶**한방** 다 자란 전초를 말린 것을 '하고초(夏枯草)'라 부른다. ▶**약성** 차며, 맵고 쓰다. ▶**주요 효능** 갑상선 질환·염증에 효험, 갑상선·나력(瘰癧)·연주창·급성 유선염·유암·고혈압 ▶**약리 작용** 혈압 강하 작용·항균 작용·이뇨 작용·혈관 확장 작용·염증 억제 작용·항암 억제 작용(복수암·육아 육종) ▶**이용** 갑상선종·종기에는 생풀을 짓찧어 종양의 환부에 붙인다. 고혈압에는 말린 약재를 1회 1~3g씩 달이거나 가루 내어 복용한다.

1
산에 있는 산야초

약용

▶산나물 만들기
- 봄에 꽃이 피기 전에 어린잎을 따서 끓는 물에 살짝 데쳐서 나물로 먹는다.

▶제철 음식 만들기
- 식용(꽃·생잎)·약용(말린 전초)
- 봄에 꽃을 따서 튀김·부침개 위에 놓아 먹는다.
- 봄에 꽃이 피기 전에 어린순을 따서 김치를 담가 먹는다.

▶꽃차 만들기
- 5~7월에 꽃을 따서 그늘에 말려 3~6g을 찻잔에 넣고 끓는 물을 부어 우려내어 마신다.

▶발효액 만들기
- 봄에 꽃이 피기 전에 전초를 채취하여 용기에 넣고 재료의 양만큼 설탕을 붓고 100일 이상 발효시킨 후에 발효액 1에 찬물 3을 희석해서 음용한다.

▶약술 만들기
- 봄에 잎과 뿌리를 통째로 따서 물로 씻은 후 물기를 빼고 용기에 넣고 소주(19도)를 붓고 밀봉하여 3개월 후에 먹는다.

▶약초 만들기
- 여름에 꽃이 반 정도 마를 때 채취하여 햇볕에 바싹 말려 쓴다.

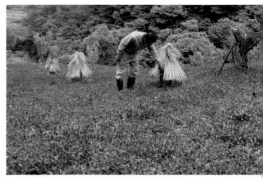

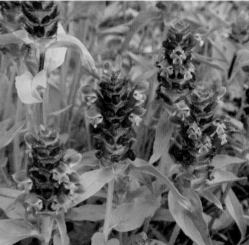

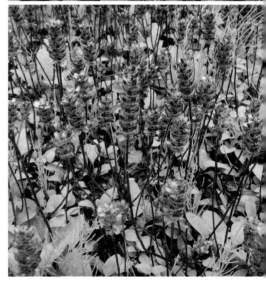

간, 어혈과 종기에 효능이 있는
엉겅퀴 *Cirsium japonicum*

생약명 대계(大薊)—전초를 말린 것
이명 가시나물 · 야홍화 · 산우엉 · 호계 · 묘계 ·
   엉거시 · 항강새 · 산우방 · 자계
분포 산과 들

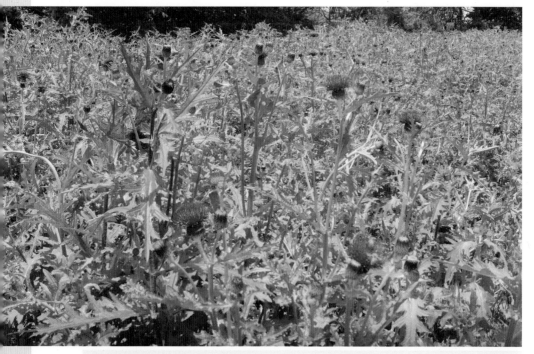

형태 · 엉겅퀴는 국화과의 여러해살이풀로 높이는 50~100cm 정도이고, 줄기는 곧게 서고 거미줄 같은 흰색털이 있고, 잎에는 털과 가시가 있고 가장자리에 톱니와 가시가 있다. 꽃은 6~8월에 줄기와 가지 끝에서 자주색 · 붉은색 · 흰색으로 줄기 끝에 1 송이씩 피고, 열매는 10월에 긴 타원형의 수과로 여문다.

　엉겅퀴는 들보다는 산에서 붉은색으로 꽃이 핀다 하여 '산우엉이' 또는 '야홍화(野紅花)', 새싹이 호랑이의 발톱을 닮았다 하여 '대계', 잎의 톱니가 모두 가시로 되어 있어 '가시나물'이라 부른다. 식용 · 약용 · 밀원용 · 관상용으로 가치가 크다. 잎과 줄기에는 단백질 · 탄수화물 · 지방 · 회분 · 무기질 등이 함유되어 있다. 배당체에는 플라보노이드 · 알칼로이드 · 수지 · 이눌린 등의 성분이 함유되어 있다.

▶**한방** 전초 또는 뿌리를 '대계(大薊)'라 부른다. ▶**약성** 서늘하며, 쓰고 약간 달다. ▶**주요 효능** 신진 대사 · 혈중 질환 · 운동계에 효험, 어혈 · 고혈압 · 원기회복 · 신장염 · 월경 출혈 · 대하 ▶**약리 작용** 항균 작용 · 혈압 강하 ▶**이용** 근육의 타박상이나 응어리를 풀고자 할 때는 탕에 엉겅퀴를 통째로 넣고 우린 물로 목욕을 한다. 뿌리는 신경통이나 근육통에 응용된다. 외이염에는 엉겅퀴의 뿌리를 캐서 물로 씻고 짓찧어 즙을 내서 솜에 싸서 귓속에 밀어 넣는다.

▶산나물 만들기

- 봄~여름에 잎을 채취하여 끓는 물에 살짝 데
친 후 잠시 찬물에 담가 우려낸 후에 나물처럼
무쳐서 먹는다.

▶제철 음식 만들기

- 식용(꽃 · 잎 · 뿌리) · 약용(전초)
- 쓴맛을 제거하고 요리한다.
- 줄기는 데쳐서 껍질을 벗기고 뿌리는 잘 씻어
서 그대로 요리한다.
- 꽃을 튀김으로 먹는다.
- 김치 · 식혜 · 국거리 · 샐러드로 먹는다.
- 잎을 뜯어 말린 후에 부각으 로 먹는다.
- 엉겅퀴에 당귀+오갈피+엄나무+황기+대추+
감초를 배합하여 육수를 만들어 음식 요리에
쓴다.
- 연한 줄기는 껍질을 벗겨 된장이나 고추장에
박아 장아찌로 먹는다.

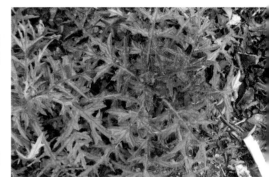

▶꽃차 만들기

- 6~8월에 꽃봉오리를 따서 물로 깨끗이 씻어
그늘에서 말린 후 찜통에 넣어 1~2분 간 찐 다
음 다시 그늘에서 말린다. 밀폐 용기에 냉장보
관하여 찻잔에 1~2개를 넣고 끓는 물을 부어
우려 내어 마신다.

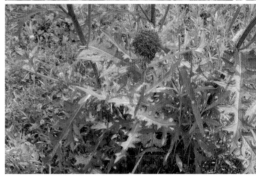

▶발효액 만들기

- 봄에 꽃이 피기 전에 잎을 뜯어 용기에 넣고 재
료의 양만큼 설탕을 붓고 100일 이상 발효시킨
후에 발효액 1에 찬물 3을 희석해서 음용한다.

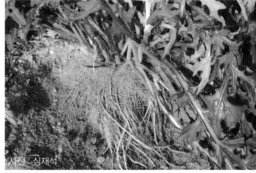

사진 : 심재석

▶엉겅퀴 동동주 만들기

- 말린 잎 500g, 말린 뿌리 250g, 꽃 100g을 물
10리터에 넣고 3시간 이상 끓여 추출액을 만든
후에 5kg 정도의 찹쌀밥에 누룩 1kg을 넣고 잘
치대며 혼합하여 10일 이상 발효시킨다.

▶약초 만들기

- 여름에 꽃이 필 때 전초를 채취하여 햇볕에 말
려 쓴다.

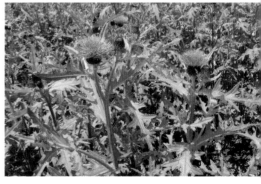

천식·기관지염·거담에 효능이 있는

더덕 *Codonopsis lanceolata*

생약명 산해라(山海螺)·양유근(洋乳根)·토당삼(土黨蔘)·
통유초(通乳草)—뿌리를 말린 것
이명 양유·사삼·백삼·노삼
분포 전국 깊은 산지나 밭

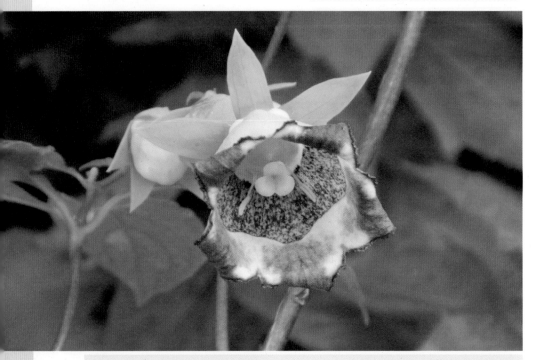

형태 · 더덕은 초롱과의 여러해살이 덩굴풀로 길이는 1.5~2m 정도이고 잎 앞면은 녹색이고 뒷면은
흰색이고 잎은 어긋나고 가지 끝에 4장이 모여 마주 나고 가장자리는 밋밋하고 잎이나 줄기 뿌리를
자르면 흰색즙이 나오고 독특한 향이 난다. 꽃은 8~9월에 종 모양의 연한 녹색의 꽃이 밑을 향해 피
고 꽃잎 안쪽에 자주색 반점이 있다. 열매는 10~11월에 납작한 팽이를 거꾸로 세운 모양으로 여문다.

산삼의 사촌인 오삼(五蔘)은 인삼(人蔘)·현삼(玄蔘)·고삼(苦蔘)·단삼(丹蔘)·사삼(沙蔘)
이다. 더덕은 모래가 많은 땅에서 자란다고 하여 사삼(沙蔘), 모양이 '양의 뿔을 닮았
다'고 해서 양각채(羊角菜), 더덕의 뿌리는 인삼과 비슷하고 잎이 4장씩 모여 달려 '사
엽당삼(四葉黨蔘)'이라 부른다. 식용·약용·관상용으로 가치가 크다. 수십 년간 자란
더덕은 동삼이라 하고, 물이 찬 더덕은 산삼보다 귀하다.

▶**한방** 뿌리를 '산해라(山海螺)'라 부른다. ▶**약성** 평온하며 달고 맵다. ▶**주요 효능** 비뇨기·순환
계·신경계 질환에 효험, 기침·기관지염·유선염·편도선염·백대하·종독·고혈압·당뇨병 ▶**약
리 작용** 거담 작용·강신 작용·적혈구 수 증가 작용·항 피로 작용·혈압 강하 작용·혈당 강하
작용·진해 작용 ▶**이용** 젖이 부족한 산모는 더덕에서 나오는 하얀 유액인 양유(羊乳)가 좋기 때
문에 더덕을 생으로 먹는다. 거담·백대하에는 더덕을 물에 달여서 하루에 3번 공복에 복용한다.

▶산나물 만들기

· 봄에 어린잎을 뜯어 쌈이나 끓는 물에 살짝 데쳐서 나물로 무쳐 먹는다.

▶제철 음식 만들기

· 식용(꽃·어린잎·뿌리)·약용(뿌리)
· 더덕 뿌리에는 소량의 독이 있어 찬물에 하루 동안 담가 둔 후에 구이·튀김, 꽃은 샐러드로 먹는다.
· 가을에 뿌리껍질을 벗겨 내고 두둘겨 부드럽게 만든 것을 불에 굽거나 생으로 된장이나 초고추장에 찍어 먹는다.
· 뿌리의 겉껍질을 벗긴 후에 삼배주머니에 넣고 된장이나 고추장에 박아 2개월 후에 먹는다.

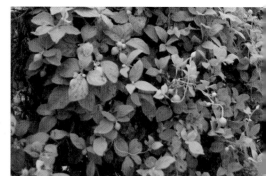

▶발효액 만들기

· 가을에 뿌리를 캐서 흙을 제거한 후에 물로 씻고 적당한 크기로 썰어 용기에 넣고 재료의 양 만큼 설탕을 붓고 100일 이상 발효시킨 후에 발효액 1에 찬물 3을 희석해서 음용한다.

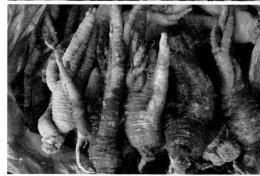

▶약술 만들기

· 가을에 뿌리를 캐서 흙을 제거한 후에 물로 씻고 물기를 뺀 후에 용기에 넣고 소주(19도)를 붓고 밀봉하여 3개월 후에 먹는다. 재탕, 삼탕까지 먹는다.

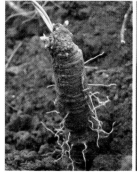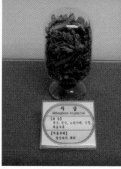

▶더덕주 만들기

· 가을 또는 봄에 더덕의 뿌리를 캐서 잔뿌리를 제거하고 물에 씻은 후 햇볕에 말려 쓴다.

▶금기

· 방풍·여로와 함께 사용하지 않는다.

▶식초 만들기

· 더덕 10%+누룩 10%+현미 20%+물 70%를 용기에 넣고 한 달 후에 식초를 만들어 요리에 넣거나 찬물 3을 희석해서 음용한다.

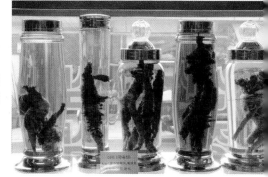

자양 강장·신체 허약·정력에 효능이 있는

삼지구엽초 *Epimedium koreanum*

생약명 음양곽(淫羊藿) · 선령비(仙靈脾)
　　　 -잎과 줄기를 말린 것
이명 닻풀 · 방장초 · 삼지초 · 선영피 · 선약초 ·
　　　 팔파리 · 천낭금
분포 경기 · 강원 이북의 산지의 나무 그늘

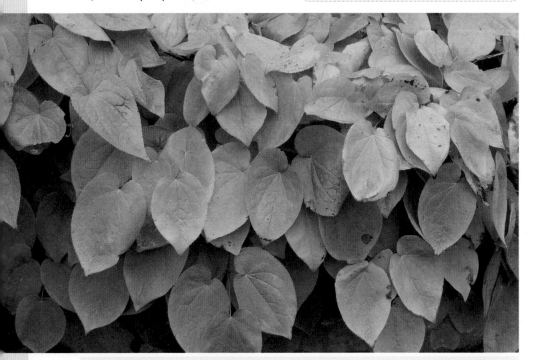

형태 · 삼지구엽초는 매자나뭇과의 여러해살이풀로 높이는 30cm 정도이고, 뿌리에서 잎이 뭉쳐 나고, 줄기 윗부분이 3개의 가지로 갈라지고 각각의 가지에 3개의 잎이 달리고, 줄기에 달리는 잎은 가장자리가 가시처럼 가는 톱니 모양이다. 꽃은 5월에 연한 노란색으로 밑을 향해 피고, 열매는 8월에 긴 타원형으로 여문다.

　중국 명나라 때 고서『삼재도회(三才圖會)』에 "숫양 한 마리가 삼지구엽초를 먹고 암양 100마리와 교배했다"고 기록될 정도로 삼지구엽초는 스태미나 강화나 정력에 좋다. 조선 시대 허준이 쓴『동의보감』에 "삼지구엽초는 허리와 무릎이 쑤시는 것을 보(補)하며 양기가 부족하여 일어나지 않는 남자, 음기(陰氣)가 부족하여 아이를 낳지 못하는 여자에게 좋다"고 기록되어 있다. 식용 · 약용 · 관상용으로 가치가 크다.

　▶한방 지상부를 '음양곽(淫羊藿)', 뿌리줄기를 '음양곽근(淫羊藿根)'이라 부른다. **▶약성** 따뜻하며 맵고 달다. **▶주요 효능** 비뇨기, 신경계 질환에 효험, 발기 불능이나 강장 · 음위 · 발기 부전 · 저혈압 · 권태 무력 · 류머티즘 **▶약리 작용** 최음 작용 · 혈압 강하 **▶이용** 정력 증강에는 음양곽 잎 20g를 채취하여 물에 달여서 하루에 3번 식사 30분 전에 복용한다. 저혈압 · 당뇨병 · 중풍에는 잠들기 전에 선령비주를 소주잔으로 1~2잔 마신다.

▶산나물 만들기
· 봄에 어린잎을 따서 끓는 물에 살짝 데쳐서 나물로 무쳐 먹는다.

▶제철 음식 만들기
· 식용(꽃 · 전초 · 뿌리) · 약용(잎과 줄기)
· 어린잎은 쌈으로 먹는다.
· 잎을 따서 깻잎처럼 간장에 재어 장아찌로 먹는다.
· 닭을 삶을 때 잎을 넣어 냄새를 없애는 데 쓴다.

▶꽃차 만들기
· 5월에 꽃을 따서 그늘에 말려 3~6g을 찻잔에 넣고 끓는 물을 부어 우려내어 마신다.

▶발효액 만들기
· 봄에 꽃이 피기 전에 전초를 채취하여 용기에 넣고 재료의 양만큼 설탕을 붓고 100일 이상 발효시킨 후에 발효액 1에 찬물 3을 희석해서 음용한다.

▶선령비(仙靈脾)주 만들기
· 봄부터 가을까지 잎이나 뿌리를 채취하여 용기에 넣고 소주(19도)를 부어 밀봉하여 3개월 후에 먹는다.

▶약초 만들기
· 봄에는 꽃, 여름부터 가을 사이에는 잎과 줄기를 채취하여 그늘에 말려 쓴다.

▶금기
· 유정 또는 몽설이 있거나 성 기능이 높을 때는 쓰지 않는다.

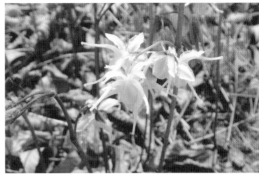
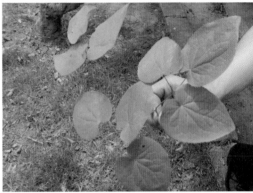
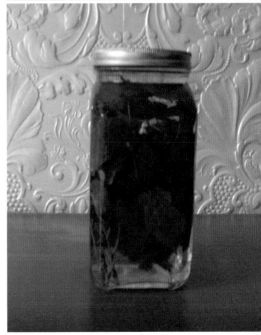

중성지방·동맥 경화·고지혈증에 효능이 있는
달맞이꽃 *Oenothera odorata*
Jacquin

생약명 월견초(月見草)·월하향(月下香)
─뿌리를 말린 것
이명 대소초(待宵草)·월하향·야래향
분포 산과 들

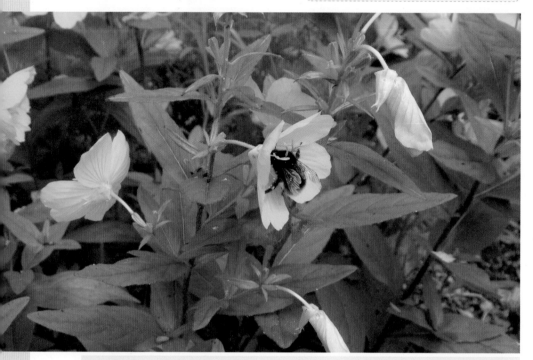

형태 • 달맞이꽃은 비늘꽃과의 여러해살이풀로 높이는 50~90cm 정도이고, 잎은 어긋나고 끝은 뾰쪽한 피침형이며 가장자리에 얕은 톱니가 있고 전체에 짧은 털이 난다. 꽃은 7월에 잎 겨드랑이에서 1송이씩 노란 황색으로 피고, 열매는 9월에 삭과로 여문다. 밤에 피었다가 아침에 시든다.

달맞이꽃은 달과 교감한다 하여 '월견초(月見草)', 밤에 꽃이 핀다 하여 '야래향(夜來香)'이라 부른다. 식용·약용·관상용으로 가치가 크다. 어린잎은 몹시 쓰기 때문에 생으로 바로 먹을 수 없다. 한방에서 동맥 경화·고지혈증·중성지방, 염증에 다른 약재와 함께 처방한다. 약으로 쓸 때는 주로 탕으로 사용한다.

▶**한방** 뿌리를 말린 것을 '월견초(月見草)·월하향(月下香)'이라 부른다. ▶**약성** 따뜻하며, 맵다. ▶**주요 효능** 신진 대사호흡기·비뇨기 질환에 효험, 종자(당뇨병·고혈압·고지혈증), 뿌리(동맥 경화·인후염·기관지염·감기·피부염) ▶**약리 작용** 항염 작용·해열 작용 ▶**이용** 민간에서 동맥 경화에는 달맞이꽃 씨앗을 채취하여 기름을 짜서 한 스푼씩 먹는다. 당뇨병에는 뿌리 10g을 물에 달여 먹는다.

▶**산나물 만들기**
· 봄에 잎을 뜯어 하룻밤 찬물에 담근 후 쓴맛을 제거하고 나물로 무쳐 먹는다.

▶**제철 음식 만들기**
· 식용(꽃·어린순)·약용(뿌리)
· 봄에 잎을 밑동에서부터 뜯어서 데친 다음 찬 물에 헹궈서 쓴맛을 제거하고 요리한다.
· 꽃을 따서 튀김으로 먹는다.
· 잎은 삶아서 묵나물로 먹는다.

▶**꽃차 만들기**
· 7월에 피기 전 꽃봉오리나 핀 꽃을 선택하여 꽃술을 떼어 내고 꽃잎과 같은 양의 꿀로 재어 15일 숙성시킨 후 찻잔에 3~4송이를 넣고 뜨거운 물을 부어 마신다.

▶**기름 만들기**
· 가을에 꼬투리가 터지기 전에 줄기째로 채취하여 햇볕에 말린 후 털어 기름을 짠다.

▶**약초 만들기**
· 가을에 뿌리를 캐서 햇볕에 말려 쓴다.
· 전초는 생풀을 그대로 쓰고, 씨앗은 여문 것을 받아 햇볕에 말려 쓴다.

▶**금기**
· 한꺼번에 너무 많이 쓰지 않는다.

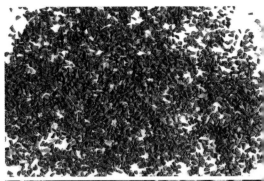
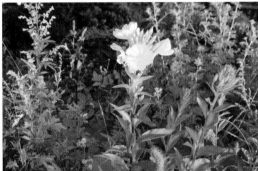
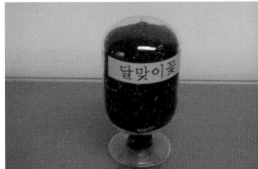
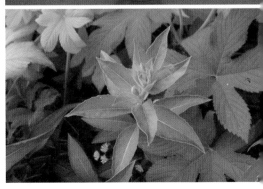

복분자 *Rubus coreanus Miquel*

생약명 복분자(覆盆子)-덜 익은 열매를 말린 것
이명 곰딸, 곰의 딸
분포 산기슭의 양지

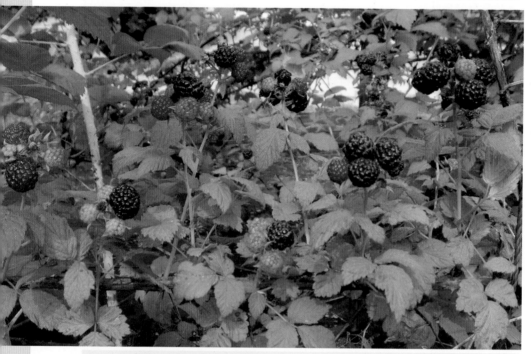

형태 · 복분자는 장밋과의 갈잎떨기나무로 높이는 3m 정도이고, 잎은 어긋나고 깃꼴겹잎이며, 작은 잎은 타원형이고 가장자리에 예리한 톱니가 있다. 꽃은 5~6월에 가지 끝에 산방화서 흰색이나 연홍색으로 피고, 열매는 7~8월에 반달 모양의 보과로 여문다.

복분자를 『전통 의서』에 의하면 성인이 먹으면 요강이 엎어진다 하여 엎어질 '복(覆)'자에 요강 '분(盆)'자를 합쳐 '복분자(覆盆子)'라는 이름이 붙여졌다. 유사한 종으로 잎의 뒷면에 털이 전연 없는 청복분자딸기가 있다. 복분자는 독이 없어 미성숙한 열매는 약용으로, 성숙한 열매는 식용으로 쓴다. 약으로 쓸 때는 탕으로 쓰거나 산제 또는 환제로 사용한다.

▶**한방** 덜 익은 열매를 말린 것을 '복분자(覆盆子)'라 부른다. ▶**약성** 평온하며 달고 시다. ▶**주요 효능** 원기 회복 및 자양 강장에 효험, 신체 허약·양기 부족·음위·유정·빈뇨·이뇨·시력 회복·스태미나 강화 ▶**약리 작용** 이뇨 작용·항염증 작용 ▶**이용** 음위증에는 복분자를 술에 담갔다가 건져 내어 약한 불에 말려 가루 내어 물에 타서 복용한다. 스태미나 강화·신체 허약에는 말린 약재를 1회 2~4g씩 물에 달여 하루 3번 나누어 복용한다.

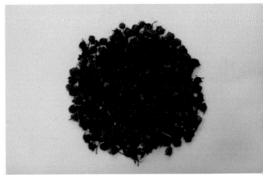

▶ 산나물 만들기
· 봄에 어린순을 채취하여 끓는 물에 살짝 데쳐서 나물로 무쳐 먹는다.

▶ 제철 음식 만들기
· 식용(꽃·어린순·익은 열매)·약용(덜 익은 열매)
· 잎을 튀김·부침개로 먹는다.
· 여름에 익은 열매를 따서 생으로 먹거나 주스로 먹는다.

▶ 차 만들기
· 찻잔에 덜 익은 열매를 6~10g씩 넣고 우려내어 마신다.

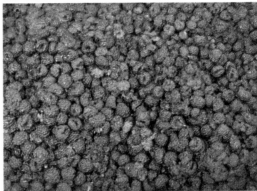

▶ 발효액 만들기
· 여름에 검은 열매를 따서 용기에 넣고 재료의 양만큼 설탕을 붓고 100일 이상 발효시킨 후에 발효액 1에 찬물 3을 희석해서 음용한다.

▶ 복분자주 만들기
· 여름에 검게 익은 열매를 따서 용기에 넣고 소주(19도)를 부어 밀봉하여 1개월 후에 먹는다.

▶ 약초 만들기
· 초여름에 덜 익은 푸른 열매를 따서 햇볕에 말려 쓴다.

▶ 식초 만들기
· 복분자 80%+설탕+20%+이스트 1%를 용기에 넣고 한 달 후에 식초를 만들어 요리에 넣거나 찬물 3을 희석해서 음용한다.

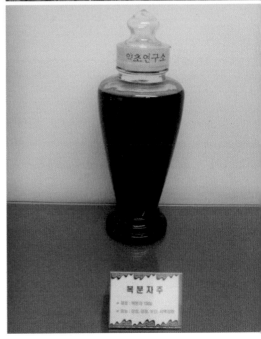

피부염 · 구취 · 부종에 효능이 있는

꽃향유 *Elsholtzia splendens Nakai*

생약명 향유(香薷)-전초를 말린 것
이명 향용 · 향여 · 야소 · 석해 · 야어향 · 청량종 ·
　　밀봉초 · 반변소
분포 우리나라 중부 이남

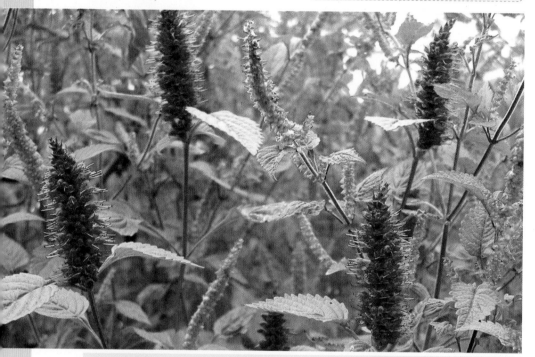

형태 · 꽃향유는 꿀풀과의 한해해살이풀로 높이는 40∼60cm 정도이고, 잎은 마주 나고 달걀꼴이고 끝이 뾰쪽하고 가장자리에 둔한 톱니가 있다. 꽃은 8∼9월에 분홍빛이 나는 자주색으로 줄기 한쪽으로 몰려 있고 빽빽한 이삭화서로 피고, 열매는 10∼11월에 좁은 달걀 모양의 소견과로 여문다.

　꽃향유는 향기가 나는 기름을 짜는 풀(草)이라 하여 '향유(香薷)'라 부른다. 향유에 비해 꽃이삭이 크다. 꽃이름처럼 방향성이 있다. 식용 · 약용 · 밀원용 · 관상용으로 가치가 크다. 약으로 쓸 때는 탕으로 쓰거나 산제로 사용한다. 외상에는 달인 물로 씻거나 짓찧어 환부에 붙인다.

▶**한방** 전초를 말린 것을 '향유(香薷)'라 부른다. ▶**약성** 따뜻하며, 맵다. ▶**주요 효능** 피부 · 소화기 질환에 효험, 구취 · 감기 · 오한 발열 · 두통 · 해열 · 복통 · 구토 · 설사 · 전신 부종 · 각기 · 창독 ▶**약리 작용** 위액 분비 촉진 작용 · 위장 평활근의 억제 작용 · 이뇨 작용 · 해열 작용 · 발한 작용 ▶**이용** 구취에는 전초를 짓찧어 그 즙으로 양치질을 한다. 감기에는 전초 6∼12g을 달여 먹는다.

▶산나물 만들기

· 봄에 어린순을 채취하여 끓는 물에 살짝 데쳐서 나물로 무쳐 먹는다.

▶제철 음식 만들기

· 식용(꽃 · 전초) · 약용(전초)
· 꽃은 튀김, 어린순은 된장찌개으로 먹는다.

▶차 만들기

· 여름~가을까지 꽃이나 전초를 채취하여 찻잔에 1~2개를 넣고 뜨거운 물을 부어 1~2분 후에 꿀을 타서 마신다.

▶발효액 만들기

· 봄에 어린순을 채취하여 용기에 넣고 재료의 양만큼 설탕을 붓고 100일 정도 발효시킨 후에 발효액 1에 찬물 3을 희석해서 음용한다.

▶환 만들기

· 봄에 전초를 채취하여 물로 씻고 그늘에서 말려 제분소에서 가루를 내어 찹쌀을 배합해서 환을 만든다.

▶약초 만들기

· 여름~가을까지 꽃 · 전초 · 줄기를 채취하여 그늘에 말려 쓴다.

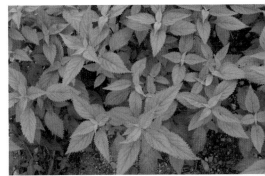

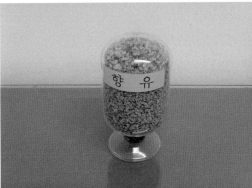

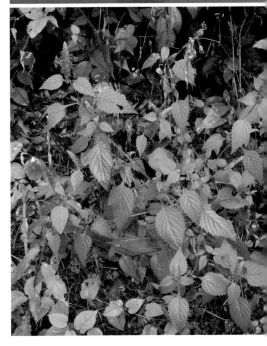

면역 · 동맥 경화 · 암에 효능이 있는

겨우살이 *Viscum album*

생약명 기생목(寄生木) · 상기생(桑寄生) · 조산백(照山白)─잎과 뿌리줄기를 말린 것
이명 새나무 · 우목 · 저사리 · 동청 · 기생초 · 황금가지 · 기동 · 조라
분포 전국의 산 속

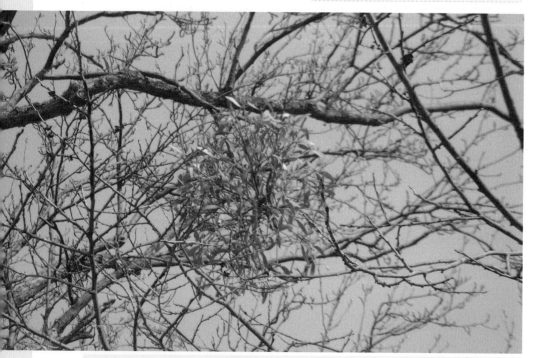

형태 · 겨우살이는 겨우살이과의 상록기생관목으로 참나무 · 자작나무 · 밤나무 · 배나무 · 신갈나무 · 오리나무 등에 기생한다. 가지가 새의 둥지같이 둥글게 자라 지름이 1m에 달하는 것도 있다. 잎은 마주 나고 댓잎피침형으로 짙은 녹색이고 끝은 둥글고 가장자리에 톱니가 없다. 두껍고 다육질이며 잎자루는 없다. 꽃은 2~4월에 암수 딴 그루 종 모양으로 가지 끝에 노란색으로 피고, 열매는 10월에 둥글게 여문다.

　겨우살이는 나뭇가지에 기생하면서 잎사귀에 엽록체를 듬뿍 담고 있어 스스로 광합성 작용을 한다. 겨울에도 푸르다 하여 '동청(冬靑)' · 겨울을 난다 하여 '겨우살이'라 부른다. 참나무 나뭇가지에 기생하면 '곡기생(槲寄生)', 뽕나무 나뭇가지에 기생하면 '상기생(桑寄生)'이라 부른다. 식용 · 약용으로 가치가 크다. 유럽에서는 1926년부터 겨우살이에서 암 치료 물질을 추출하여 임상에 사용하고 있다.

▶**한방** 잎과 뿌리줄기를 말린 것을 '기생목(寄生木) · 상기생(桑寄生) · 조산백(照山白)'이라 부른다. ▶**약성** 평온하며, 쓰고 달다. ▶**주요 효능** 부인과 질환 및 신경계의 통증에 효험, 암 · 고혈압 · 요슬산통 · 동맥 경화 · 월경 곤란 · 나력 · 심장병 ▶**약리 작용** 항암 작용 · 혈압 강하 · 이뇨 작용 · 항균 작용 ▶**이용** 각종 암에는 말린 약재를 1회 4~6g씩 달이거나 가루 내어 복용한다. 고혈압 · 동맥 경화에는 생잎을 소주에 담가 두었다가 하루 2~3회 조금씩 마신다.

▶제철 음식 만들기

- 식용(잎 · 가지) · 약용(잎 · 가지)
- 오가피+꾸지뽕+감초+대추+겨우살이를 배합하여 육수를 만들어 요리에 쓴다.

▶차 만들기

- 겨우살이 10g을 탕기에 넣고 물 600ml을 붓고 1 시간 정도 달인 후 꿀을 타서 마신다.

▶발효액 만들기

- 겨울과 봄에 잎과 줄기를 통째로 채취하여 적당한 크기로 잘라 용기에 넣고 재료의 양만큼 설탕을 붓고 100일 이상 발효시킨 후에 발효액 1에 찬물 3을 희석해서 음용한다.

▶약술 만들기

- 겨울과 봄에 잎과 줄기를 통째로 채취하여 적당한 크기로 잘라 용기에 넣고 소주(19도)를 부어 밀봉하여 3개월 후에 먹는다.

▶약초 만들기

- 사계절 내내 가능하나 약효가 가장 좋은 겨울에서 봄에 잎과 줄기를 통째로 채취하여 적당한 크기로 잘라 햇볕에 말려 황금색으로 변하면 쓴다.

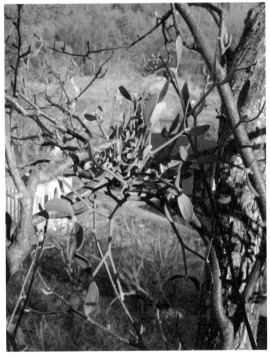

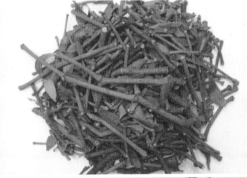

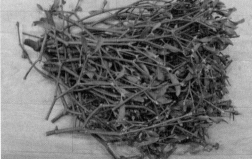

소화 불량·산경통·당뇨에 효능이 있는

뚱딴지 *Helianthus tuberosus Linne*

생약명 국우(菊芋)·저내(苧乃)—덩이줄기를 말린 것
이명 돼지감자·똑감자·꼬마 해바라기
분포 밭둑이나 길가

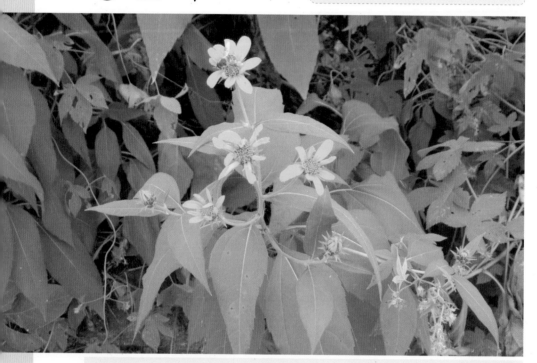

형태 • 뚱딴지는 국화과의 여러해살이풀로 높이는 1.5~3m 정도이고, 전체에 짧은 털이 있고 줄기는 곧게 자라고 가지가 갈라진다. 잎자루에 날개가 있고 잎이 줄기 밑에서 마주 나고 윗부분에서는 어긋나고 가장자리에 톱니가 있다. 땅속줄기 끝이 굵어져 감자처럼 된다. 꽃은 8~10월에 줄기와 가지 끝에 두상화가 1 송이씩 노란색으로 피고, 열매는 10월에 긴 타원형으로 여문다.

 농경 시대에는 뚱딴지를 돼지 사료로 사용했기에 '돼지감자', 뿌리가 감자를 뒤룽 뒤룽 매단 것처럼 이상야릇하고 생뚱맞아 '뚱단지', 꽃이 하늘을 향해 해바라기처럼 아름답게 피기 때문에 '꼬마 해바라기'라 부른다. 잎과 덩이뿌리에는 천연 인슐린 (insulin)이 함유되어 있다. 식용·약용으로 가치가 크다.

▶**한방** 덩이줄기를 말린 것을 '국우(菊芋)'라 부른다. ▶**약성** 달다. ▶**주요 효능** 신경계 및 소화기 질환에 효험, 당뇨병·신경통·류마티스성 관절통·골절 티박상 ▶**약리 작용** 혈당 강하·항염증 작용 ▶**이용** 당뇨병·신경통에는 덩이줄기를 날것으로 먹거나, 덩이줄기를 캐서 잘게 썰어 햇볕에 말려서 물에 달여서 수시로 마신다. 타박상·골절상에는 잎을 채취하여 짓찧어 환부에 붙인다.

▶산나물 만들기

· 봄에 잎을 채취하여 끓는 물에 살짝 데쳐서 나물로 무쳐 먹는다.

▶제철 음식 만들기

· 식용(꽃·잎·뿌리)·약용(뿌리)
· 봄에 어린잎을 따서 쌈이나 국거리로 먹는다.
· 봄에 어린잎을 따서 된장이나 고추장에 박아 먹는다.
· 가을에 덩이뿌리를 캐서 깍두기 김치를 담가 먹는다.
· 봄에 어린잎을 따서 깻잎처럼 간장에 재어 30일 후에 장아찌로 먹는다.

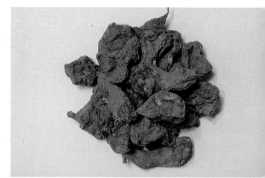

▶차 만들기

· 8~10월에 꽃을 따서 깨끗하게 손질하여 그늘에서 말려 밀폐 용기에 보관하여 찻잔에 1 송이를 넣고 뜨거운 물을 부어 우려낸 후 마신다.
· 꽃이 피기 전에 잎을 따서, 늦은 가을에 뿌리를 캐어 썰어 말려서 다관이나 주전자에 넣고 끓여 꿀을 타서 차로 마신다.

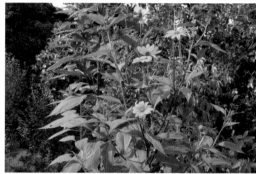

▶발효액 만들기

· 가을에 덩이줄기를 채취하여 물로 씻고 적당한 크기로 잘라 재료의 양만큼 설탕을 붓고 100일 이상 발효시킨 후에 발효액 1에 찬물 3을 희석해서 음용한다.

▶약초 만들기

· 늦가을에 꽃이 진 뒤에 땅 속에서 덩이줄기를 캐서 물로 씻은 후 햇볕에 말려 쓴다.

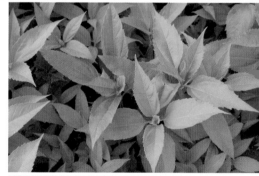

▶식초 만들기

· 뚱딴지 90%+설탕+10%+이스트 2%를 용기에 넣고 한 달 후에 식초를 만들어 요리에 넣거나 찬물 3을 희석해서 음용한다.

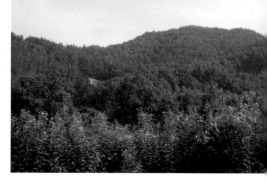

오줌소태·전립선염·방광염에 효능이 있는

메꽃 *Calystegia japonica*

생약명 구구앙(狗狗秧)·선화(旋花)·고자화(鼓子花)
– 전초를 말린 것
이명 메·고자화·선화·선화근·선화묘
분포 산과 들의 풀밭

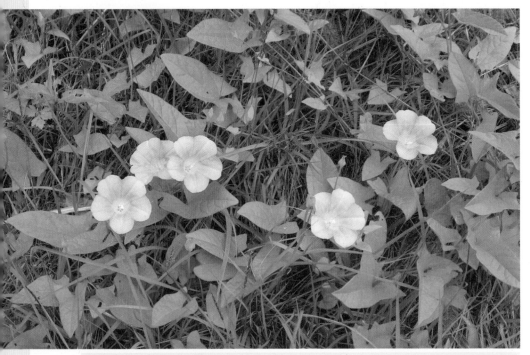

형태 • 메꽃은 메꽃과의 여러해살이풀로 길이는 2m 정도이고, 덩굴이 물체를 감고 올라가고, 긴 화살촉 모양의 잎은 줄기에 어긋 나고, 긴 뿌리줄기에서 순이 나와 자란다. 꽃은 나팔 모양이며 6~8월에 잎 겨드랑이에서 나온 긴 꽃대 끝에 깔때기 모양으로 1 송이씩 분홍색으로 피고, 열매는 10월에 삭과로 여문다.

메꽃의 뿌리줄기를 '메'라 부른다. 조선 시대 허준이 쓴 『동의보감』에 "메꽃은 오래 먹으면 굶주림을 모른다"고 기록되어 있다. 식용·약용·관상용으로 가치가 크다. 어린순은 나물로 먹고 땅줄기는 녹말이 함유되어 있다. 메꽃에는 이뇨를 촉진하는 캠페롤이 함유되어 있어 소변 불리·방광염·신장염 등 비뇨기 질환에 쓴다. 약으로 쓸 때는 탕으로 쓰거나 생즙을 만들어 사용한다.

▶**한방** 전초를 말린 것을 '구구앙(狗狗秧)·선화(旋花)·고자화(鼓子花)'라 부른다. ▶**약성** 따뜻하며 달다 ▶**주요 효능** 호흡기·신경계·비뇨기 질환에 효험, 신장병·당뇨병·오줌소태·전립선염·소화 불량·이뇨 ▶**약리 작용** 이뇨 작용 ▶**이용** 당뇨병·오줌소태에는 꽃이나 전초를 채취하여 물에 달여 하루에 3번 공복에 복용한다. 히스테리에는 메꽃의 잎과 줄기 15g을 1회 용량으로 하여 물에 달여서 하루에 3번 복용한다. 근육이 상한 데는 생뿌리를 즙을 내어 환부에 바른다.

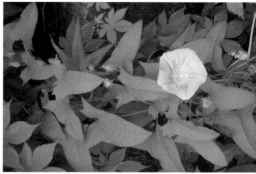

▶산나물 만들기

· 봄에 어린순과 줄기의 연한 끝 부분을 채취하여 끓는 물에 살짝 데쳐서 나물로 무쳐 먹는다.

▶제철 음식 만들기

· 식용(꽃·잎)·약용(전초)
· 떫은맛을 제거하고 요리한다.
· 어린순과 줄기의 연한 끝부분과 뿌리를 캐서 죽·떡·나물로 나물밥으로 먹는다.

▶꽃차 만들기

· 6~8월에 꽃을 따서 그늘에서 말려 밀폐 용기에 담아 냉장고에 저장하여 찻잔에 1~2 송이를 뜨거운 물에 우려내어 마신다.

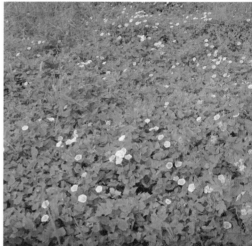

▶발효액 만들기

· 봄에 꽃이 피기 전에 잎을 채취하여 용기에 넣고 재료의 양만큼 설탕을 붓고 100일 정도 발효시킨 후에 발효액 1에 찬물 3을 희석해서 음용한다.

▶약초 만들기

· 초여름에 꽃이 필 무렵에 전초를 채취하여 햇볕에 말려 쓴다.

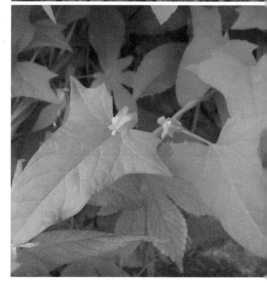

신체 허약 · 간장 · 신장에 효능이 있는
새삼 *Cuscuta japonica Chois*

생약명 토사자(免絲子) · 토사(免絲)—익은 씨를 말린 것
이명 샘 · 조마
분포 산과 들

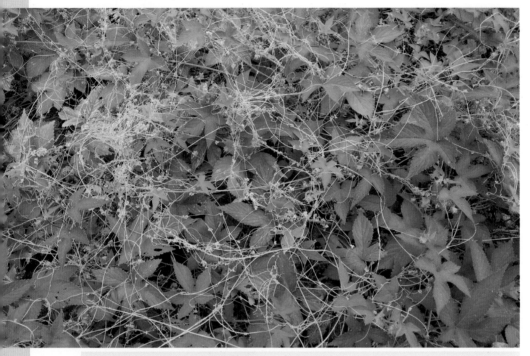

형태 • 새삼은 메꽃과의 한해살이덩굴풀로 구릉지에서 길이 5m 정도 자란다. 처음에 땅에서 발아하여 다른 식물에 흡잡근으로 붙게 되면 기생하고 뿌리는 없어진다. 잎은 길이가 2mm 정도의 세모진 댓잎피침형 비늘잎같이 퇴화하여 비늘조각처럼 남는다. 꽃은 8~9월에 꽃자루가 없는 수상꽃차례 종 모양의 황백색으로 피고, 열매는 9~10월에 달걀 모양의 삭과로 여문다.

『고전 의서』에 토끼가 다리가 부러져 풀밭에 버렸는데 다음 날 버려진 토끼가 이 풀을 먹고 건강한 모습으로 돌아다녔다 하여 '토사자(免絲子)', 싹이 실처럼 가늘고 길게 자라기 때문에 '실새삼'이라 부른다. 조선 시대 허준이 쓴 『동의보감』에 "토사자는 허리가 아프고 무릎이 시린 것을 낫게 하며 간(肝) · 신(腎) · 정(精) · 골(骨) · 수(髓)를 보한다"고 기록되어 있다. 식용 · 약용으로 가치가 크다.

▶**한방** 익은 씨를 말린 것을 '토사자(免絲子)'라 부른다. ▶**약성** 평온하며 맵고 달다. ▶**주요 효능** 간장과 신장 질환에 효험, 신체 허약 · 유정 · 빈뇨 · 당뇨병 · 요슬산통 · 음위 ▶**약리 작용** 혈압 강하 · 이뇨 작용 ▶**이용** 당뇨병에는 종자 15g을 달여서 먹는다. 노화로 인한 시력에는 토사자와 결명자를 같은 양으로 배합하여 달여 먹는다. 기미와 주근깨에는 전초를 말린 물로 10번 이상 얼굴을 씻는다.

▶**제철 음식 만들기**
- 식용(줄기)·약용(종자)
- 종자를 냄비에 넣고 삶아 죽이 되면 으깨어 떡을 만들어 먹는다.

▶**차 만들기**
- 8~9월에 종자를 채취하여 햇볕에 말려 가루 내어 물에 타서 마신다.

▶**발효액 만들기**
- 8~9월에 종자를 채취하여 이물질을 제거한 후에 용기에 넣고 재료의 양만큼 설탕을 붓고 100일 이상 발효시킨 후에 발효액 1에 찬물 3을 희석해서 음용한다.

▶**토사주 만들기**
- 가을에 열매가 여물면 실새삼의 지상부를 베어 씨만를 털어 내고 용기에 담가 소주(19도)를 붓고 밀봉하여 3개월 후에 마신다.

▶**토사병 만들기**
- 토사자+막걸리+밀가루를 배합해서 만든다.

▶**약초 만들기**
- 가을에 열매가 여물면 실새삼의 지상부를 통째로 베어 씨를 털어 내고 햇볕에 말려 쓴다.

▶**주의**
- 복용 중 모란은 금한다.

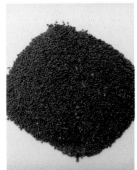
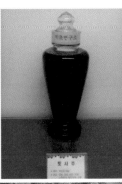
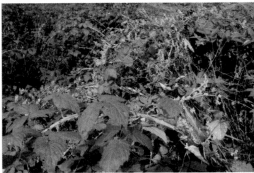
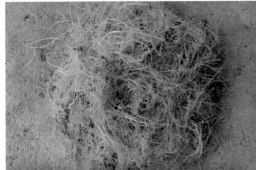
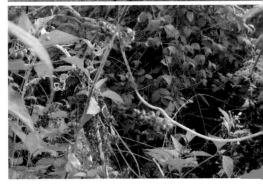

천식 · 거담 · 염증에 효능이 있는

만삼
Codonopsis Pilosula Nannf

생약명 당삼(黨蔘)—뿌리를 말린 것
이명 단더덕 · 참더덕 · 삼승더덕
분포 깊은 산 속

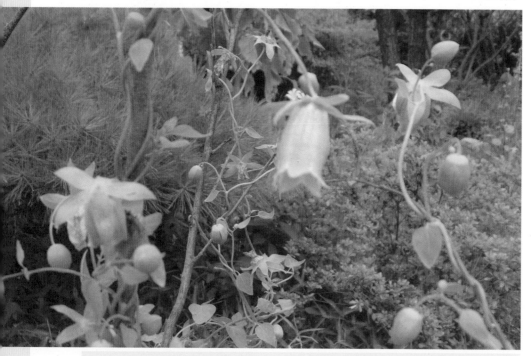

형태 · 만삼은 초롱꽃과의 덩굴성 여러해살이풀로 길이는 2m 정도이고 다른 물체를 감으며 자란다. 잎은 어긋나거나 마주 나고 달걀 모양이고 양면에 잔털이 있다. 꽃은 7~8월에 연한 녹색 바탕에 자주색이 섞인 종 모양으로 가지 끝과 잎 겨드랑이에서 1개씩 젖혀서 피고, 열매는 10월에 원추형의 삭과(蒴果)가 여문다.

만삼(蔓蔘)은 지리산 · 중부 지방 · 북부 지방의 해발 700m 이상 깊은 산지의 숲 속 그늘에서 자생한다. 더덕과 같은 약효가 있다 하여 '참더덕'이라 부른다. 잎과 줄기를 자르면 우윳빛의 진액이 나온다. 염증을 제거하고 거담 작용이 있다. 수십 년 묵은 만삼 뿌리 속에 물이 찬 것은 산삼보다 낫다는 속설이 있다.

▶**한방** 뿌리를 말린 것을 '당삼(黨蔘)'이라 부른다. ▶**약성** 평온하며 달다. ▶**주요 효능** 순환계 및 호흡기 질환에 효험, 거담 작용이 있어 비위 허약 · 식욕 부진 · 신체 허약 · 기혈 부족 · 천식 · 편도선염 · 인후염 · 거담 · 빈혈 · 식욕 부진 · 구갈 · 인후염 · 저혈압 · 기혈 부족 ▶**약리 작용** 거담 작용 ▶**이용** 기력이 부족할 때는 만삼의 뿌리를 달여 먹는다. 산모(産母)의 산전 산후(産前産後)의 보익제로 쓴다.

▶산나물 만들기

· 봄에 어린순과 뿌리를 채취하여 줄기를 잘라 버리고 끓는 물에 살짝 데쳐서 나물로 무쳐 먹는다.

▶제철 음식 만들기

· 식용(꽃·잎·뿌리)·약용(뿌리)
· 꽃을 튀겨 먹거나, 꽃과 줄기를 비빔밥에 넣어 먹는다.
· 샐러드나 김밥의 재료로 쓰기도 한다.
· 뿌리를 양념구이·장아찌로 먹는다.

▶꽃차 만들기

· 7~9월에 꽃을 따서 그늘에 말려 밀폐 용기에 넣고 보관하여 찻잔에 1~2 송이를 넣고 뜨거운 물을 부어 우려내어 마신다.

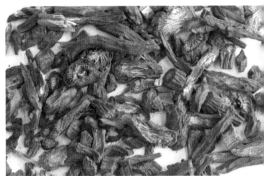

▶발효액 만들기

· 가을에 뿌리를 채취하여 물에 씻고 적당한 크기로 잘라 용기에 넣고 재료의 양만큼 설탕을 붓고 100일 이상 발효시킨 후에 발효액 1에 찬물 3을 희석해서 음용한다.

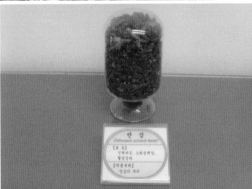

▶약술 만들기

· 가을에 뿌리를 캐서 물로 씻고 용기에 소주(19도)를 붓고 밀봉하여 3월 후에 마신다. 재탕, 삼탕까지 마신다.

▶구분

· 만삼은 더덕보다 가늘고 약간 누렇고 30cm 이상 길게 자란다.

▶약초 만들기

· 가을 또는 봄에 뿌리를 캐서 줄기를 잘라 버리고 물에 잘 씻어 햇볕에 말린다.

▶주의

· 열증에 속한 병증에는 쓰지 않는다.

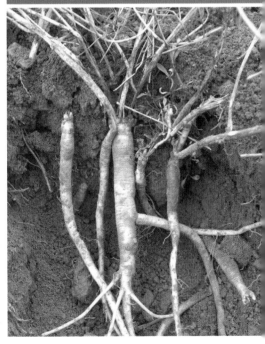

고혈압 · 당뇨병 · 비만에 효능이 있는
둥굴레 *Polygonatum odoratum var. pluriflorum*

생약명 옥죽(玉竹)–뿌리줄기를 말린 것
이명 토죽 · 황정 · 필관채 · 괴불꽃 · 신선초 · 진황정 · 자양지초
분포 산과 들

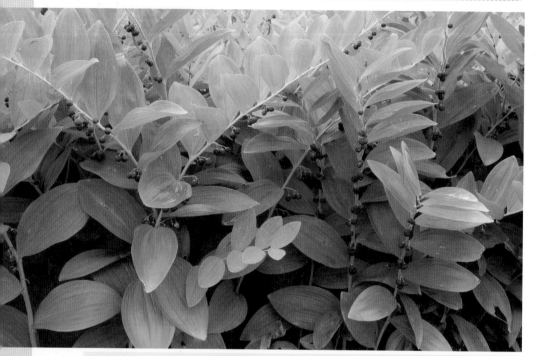

형태 · 둥굴레는 백합과의 여러해살이풀로 높이는 30~60cm 정도이고 잎은 한 쪽으로 치우쳐서 어긋나며 잎자루는 없고 뒷면에 흰빛이 있고 줄기는 처진다. 꽃은 6~7월 잎 겨드랑이에 1~2송이씩 녹색빛으로 피고, 열매는 9~10월에 둥근 장과로 여문다.

　　조선 시대 막 올라오는 새순을 임금이 즐겨 먹었다 하여 '옥죽(玉竹)', 신선(神仙)을 추구하는 도가(道家)의 선인(仙人)들이 밥 대신에 먹었다 하여 '선인반(仙人飯)', 중국의 명의(名醫) 화타가 즐겨 먹었다 하여 '신비의 풀', 잎맥이 잎끝 쪽으로 둥글게 모아지기 때문에 '둥굴레'라 부른다. 식용 · 약용 · 관상용으로 가치가 크다. 약으로 쓸 때는 증기로 찐 다음 말려서 가루로 만들어 환 또는 산제로 사용한다.

▶한방 뿌리줄기를 말린 것을 '옥죽(玉竹)'이라 부른다. ▶약성 평온하며 달다. ▶주요 효능 신진대사 촉진에 효험, 비만 · 심장병 · 고혈압 · 당뇨병 · 빈뇨 · 갈증 · 운동 장애 · 기혈이 정체되었을 때 ▶약리 작용 혈압 강하 작용 · 혈낭 강하 작용 ▶이용 안색과 혈색을 좋게 할 때는 둥굴레차를 장복한다. 정력 증강에는 둥굴레 뿌리를 캐서 물로 씻고 8g을 물에 달여서 하루 3번 공복에 복용한다.

▶**산나물 만들기**
· 봄에 새순을 따서 땅 속의 흰 부분부터 잘라서 끓는 물에 살짝 데쳐서 나물로 무쳐 먹는다.

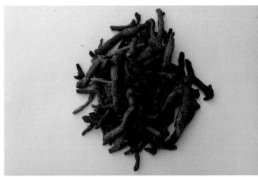

▶**제철 음식 만들기**
· 식용(꽃·어린순)·약용(뿌리)
· 삶아 먹거나 밥을 지을 때 넣어 먹는다.
· 꽃을 따서 튀김·부침개로 먹는다.

▶**차 만들기**
· 둥굴레 10g을 물 700ml을 넣고 끓인 후 건더기는 견져 내고 보리차 대용으로 마신다.

▶**발효액 만들기**
· 가을부터 이듬해 봄까지 덩이뿌리를 캐어 잔뿌리를 제거한 후에 적당한 크기로 잘라 용기에 넣고 재료의 양만큼 설탕을 붓고 100일 이상 발효시킨 후에 발효액 1에 찬물 3을 희석해서 음용한다.

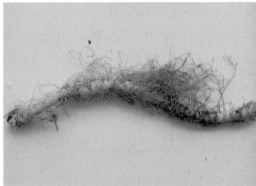

▶**약술 만들기**
· 가을부터 이듬해 봄까지 잔뿌리를 제거한 뒤 쪄서 말려 용기에 넣고 소주(19도)를 부어 밀봉하여 3개월 후에 먹는다.

▶**약초 만들기**
· 봄과 가을에 뿌리줄기를 채취하여 잔뿌리를 제거하고 점액이 바깥으로 삼출될 때까지 햇볕에 쬔 다음 털을 제거하고 황색이 될 때까지 말려 쓴다.
· 증기에 쪄서 쓴다.

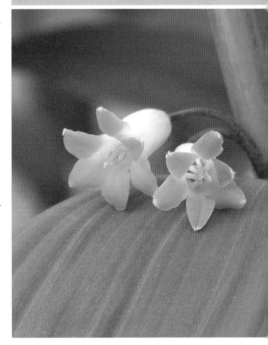

▶**금기**
· 설사를 하는 사람, 담습으로 배가 더부룩한 사람, 습담이 있을 때는 먹지 않는다.
· 뿌리의 잔털에는 미량의 독이 있다.

고혈압 · 고지혈증 · 심신을 맑게 하는
감국 *Chrysanthemum indicum Linne*

생약명 감국(甘菊)–꽃을 말린 것
이명 야국화 · 들국화 · 단국화
분포 산과 들

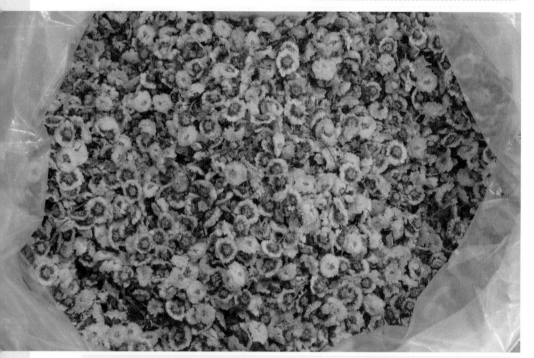

형태 • 감국은 국화과의 여러해살이풀로 높이는 30~60cm 정도이고, 잎은 어긋나고 달걀 모양이며, 깃 모양으로 갈라지고 가장자리에 결각 모양의 톱니가 있고 전체에 짧은 털이 있다. 꽃은 9~10월에 줄기 끝에 두상화서가 산방형 노란색으로 핀다. 열매는 10~11월에 수과로 여문다.

감국은 식용 · 약용 · 관상용 · 밀원용으로 가치가 크다. 중국의 이시진이 쓴 『본초강목』에 "감국차를 오랫동안 복용하면 혈기(血氣)가 좋고 몸을 가볍게 하며 쉬 늙지 않는다. 위장을 평안케 하고 오장을 도우며 사지를 고르게 하고 감기 · 두통 · 현기증에 유효하다"고 기록되어 있다. 감국의 배당체에는 플라보노이드와 항산화 활성 성분인 리나닌(linarin) · 루테올린(luteolin) · 아피게닌(apigenin) 및 아카세틴(acacetin) 등이 있다. 감국은 간 기능을 개선해서 눈의 시력에 좋다.

▶**한방** 꽃을 말린 것을 '감국(甘菊)'이라 부른다. ▶**약성** 서늘하며 달고 맵다. ▶**주요 효능** 소화기 및 순환계 질환에 효험, 고혈압 · 관절통 · 나력 · 옹종 · 습진 · 구창 · 간열로 머리가 아프고 어지러울 때 · 고지혈증 · 두통 · 어지럼증 · 불면증 ▶**약리 작용** 혈압 강하 작용 · 관상 동맥 확장 작용 · 해열 작용 · 항염증 작용 ▶**이용** 종기 · 부스럼에는 생꽃을 짓찧어 환부에 붙인다. 눈이 붉게 충혈되었을 때는 꽃을 달인 물로 눈을 씻는다.

▶산나물 만들기
· 봄에 어린순을 채취하여 끓는 물에 살짝 데쳐서 나물로 먹는다.

▶제철 음식 만들기
· 식용(꽃·어린순)·약용(꽃)
· 봄에 어린순을 따서 튀김·부침개로 먹는다.

▶꽃차 만들기
· 9~10월에 막 핀 꽃을 따서 깨끗하게 손질하여 그늘에서 말려 밀폐 용기에 보관하여 찻잔에 3~5송이를 넣고 뜨거운 물을 부어 우려낸다.

▶약술 만들기
· 가을에 꽃을 따서 용기에 넣고 소주(19도)를 붓고 밀봉하여 3개월 후에 마신다.

▶약초 만들기
· 가을에 꽃을 따서 바람이 잘 통하는 그늘에서 말려 쓴다.

▶금기
· 남자는 20일 이상 장기 복용을 금한다.

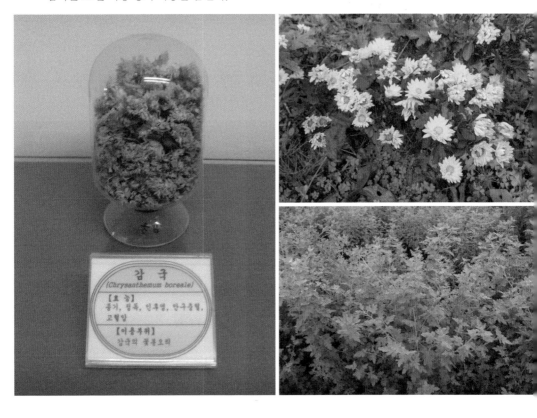

간염 · 염증 · 중독에 효능이 있는

감초 *Glycyrrhiza uralensis Fisch*

생약명 감초(甘草) · 국로(國老)─뿌리줄기를 말린 것
이명 미초 · 밀감 · 밀초 · 국로
분포 남부 지방, 밭에 재배

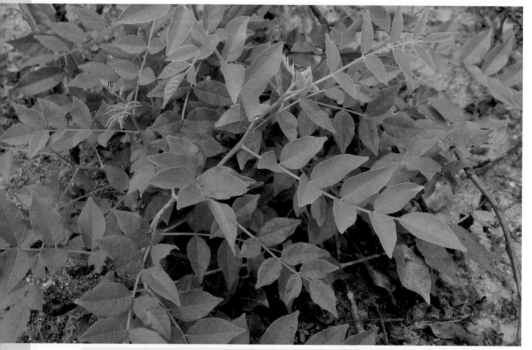

형태 · 감초는 콩과의 여러해살이풀로 높이는 1m 정도이고, 잎은 깃꼴겹잎이고 작은 잎은 달걀 모양이고 가장자리가 밋밋하다. 뿌리가 비대하다. 꽃은 7~8월에 총상화서 남자색으로 잎 겨드랑이에 피고, 열매는 9~10월에 납작한 협과로 여문다.

감초는 뿌리의 맛이 달아 '감초'라 부른다. 한방에서는 모든 약재과 배합이 잘 되어 다른 약의 작용을 순하게 하기 때문에 다른 약재에 첨가하여 중화제(조화제) 또는 해독제로 쓴다. 예전에 감초는 방향성이 있어 생선 냄새를 없애는 데 사용했다. 그리고 상인들은 생태 20마리(1코)씩을 감초 줄기로 아가미를 꿰어서 팔았다. 식용 · 약용으로 가치가 크다.

▶**한방** 뿌리줄기를 말린 것을 '감초(甘草) · 국로(國老)'라 부른다. ▶**약성** 평하며 달다. ▶**주요 효능** 소화기 · 순환계 · 이비인후과 질환에 효험, 말린 것(화중 완급 · 윤폐 지해 · 청열 해독 · 항진 · 소종독), 생 것(인후종통 · 위궤양 · 약물 중독 · 식물 중독), 주로 약물 중독 · 음식물 중독 · 위궤양 · 만성위염 · 기관지염 · 간염 · 인후두의 염증 · 습진 · 옹종 · 식중독 · 독버섯 중독 ▶**약리 작용** 독소 해독 · 혈압 강하 ▶**이용** 위경련 · 편도선염에는 감초 8g+질경 12g을 물에 달여 하루에 3번 나누어 복용한다. 식중독 · 독버섯 중독에는 감초 20g을 물에 달여 복용한다.

▶산나물 만들기

· 봄에 어린잎을 채취하여 끓는 물에 살짝 데쳐
서 나물로 무쳐 먹는다.

▶제철 음식 만들기

· 식용(잎·뿌리)·약용(뿌리)

· 감초+오가피+꾸지뽕+대추를 배합하여 육수
를 만들어 요리에 쓴다.

· 김미료(간장)로 담그는 데 이용한다.

▶차 만들기

· 여름에 꽃을 채취하여 찻잔에 1개를 넣고 뜨거
운 물을 부어 1~2분 후에 꿀을 타서 마신다.

· 가을에 뿌리를 캐서 이물질을 제거하고 잘게
썰어 다른 약재에 배합하여 차로 마신다.

▶발효액 만들기

· 가을에 뿌리를 캐서 물로 씻고 잘게 썰어 물기
를 뺀 다음 용기에 넣고 재료의 양만큼 설탕을
붓고 100일 정도 발효시킨 후에 발효액 1에 찬
물 3을 희석해서 음용한다.

▶약술 만들기

· 가을에 뿌리를 캐서 물로 씻고 잘게 썰어 물기
를 뺀 다음 용기에 넣고 19도의 소주를 부어 밀
봉하여 3개월 후에 먹는다.

▶약초 만들기

· 봄과 가을에 뿌리를 캐서 줄기와 잔뿌리를 제
거하고 적당한 크기로 잘라 햇볕에 말려 쓴다.

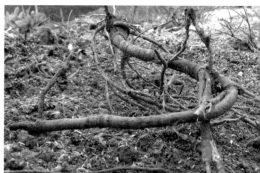

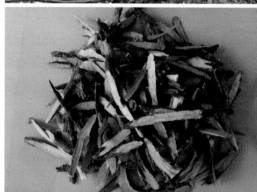

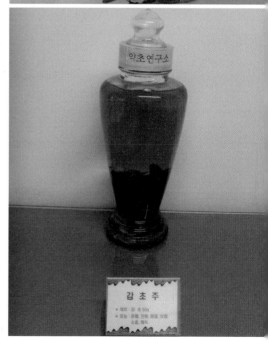

면역력 강화·기관지염·암에 효능이 있는

개똥쑥 *Artemisia annua*

생약명 황화호(黃花蒿)–줄기와 잎을 말린 것
이명 비쑥 · 진잎쑥 · 개땅숙 · 인진호 · 취호 · 황호 · 초호
분포 들과 길가

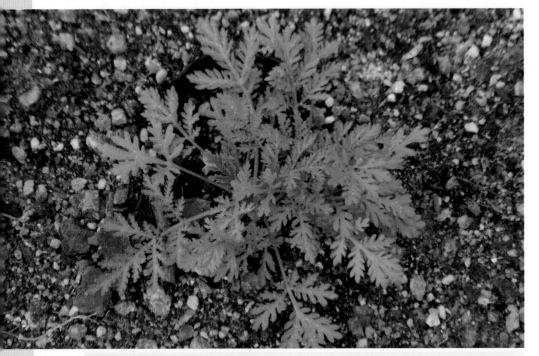

형태 • 개똥쑥은 국화과의 한(두)해살이풀로 높이는 1~1.5m 정도이고, 잎은 어긋나고 3회 깃꼴겹잎으로 빗살 모양이며 표면에 잔털이 많고 특이한 향이 있다. 꽃은 6~8월에 줄기 끝에 원추화서 녹황색으로 피고, 열매는 9월에 수과로 여문다.

　쑥을 손으로 뜯어서 비비면 개똥 냄새가 난다 하여 '개똥쑥'이라 부른다. 식용·약용으로 가치가 크다. 개똥쑥이 주목받기 시작한 것은 2008년 미국 위싱턴 대학 연구팀이 〈암 저널〉에 "개똥쑥이 기존의 암환자에게 부작용은 최소화하면서 항암의 효과는 1,000배 이상 높은 항암제로 기대된다"고 발표한 이후 2015년 중국의 투유유 교수는 한방 고전에 기록된 '개똥쑥'에서 말라리아의 치료제인 '아르테미시닌'을 개발한 공로로 노벨의학상을 공동으로 수상하기도 했다.

▶**한방** 줄기와 잎을 말린 것을 '황화호(黃花蒿)'라 부른다. ▶**약성** 쓰다. ▶**주요 효능** 간경 및 소화기 질환에 효험, 암·말라리아·고혈압·당뇨·기관지염·천식·숙취 해소·면역력 향상·원기 회복·메스꺼움·구토·여름 감기 ▶**약리 작용** 항암 작용·살충 작용·학질 원충 억제 작용·혈압 강하 작용·해열 작용·피부진균 억제 작용·정유 성분은 진해 작용과 거담 작용·담즙 분비 작용·면역 조절 작용 ▶**이용** 각종 암·위암·상피암에는 잎과 줄기를 물에 달여서 하루에 3번 식후에 복용한다. 학질에는 잎을 채취하여 그늘에 말려서 차(茶)로 마신다.

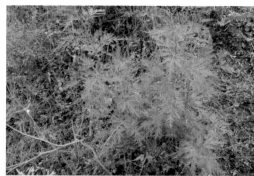

▶산나물 만들기
- 봄에 어린순을 채취하여 끓는 물에 살짝 데쳐서 나물로 무쳐 먹는다.

▶제철 음식 만들기
- 식용(키 30cm 이하 어린순) · 약용(전초)
- 봄에 어린잎을 따서 된장국 · 국거리 · 전골 · 탕에 넣어 먹는다.
- 쑥처럼 갈아서 떡으로 먹는다.

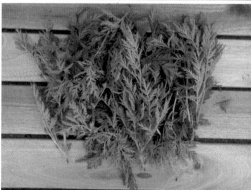

▶발효액 만들기
- 봄에 꽃이 피기 전에 전초를 베어 적당한 크기로 잘라 용기에 넣고 재료의 양만큼 설탕을 붓고 100일 정도 발효시킨 후에 발효액 1에 찬물 3을 희석해서 음용한다.

▶차 만들기
- 여름에 꽃이 피고 특유의 향기가 진할 때 전초를 베어 햇볕에 말려 밀폐 용기에 보관하여 찻잔에 적당량을 넣고 뜨거운 물을 부어 우려 낸다.

▶환 만들기
- 전초와 줄기를 따서 적당한 크기로 잘라 햇볕에 말린 후에 가루를 내어 찹쌀과 배합하여 만든다.

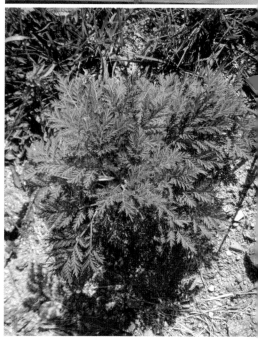

▶약초 만들기
- 여름에 꽃이 피고 특유의 꽃향기가 진할 때 전초를 베어 햇볕에 말려 쓴다.

▶금기
- 약성이 강하기 때문에 한꺼번에 많이 먹지 않는다.
- 냉병이 있는 환자와 임산부는 복용을 금한다.
- 혈액이 부족하고 기력이 약한 허증이나 냉증이 있는 환자는 금한다.

거담 · 천식 · 기관지염에 효능이 있는

맥문동 *Liriope platyphylla Wang et Tang*

생약명 맥문동(麥門冬)-덩이뿌리를 말린 것
이명 넓은잎맥문동 · 알꽃맥문동 · 문동 · 불사약 ·
맥동 · 겨우살이풀 · 계전초 · 불사초
분포 산지의 그늘진 곳

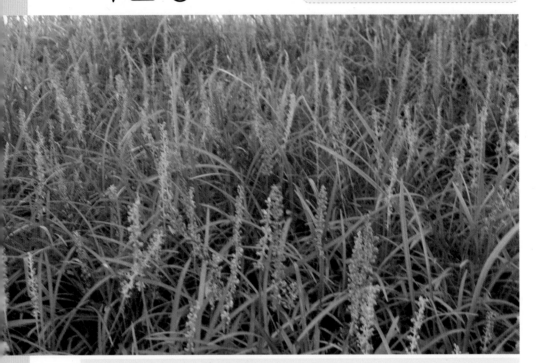

형태 • 맥문동은 백합과의 여러해살이풀로 높이는 20~50cm 정도이고, 굵은 뿌리줄기에서 잎이 모여 나서 포기를 형성한다. 잎은 진녹색을 띠고 선형이다. 꽃은 5, 6월에 꽃줄기 1 마디에 3~5 송이씩 연분홍색으로 피고, 열매는 10~11월에 둥근 삭과로 여문다.

맥문동(麥門冬)은 겨울에도 파랗게 살아 있다 하여 '겨우살이풀'이라 부른다. 식용 · 약용 · 관상용으로 가치가 크다. 조선 시대 허준이 저술한 『동의보감』에 '맥문동을 오래 복용하면 몸이 가벼워진다"고 기록되어 있다. 오장 육부 · 심장과 폐와 위장의 열(煩熱 · 번열)을 가시게 한다. 한방에서는 진해 · 거담 · 마른 기침 · 만성 기관지염에 다른 약재와 함께 처방한다.

▶**한방** 덩이뿌리를 말린 것을 '맥문동(麥門冬)'이라 부른다. ▶**약성** 차며, 달고, 약간 쓰다. ▶**주요 효능** 호흡기 · 순환기 질환에 효험, 폐 건조로 인한 마른 기침 · 만성 기관지염 · 당뇨병 · 부종 · 수변불리 · 변비 · 비출혈 · 기침 ▶**약리 작용** 혈당 강하 작용 · 항염증 작용 ▶**이용** 당뇨병 · 기관지염에는 말린 약재를 1회 2~5g씩 물에 달여 하루에 2~3회 복용한다. 숨이 차고 입 안이 마르고 맥이 약할 때는 맥문동 10g+인삼 6g+오미자 6g을 배합하여 물에 달여 복용한다.

▶ 제철 음식 만들기
- 식용(꽃 · 덩이뿌리) · 약용(덩이뿌리)
- 쓴맛을 제거하고 요리한다.
- 덩이뿌리를 쌀뜨물이나 술에 하루 저녁 담가 두었다가 부드러워지면 사용한다.

▶ 발효액 만들기
- 봄~가을에 덩이뿌리를 캐서 물로 씻고 물기를 뺀 다음 적당한 크기로 잘라 용기에 넣고 재료의 양만큼 설탕을 붓고 100일 이상 발효시킨 후에 발효액 1에 찬물 3을 희석해서 음용한다.

▶ 약술 만들기
- 가을 또는 봄에 덩이뿌리를 캐서 다듬어 물에 씻고 물기를 뺀 다음 용기에 넣고 소주(19도)를 부어 부어 밀봉하여 3개월 후에 먹는다.

▶ 약초 만들기
- 가을 또는 봄에 덩이뿌리를 캐서 다듬어 물에 씻고 햇볕에 말려 쓴다.

▶ 금기
- 설사를 할 때는 쓰지 않는다.
- 복용 중에 무 · 마늘 · 파 · 오이풀은 금한다.

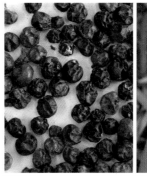
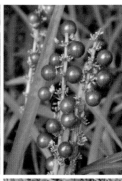
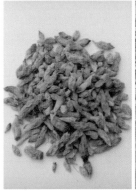
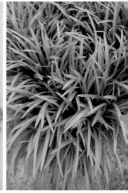
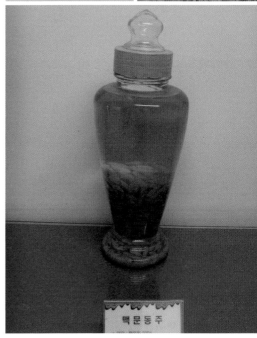

맥 문 동 주

이뇨 · 소염 · 지혈에 효능이 있는

개머루 *Ampelopsis brevipendunculaya*

생약명 사포도(蛇葡萄)-열매를 말린 것,
　　　"사포도근(蛇葡萄根)"-뿌리를 말린 것
이명 개포도
분포 전국의 산골짜기

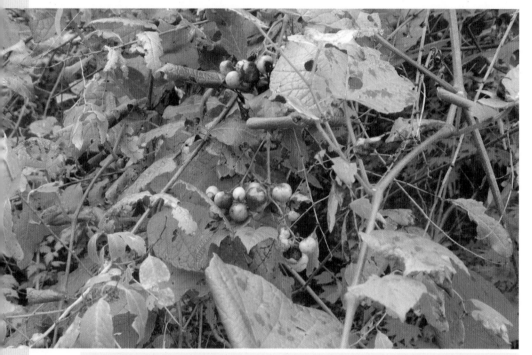

형태 · 개머루는 포도과의 갈잎덩굴나무로 숲 가장자리에서 3m 정도이고, 잎은 어긋나며 손바닥 모양으로 3~5 갈래로 갈라진 가장자리에 둔한 톱니가 있다. 꽃은 6~7월에 양성화 취산화 꽃차례 녹색으로 피고, 열매는 9~10월에 둥근 남색의 장과로 여문다.

　개머루는 식용 · 약용 · 공업용 · 사료용으로 가치가 크다. 열매가 머루와 비슷하지만 먹지 못한다. 예로부터 열을 내리고 종기를 치료하는 데 썼다. 약으로 쓸 때는 말린 것을 썰어서 탕으로 쓰거나 산제로 사용한다. 외상에는 달인 물로 환부를 씻는다.

▶**한방** 열매를 말린 것을 '사포도(蛇葡萄)', 뿌리를 말린 것을 '사포도근(蛇葡萄根)'이라 부른다. ▶**약성** 따뜻하며, 맵다. ▶**주요 효능** 간경화 · 호흡기 질환에 효험, 이뇨 · 소염 · 지혈 · 폐농양 · 류머티즘 · 화상 ▶**약리 작용** 소염 작용 ▶**이용** 류머티즘에는 줄기와 잎을 말린 것을 30g을 달여서 먹는다. 이뇨에는 잎 5g을 달여서 먹는다.

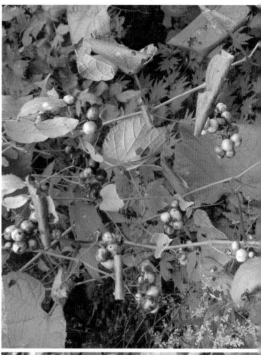

▶산나물 만들기
· 봄에 갓 나온 어린순을 채취하여 끓는 물에 살짝 데쳐서 나물로 무쳐 먹는다.

▶제철 음식 만들기
· 식용(어린순 · 열매) · 약용(줄기 · 열매)
· 오가피+꾸지뽕+감초+대추+개머루 열매를 배합하여 육수를 만들어 음식 요리에 쓴다.

▶발효액 만들기
· 가을에 잘 익은 열매를 따서 용기에 넣고 재료의 양만큼 설탕을 붓고 100일 정도 발효시킨 후에 발효액 1에 찬물 3을 희석해서 음용한다.

▶약술 만들기
· 가을에 잘 익은 열매를 따서 용기에 넣고 19도의 소주를 부어 밀봉하여 3개월 후에 먹는다.

▶약초 만들기
· 여름에 잎, 가을에 줄기와 열매를 채취하여 그늘에 말려 쓴다.
· 가을에 뿌리를 캐서 햇볕에 말려 쓴다.

▶식초 만들기
· 개머루 80%+설탕+20%+이스트 2%를 용기에 넣고 한 달 후에 식초를 만들어 요리에 넣거나 찬물 3을 희석해서 음용한다.

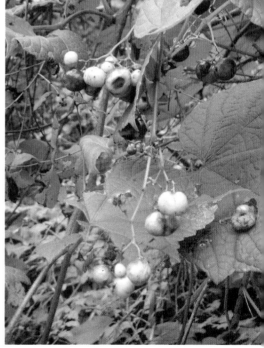

유선염·구취·소화 불량에 효능이 있는
박하 *Mentha arvensis var. piperascens*

생약명 박하(薄荷)—전초를 말린 것
이명 영생·번하채·남박하·승양채
분포 전국 각지, 저지대의 습지에서 재배

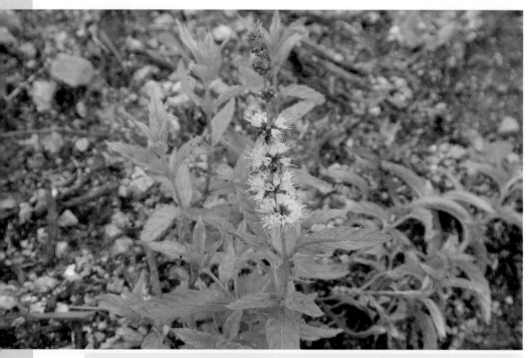

형태 · 박하는 꿀풀과의 여러해살이풀로 전체에 짧은 털이 있고 향기가 있다. 높이는 50cm 정도이고, 잎은 마주 나고 긴 타원형이며 가장자리에 날카로운 톱니가 있다. 꽃은 7~9월에 잎 겨드랑이에 모여 이삭처럼 연한 자줏빛으로 피고, 열매는 9월에 타원형의 분과로 여문다.

박하는 꽃과 잎에서 박하향이 나기 때문에 '박하(薄荷)'라 부른다. 꽃이 피기 시작할 때 박하유의 함유율이 가장 높다. 박하의 주성분인 맨톨(Menthol)은 향기가 강해 청량제·음료·사탕·과자·담배·치약·화장품 등의 향료 첨가제로 쓰인다. 식용·약용·관상용·밀원용·공업용으로 가치가 크다. 약으로 쓸 때는 탕·산제·환제로 사용하거나 술에 담가 마신다.

▶**한방** 전초를 말린 것을 '박하(薄荷)'라 부른다. ▶**약성** 따뜻하며, 맵다. ▶**주요 효능** 열병 및 통증에 효험, 소화기·신경계 질환에 효험, 두통·인후종통·소화 불량·치통·소아 경풍·구취 ▶**약리 작용** 모세 혈관 확장 작용·발산 작용·해열 작용·소염 작용·건위 작용·즙 분비 촉진 작용·호흡기의 점액 분비 증가 작용·모세 혈관 확장 작용·중추 신경 계통의 흥분 작용 ▶**이용** 피부 소양증에는 전초를 짓찧어 즙을 내어 환부에 바른다. 구취에는 전초를 입 안에 넣고 가글을 한다.

▶산나물 만들기

- 봄에 꽃이 피기 전에 잎을 채취하여 나물로 무쳐 먹는다.

▶제철 음식 만들기

- 식용(꽃·잎)·약용(전초)
- 봄에 꽃이 피기 전에 잎을 채취하여 생으로 먹는다.
- 꽃으로 따서 튀김·부침개로 먹는다.

▶차 만들기

- 여름에 꽃을 채취하여 1~2개를 찻잔에 넣고 뜨거운 물을 부어 1~2분 후에 꿀을 타서 마신다.

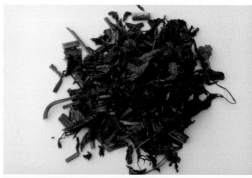

▶발효액 만들기

- 봄부터 여름에 잎과 꽃을 통째로 채취하여 용기에 넣고 재료의 양만큼 설탕을 붓고 100일 정도 발효시킨 후에 발효액 1에 찬물 3을 희석해서 음용한다.

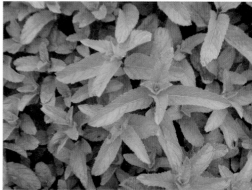

▶약술 만들기

- 7~9월에 뿌리와 지상부의 전체를 채취하여 용기에 넣고 19도의 소주를 부어 밀봉하여 3개월 후에 먹는다.

▶약초 만들기

- 여름부터 가을 사이에 꽃이 피기 전 또는 꽃이 피기 시작하는 시기에 전초를 베어 그늘에서 말려 쓴다.

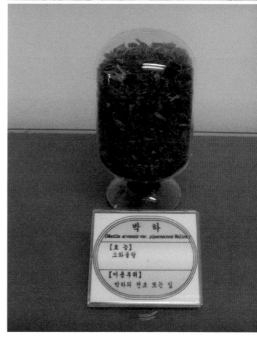

▶금기

- 열이 있거나 땀이 많이 나는 사람은 금한다.
- 박하는 오랜 시간 끓이면 약효가 떨어진다.

항염 · 인후염 · 종기에 효능이 있는
속새 *Equisetum hyemale*

생약명 목적(木賊), 찰초(擦草)–지상부를 말린 것
이명 절골초 · 주석초 · 상자풀
분포 제주도 · 강원도 숲 속 습지,
고산 지대의 습한 그늘

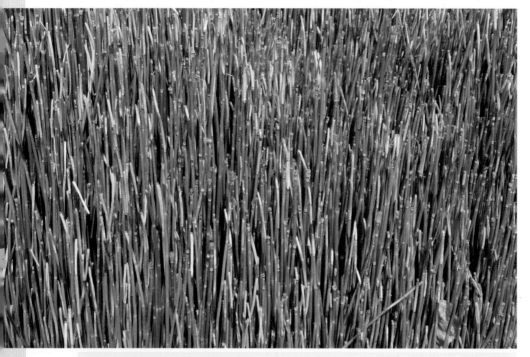

형태 · 속새는 속새과의 늘푸른 여러해살이풀로 높이는 30～60cm 정도이고, 땅속줄기는 옆으로 뻗으며 가까운 곳에서 여러 개로 갈라져 나오기 때문에 줄기가 모여 나는 것처럼 보인다. 잎은 비늘 같은 작은 잎이 마디를 둘러싼다. 4～5월에 원추형의 포자낭 이삭이 줄기 끝에 달린 후 노란색으로 변한다.

    속새가 뼈에 좋다 하여 '절골초(節骨草)', 줄기 속이 피어 있다 하여 '상자풀', 나무의 면을 갉아 내는 연마 도구로 사용할 수 있어 '목적'이라 부른다. 예로부터 우물을 팔 때 속새가 자라는 곳에서 수맥이 있을 확률이 높아 선택하기도 했다. 식용 · 약용 · 관상용으로 가치가 크다. 줄기에는 규산염이 많이 축적되어 있다. 약으로는 탕으로 쓰거나 산제 또는 환제로 사용한다.

▶**한방** 지상부를 말린 것을 '목적(木賊), 찰초(擦草)'라 부른다. ▶**약성** 평온하며, 달고, 쓰다. ▶**주요 효능** 안과 · 순환계 질환에 효험, 안질 · 결막염 · 명목 · 인후염 · 인후통 · 장염 · 암치질 · 탈항 · 붕루 · 옹종 · 이뇨 ▶**약리 작용** 소염 작용 · 해열 작용 · 혈압 강하 작용 · 수렴 작용 · 이뇨 작용 · 심장 기능 강화 작용 · 관상 동맥 혈류 축진 작용 ▶**이용** 장염에는 말린 약재를 1회 2～4g씩 달여 복용한다. 탈항 · 암치질에는 줄기를 짓찧어 즙을 내어 수시로 환부에 바른다.

▶산나물 만들기

· 같은 속새과의 쇠뜨기와 달리 영양줄기와 생식
줄기의 구별이 없어 나물로는 먹지 않는다.

▶제철 음식 만들기

· 식용(지상부) · 약용(지상부)
· 여름부터 가을 사이에 지상부를 베어 햇볕에
말린 후 잘게 썰어 오가피+꾸지뽕+감초+대추
를 배합하여 육수를 만들어 요리에 쓴다.

▶차 만들기

· 여름부터 가을 사이에 지상부를 베어 햇볕에
말린 후 잘게 썰어 찻잔에 3~5 마디를 넣고 뜨
거운 물을 부어 1~2분 후에 꿀을 타서 마신다.

▶발효액 만들기

· 여름부터 가을 사이에 지상부를 베어 햇볕에
말린 후 잘게 썰어 용기에 넣고 재료의 양만큼
설탕을 붓고 100일 정도 발효시킨 후에 발효액
1에 찬물 3을 희석해서 음용한다.

▶약술 만들기

· 여름부터 가을 사이에 지상부를 베어 햇볕에
말린 후 잘게 썰어 용기에 넣고 19도의 소주를
부어 밀봉하여 3개월 후에 먹는다.

▶약초 만들기

· 여름부터 가을 사이에 지상부를 베어 햇볕에
말려 쓴다.

▶금기

· 기혈이 허한 사람은 복용을 금한다.
· 너무 많이 쓰면 중독 현상이 일어나 설사를 한
다.

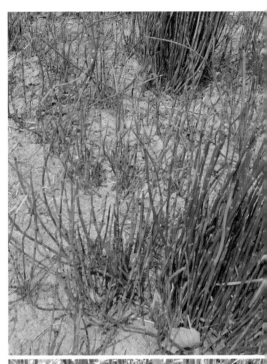

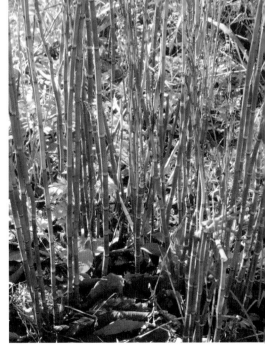

염증 · 관절통 · 당뇨에 효능이 있는

여뀌 *Persicaria filiformis Nakai*

생약명 금선초(金線草)—전초를 말린 것,
　　　　금선초근(金線草根)—뿌리를 말린 것
이명 모료 · 아료 · 구반통 · 중앙류 · 해각초
분포 전국의 산과 들

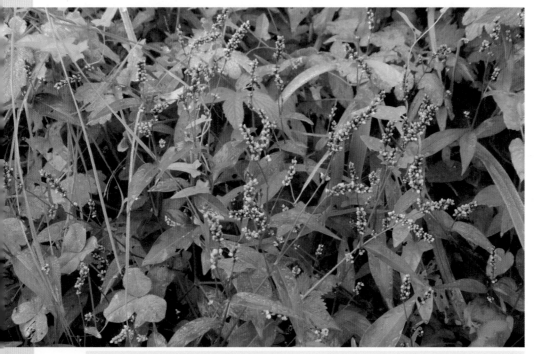

형태 • 여뀌는 마디풀과의 여러해살이풀로 습지와 냇가에서 높이는 50~80cm 정도이고, 잎은 어긋나고 피침형이고 가장자리는 밋밋하다. 꽃은 7~8월에 가지 끝에 밑으로 처지며 이삭 모양 연녹색으로 피고, 열매는 9~10월에 꽃받침에 싸여 있으며 납작한 수과로 여문다.

　여뀌의 잎에서 매운맛이 난다 하여 '고채(苦菜)'라 부른다. 유사종으로 잎에 털이 적고 잎맥이 없으며 끝이 뾰쪽한 것을 새이삭여뀌라 한다. 예로부터 출혈을 멈출 때와 원기를 회복할 때 썼다. 잎을 비벼 즙을 내어 개울에 풀어 물고기를 기절시켜 잡았다. 식용 · 약용 · 관상용으로 가치가 크다. 약으로 쓸 때는 탕으로 사용한다. 외상에는 짓찧어 환부에 붙인다.

▶**한방** 전초를 말린 것을 '금선초(金線草), 뿌리를 말린 것을 금선초근(金線草根)'이라 부른다. ▶**약성** 평온하며, 맵다. ▶**주요 효능** 피부 · 소화기 질환에 효험, 당뇨병 · 신장병 · 풍습 동통 · 요통 · 관절통 · 위통 · 월경통 ▶**약리 작용** 혈당 강하 ▶**이용** 당뇨병에는 줄기 40g을 달여서 먹는다. 관절통 · 요통에는 전초나 뿌리 20g을 달여서 먹는다.

▶산나물 만들기
· 봄에 어린순을 채취하여 매운맛을 제거하고 끓는 물에 살짝 데쳐서 나물로 무쳐 먹는다.

▶제철 음식 만들기
· 식용(전초) · 약용(줄기 · 뿌리)

▶발효액 만들기
· 수시로 전초 · 줄기 · 뿌리를 통째로 채취하여 물로 씻고 물기를 뺀 다음 용기에 넣고 재료의 양만큼 설탕을 붓고 100일 정도 발효시킨 후에 발효액 1에 찬물 3을 희석해서 음용한다.

▶약초 만들기
· 수시로 전초 · 줄기 · 뿌리를 채취하여 그늘에서 말려 쓴다.

▶금기
· 미량의 독이 있다.
· 너무 많이 복용하면 양기가 상하고, 토사와 심장내막염을 일으킨다.

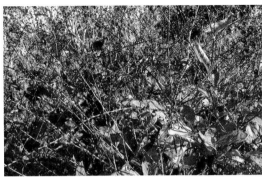

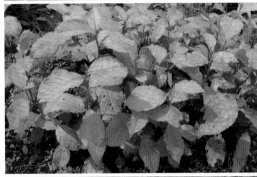

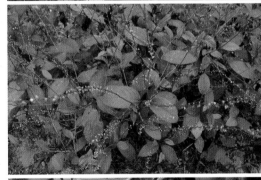

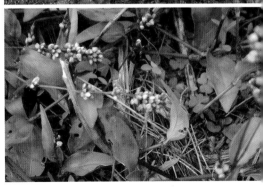

항염·기침·기관지염에 효능이 있는

금불초 *Inula britannica var. chinensis*

생약명 선복화(旋覆花)—꽃을 말린 것,
　　　　금불초(金佛草)—지상부를 말린 것
이명 금비초 · 하국 · 하국꽃
분포 전국의 들과 밭의 습지

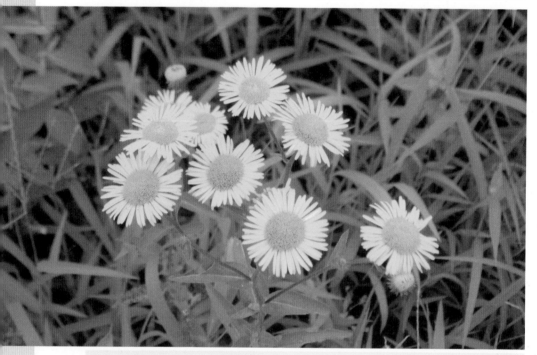

형태 · 금불초는 국화과의 여러해살이풀로 산과 들의 풀밭이나 논둑 등 습지에서 자란다. 높이는 30~60cm 정도 자라며 잎은 어긋나고 긴 타원형이며 가장자리에 작은 톱니가 있다. 꽃은 7~9월에 노란색으로 피고 가지와 줄기 끝에 여러 송이가 산방상 두상화서로 달린다. 열매는 10월에 수과로 여문다. 금불초는 외국에서 들어온 귀화식물로 생각하는 사람들이 많지만 우리 토종꽃이다.

　금불초의 꽃이 황금처럼 노랗다 하여 '금불초(金佛草)', 여름에 국화꽃이 핀다 하여 '하국(夏菊)'이라 부른다. 식용 · 약용 · 관상용으로 가치가 크다. 꽃과 어린잎은 식용한다. 예로부터 가래를 삭이고 소변 불통에 사용했다. 약으로는 탕으로 쓰거나 환제 또는 산제로 사용한다.

▶**한방** 꽃을 말린 것을 '선복화(旋覆花), 지상부를 통째로 말린 것을 금불초(金佛草)'라 부른다. ▶**약성** 따뜻하며, 맵고, 쓰다. ▶**주요 효능** 소화기 · 호흡기 질환에 효험, 가래가 있어 기침이 나고 숨이 차는 증세, 오줌을 누지 못하는 데, 딸꾹질 · 트림 · 만성 위염 · 구토 ▶**약리 작용** 항균 작용 · 중추 신경 흥분 작용 ▶**이용** 소화 불량 · 식적 창만 · 위장염에는 말린 약제 1회 2~4g을 달이거나 가루 내어 복용한다. 가래 · 기침 · 딸꾹질 · 트림에는 말린 꽃 6g에 500리터의 물을 붓고 끓여 양이 반으로 줄 때까지 달여 하루 동안 여러 차례에 나누어 차처럼 마신다.

▶**산나물 만들기**

· 봄에 꽃이 피기 전에 어린잎을 채취하여 끓는 물에 데쳐서 찬물에 담가 쓴맛을 제거한 후에 나물로 무쳐 먹는다.

▶**제철 음식 만들기**

· 식용(어린 순) · 약용(꽃 · 전초)
· 봄에 꽃이 피기 전에 어린잎을 채취하여 끓는 물에 데쳐서 찬물에 담가 쓴맛을 제거한 후에 튀김 · 부침개로 먹는다.
· 꽃은 튀김으로 먹는다.
· 된장국 · 국거리로 먹는다.

▶**차 만들기**

· 여름에 꽃을 채취하여 2~3개를 찻잔에 넣고 뜨거운 물을 부어 1~2분 후에 꿀을 타서 마신다.

▶**발효액 만들기**

· 봄에서 여름까지 꽃과 잎을 통째로 채취하여 용기에 넣고 재료의 양만큼 설탕을 붓고 100일 정도 발효시킨 후에 발효액 1에 찬물 3을 희석해서 음용한다.

▶**약초 만들기**

· 여름에 활짝 핀 꽃과 전초를 채취하여 햇볕에 말려 쓴다.

▶**금기**

· 복용 중에 백지(구릿대)를 금한다.
· 몸이 냉하고 허약한 사람과 열을 수반하는 기침이나 쇠약한 사람이 가래 없이 마른 기침을 할 때 쓰지 않는다.

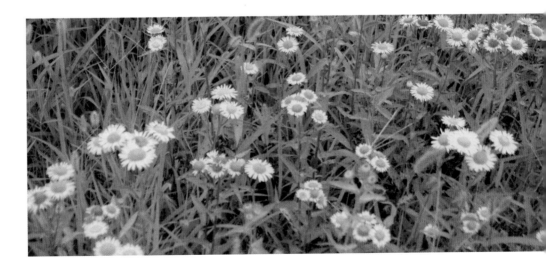

소변 불리·월경 불순·대하에 효능이 있는

까치수영 *Lysimachia clethroides Duby*

생약명 진주채(珍珠菜)—전초를 말린 것
이명 황삼초 · 탕근채 · 하수초 · 구미파초 · 큰까치수영
분포 산지의 풀숲

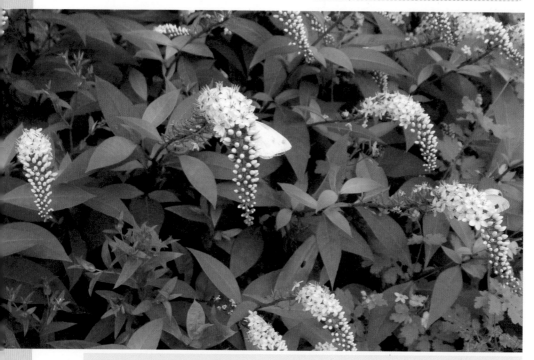

형태 · 까치수영은 앵초과의 여러해살이풀로 높이는 60∼100cm 정도이고, 잎은 어긋나나 뭉친 것처럼 보이며, 길이는 6∼10cm, 너비는 8∼15cm의 거꾸로 된 댓잎피침형 또는 선 모양의 긴 타원형이고 가장자리는 밋밋하다. 꽃은 6∼9월에 줄기 끝에 총상 꽃차례를 이루며 조밀하게 흰색으로 피고, 열매는 8월에 둥근 적색의 삭과로 여문다.

　까치수영의 꽃은 개꼬리를 닮아 '개꼬리풀'이라 부른다. 식용·약용·관상용으로 가치가 크다. 예로부터 부인병인 유방염·월경통·월경 불순에 사용했다. 어린잎은 식용한다. 약으로 쓸 때는 탕으로 쓰거나 생즙을 내어 사용한다. 외상에는 짓찧어 환부에 붙인다.

▶**한방** 전초를 말린 것을 '진주채(珍珠菜)'라 부른다. ▶**약성** 차며, 시다. ▶**주요 효능** 조간중 · 비뇨기 질환에 효험, 월경 불순·대하·소변 불리·수종·임파선종·이질·옹종 ▶**약리 작용** 저해 작용 ▶**이용** 월경 불순에는 전초 또는 뿌리 30g을 달여서 먹는다. 이질에는 전초 10g을 달여 먹는다.

1
산에 있는 산야초

약용

▶산나물 만들기
- 봄에 어린순을 채취하여 끓는 물에 살짝 데쳐서 나물로 무쳐 먹는다.

▶제철 음식 만들기
- 식용(꽃 · 전초) · 약용(뿌리)
- 여름에 꽃을 통째로 따서 튀김으로 먹는다.

▶차 만들기
- 여름에 꽃을 통째로 따서 찻잔에 1개를 넣고 뜨거운 물을 부어 1~2분 후에 꿀을 타서 마신다.

▶발효액 만들기
- 봄에 어린순을 채취하여 용기에 넣고 재료의 양만큼 설탕을 붓고 100일 정도 발효를 시킨 후에 발효액 1에 찬물 3을 희석해서 음용한다.

▶약초 만들기
- 여름~가을까지 전초나 뿌리를 채취하여 그늘에서 말려 쓴다.

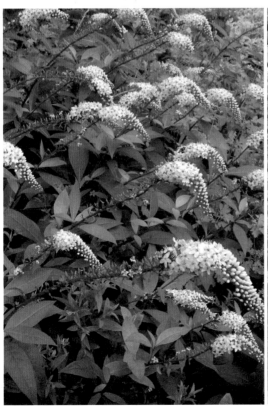
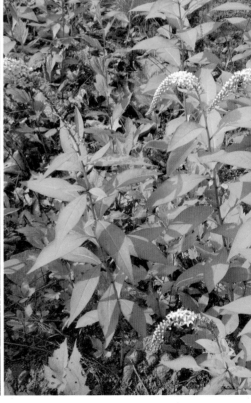

빈혈·순환기계 질환·부인과 질환에 효능이 있는

기린초 *Sedum kamtschaticum Fischer*

생약명 비채(費菜)—전초를 말린 것
이명 각시기린초 · 넓은잎기린초
분포 전국의 산 바위틈

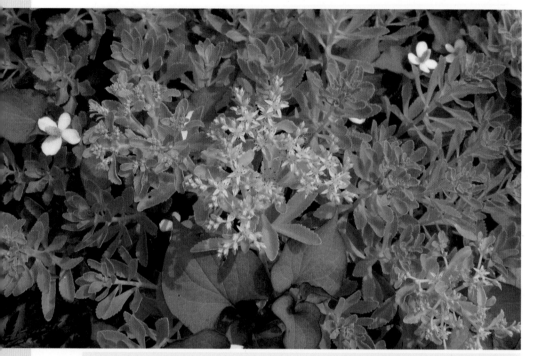

형태 • 기린초는 돌나물과의 여러해살이풀로 산지의 바위 위에서 포기를 이루며 높이는 20cm 정도이고, 뿌리가 비대하며 줄기는 뭉쳐 난다. 잎은 어긋나고 긴 타원형이며 가장자리에 둔한 톱니가 있다. 꽃은 6~7월에 원줄기 끝에 취상화서 황색으로 피고, 열매는 7~9월에 별 모양으로 배열하여 골돌로 여문다.

바위틈에서 잘 자라고 기린을 닮았다 하여 '기린초'라 부른다. 기린초는 꽃이 아름답고 식용 · 약용으로 가치가 크다. 봄철에 잎의 모양이 다육식물과 같이 두툼하면서도 육질이 좋고 담백하여 나물로 먹는다. 예로부터 혈액 순환이나 이뇨에 썼다. 약으로 쓸 때는 탕으로 쓰거나 생즙을 내어 사용한다.

▶**한방** 전초를 말린 것을 '비채(費菜)'라 부른다. ▶**약성** 평온하며, 시다. ▶**주요 효능** 순환계 · 부인과 질환에 효험, 빈혈 · 심계 · 창종 · 타박상 · 토혈 ▶**이용** 빈혈에는 전초 10g을 물에 달여 먹는다. 종기나 창종에는 잎을 짓찧어 즙을 내서 환부에 바른다.

▶**산나물 만들기**

· 봄에 꽃이 피기 전에 어린싹과 줄기를 따서 끓는 물에 살짝 데쳐서 나물로 무쳐 먹는다.

▶**제철 음식 만들기**

· 식용(어린싹 · 줄기) · 약용(전초)

· 꽃을 튀김 · 부침개로 먹는다.

· 무침 · 볶음 · 전골 · 탕으로 먹는다.

▶**꽃차 만들기**

· 봄에 꽃이 피지 않은 꽃봉오리를 따서 1~2개를 찻잔에 넣고 뜨거운 물을 부어 1~2분 후에 꿀을 타서 마신다.

▶**발효액 만들기**

· 봄에 꽃이 피기 전에 어린잎을 따서 용기에 재료의 양만큼 설탕을 붓고 100일 이상 발효시킨 후에 발효액 1에 찬물 3을 희석해서 음용한다.

▶**약초 만들기**

· 봄에 생풀을 채취하여 그대로 쓴다.

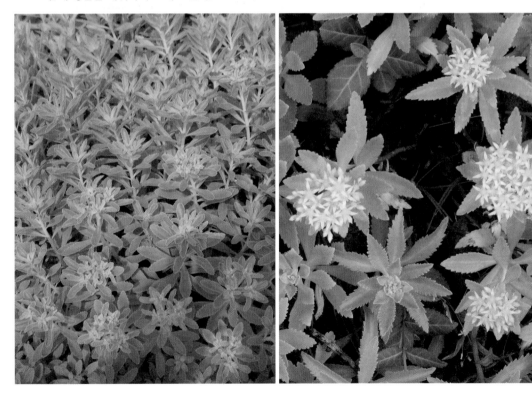

피부염 · 인후염 · 기관지염에 효능이 있는

겨자 *Brassica juncea*

생약명 개자(芥子)—종자를 말린 것
이명 겨자 · 촉개 · 랄채자 · 황개자
분포 전국 각지, 밭에 재배

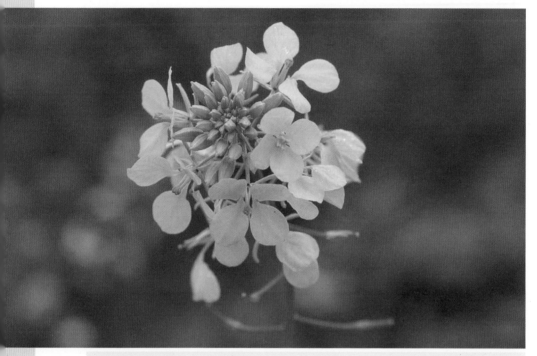

형태 · 겨자는 십자화과의 한해살이 또는 두해살이풀로 높이는 1~2m 정도이고, 잎은 무와 비슷하고, 뿌리잎은 깃꼴로 갈라지고 톱니가 있으나 줄기잎은 톱니가 없다. 꽃은 4월에 총상 꽃차례 작은 사관화가 십자(十字) 모양의 노란색으로 피고, 열매는 5월에 원기둥 모양의 꼬투리가 달린다.

  겨자는 다른 이름으로 '청개(靑芥)'라 부른다. 예로부터 겨자씨를 채취하여 물에 불려 맷돌에 갈아 설탕 · 소금 · 식초를 배합하여 향신료로 만들어 썼다. 식용 · 약용 · 관상용으로 가치가 크다. 잎과 열매는 매운맛과 향이 있어 양념으로 널리 쓰인다. 씨에는 비타민 B_1~B_2 · 엽산 · 마그네슘 · 셀레늄 · 나트륨 · 칼륨 · 칼슘 · 철분 · 망간이 함유되어 있다. 약으로 쓸 때는 탕으로 복용하거나 외상에 바른다.

▶**한방** 종자를 말린 것을 '개자(芥子)'라 부른다. ▶**약성** 따뜻하며, 맵다. ▶**주요 효능** 호흡기 · 소화계 · 운동계 질환에 효험, 관절염 · 구취 · 기관지염 · 신경통 · 사지 동통 · 월경 불통 · 실사 · 식적창만 · 인후염 · 치질 출혈 · 종독 · 타박상 · 피부염 ▶**약리 작용** 이뇨 작용 ▶**이용** 기관지염에는 열매 1~3g을 달여서 복용한다. 타박상에는 잎을 짓찧어 환부에 붙인다.

▶산나물 만들기
- 봄에 꽃이 피기 전에 어린잎을 채취하여 끓는 물에 살짝 데쳐서 나물로 무쳐 먹는다.

▶제철 음식 만들기
- 식용(꽃·잎)·약용(씨)
- 꽃을 따서 튀김·부침개에 놓아 먹는다.

▶차 만들기
- 봄에 꽃을 채취하여 1~2송이를 찻잔에 넣고 뜨거운 물을 부어 1~2분 후에 꿀을 타서 마신다.

▶발효액 만들기
- 봄에 꽃과 잎을 통째로 채취하여 용기에 넣고 재료의 양만큼 설탕을 붓고 100일 정도 발효시킨 후에 발효액 1에 찬물 3을 희석해서 음용한다.

▶겨자 향신료 만들기
- 5월에 씨를 받아 가루로 만들어 물을 부어 불린 후 갈아서 만든다.
- 겨자는 씨를 갈아서 만들고, 와사비(고추냉이)는 뿌리를 갈아서 만든다.

▶약초 만들기
- 5월에 익은 씨를 채취하여 햇볕에 말려 쓴다.

▶금기
- 치질·혈변·폐에 열이 있는 사람은 장복을 금한다.

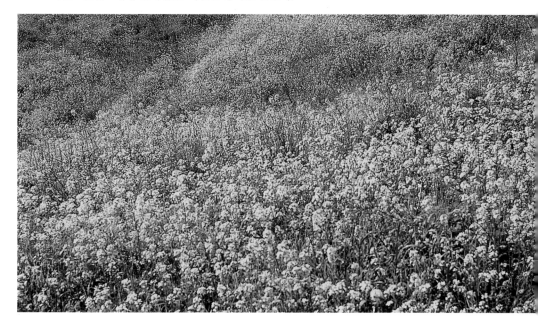

시력 · 야맹증 · 간 질환에 효능이 있는
결명자 *Cassia tora var. mairea Linne*

생약명 결명자(決明子)-익은 씨를 말린 것
이명 강남두 · 되팥 · 초결명 · 긴강남차 · 마제초 · 망강남
분포 약초로 재배

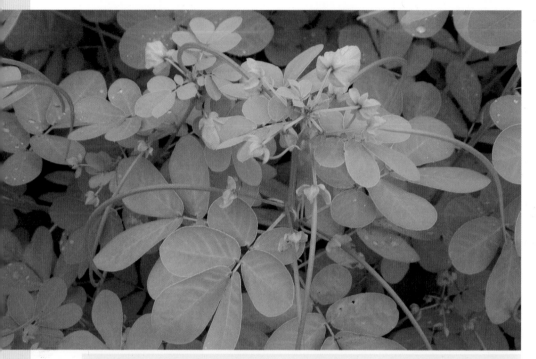

형태 • 결명자는 콩과의 한해살이풀로 높이는 1.5m 정도이고, 잎은 어긋나며 깃꽃겹잎이고 작은 잎은 알 모양으로 2~3쌍이 달린다. 꽃은 6~8월에 잎 겨드랑에 1~2 송이씩 노란색으로 피고, 열매는 9~10월에 마름모꼴의 협과로 여문다.

　　예로부터 결명자는 눈을 밝게 하는 풀로 알려져 있다. 시력이 좋아지는 씨앗이라는 뜻으로 '결명자', 긴강남차와 비슷하여 '긴강남차'라 부른다. 조선 시대 허준이 쓴 『동의보감』에 "결명자를 100일 동안 복용하면 밤에 촛불 없이도 사물을 볼 수 있다"고 했고, 전통 의서인 『본초비요』에 "결명자는 신장(腎臟)과 정력(精力)을 좋게 하고, 풍열(風熱)을 없애고 모든 눈병을 다스린다"고 기록되어 있다. 식용 · 약용으로 가치가 크다.

▶**한방** 익은 씨를 말린 것을 '결명자(決明子)'라 부른다. ▶**약성** 서늘하며 쓰고 달다. ▶**주요 효능** 순환기계 및 소화기 질환에 효험, 안과 질환 · 시력 회복 · 야맹증 · 소화 불량 · 위장병 · 간열로 인한 두통 · 눈물 · 코피 · 설사 · 변비 ▶**약리 작용** 혈액 순환 작용 ▶**이용** 변비에는 결명자 6~10g을 물에 달여 하루 3번 나누어 복용한다. 시력 회복에는 결명자+감초를 배합하여 차로 마신다.

▶산나물 만들기

· 봄에 어린순을 채취하여 끓는 물에 살짝 데쳐서 나물로 무쳐 먹는다.

▶제철 음식 만들기

· 식용(꽃·어린순·종자)·약용(종자)
· 쓴맛을 제거하고 요리한다.
· 양념무침·카레·국거리로 먹는다.
· 꽃을 따서 튀김·부침개에 놓아 먹는다.

▶차 만들기

· 씨를 볶지 않으면 비릿한 냄새가 나기 때문에 반드시 볶아서 끓여 보리차 대용으로
  마신다.
· 가을에 종자를 채취하여 이물질을 제거한 후에 소금물에 침지한 후에 살짝 볶아 물에
  달여 마신다.

▶약초 만들기

· 가을에 전초를 베어 햇볕에 말린 다음 두드려서 씨를 털고 완전히 말려 쓴다.

▶금기

· 설사하는 사람은 복용을 금한다.
· 삼(대마)은 금한다.

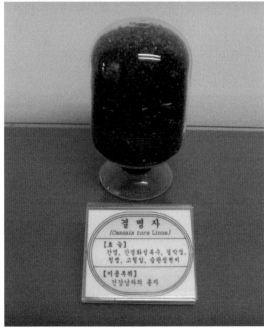
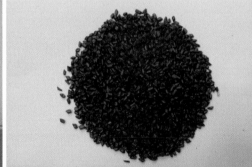
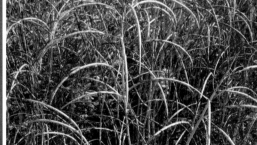

두통 · 치통 · 복통에 효능이 있는

고본 *Angelica tenuissima*

생약명 고본(藁本)—뿌리를 말린 것
이명 지신 · 토궁 · 울향 · 산채
분포 전국 각지, 깊은 산기슭이나 바위틈

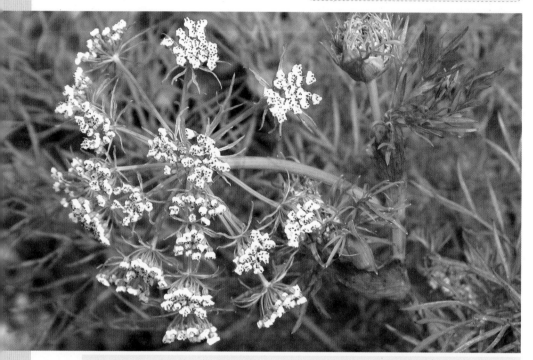

형태 • 고본은 미나릿과의 여러해살이풀로 높이는 30~80cm 정도이고, 잎은 어긋나고 뿌리잎은 잎자루가 길고 줄기잎은 잎자루 전체가 잎집으로 된다. 깃털 모양으로 갈라지는데 갈라진 조각은 가늘고 좁은 선 모양이다. 꽃은 8~9월에 원줄기 끝에 복산형의 꽃차례 자주색으로 피고, 열매는 10월에 편평한 타원형의 분과로 여문다.

마치 뿌리 위에 난 싹의 밑이 '화고(禾藁 · 볏집)'와 비슷하다 하고 짚(藁 · 마른 짚)에서 나왔다(本) 하여 '고본(藁本)'이라 부른다. 식용 · 약용 · 관상용으로 가치가 크다. 약으로 쓸 때는 탕으로 쓰거나 환제 또는 산제로 사용한다.

▶**한방** 뿌리를 말린 것을 '고본(藁本)'이라 부른다. ▶**약성** 따뜻하며, 맵다. ▶**주요 효능** 운동계 · 피부과 · 치통 · 부인과 질환에 효험, 두통 · 치통 · 복통 · 진통 · 옴 · 경련 · 구충 · 주근깨 · 대하증 · 부인병 · 월경 과다 · 설사 · 습진 · 어혈 · 해열 ▶**약리 작용** 진경 작용 · 통경 작용 · 항염 작용 · 항진균 작용 · 해열 작용 · 백선균에 강한 억제 작용 ▶**이용** 두통 · 복통에는 뿌리 10g을 물에 달여 먹는다. 옴에는 달인 액으로 환부를 씻는다.

▶산나물 만들기
· 봄에 꽃이 피기 전에 잎을 채취하여 끓는 물에 살짝 대쳐서 나물로 무쳐 먹는다.

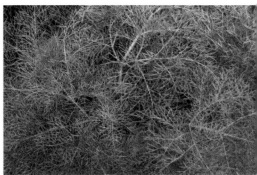

▶제철 음식 만들기
· 식용(잎 · 줄기) · 약용(뿌리)
· 가을에 꽃과 잎이 진 후에 뿌리를 캐서 물로 씻고 잘게 썰어 다른 약재와 배합하여 육수를 만들어 요리에 쓴다.

▶차 만들기
· 여름에 꽃을 채취하여 1개를 찻잔에 넣고 뜨거운 물을 부어 1~2분 후에 꿀을 타서 마신다.

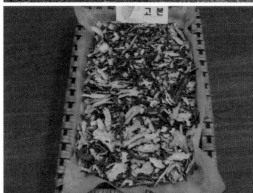

▶발효액 만들기
· 봄에 꽃이 피기 전에 잎을 채취하여 용기에 넣고 재료의 양만큼 설탕을 붓고 100일 정도 발효시킨 후에 발효액 1에 찬물 3을 희석해서 음용한다.

▶약초 만들기
· 봄 또는 가을에 뿌리를 캐서 줄기와 잔뿌리를 다듬고 물에 씻어 햇볕에 말려 쓴다.

▶금기
· 복용 중 맨드라미는 금한다.
· 혈 부족으로 인한 두통에는 쓰지 않는다.

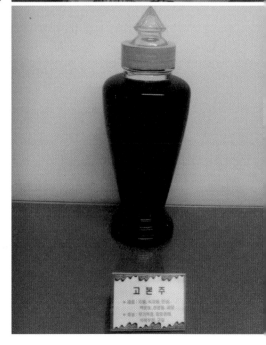

간염 · 항염 · 피부 질환에 효능이 있는

고삼 *Sophora flavescens*

생약명 고삼(苦蔘)—뿌리를 말린 것
이명 도둑놈의지팡이 · 느삼 · 너삼 · 천삼
분포 전국의 산과 들과 산림의 낮은 지역

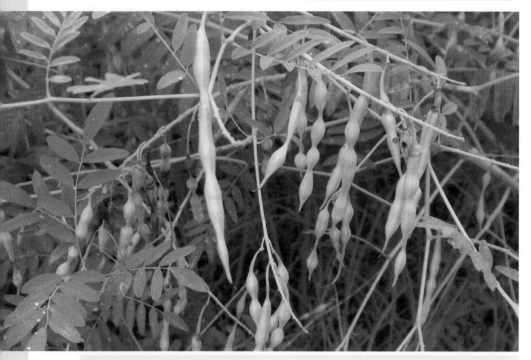

형태 · 고삼은 콩과의 여러해살이풀로 높이는 80~120cm 정도이고, 잎은 어긋나고 잎자루가 길고, 작은 잎이 14~40개 달리고, 줄기는 곧고 전체에 짧은 노란색 털이 있다. 꽃은 6~8월에 줄기 위아래 가지 끝에 나비 모양으로 한 쪽 방향으로 촘촘히 모여 노란색으로 피고, 열매는 9~10월에 긴 꼬뚜리로 여문다.

고삼의 뿌리가 몹시 쓰기 때문에 '고삼(苦蔘)', 뿌리의 모양이 흉측하게 구부러져 있어 '도둑놈의지팡이'라 부른다. 식용 · 약용 · 관상용으로 가치가 크다. 뿌리는 굵고 황색인데 주로 약용으로 쓴다. 약으로 쓸 때는 탕으로는 사용하지 않고 환제나 산제로 사용한다. 옛날 농경사회에서 잎과 줄기를 달여 살충제로 사용했다.

▶**한방** 뿌리를 말린 것을 '고삼(苦蔘)'이라 부른다. ▶**약성** 쓰며, 차갑다. ▶**주요 효능** 피부과 · 안과 · 신경계 질환에 효험, 이질 · 간염 · 황달 · 간기능 회복 · 장출혈 · 음부 가려움증 · 옴 · 나력 · 냉병 · 당뇨병 · 류머티즘 · 배뇨통 · 습진 · 음부소양증 · 시력 감퇴 · 식도염 · 식욕 부진 · 신경통 ▶**약리 작용** 건위 작용 · 혈당 강하 작용 ▶**이용** 음부 가려움증에는 뿌리를 달인 물로 음부(陰部)를 씻는다. 버짐을 치료할 때 뿌리를 즙을 내어 환부에 바른다.

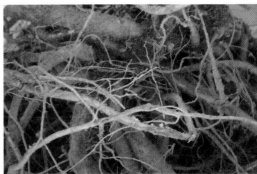

▶**산나물 만들기**

· 봄이나 가을에 뿌리를 캐서 잔뿌리를 제거하고
물로 씻고 겉껍질을 벗긴 후에 나물로 먹는다.

▶**제철 음식 만들기**

· 식용(꽃·잎)·약용(뿌리)

· 봄이나 가을에 뿌리를 캐서 잔뿌리를 제거하고
물로 씻고 겉껍질을 벗겨 햇볕에 말린 후 잘게
썰어 다른 약초와 배합하여 육수를 만들어 요
리에 쓴다.

▶**차 만들기**

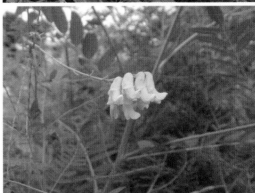

· 봄이나 가을에 뿌리를 캐서 잔뿌리를 제거하고
물로 씻고 겉껍질을 벗겨 햇볕에 말려 찻잔에
2~3 조각을 넣고 뜨거운 물을 부어 1~2분 후
에 꿀을 타서 마신다.

▶**발효액 만들기**

· 봄이나 가을에 뿌리를 캐서 잔뿌리를 제거하
고 물로 씻고 겉껍질을 벗기고 용기에 넣고 재
료의 양만큼 설탕을 붓고 100일 정도 발효시킨
후에 발효액 1에 찬물 3을 희석해서 음용한다.

▶**약술 만들기**

· 봄이나 가을에 뿌리를 캐서 잔뿌리를 제거하
고 물로 씻고 물기를 뺀 다음 겉껍질을 벗겨 용
기에 넣고 19도의 소주를 부어 밀봉하여 3개월
후에 먹는다.

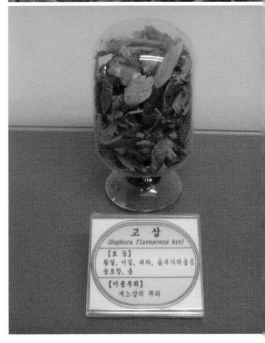

▶**약초 만들기**

· 봄이나 가을에 뿌리를 캐서 잔뿌리를 제거하고
겉껍질을 벗겨 햇볕에 말려 쓴다.

▶**금기**

· 독성이 있으므로 쓰는 양에 주의를 요한다.

· 임산부·습관성 유산을 경험한 사람·신경 허
약자·위장과 비장이 약한 사람·신장이 약한
사람·몸이 허약한 사람은 쓰지 않는다. 인삼
과 여로와 같이 쓰지 않는다.

항염 · 요통 · 치통에 효험이 있는
백지
Angelica dahurica

생약명 백지(白芷)—뿌리를 말린 것
이명 향백지 · 방향 · 대활 · 구릿대
분포 전국의 산과 골짜기

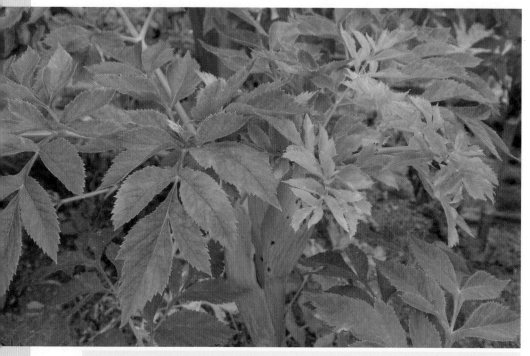

형태 • 백지는 미니릿과의 여러해살이풀로 높이는 1~2m 정도이고, 잎은 2~3회 3줄 깃꼴겹잎이고 작은 잎은 긴 타원형이며 가장자리에 날카로운 톱니가 있다. 꽃은 6~8월에 줄기와 가지 끝에 산형화서 흰색으로 피고, 열매는 10월에 편평한 타원형의 분과로 여문다.

백지를 다른 이름으로 '구릿대' 또는 '구리때', '굼배지'라 부른다. 뿌리줄기는 살이 쪄 통통하며 수염뿌리를 많이 내리고 자홍색이다. 식용 · 약용 · 관상용으로 가치가 크다. 향기가 있는 방향성이다. 어린잎은 식용한다. 생약은 뿌리를 말린 것이다. 약으로 쓸 때는 탕으로 쓰거나 환제 또는 산제로 사용한다.

▶**한방** 뿌리를 말린 것을 '백지(白芷)'라 부른다. ▶**약성** 따뜻하며, 맵다. ▶**주요 효능** 부인과 · 신경계 질환에 효험, 두통 · 감기 · 치통 · 요통 · 부스럼 · 옹종 · 장출혈 · 신경통 · 간질 · 고혈압 · 대하증 · 부인병 · 빈혈증 · 당뇨병 · 소염제 · 속 쓰림 ▶**약리 작용** 해열 작용 · 진통 작용 · 항진균 작용 · 지방 분해 촉진 작용 · 관상 농맥의 혈류 촉진 작용 ▶**이용** 치통에는 잎을 짓찧어 즙을 내서 양치질을 한다. 대하증에는 백지 뿌리 10g+인동덩굴의 꽃 10g을 물에 달여서 하루에 3번 공복에 복용한다.

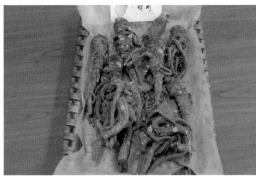

▶산나물 만들기

· 봄에 꽃이 피기 전에 잎을 따서 매운맛을 제거하기 위하여 끓는 물에 데친 후 잠시 찬물에 담가 우려 낸 후 나물로 무쳐 먹는다.

▶제철 음식 만들기

· 식용(꽃·어린순·뿌리)·약용(뿌리)
· 봄에 꽃이 피기 전에 잎을 따서 쌈으로 먹는다.
· 가을에 꽃과 잎이 진 후에 뿌리를 캐서 물로 씻고 썰어 다른 약초와 배합하여 육수를 만들어 요리에 쓴다.

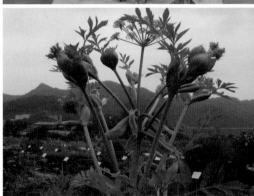

▶발효액 만들기

· 봄에 꽃이 피기 전에 잎을 따서 용기에 넣고 재료의 양만큼 설탕을 붓고 100일 정도 발효시킨 후에 발효액 1에 찬물 3을 희석해서 음용한다.

▶약초 만들기

· 가을에 줄기가 나오지 않은 뿌리를 캐서 잎자루와 잔뿌리를 다듬고 물로 씻어 햇볕에 말려 쓴다.

▶금기

· 복용 중에 금불초·선복화는 금한다.
· 음기가 허약한 사람은 장복을 금한다.

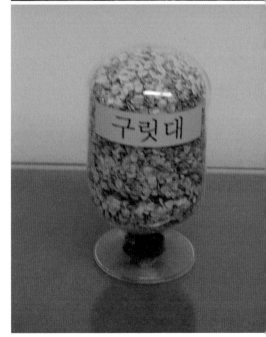

소변 불리·방광염·염증에 효능이 있는

제비꽃 *Viola mandshurica*

생약명 자화지정(紫花地丁) · 지정(地丁)
　　　　－뿌리를 포함한 전초를 말린 것-
이명 오랑캐꽃 · 지정초 · 전두초 · 여의초 · 근채 ·
　　　씨름꽃 · 앉은뱅이꽃
분포 전국의 산과 들

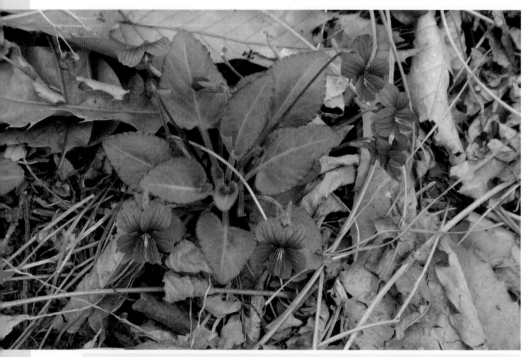

형태 · 제비꽃은 제빗꽃과의 여러해살이풀로 높이는 10∼15cm 정도이고 잎의 가장자리는 톱니 모양이고 잎자루는 길고 줄기는 없고 뿌리에서 잎이 뭉쳐 나와 비스듬히 퍼진다. 꽃은 4∼5월에 잎 사이에서 나온 긴 꽃대 끝에서 옆을 향해 흰색 · 보라색 · 노란색 · 분홍색으로 피고, 열매는 5∼6월에 타원형으로 여문다.

봄에 제비가 올 때 꽃이 핀다고 하여 '제비꽃', 매년 이 꽃이 필 때면 오랑캐들이 북쪽에서 쳐들어온다 하여 '오랑캐꽃'이라 부른다. 식용 · 약용 · 향료 · 관상용으로 가치가 크다. 제비꽃은 피를 맑게 하고 독을 없애는 청혈 해독 효과가 있다. 꽃과 뿌리에는 사포닌 · 알칼로이드가 함유되어 있고, 잎에는 정유 성분과 플라보노이드 · 비타민 C · 살리실산 등이 들어 있다.

▶**한방** 뿌리를 포함한 전초를 말린 것을 '자화지정(紫花地丁)' 또는 '지정(地丁)'이라 부른다. ▶**약성** 차며, 쓰다. ▶**주요 효능** 피부 질환 및 비뇨기 질환에 효험, 소변 불리 · 방광염 · 임파선염 · 간염 · 황달 · 나력 · 옹종 · 종기 · 태독(胎毒) · 인후염 · 간염 · 부인병 · 염증 · 골절증 · 관절염 · 방광염 · 임파선염 · 불면증 · 당뇨병 ▶**약리 작용** 진통 작용 · 혈당 강하 작용 · 거담 작용 · 진해 작용 · 항균 작용 · 비이러스성 직용 ▶**이용** 부스럼 · 유방 옹종 · 젖앓이에는 제비꽃 60g을 짓찧어 즙을 3번 나누어 먹고 찌거기는 환부에 붙인다. 임파선염 · 급성 화농성 염증에는 제비꽃+민들레 뿌리+감국+인동덩굴꽃 각각 12g을 달여 하루 3번 나누어 복용한다.

▶산나물 만들기

· 봄에 어린잎을 채취하여 끓는 물에 살짝 데쳐
서 나물로 무쳐 먹는다.

▶제철 음식 만들기

· **식용**(꽃 · 어린순) · **약용**(전초 · 뿌리)
· 약간의 쓴맛을 제거하고 요리한다.
· 쌈 · 튀김가루와 버무려 튀김으로 먹는다.
· 꽃을 튀김으로 먹거나 요리에 싱싱한 꽃을 곁
들어 먹는다.
· 밀가루 부침개를 할 때 꽃을 놓아 만든다.
· 가을에 종자를 따서 기름을 짜서 쓴다.

▶꽃차 만들기

· 4~5월에 꽃을 따서 줄기를 떼어 내고 꽃봉오
리를 그늘에 말려 용기에 보관하여 말린 꽃 20
개 정도를 찻잔에 넣고 우려내어 마신다.
· 제비꽃으로 얼음을 만들어 냉차로 먹는다.

▶발효액 만들기

· 봄부터 여름까지 부드러운 잎을 따서 씻어 물
기를 뺀 다음 용기에 넣고 재료의 양만큼 설탕
을 붓고 100일 정도 발효시킨 후에 발효액 1에
찬물 3을 희석해서 음용한다.

▶약초 만들기

· 여름에 제비꽃 뿌리를 포함한 잎 · 줄기를 채취
하여 그늘에 말려 쓴다.

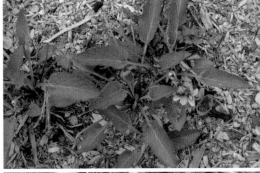

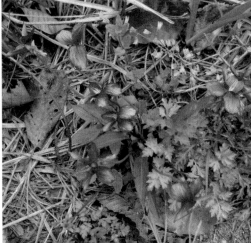

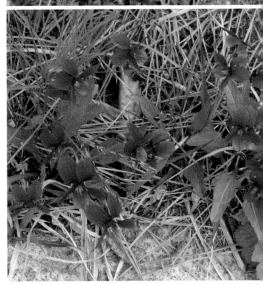

면역력·노화 방지·모발 조백에 효능이 있는

하수오 *Pleuropterus multiflorus Thunberg*

생약명 적하수오(赤何首烏)·백하수오(白何首烏)·덩이뿌리를 말린 것
이명 수오·지정·진지백·마간석·은조롱·진지백·산옹·산정·야합
분포 내륙 능선이나 산비탈·바위틈·관목 아래 숲에서 자란다. 적하수오는 남쪽의 섬 지방·농장 재배도 가능

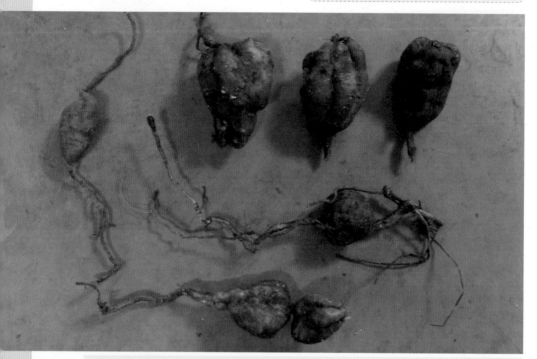

형태 · 하수오는 마디풀과의 여러해살이풀로 덩굴은 1~3m 정도이고, 잎은 어긋나고 하트 모양으로 가장자리가 밋밋하고 줄기나 잎을 자르면 하얀 즙이 나온다. 뿌리는 둥근 덩이의 괴근(塊根)이다. 꽃은 8~9월에 총상으로 원추화서로 가지 끝에 흰색으로 피고, 열매는 긴 뿔 모양의 수과로 여문다. 3개의 날개가 있고 받침에 싸여 있다.

1 산에 있는 산야초 약용

옛날 중국에 하공(何公)이라는 노인이 야생의 약초뿌리를 캐어 먹었는데 백발이 검어지고 젊음을 되찾았다 하여 하공의 하(何), 머리를 뜻하는 수(首), 까마귀처럼 머리칼이 검어져 오(烏)자를 써서 '하수오'라는 이름이 붙여졌다. 중국에서는 인삼·구기자·하수오를 3대 약초로 꼽는다. 식용·약용·관상용·밀원용으로 가치가 크다. 어린잎은 나물로 식용하고, 3~4년 이상 된 뿌리를 채취하여 쓴다.

▶**한방** 덩이뿌리를 말린 것을 '적하수오(赤何首烏)·백하수오(白何首烏)'라 부른다. ▶**약성** 평온하며, 따뜻하고, 쓰고, 달다. ▶**주요 효능** 소화기 및 순환계 질환에 효험, 노화 방지·강정·모발조백·근골 허약·신체 허약·불면증·신장·요통·정력 부족·골다공증 ▶**약리 작용** 항균 작용·혈압 강하 작용 ▶**이용** 신체 허약·흰 머리카락이 보이거나 시작할 때에는 덩이뿌리 10~20g을 달여서 먹는다. 불면증·노화 방지에는 하수오주를 취침 전에 소주잔으로 2~3잔 마신다.

▶산나물 만들기
- 봄에 어린잎과 줄기를 채취하여 끓는 물에 살짝 데쳐서 나물로 무쳐 먹는다.

▶제철 음식 만들기
- 식용(꽃·잎·뿌리)·약용(뿌리)
- 쓴맛을 제거하고 요리한다.
- 봄에 잎을 채취하여 무침·국거리로 먹는다.
- 뿌리를 갈아 밀가루와 배합하여 부침개로 먹는다.

▶발효액 만들기
- 봄에서 잎을 따서 용기에 넣고 재료의 양만큼 설탕을 붓고 100일 정도 발효시킨 후에 발효액 1에 찬물 3을 희석해서 음용한다.

▶하수오주 만들기
- 적하수오·백하수오를 캐서 물로 씻고 물기를 뺀 다음 용기에 담아 19도 소주를 부어 밀봉하여 3개월 후에 먹는다. 5탕까지 먹는다.

▶환 만들기
- 적하수오나 백하수오를 캐서 물로 씻고 물기를 뺀 다음 햇볕에 말린 후 제분소에서 가루를 내어 찹쌀과 배합하여 만든다.

▶약초 만들기
- 가을~겨울까지 둥근 덩이뿌리를 캐서 소금물에 하룻밤 담갔다가 햇볕에 말려 쓴다.

▶구분
- 적하수오 : 고구마처럼 생긴 덩이뿌리이다.
- 백하수오 : 뿌리 생김새가 길쭉하고 색깔이 흰색이고 자르면 유액이 나온다.
- 이엽우피소 : 자르면 유액이 나오지 않는다.

▶금기
- 복용 중에는 무·파·비늘 없는 바닷고기·쇠고기·겨우살이는 먹지 않는다.

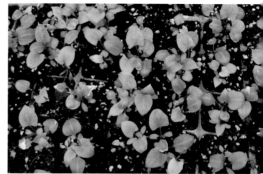
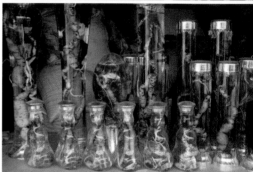
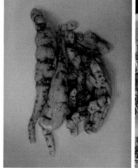
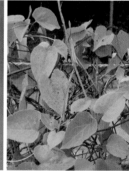
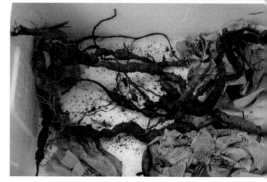

해열·소염·이뇨에 효능이 있는

냉초 *Veronicastrum sibiricum(Linne) Pennell*

생약명 산편초(山鞭草)—전초를 말린 것
이명 참룡검·낭비파화·초본위령선
분포 강원도 산의 습지

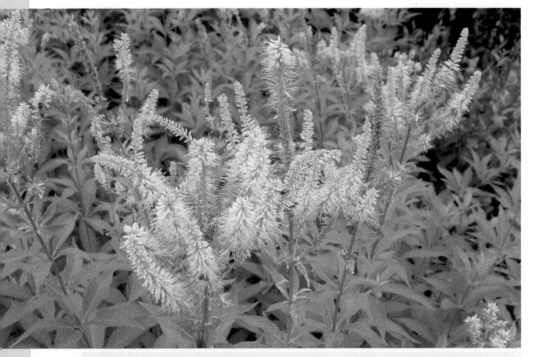

형태 · 냉초는 현삼과의 여러해살이풀로 높이는 50~90cm 정도이고, 잎은 3~8개씩 돌려 나며 여러 층을 이루고 긴 타원형 또는 타원형으로 끝이 뾰쪽하고 가장자리에 잔톱니가 있다. 잎자루는 없다. 꽃은 7~8월에 원줄기 끝에 총상 꽃차례로 밑에서부터 홍자색으로 피고, 열매는 9~10월에 끝이 뾰쪽하고 넓은 달걀 모양의 삭과로 여문다.

냉초는 추운 산지에서도 잘 자란다 하여 '냉초(冷草)'라는 이름이 붙여졌다. 줄기는 외대로 서거나 몇 대가 뭉쳐 나와 곧게 선다. 유사종으로 전체에 털이 많고 잎의 너비가 넓은 털냉초와 흰꽃이 피는 흰털냉초가 있다. 식용·약용·관상용·밀원용으로 가치가 크다. 어린순은 나물로 식용한다. 약으로 쓸 때는 탕으로 사용한다.

▶**한방** 전초를 말린 것을 '산편초(山鞭草)'라 부른다. ▶**약성** 차며, 쓰다. ▶**주요 효능** 속병의 통증·부인과·순환계 질환에 효험, 해열·소염·이뇨·지혈·진통·해독·관절염·근육통·요통·폐결핵 ▶**약리 작용** 진통 작용·해열 작용·항균 작용 ▶**이용** 냉병에는 냉초와 익모초를 같은 양으로 배합해서 달여서 먹는다. 감기에는 전초 5g을 달여서 먹는다.

▶ **산나물 만들기**
- 봄에 어린순을 채취하여 쓴맛을 제거하기 위하여 끓는 물에 살짝 데쳐 찬물에 담가 우려낸 후 나물로 무쳐 먹는다.

▶ **제철 음식 만들기**
- 식용(전초)·약용(뿌리)
- 여름에 꽃을 따서 밀가루에 버무려 튀김으로 먹는다.

▶ **꽃차 만들기**
- 여름에 꽃을 따서 그늘에 말려 용기에 보관하여 말린 꽃 5개 정도를 찻잔에 넣고 우려내어 마신다.

▶ **발효액 만들기**
- 여름에 전초를 채취하여 용기에 넣고 재료의 양만큼 설탕을 붓고 100일 정도 발효시킨 후에 발효액 1에 찬물 3을 희석해서 음용한다.

▶ **약초 만들기**
- 여름에 전초를 채취하여 햇볕에 말려 쓴다.

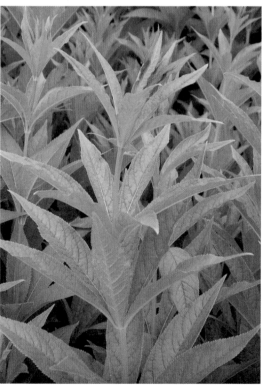

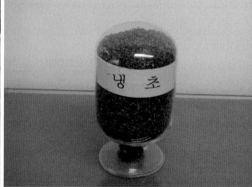

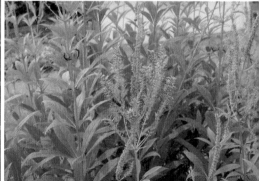

부종·야뇨증·당뇨병에 효능이 있는

하눌타리 *Trichosanthes kirilowii*

생약명 천화분(天花粉)—말린 뿌리를 말린 것, 과루(瓜蔞)—익은 씨를 말린 것, 과루근(瓜蔞根)—생뿌리
이명 하늘수박·대원과·새박·괄루인·괄루자·단설·화분·조과·쥐참외
분포 산기슭과 들

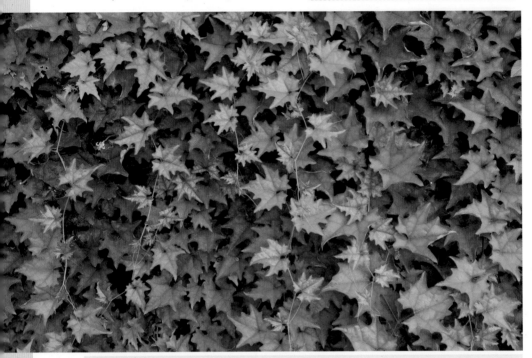

형태 • 하눌타리는 박과의 여러해살이 덩굴풀로 길이는 2~5m 정도이고, 잎은 어긋나고 둥글며 손바닥처럼 5~7개로 갈라지고 거친 톱니가 있고, 밑은 심장형으로 양면에 털이 있고 고구마 같은 덩이뿌리가 있다. 마주 난 덩굴손으로 다른 물체를 휘감아 올라간다. 꽃은 암수 딴 그루로 7~8월에 꽃자루에 1송이씩 흰색으로 피고, 열매는 10월에 장과로 여문다.

하눌타리는 하늘의 화분이라 하여 '천화분(天花粉)', 주먹 크기의 열매가 높은 가지에 올라탄 덩굴에 매달린 것이 수박이 하늘에 떠 있는 것처럼 보인다 하여 '하늘수박'이라 부른다. 조선 시대 허준이 저술한 『동의보감』에 "천화분은 소갈병(消渴病·당뇨병)을 치료한다"고 기록되어 있다. 식용·약용·관상용·공업용으로 가치가 크다. 하눌타리에는 사포닌·아미노산 등을 함유하고 있다.

▶**한방** 말린 뿌리를 "천화분(天花粉)", 익은 씨를 말린 것을 '과루(瓜蔞)', 생뿌리를 '과루근(瓜蔞根)'이라 부른다. ▶**약성** 서늘하며, 달고, 쓰고, 시다. ▶**주요 효능** 소화기 및 호흡기 질환에 효험, 열매(조갈증 해소·해수·기관지염·부스럼·악창·종기·수은 중독), 뿌리(당뇨병·옹종·종기·폐열조해·열사로 인한 상진), 간 기능 회복·거담·부종·야뇨증·어혈·요도염·월경 불순·천식·치질·치루·타박상·진통·화상·피부 윤택·피부염 ▶**약리 작용** 혈당 강하 작용·진통 작용 ▶**이용** 당뇨·황달에는 하눌타리 뿌리+인삼+맥문동 각각 10g을 배합하여 물에 달여 하루 3번 나누어 복용한다. 기관지 천식에는 하눌타리 뿌리를 캐서 물로 씻고 10g+참대 껍질 2g을 물에 달여서 공복에 복용한다.

▶산나물 만들기

· 봄에 어린순을 따서 끓는 물에 살짝 데쳐서 나물로 무쳐 먹는다.

▶제철 음식 만들기

· 식용(꽃 · 어린순 · 열매 · 뿌리) · 약용(종자 · 열매 · 뿌리)
· 쓴맛을 제거하고 요리한다.
· 꽃을 따서 밀가루에 버무려 튀김으로 먹는다.
· 양념 무침 · 국거리로 먹는다.

▶꽃차 만들기

· 7~8월에 꽃을 따서 그늘에서 말려 밀폐 용기에 보관하여 찻잔에 1송이를 넣고 뜨거운 물로 우려내어 마신다.
· 가을에 뿌리를 캐서 겉껍질을 벗겨 버리고 잘게 썰어 햇볕에 말려 물에 달여 마신다.

▶발효액 만들기

· 열매를 따서 적당한 크기로 잘라서 용기에 넣고 재료의 양만큼 설탕을 붓고 100일 이상 발효시킨 후에 발효액 1에 찬물 3을 희석해서 음용한다.

▶약초 만들기

· 가을에 뿌리를 채취하여 겉껍질을 벗겨 버리고 적당한 크기로 잘라 햇볕에 말려 쓴다.

▶금기

· 복용 중에 생강 · 쇠무릎 · 패모 · 모란은 복용을 금한다.

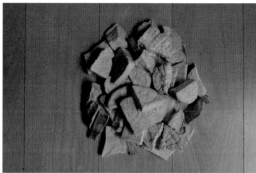
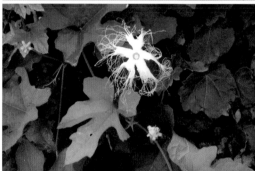
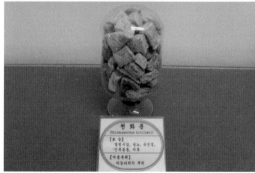
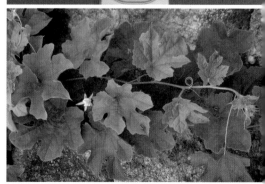

당뇨병·인후통·자양 강장에 효능이 있는

천문동 *Asparagus cochinchinensis*

생약명 천문동(天門冬)—뿌리를 말린 것
이명 천문 · 천동 · 금화 · 지문동 · 파라수 · 만년송
분포 전국의 산 숲 속 그늘 · 해안가

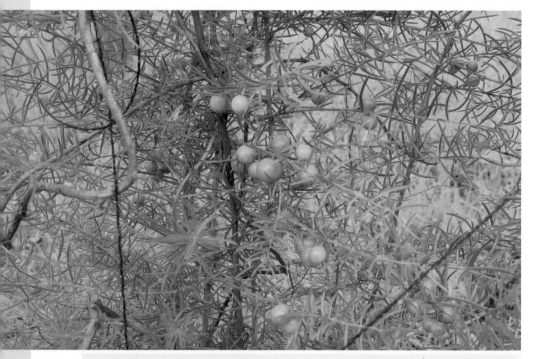

형태 • 천문동은 백합과의 여러해살이풀로 높이는 60~100cm 정도이고, 괴근은 방추형으로 모여 나며, 줄기는 가늘고 길며 가지가 있다. 잎은 미세한 막질 또는 짧은 가시로서 줄기에서 흩어져 난다. 꽃은 5~6월에 잎 겨드랑이에서 1~3씩 노란색이 나는 갈색으로 피고, 열매는 7~8월에 흰색의 장과가 여문다.

하늘의 문을 열어 준다 하여 '천문동(天門冬)', 울릉도에서는 눈 속에서 돋아난다 하여 '부지깽이나물', 강장제로 알려진 탓으로 '호라지(비)좆'이라 부른다. 조선 시대 『향약집성방』과 『신선방』에 천문동을 먹으면 신선처럼 된다"고 기록되어 있다. 식용 · 약용으로 가치가 크다. 뿌리를 설탕에 조려 당속(糖屬)으로 먹는다.

▶**한방** 뿌리를 말린 것을 '천문동(天門冬)'이라 부른다. ▶**약성** 차며, 달고 쓰다. ▶**주요 효능** 순환계 및 소화기 질환에 효험, 당뇨병 · 신장병 · 해수 · 인후종통 · 이롱 · 객혈 · 골반염 · 골수염 · 근골무력증 · 근골위약 · 성욕 감퇴 · 소변 불통 · 음위 · 인후통 · 자양 강장 · 아편 중독 · 폐기종 · 폐렴 ▶**약리작용** 혈당 강하 작용 · 항균 작용 ▶**이용** 해수 · 객혈에는 뿌리 5g을 달여서 먹는다. 당뇨병에는 뿌리 줄기 6~12g을 약한 불로 끓여서 건더기는 건져 내고 국물만 용기에 담아 냉장고에 보관하여 마신다.

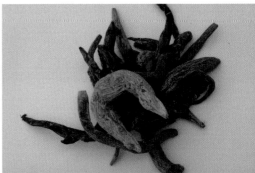

▶산나물 만들기
- 봄에 어린순을 채취하여 끓는 물에 살짝 데쳐서 나물로 무쳐 먹는다.

▶제철 음식 만들기
- 식용(꽃·어린순)·약용(뿌리)
- 무침·볶음·찌개·국거리·반찬으로 먹는다.
- 삶아서 말려 묵나물로 먹는다.
- 뿌리에 소금을 한 줌 넣고 조려서 정과로 먹는다.
- 뿌리를 설탕에 조려 먹는다.

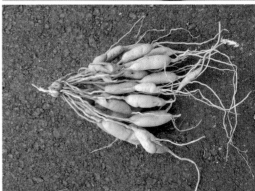

▶차 만들기
- 7~8월에 열매를 따서 물로 씻고 햇볕에 말려서 가루를 내어 물에 타서 마신다.

▶발효액 만들기
- 가을~겨울까지 방추형 뿌리줄기를 캐서 물로 씻고 적당한 크기로 잘라 용기에 넣고 재료의 양만큼 설탕을 붓고 100일 이상 발효시킨 후에 발효액 1에 찬물 3을 희석해서 음용한다.

▶천문동주 만들기
- 겨울에 방추형 뿌리를 캐어 물로 씻고 물기를 뺀 다음 대나무를 얇게 깎아 뿌리의 겉껍질을 벗겨 낸 후 방추형의 뿌리 전체를 용기에 소주(19도)를 부어 밀봉하여 3개월 후에 먹는다. 재탕까지 마실 수 있다.

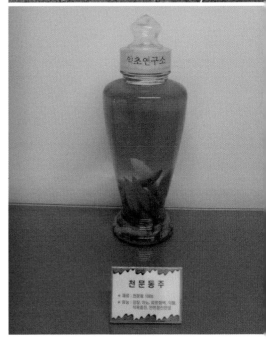

▶약초 만들기
- 가을~겨울까지 방추형의 뿌리줄기를 캐서 햇볕에 말려 쓴다.

▶금기
- 장기간 복용을 금한다.
- 복용 중에 잉어를 먹지 않는다.

진해 · 거담 · 기침에 효능이 있는

노루오줌 *Astilbe chinensis*

생약명 적승마(赤升麻)–땅속줄기를 말린 것
이명 산화칠 · 마미삼 · 낙신부
분포 전국의 산지

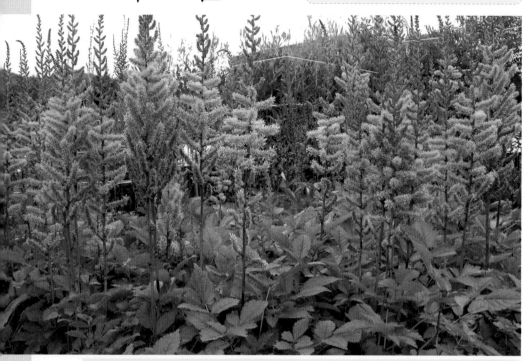

형태 · 노루오줌은 범의귓과의 여러해살이풀로 높이는 70cm 정도이고, 잎은 어긋나고 뿌리잎은 잎자루가 길고 2~3회 3출 겹잎이다. 타원형으로서 끝이 짧고 뾰쪽하고 가장자리는 가끔 톱니가 있다. 꽃은 7~8월에 줄기 끝에 원추화서 꽃차례를 이루며 홍자색으로 피고, 열매는 9~10월에 길이가 3~4mm의 삭과로 여문다.

　노루오줌은 땅속줄기가 붉다 하여 '적승마(赤升麻)', 땅속줄기에서 역한 누린내가 나기 때문에 '노루오줌'이라 부른다. 식용 · 약용으로 가치가 크다. 어린순과 뿌리 줄기를 식용한다. 독특한 향기가 난다. 약으로 쓸 때는 탕으로 사용한다.

▶**한방** 땅속줄기를 말린 것을 '적승마(赤升麻)'라 부른다. ▶**약성** 서늘함며, 쓰고, 맵다. ▶**주요 효능** 신경계 · 순환계 질환에 효험, 관절통 · 근골동통 · 진통 · 타박상 · 거풍 · 지통 · 해독 · 해연 · 진해 · 거담 · 기침 · 해수 ▶**약리 작용** 진통 작용 · 해열 작용 ▶**이용** 지통과 청혈과 해독에 뿌리 줄기 15g을 달여서 먹는다. 진해 · 거담에는 전초 10g을 달여서 먹는다.

▶산나물 만들기

· 봄에 어린순을 채취하여 끓는 물에 살짝 데쳐서 나물로 먹는다.

▶제철 음식 만들기

· 식용(전초 · 뿌리(근경)) · 약용(전초 · 뿌리(근경))
· 튀김 · 부침개 · 된장국으로 먹는다.

▶차 만들기

· 7~8월에 꽃을 통째로 따서 찻잔에 넣고 뜨거운 물로 우려내어 마신다.

▶발효액 만들기

· 봄에 어린순을 채취하여 용기에 넣고 재료의 양만큼 설탕을 붓고 100일 정도 발효시
  킨 후에 발효액 1에 찬물 3을 희석해서 음용한다.

▶약초 만들기

· 가을에 뿌리(근경)를 채취하여 그늘에 말려 쓴다.

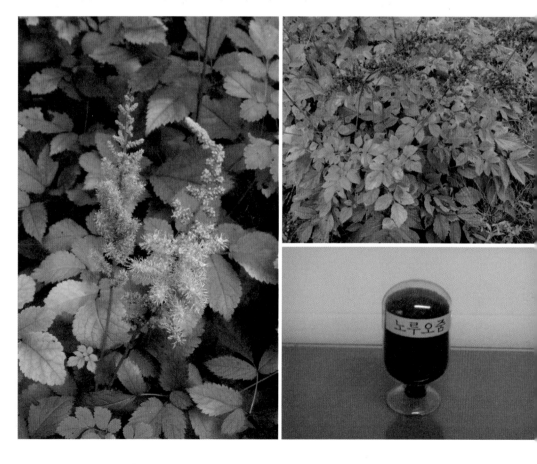

자양 강장·방광염·관절염에 효능이 있는

단풍마 *Dioscorea quinqueloba Thunberg*

생약명 천산룡(穿山龍)―뿌리 줄기를 말린 것
이명 부채마 · 옹강 · 황강 · 지용골 · 천룡골 · 구산약
분포 전국의 산과 들

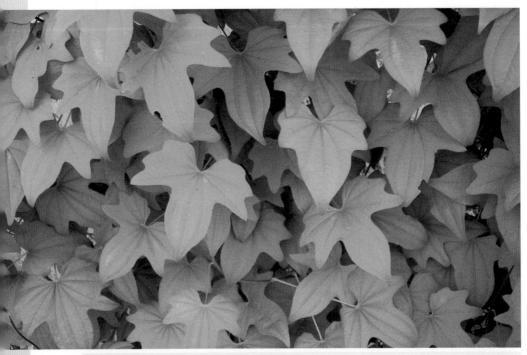

형태 · 단풍마는 맛과의 여러해살이덩굴풀로 길이는 1~2m 정도이고, 잎은 어긋나며 손바닥 모양으로 5~9개로 갈라지고, 심장 모양이다. 끝이 뾰쪽하고 끝이 둥글거나 둔하다. 꽃은 6~7월에 잎겨드랑이에서 수상 꽃차례를 이루며 황색으로 피고, 열매는 9~10월에 길이 20~22mm, 너비는 19~29mm의 삭과로 여문다. 씨에도 둥근 날개가 있고 끝이 오목하게 들어간다.

　단풍마의 줄기는 다소 연하여 많은 가지가 갈라지고 다른 물체를 감으면서 길게 뻗는다. 돌기 같은 털이 있다. 풀잎 모양이 단풍을 닮았다 하여 '단풍마(丹楓麻)'라는 이름이 붙여졌다. 어린잎은 식용한다. 식용 · 약용 · 관상용으로 가치가 크다. 약으로 쓸 때는 탕으로 쓰거나 환제로 사용한다.

▶**한방** 뿌리 줄기를 말린 것을 '천산룡(穿山龍)'이라 부른다. ▶**약성** 따뜻하며, 쓰고, 달다. ▶**주요 효능** 방광경 · 호흡기 질환에 효험, 풍습성 관절염 · 요통 · 기침 · 천식 · 만성 기관지염 · 갑상선 · 다뇨증 · 담 · 소종양 · 발모제 · 신장병 · 빈뇨증 · 자양 강장 · 천식 · 타박상 · 허약 체질 ▶**약리 작용** 항균 작용 · 진통 작용 ▶**이용** 관절염에는 뿌리 12~24g을 달여 먹거나 가루 내어 물에 타서 먹거나 환으로 먹는다. 기침 · 천식에는 뿌리 19g을 달여서 먹는다.

▶ **산나물 만들기**
- 봄에 어린순을 채취하여 끓는 물에 살짝 데쳐 서 나물로 무쳐 먹는다.

▶ **제철 음식 만들기**
- 식용(어린순 · 열매) · 약용(뿌리(괴근))
- 튀김 · 부침개 · 된장국에 넣어 먹는다.
- 늦가을에 뿌리를 캐서 고구마처럼 삶아 먹는 다.

▶ **차 만들기**
- 봄에 어린순을 채취하여 그늘에 말린 잎을 찻 잔에 조금 넣고 뜨거운 물을 부어 1~2분 후에 꿀을 타서 마신다.

▶ **발효액 만들기**
- 봄에 어린순을 채취하여 용기에 넣고 재료의 양만큼 설탕을 붓고 100일 정도 발효시킨 후에 발효액 1에 찬물 3을 희석해서 음용한다.

▶ **약술 만들기**
- 가을에 열매를 따서 용기에 넣고 19도의 소주 를 부어 밀봉하여 3개월 후에 먹는다.

▶ **환 만들기**
- 늦가을에 뿌리를 채취하여 물로 씻고 물기를 뺀 다음 햇볕에 말려서 제분소에서 가루를 내 어 찹쌀과 배합하여 환으로 만든다.

▶ **약초 만들기**
- 늦가을에 고구마처럼 생긴 뿌리를 캐어 햇볕에 말려 쓴다.

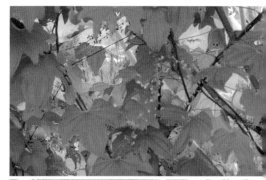

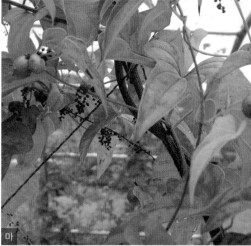

마

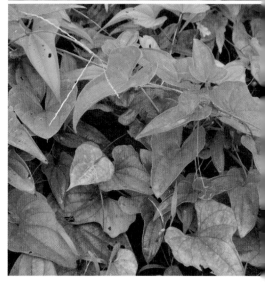

인후염 · 부종 · 당뇨병에 효험이 있는

닭의장풀 *Commelina communis Linne*

생약명 압척초(鴨跖草) · 벽죽초(壁竹草) · 죽엽채(竹葉菜)─전초를 말린 것
이명 달개비 · 계거초 · 벽죽자 · 벽죽초 · 닭의밑씻개 · 달개비
분포 풀밭 · 냇가의 습지

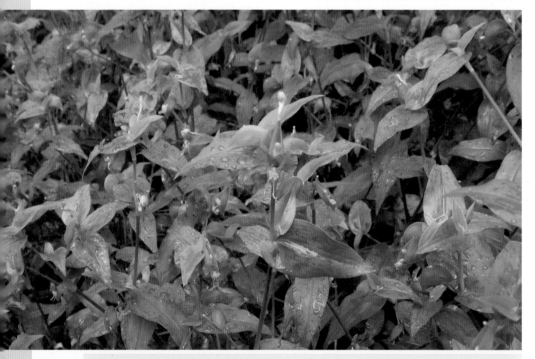

형태 · 닭의장풀은 닭의장풀과의 한해살이풀로 높이는 15~50cm 정도이고, 잎은 어긋나고 끝이 뾰족한 피침형이다. 꽃은 7~8월에 잎 겨드랑이에서 나온 꽃대 끝의 꽃턱잎에 싸여 총상 꽃차례를 이루며 달린다. 바깥 꽃덮이는 무색이고 막질이며 안쪽 꽃덮이 3개 중 위쪽 2개는 둥글고 하늘색으로 핀다. 열매는 10월에 타원형로 여문다.

당나라 시인 두보(杜甫)는 닭의장풀이 마디마디로 자라는 모습이 대나무를 닮았다고 하여 '꽃이 피는 대나무', 닭장 밑에서 잘 자라는 풀이라 하여 '닭의장풀', 꽃잎이 오리발 같다 하여 '압척초(鴨跖草)'라 부른다. 식용 · 약용 · 공업용으로 가치가 크다. 어린잎과 줄기는 나물로 식용한다. 꽃은 염색용으로 쓴다. 약으로 쓸 때는 탕으로 쓰거나 생즙을 만들어 사용한다.

▶**한방** 전초를 말린 것을 '압척초(鴨跖草) · 벽죽초(壁竹草) · 죽엽채(竹葉菜)'라 한다. ▶**약성** 차며, 달고 약간 시다. ▶**주요 효능** 신진 대사 및 피부과 질환에 효험, 간염 · 인후염 · 인후통 · 부종 · 소변불리 · 이하선염 · 간염 · 당뇨병 · 볼거리 · 소변 불통 · 심장병 · 악창 · 옹종 · 천식 ▶**약리 작용** 혈당 강하 작용 ▶**이용** 당뇨병에는 전초를 채취하여 그늘에 말려 물에 달여 하루에 3번 공복에 복용한다. 타박상 · 종기에는 전초를 뜯어 짓찧어 환부에 붙인다.

▶산나물 만들기
- 가을에 꽃이 피기 전에 연한 잎만을 따서 끓는 물에 살짝 데쳐서 나물로 무쳐 먹는다.

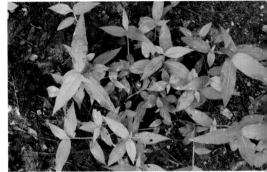

▶제철 음식 만들기
- 식용(꽃 · 꽃봉오리 · 어린순과 줄기) · 약용(전초 · 줄기)
- 쓴맛을 제거하고 요리한다.
- 연한 잎과 꽃봉오리를 먹는다.
- 양념 무침 · 튀김 · 국거리로 먹는다.
- 봄에 생잎을 짓찧어 즙을 내서 마신다.

▶차 만들기
- 봄에 지상부의 전체를 꽃이 필 무렵 채집하여 잘게 썰어 물에 달여 마신다.

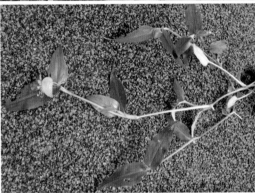

▶발효액 만들기
- 가을에 뿌리를 채취하여 물로 씻고 물기를 뺀 다음 용기에 넣고 재료의 양만큼 설탕을 붓고 100일 이상 발효시킨 후에 발효액 1에 찬물 3을 희석해서 음용한다.

▶약초 만들기
- 가을에 뿌리를 캐서 햇볕에 말려 쓴다.

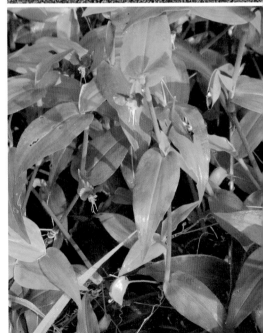

당뇨병·근육통·관절염에 효능이 있는

담쟁이덩굴 *Parthenocis tricuspidata*

생약명 지금(地錦)—줄기의 속껍질을 말린 것
이명 석벽려
분포 전국의 산과 들

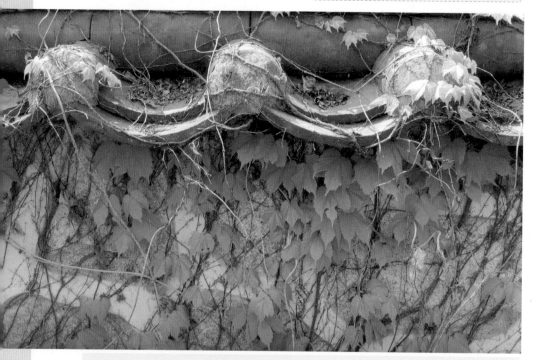

형태 • 담쟁이덩굴은 포도과의 덩굴성 여러해살풀로 높이는 3~4m 정도이고, 잎은 3갈래로 갈라지는 홑잎이거나 잔잎 3개로 이루어진 겹잎이고 서로 어긋난다. 줄기마다 다른 물체에 달라붙는 흡착근이 있어 바위나 나무를 기어오른다. 꽃은 6~7월에 잎 겨드랑이나 가지 끝에 황록색으로 피고, 열매는 8~9월에 머루송이처럼 흑색 장과로 여문다.

담쟁이덩굴은 땅·바위·나무를 감고 비단금침에 수를 놓기 때문에 땅을 덮는 비단이라는 '지금(地錦)'이라 부른다. 돌담이나 바위 또는 가지 줄기에 붙어 자란다 하여 '담쟁이'라 부른다. 덩굴손은 잎과 마주 나와 갈라져서 끝에 둥근 흡착근이 벽, 나무 가지에 붙으면 잘 떨어지지 않는다. 식용·약용·관상용으로 가치가 크다. 바위나 나무를 감고 올라가 붙은 것이 약효가 좋다. 어린순은 나물로 먹거나 차로 마신다.

▶**한방** 줄기의 속껍질을 말린 것을 '지금(地錦)'이라 부른다. ▶**약성** 따뜻하며, 약간 쓰다. ▶**주요 효능** 신경계·부인과 질환에 효험, 암 예방과 치료·당뇨병·근육통·관절염·활혈·거풍·지통·양기 부족·백대하 ▶**약리 작용** 피부에 생기는 육종·양성 종양에 좋다. 혈당 강하·지혈 작용 ▶**이용** 암 예방과 치료에는 줄기 10~20g을 물에 달여서 복용한다. 당뇨병에는 줄기와 열매 10~20g을 물에 달여 복용한다.

▶산나물 만들기
- 봄에 막 나온 어린싹을 채취하여 끓는 물에 살짝 데쳐서 나물로 무쳐 먹는다.

▶제철 음식 만들기
- 식용(열매 · 줄기 · 뿌리) · 약용(줄기 · 뿌리)
- 봄에 막 나온 어린싹을 채취하여 밀가루에 버무려 튀김이나 부침개로 먹는다.
- 가을에 검게 익은 열매를 따서 오가피+꾸지뽕+감초+대추와 배합하여 육수를 만들어 음식 요리에 쓴다.

▶차 만들기
- 가을에 줄기의 속껍질을 잘게 썰어 그늘에 말린 후 찻잔에 조금 넣고 뜨거운 물을 부어 1~2분 후에 꿀을 타서 마신다.
- 봄에 어린순을 채취하여 그늘에 말린 후 물에 달여 마신다.

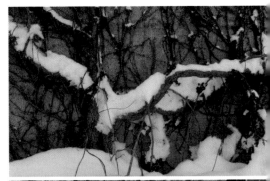

▶발효액 만들기
- 봄에 어린순을 채취하여 용기에 넣고 재료의 양만큼 설탕을 붓고 100일 정도 발효시킨 후에 발효액 1에 찬물 3을 희석해서 음용한다.

▶약술 만들기
- 여름에 검게 익은 열매를 따서 용기에 넣고 19도의 소주를 부어 밀봉하여 3개월 후에 먹는다.

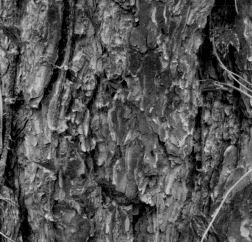

▶약초 만들기
- 산 속에서 소나무나 참나무를 타고 올라가는 것을 겨울에 줄기는 겉껍질을 벗겨 버리고 속껍질과 열매, 뿌리를 캐서 햇볕에 말려 쓴다.

▶금기
- 도심지나 도로가에서 시멘트 벽을 타고 올라간 것은 약초로 쓰지 않는다.

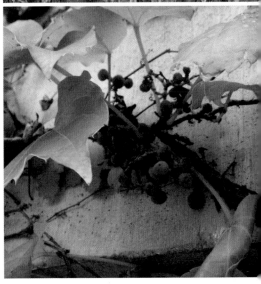

알레르기·축농증·비염에 효능이 있는

도꼬마리 *Xanthium strumarium*

생약명 창이자(蒼耳子)·이당(耳瑞)·저이(猪耳)—씨를 말린 것
이명 독꼬마리·되꼬리·도깨비열매·되꼬마리·
　　　도둑놈가시·창자·지매·권이·시이·
　　　양부래·창이·사이자·권이자
분포 들이나 길가

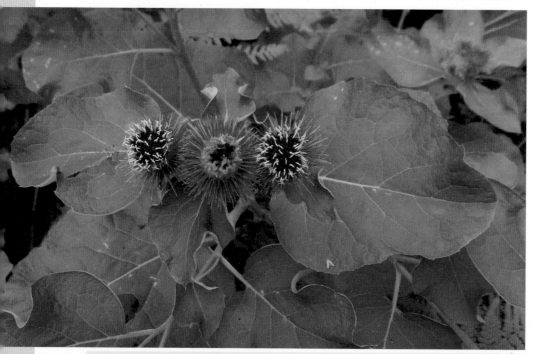

형태 · 도꼬마리는 국화과의 한해살이풀로 높이는 1~1.5m 정도이고, 잎은 줄기에서 어긋나고, 얕게 3 갈래로 갈라지고 가장자리는 거친 톱니 모양이고 뒷면에 3개의 잎맥이 있고, 전체에 억센 털이 있고 입자루가 길고 줄기가 곧게 선다. 꽃은 8~9월에 수꽃은 가지 끝에서 노란색으로 피고, 암꽃은 잎 겨 드랑이에 2~3송이씩 녹색으로 피고, 열매는 9~10월에 타원형으로 갈고리 같은 가시가 달려 여문다.

　도꼬마리씨는 빛이 푸르고 마치 귀와 비슷하고 푸르다는 뜻의 '창(蒼)'과 귀라는 '이(耳)'를 합해 '창이자(蒼耳子)', 도꼬마리싹은 자라면서 거친 털투성이가 되고 잎 가장자리에는 거 친 톱니가 생겨 '귀고리(耳瑞)'라 부른다. 식용·약용으로 가치가 크다. 약으로 쓸 때는 줄 기나 잎을 둥글레의 뿌리와 사용한다. 열매는 볶거나 술에 담갔다가 건져 내어 사용한다.

▶**한방** 씨를 말린 것을 '창이자(蒼耳子)·이당(耳瑞)·저이(猪耳)'라 부른다. ▶**약성** 따뜻하며 달고 쓰다. ▶**주 요 효능** 순환계·신경계·이비인후과 질환에 효험, 비염·콧병·두통·치통·고혈압·수족 동통·관절염·강 직성 척추 관절염·신장염·발진·두드러기·통증·고혈압·아토피성 피부염·피부 소양증 ▶**약리 작용** 진통 작용·혈압 강하 작용·혈당 강하 작용·진해 작용·심장 억제 작용 ▶**이용** 비염에는 종자+신이를 배합하여 물에 달여 하루 3번 공복에 복용한다. 무좀에는 도꼬마리(대·잎·과실)를 삶은 물에 백반을 타서 환부에 바 른다. 치통에는 도꼬마리 잎에 죽염을 섞어 이를 닦는다. 피부 소양에는 열매를 달인 물로 환부를 닦아 낸다.

1
산에 있는 산야초

약용

▶산나물 만들기

· 봄에 어린순을 뜯어 끓는 물에 살짝 데쳐서 나물로 무쳐 먹는다.

▶제철 음식 만들기

· 식용(어린순)·약용(종자)
· 쓴맛을 제거하고 요리한다.
· 열매를 볶음, 어린순을 양념 무침이나 국거리로 먹는다.

▶차 만들기

· 가을에 씨가 다 익으면 채취하여 1~2분 정도 쪄서 채반에 펼쳐 그늘에서 70%를 말린 뒤 햇볕에 말려 프라이팬에 볶아 물에 우려낸 후 마신다.

▶발효액 만들기

· 잎이나 열매를 채취하여 용기에 넣고 재료의 양만큼 설탕을 붓고 100일 정도 발효시킨 후에 발효액 1에 찬물 3을 희석해서 음용한다.

▶약술 만들기

· 가을에 씨가 다 익으면 채취하여 물로 씻고 물기를 뺀 다음 용기에 넣고 소주(19도)를 부어 밀봉하여 3개월 후에 먹는다.

▶약초 만들기

· 가을에 씨가 다 익으면 채취하여 햇볕에 말려 쓴다.
· 열매는 볶거나 술에 담갔다가 건져 내어 쪄서 쓴다.

▶금기

· 정유를 제외한 씨 속에 약간의 크산토스트루마린의 독이 있다.
· 몸에 열이 있는 사람과 복용 중에 돼지고기를 금한다.
· 빈혈로 인한 두통에는 복용을 금한다.
· 한 번에 많이 먹지 않는다.

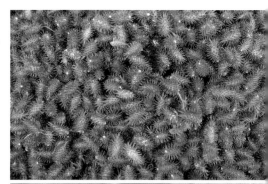

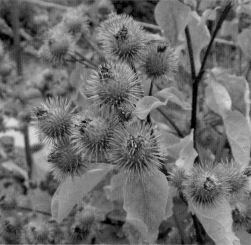

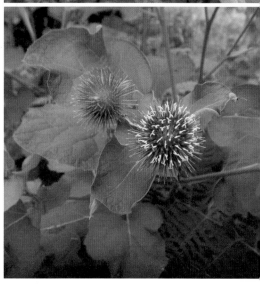

천식·기관지염·인후염에 효능이 있는

잔대 *Adenophora remotiflorus*

생약명 제니(薺苨)—뿌리를 말린 것
이명 딱주 · 사삼 · 제니 · 모싯대 · 매삼 · 모시나물 ·
　　행엽채
분포 전국 각지, 산지의 약간 그늘진 곳

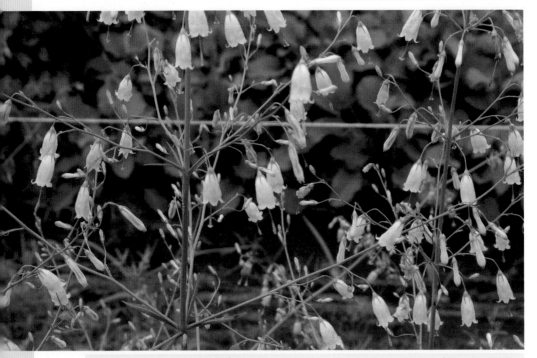

형태 · 잔대는 초롱과의 여러해살이풀로 높이는 40～100cm 정도이고, 잎은 어긋나고 달걀 모양이며 가장자리에 뾰쪽한 톱니가 있다. 잎은 잎자루가 길고 거의 원형이며 꽃이 필 때쯤 말라 죽는다. 꽃은 8～9월에 원줄기 끝에 종 모양의 하늘빛에 물든 보라색으로 피고, 열매는 10월에 삭과로 여문다.

　잔대의 뿌리는 도라지처럼 굵고 희다. 식용 · 약용으로 가치가 크다. 새순과 뿌리는 식용한다. 한방에서 뿌리를 '사삼(沙蔘)'이라 하여 약재로 사용한다. 약으로 쓸 때는 탕 또는 환제로 사용하며, 술에 담가 쓴다. 유사종으로 잎에 털이 많은 털잔대와 꽃이 층층으로 달리는 층층잔대가 있다.

▶**한방** 뿌리를 말린 것을 '제니(薺苨)'라 부른다. ▶**약성** 달고, 차갑다 ▶**주요 효능** 호흡기 · 피부과 · 순한게 질환에 효험, 기침 · 기관지염 · 인후염 · 인후통 · 폐결핵 · 당뇨병 · 종기 · 옹종 · 종독 ▶**약리 작용** 해독 작용 ▶**이용** 기관지염 · 인후염에는 말린 약재를 1회 2～4g씩 달여 하루에 3번 나누어 복용한다. 종기에는 생뿌리를 짓찧어 환부에 붙인다.

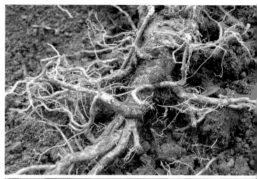

▶산나물 만들기

· 봄에 어린순을 따서 끓는 물에 살짝 데쳐서 나물로 무쳐 먹는다.

▶제철 음식 만들기

· 식용(어린순) · 약용(뿌리)

· 여름에 꽃을 채취하여 튀김 · 부침개 · 화전으로 먹는다.

· 가을에 뿌리를 캐서 껍질을 벗겨 생으로 먹거나 초장에 찍어 먹는다.

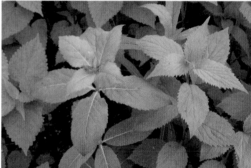

▶꽃차 만들기

· 여름에 꽃을 따서 한두 송이를 찻잔에 넣고 뜨거운 물을 부어 1~2분 후에 꿀을 타서 마신다.

▶발효액 만들기

· 가을에 잎이 다 떨어진 후에 뿌리를 캐서 물로 씻고 물기를 뺀 다음 용기에 넣고 재료의 양만큼 설탕을 붓고 100일 정도 발효시킨 후에 발효액 1에 찬물 3을 희석해서 음용한다.

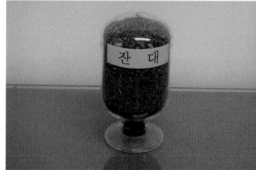

▶약술 만들기

· 가을에 잎이 다 떨어진 후에 뿌리를 캐서 물로 씻고 물기를 뺀 다음 용기에 넣고 19도의 소주를 부어 밀봉하여 3개월 후에 먹는다.

▶약초 만들기

· 가을 또는 봄에 뿌리를 캐어 물로 씻고 햇볕에 말려 쓴다.

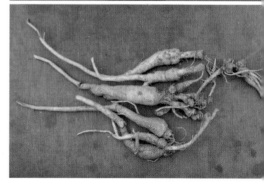

중풍·관절염·류머티즘에 효능이 있는

독활 *Aralia cordata Thunberg*

생약명 독활(獨活)─뿌리를 말린 것
이명 땃두릅·땅두릅·독골·강청·독요초·
　　구안독활
분포 전국의 산지

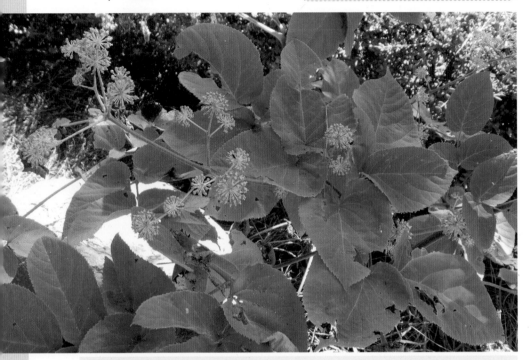

형태 · 독활은 오갈피과의 여러해살이풀로 높이는 1.5m 정도이고, 꽃을 제외한 전체에 털이 있다. 잎은 크고 넓으며, 호생하고 2회 깃꽃겹입으로 삼각형이다. 작은 턱잎이 잎의 밑동에 붙고, 작은 잎은 5~9장의 난형이고 가장자리에 톱니가 있다. 꽃은 7~8월에 줄기 끝 또는 위쪽의 잎 겨드랑이에서 큰 원추 꽃차례의 연한 자주색으로 피고, 열매는 9~10월에 흑색의 핵과로 여문다.

　독활이란 이름은 바람에 움직이지 않는다 하여 붙여졌다. 땅두릅과 비슷한 발음 때문에 땃두릅이라 불리기도 하는데 땅두릅과는 다른 종이다. 식용·약용으로 가치가 크다. 어린순은 식용하고 한방에서 뿌리를 약재로 쓴다. 강활과 배합해서 쓰면 신경통 치료에 좋은 것으로 알려져 있다.

▶한방 뿌리를 말린 것을 '독활(獨活)'이라 부른다. ▶약성 따뜻하며, 맵고, 쓰다. ▶주요 효능 운동계·비뇨기·산경계 질환에 효험, 중풍 예방·풍습비통·수족 불구·관절염·류머티즘·두통·치통·부종·피부병·만성 기관지염·간염·백전풍·불면증 ▶약리 작용 소염 작용·진통 작용·진정 작용·최면 작용·진통 작용·항염증 작용·혈압 강하 작용 ▶이용 중풍 예방에는 뿌리 10~20g을 달여 먹거나 효소를 만들어 먹는다. 관절염에는 봄과 가을에 묵은 뿌리 채취하여 햇볕에 말려 달여 먹는다.

▶**산나물 만들기**
· 봄에 어린순을 채취하여 끓는 물에 살짝 데쳐 나물로 무쳐 먹는다.

▶**제철 음식 만들기**
· 식용(어린순) · 약용(뿌리)
· 봄에 어린잎을 따서 된장국 · 전골 · 탕으로 먹는다.
· 가을에 뿌리를 튀김, 초고추장에 찍어 먹는다.

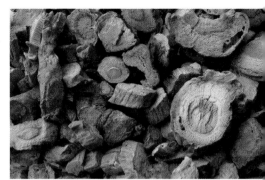

▶**발효액 만들기**
· 봄에 어린순을 채취하여 용기에 넣고 재료의 양만큼 설탕을 붓고 100일 정도 발효시킨 후에 발효액 1에 찬물 3을 희석해서 음용한다.

▶**약술 만들기**
· 가을에 뿌리를 캐어 물로 씻고 물기를 뺀 다음 용기에 넣고 19도의 소주를 부어 밀봉하여 3개월 후에 먹는다.

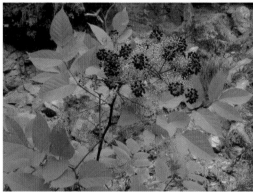

▶**환 만들기**
· 가을에 뿌리를 캐어 물로 씻고 물기를 뺀 다음 햇볕에 말려 찹쌀과 배합하여 환을 만든다.

▶**독활 기생탕 만들기**
· 독활 · 당귀 · 상기생 · 백작약 · 숙지황 · 천궁 · 인삼 · 백복령 · 우슬 · 두충 · 방풍 · 육계 · 감초 · 생강을 배합하여 물에 달인다.

▶**구분**
· 두릅 : 두릅의 어린순
· 개두릅 : 옻나무 어린순
· 땃두릅 : 독활의 어린순

▶**약초 만들기**
· 가을에 뿌리를 수시로 캐어 햇볕에 말려 쓴다.

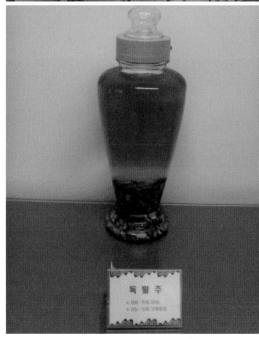

악성 종양·간경화·암(간암·유방암·지궁암)에 효능이 있는

바위솔 *Orostachys japonicus*

생약명 와송(瓦松)—뿌리를 제외한 전초를 말린 것
이명 와연화 · 지붕지기 · 지부지기 · 와상 · 옥송
분포 산지의 바위와 기와

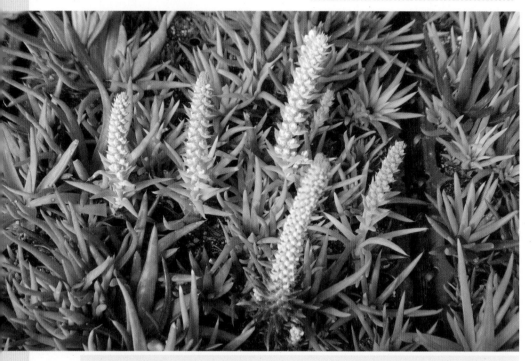

형태 · 바위솔은 돌나물과의 여러해살이풀로 높이는 30cm 정도이고, 뿌리에서 나온 잎은 방석처럼 퍼지고 끝이 가시처럼 뾰쪽하고 딱딱하다. 줄기에서는 잎자루가 없고 통통한 잎이 돌려 나고 끝은 딱딱해지지 않는다. 뿌리에서 나온 잎은 방석처럼 퍼지고 끝이 굳어져서 가시같이 된다. 전체에 물기가 많고 꽃이 피고 열매를 맺으면 죽는다. 꽃잎은 5장이며 9월에 촘촘히 모여 탑 모양의 흰색으로 피고, 열매는 10월에 골돌과로 여문다.

바위솔은 땅에 뿌리를 내리지 않고 주로 지붕 위의 기와에서 자란다. 기와 지붕에서 자란다 하여 '기와솔', 소나무 열매인 솔방울과 비슷하고 바위틈에서 잘 자라기 때문에 '바위솔', 지붕을 지킨다 하여 '지붕지기', 연꽃 모양과 비슷하여 '외연화'라 부른다. 식용·약용으로 가치가 크다. 전초를 생으로 먹는다. 약으로 쓸 때는 생즙이나 탕으로 사용한다.

▶**한방** 뿌리를 제외한 전초를 말린 것을 '와송(瓦松)'이라 부른다. ▶**약성** 평온하며, 약간 맵다. ▶**주요 효능** 심경 및 폐 질환에 효험, 암 · 간염 · 학질 · 악성 종기 · 화상 · 이질 · 간경화 · 토혈 · 코피 · 이질 출혈 · 치질 출혈 · 자궁 출혈 · 치질 · 습진 · 종기 · 악창 ▶**약리 작용** 항암 작용 · 해열 작용 · 심장 수축 작용 · 지혈 작용 ▶**이용** 각종 암에는 전초를 적당한 크기로 잘라 물에 달여 하루에 3번 공복에 복용한다. 습진 · 치질에는 전초를 짓찧어 즙을 내어 환부에 붙인다.

▶산나물 만들기

- 봄에 전초를 끓는 물에 살짝 데쳐서 나물로 무쳐 먹는다.

▶제철 음식 만들기

- 식용(꽃잎·전초)·약용(전초)
- 가을에 전초를 통째로 채취하여 생채로 먹는다.
- 밀가루에 버무려 튀김으로 먹는다.

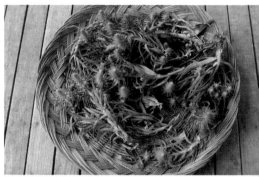

▶차 만들기

- 여름~가을에 전초를 뽑아 뿌리와 이물질을 재거한 후에 적당한 크기로 잘라 햇볕에 말려 물에 달여 마신다.

▶발효액 만들기

- 봄에 전초를 따서 적당한 크기로 잘라 용기에 넣고 재료의 양만큼 설탕을 붓고 100일 이상 발효시킨 후에 발효액 1에 찬물 3을 희석해서 음용한다.

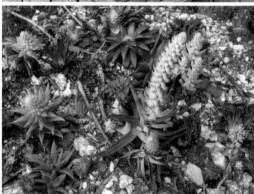

▶약초 만들기

- 여름부터 가을까지 전초를 채취하여 햇볕에 말린다.

▶식초 만들기

- 바위솔 20%+천연 현미식초 80%를 용기에 넣고 한 달 후에 식초를 만들어 요리에 넣거나 찬물 3을 희석해서 음용한다.

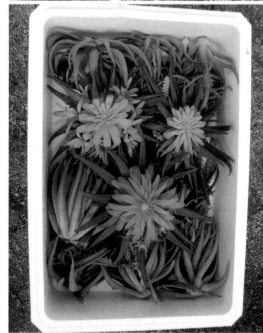

장염·이질·설사에 효능이 있는
이질풀 *Geranium thunbergii*

생약명 현초(玄草)—전초를 말린 것
이명 오엽초·오엽련·즙우아·태양화·노학초·
　　　노관초
분포 전국의 산

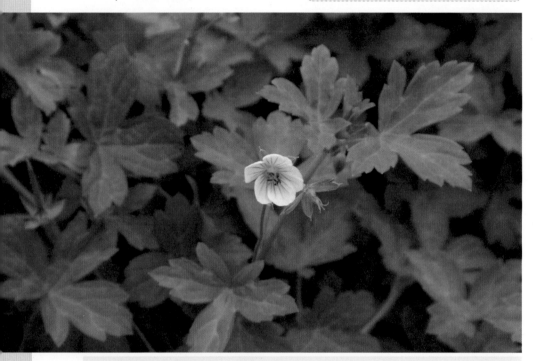

형태 • 이질풀은 쥐손이풀과의 여러해살이풀로 높이는 50〜100cm 정도이고, 잎은 손바닥 모양이고 가장자리에 불규칙한 톱니가 있다. 꽃은 7〜9월에 잎 겨드랑이에서 나온 꽃줄기 끝에 연한 홍색 또는 흰색으로 피고, 꽃잎에는 짙은 홍자색의 맥이 있다. 열매는 10월에 삭과로 여문다.

　이질풀은 예로부터 이질이나 설사약으로 사용했다 하여 '이질풀', 잎이 쥐의 손처럼 생겼다 하여 '쥐손이풀' 또는 '서장초'라 부른다. 쥐손이풀과는 다르다. 식용·약용·관상용·염료로 가치가 크다. 약으로 쓸 때는 주로 탕으로 사용한다.

▶**한방** 전초를 말린 것을 '현초(玄草)'라 부른다. ▶**약성** 평온하다. ▶**주요 효능** 소화기·신경계·순환계 질환에 효험, 장염·이질·설사·과민성 대장증후군·궤양성 대장염·대하증·위염·위산과증·풍습비통·거풍·활혈·해독·변비 ▶**약리 작용** 항균 작용·수렴 작용·살균 작용 ▶**이용** 이질·장염에는 전초 20g을 달여서 먹는다. 간장이 약할 때는 전초 10g에 결명자 3g을 배합하여 끓여 먹는다.

▶산나물 만들기
- 봄에 어린잎을 채취하여 끓는 물에 살짝 데쳐서 나물로 무쳐 먹는다.

▶제철 음식 만들기
- 식용(꽃·전초)·약용(전초)
- 꽃과 전초를 밀가루에 버무려 튀김으로 먹는다.

▶차 만들기
- 전초와 줄기를 채취하여 그늘에 말린 후 찻잔에 조금 넣고 뜨거운 물을 부어 1~2분 후에 꿀을 타서 마신다.

▶발효액 만들기
- 봄에 전초와 줄기를 채취하여 용기에 넣고 재료의 양만큼 설탕을 붓고 100일 정도 발효시킨 후에 발효액 1에 찬물 3을 희석해서 음용한다.

▶약술 만들기
- 꽃이 필 무렵에 전초를 채취하여 용기에 넣고 19도의 소주를 부어 밀봉하여 3개월 후에 먹는다.

▶약초 만들기
- 가을에 전초를 채취하여 그늘에 말려 쓴다.

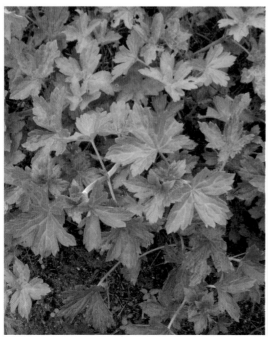
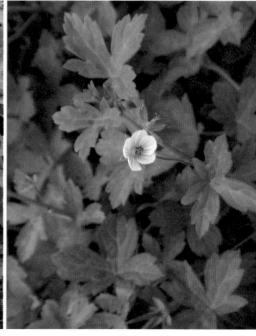

원기 부족·갑상선·당뇨병에 효능이 있는
마 *Dioscorea bacaisne*

생약명 산약(山藥)—덩이뿌리를 말린 것, 산약등(山藥藤)—덩이줄기를 말린 것, 주아(珠芽)—잎 겨드랑이에 달린 열매, 풍차아(風車兒)—열매
이명 산우·서여·야산두·당마
분포 전국 산과 들

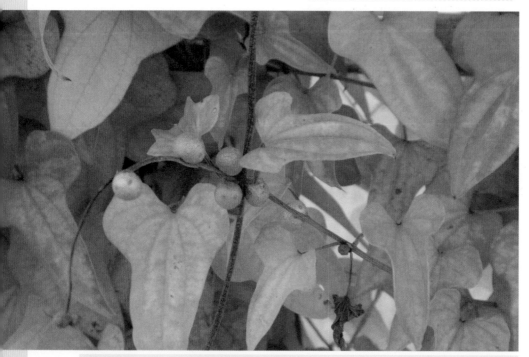

형태 · 마는 맛과의 여러해살이풀로 덩굴성으로 잎은 마주 나거나 돌려 나고 삼각형이다. 잎 겨드랑에 살눈(珠芽)이 생긴다. 꽃은 6~7월에 잎 겨드랑이에서 수상 꽃차로 달리는데 암수 딴 그루로 수꽃은 곧게 서서 암꽃은 아래로 처진다. 열매는 9~10월에 둥글게 삭과로 여문다.

마는 식용·약용·관상용으로 가치가 크다. 덩이뿌리는 품종에 따라 긴 것, 둥근 것, 손바닥인 것, 덩어리 같은 것 등이 모양과 크기와 빛깔이 다르다. 살눈(珠芽)과 덩이뿌리는 식용한다. 건강 생활을 돕는 데 많이 쓴다. 약으로 쓸 때는 탕으로 쓰거나 환제 또는 산제로 사용한다.

▶**한방** 덩이뿌리를 말린 것을 '산약(山藥)'이라 부른다. ▶**약성** 평하며, 달다. ▶**주요 효능** 소화기 질환에 효험, 열매(오줌소태·성 기능 항진·동맥 경화·피부 습진·이명증·원형 탈모·식욕 부진), 갑상선·당뇨병·대하증·해수·정액 고갈·이명·건망증·대하·빈뇨 ▶**약리 작용** 혈당 강하 ▶**이용** 유용·피부 습진에는 생마를 짓찧어 환부에 붙인다. 이명(耳鳴)에는 열매를 따서 술이나 효소를 담가 찬물에 희석해서 먹는다.

▶산나물 만들기

· 봄에 어린순을 채취하여 끓는 물에 살짝 데쳐서 나물로 무쳐 먹는다.

▶제철 음식 만들기

· 식용(꽃·잎·덩이뿌리) · 약용(줄기·뿌리·열매)
· 덩이뿌리를 생으로 먹거나 쪄서 먹는다.
· 가을에 뿌리를 캐서 물로 씻고 강판에 갈아 즙을 내어 먹는다.
· 사찰의 음식에서는 오신채를 금하기 때문에 피자를 만들 때 감자를 강판에 갈아 여러 식재료를 배합한 후에 위에 흰 마즙을 뿌린다.

▶발효액 만들기

· 봄에 잎을 채취하여 용기에 넣고 재료의 양만큼 설탕을 붓고 100일 정도 발효시킨 후에 발효액 1에 찬물 3을 희석해서 음용한다.

▶약술 만들기

· 가을에 열매를 따서 용기에 넣고 19도의 소주를 부어 밀봉하여 3개월 후에 먹는다.

▶약초 만들기

· 가을 또는 봄에 뿌리를 캐서 줄기와 잔뿌리를 제거하고 물에 씻고 겉껍질을 벗겨 버리고 증기에 쪄서 햇볕에 말려 쓴다.

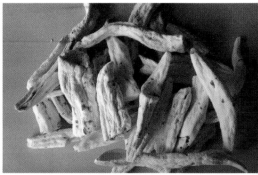

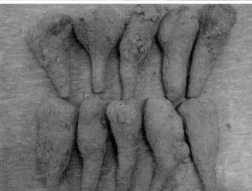

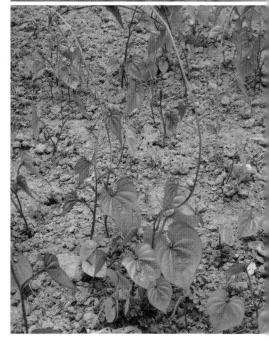

마타리 *Patrinia scabiosaefolia Fischer*

생약명 패장(敗醬)—뿌리를 말린 것
이명 고채 · 마초 · 뚝갈 · 개금취 · 녹수 · 가암취 · 황굴화
분포 산과 들 · 양지바른 초원

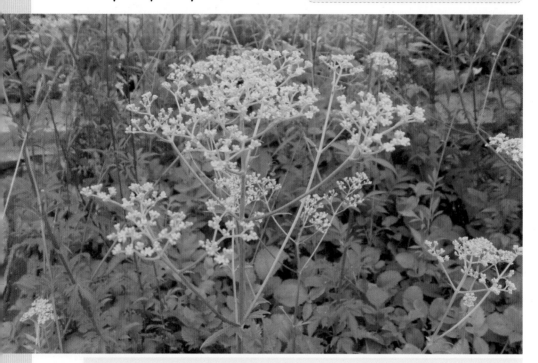

형태 • 마타리는 마타릿과의 여러해살이풀로 높이는 60~150cm 정도이고, 잎자루는 위쪽으로 자람에 따라 없어진다. 뿌리 잎은 모여 나며 잎자루가 길고 달걀꼴 또는 긴 타원형이며 가장자리에 거친 톱니가 있다. 꽃은 5~6월에 산방꽃차례로 줄기 끝이나 가지 끝에 잔꽃이 모여 노란색으로 피고, 열매는 10월에 타원형으로 여문다.

마타리는 땅 속의 굵은 뿌리에서 썩은 냄새가 나기 때문에 '패장(敗醬)'이라 부른다. 식용 · 약용 · 관상용으로 가치가 크다. 어린순은 나물로 식용한다. 약으로 쓸 때는 주로 탕으로 사용한다. 외상에는 짓찧어 환부에 붙인다.

▶**한방** '패장(敗醬)'이라 부른다. ▶**약성** 평온하며, 쓰다. ▶**주요 효능** 염증 질환에 효험, 맹장염 · 해열 · 소염 · 통증 · 배농 · 위장 동통 · 산후 복통 · 간기능 장애 · 간염 · 불면증 · 유행성 감기 ▶**약리 작용** 혈압 강하 · 진통 작용 · 진정 작용 · 간 세포의 재생 촉진 작용 · 황색(백색)포도상구균에 가벼운 억제 작용 ▶**이용** 맹장염에 전초나 뿌리 5~10g을 달여서 먹는다. 유행성 눈병에는 전초나 뿌리 12~18g을 달여 먹거나 달인 즙으로 눈을 씻는다.

▶산나물 만들기

· 봄에 어린순을 채취하여 끓는 물에 살짝 데쳐서 나물로 무쳐 먹는다.

▶이용 부위

· 식용(꽃·전초)·약용(뿌리)
· 어린순을 채취하여 삶아 묵나물로 먹는다.

▶차 만들기

· 봄에 꽃을 따서 1~2개를 찻잔에 넣고 뜨거운 물을 부어 1~2분 후에 꿀을 타서 마신다.

▶발효액 만들기

· 봄에 어린순을 채취하여 용기에 넣고 재료의 양만큼 설탕을 붓고 100일 정도 발효시킨 후에 발효액 1에 찬물 3을 희석해서 음용한다.

▶약초 만들기

· 여름에 전초, 가을에 뿌리를 채취하여 그늘에 말려 쓴다.

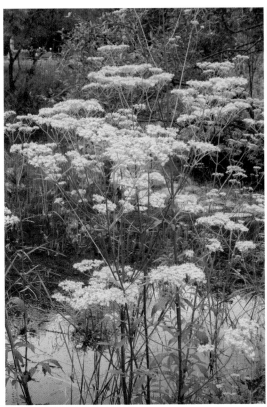
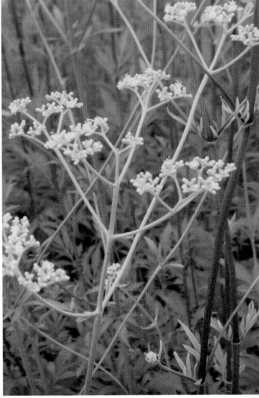

장염 · 식체 · 소화 불량에 효능이 있는

배초향 *Agastache rugosa*

생약명 곽향(藿香)—꽃을 포함한 지상부를 말린 것
이명 방아잎 · 깨나물 · 방아잎 · 중개풀 · 소단리향 · 합향
분포 산과 들의 양지쪽

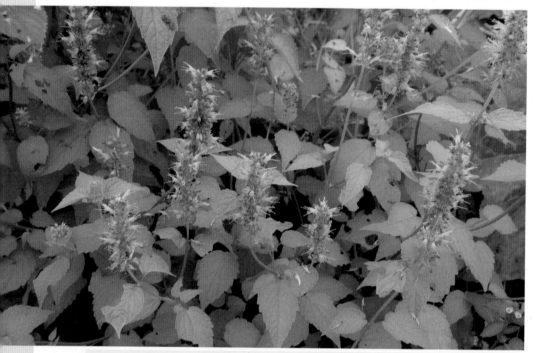

형태 · 배초향은 꿀풀과의 여러해살이풀로 높이는 40∼m 정도이고, 잎은 마주 나고 끝이 뾰쪽한 염통 모양이며 가장자리에 둔한 톱니가 있다. 꽃은 7∼9월에 원줄기 끝에 모여 빽빽하게 자주색으로 피고, 열매는 10월에 납작한 타원형으로 여문다.

배초향의 꽃에서 들깻잎 향기가 난다고 하여 일부 지방에서는 '깨나물'로 부른다. 식용 · 약용 · 관상용으로 가치가 크다. 방향성이 있어 생선회나 매운탕에서 비린내를 없앨 때 많이 쓴다. 간장이나 된장에 향료로 쓰면 벌레가 생기지 않는다. 약으로 쓸 때는 탕으로 쓰거나 환제 또는 산제로 사용하며 술에 담가서 먹기도 한다.

▶**한방** 꽃을 포함한 지상부를 말린 것을 '곽향(藿香)'이라 부른다. ▶**약성** 따뜻하며 맵고 달다. ▶**주요 효능** 소화기 질환에 효험, 우울증 · 감기 · 두통 · 복통 · 설사 · 소화 불량 · 식체 · 장염 · 위염 ▶**약리 작용** 항염 작용 ▶**이용** 감기에 의한 두통에는 전초 10g을 달여 먹는다. 구취에는 전초를 달인 물로 양치질을 한다.

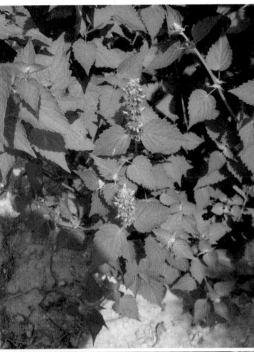

▶**산나물 만들기**
· 봄에 어린순을 뜯어 끓는 물에 살짝 데쳐서 나물로 무쳐 먹는다.

▶**제철 음식 만들기**
· 식용(꽃 · 어린순) · 약용(지상부)
· 볶음 · 국거리 · 생선매운탕 · 전골에 넣어 먹거나 초고추장에 찍어 먹는다.
· 어린잎은 향미료로 쌉쌀한 맛과 향기를 이용하여 생선회나 생선매운탕의 비린내를 없애는 데 쓴다.

▶**꽃차 만들기**
· 7~9월에 꽃을 따서 그늘에서 말려 밀폐 용기에 보관하여 찻잔에 1~2송이를 넣고 따뜻한 물로 우려내어 마신다.
· 봄에 전초를 채취하여 물로 씻고 다관에 6~12g을 넣고 약한 불로 끓여서 건더기는 건져 내고 국물만 마신다.

▶**발효액 만들기**
· 봄에 꽃이 피기 전에 잎만을 뜯어 용기에 넣고 재료의 양만큼 설탕을 붓고 100일 정도 발효시킨 후에 발효액 1에 찬물 3을 희석해서 음용한다.

▶**약술 만들기**
· 여름부터 가을 사이에 꽃이 피어 있을 때 지상부를 채취하여 용기에 넣고 19도 소주를 붓고 밀봉하여 3개월 후에 마신다.

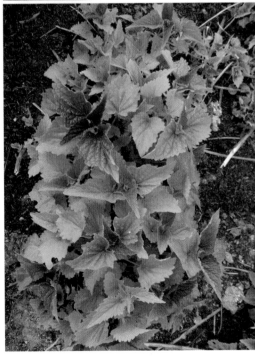

▶**방향제 만들기**
· 꽃을 따서 그늘에 말려서 봉지에 담아 방향제로 쓴다.

▶**약초 만들기**
· 여름부터 가을 사이에 꽃이 피어 있을 때 지상부를 채취하여 그늘에서 말려 쓴다.

▶**금기**
· 음허증에는 쓰지 않는다.

기관지염·소화 불량·위염에 효능이 있는

백리향 *Thymus quinquecostatus*

생약명 백리향(百里香)-전초를 말린 것
이명 선향초
분포 전국 높은 산이나 바닷가 바위틈

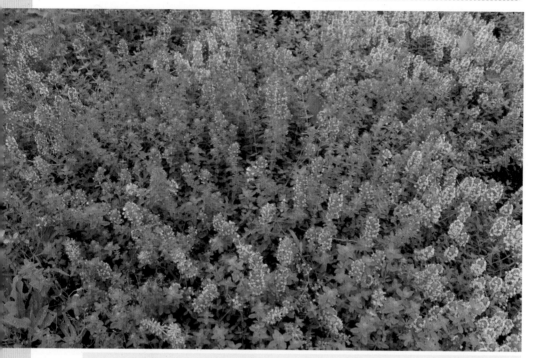

형태 • 백리향은 꿀풀과의 낙엽활엽반관목으로 높이는 20~40cm 정도이고, 잎은 마주 나고 긴 타원형 또는 달걀을 닮은 타원형으로 가장자리는 밋밋하거나 톱니가 있고 잔털이 난다. 꽃은 6월에 잎겨드랑이에 홍자색으로 피고, 열매는 9월에 둥근 핵과로 여문다.

백리향은 그 향기가 백 리까지 간다 하여 그런 이름이 붙여졌다. 잎이나 줄기를 비비면 강한 향이 난다. 식용·약용·밀원용·관상용으로 가치가 크다. 약으로 쓸 때는 탕으로 사용하거나 생즙을 내어 쓴다. 우리나라에는 백리향의 변종으로 울릉도에서 자생하는 섬백리향이 있다.

▶**한방** 전초를 말린 것을 '백리향(百里香)'이라 부른다. ▶**약성** 따뜻하며, 맵고, 약간 쓰다. ▶**주요 효능** 호흡기·소화기 질환에 효험, 기관지염·구충·빈혈증·복통·소화 불량·위장염·위염·해수 ▶**약리 작용** 항염 작용 ▶**이용** 소화 불량에는 전초를 채취하여 생즙으로 복용한다. 위염에는 줄기를 채취하여 물에 달여 복용한다.

▶ 산나물 만들기
· 봄에 어린순을 채취하여 끓는 물에 살짝 데쳐서 나물로 무쳐 먹는다.

▶ 제철 음식 만들기
· 식용(꽃·어린순)·약용(줄기)
· 봄에 어린순을 채취하여 튀김·소스의 원료로 쓴다.
· 잎과 줄기를 소스의 원료로 쓴다.

▶ 차 만들기
· 6월에 꽃을 따서 3~5개를 찻잔에 넣고 뜨거운 물을 부어 1~2분 후에 꿀을 타서 마신다.

▶ 발효액 만들기
· 봄에 어린순을 채취하여 용기에 넣고 재료의 양만큼 설탕을 붓고 100일 정도 발효시킨 후에 발효액 1에 찬물 3을 희석해서 음용한다.

▶ 약초 만들기
· 6월에 잎을 채취하여 생으로 쓰거나, 그늘에 말려 쓴다.
· 여름에 가지를 채취하여 햇볕에 말려 쓴다.

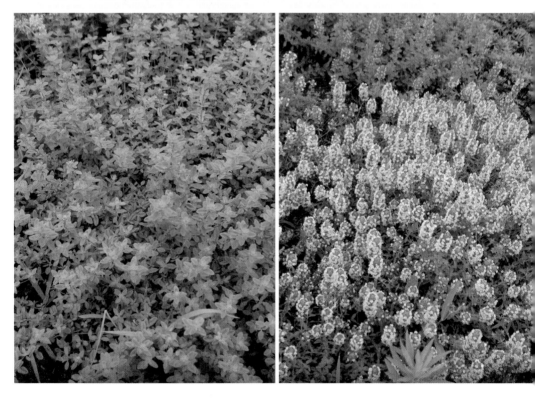

항암·관절통에 효능이 있는

백선 *Divtamnus dasycarpus*

생약명 백선피(白鮮皮)·백양피(白羊皮)
—뿌리껍질을 말린 것
이명 검화풀·백양선·봉삼·봉황삼
분포 전국의 산기슭

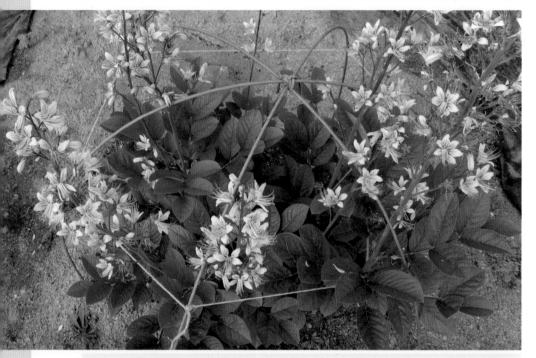

형태 · 백선은 운향과의 여러해살이풀로 높이는 50~80cm 정도이고, 잎은 마주 나고 깃꼴겹잎이며, 작은잎은 타원형이고 가장자리에 톱니가 있다. 꽃은 5~6월에 줄기 끝에 여러 송이가 모여 총상화서 노란색으로 피고, 열매는 8월에 삭과로 여문다.

백선은 산삼은 아니지만 예로부터 '산삼 중의 으뜸', '산삼의 제왕'이라 불렸다. 늘어진 뿌리의 모습이 양날갯죽지를 활짝 편 봉황새와 닮아 '봉황삼(鳳凰蔘)'이라는 이름이 붙여졌다. 식용·약용·향료·관상용으로 가치가 크다. 뿌리에는 게르마늄 성분이 인삼이나 마늘보다 훨씬 많은 540ppm이 함유되어 있다. 약으로 쓸 때는 탕으로 사용하고, 술에 담가 마신다.

▶**한방** 뿌리껍질을 말린 것을 '백선피(白鮮皮)·백양피(白羊皮)'라 부른다. ▶**약성** 차며, 쓰다 ▶**주요 효능** 피부과·신경계 질환에 효험, 류마티스성 관절통, 풍과 습기로 인한 배꼽 부근이 단단하여 누르면 아픈 증세, 대장염·화달·버짐·옴·습진·창독 ▶**약리 작용** 암세포 증식 억제 작용 ▶**이용** 습진·종기에는 생뿌리를 짓찧어 환부를 씻거나 붙였다. 소변이 찔끔거리며 시원치 않을 때는 말린 약재 1회레 2~5g씩 달여서 복용했다. 외상에 출혈이 있을 때는 백선피 가루를 뿌려 준다.

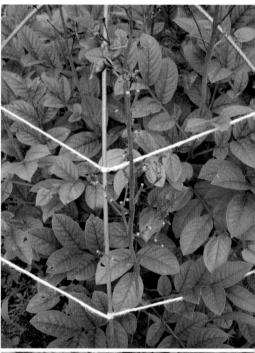

▶산나물 만들기

· 봄에 어린순을 채취하여 끓는 물에 살짝 데쳐서 나물로 무쳐 먹는다.

▶제철 음식 만들기

· 오가피+꾸지뽕+감초+대추+백선 뿌리를 배합하여 육수를 만들어 요리에 쓴다.

▶이용 부위

· 식용(꽃·잎)·약용(뿌리껍질)
· 뿌리를 캐서 다른 약재와 배합하여 육수를 만들어 요리에 쓴다.

▶발효액 만들기

· 가을에 뿌리를 채취하여 물로 씻고 물기를 뺀 다음 용기에 넣고 재료의 양만큼 설탕을 붓고 100일 정도 발효시킨 후에 발효액 1에 찬물 3을 희석해서 음용한다.

▶약술 만들기

· 가을에 뿌리를 채취하여 물로 쌋고 물기를 뺀 다음 용기에 넣고 19도의 소주를 부어 밀봉하여 3개월 후에 먹는다.

▶약초 만들기

· 가을이나 이른 봄에 뿌리를 캐어 속의 딱딱한 심부를 제거하고 햇볕에 말린다.

▶금기

· 오한과 두통이 있을 때는 쓰지 않는다.
· 유럽에서는 낙태약으로 썼다.

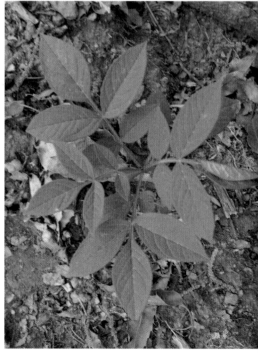

▶1000년 봉황산삼 이야기

· 지리산 산야초 영농법인 손영호 대표는 백운산 정상 부근에서 1,000여 년 된 봉황삼 뿌리를 채취했다. 보통 50년 미만된 것을 백선피, 300~599년은 봉삼, 600년 이상 된 것은 '봉황산삼'이다. "봉황산삼의 가치는 '만금(萬金)'이라 하여 가격을 정할 수 없다", 중국의 황제는 봉황산삼을 캐서 진상하면 천민이라도 종9품인 능참봉 벼슬을 내렸다.

종기·인후염·만성 기관지염에 효능이 있는

꽃범의꼬리
Bistorta major S. F.
Gray var, japonica

생약명 권삼(拳蔘)—뿌리를 말린 것
이명 자삼·파상약·화두삼
분포 전국의 깊은 산이나 초원

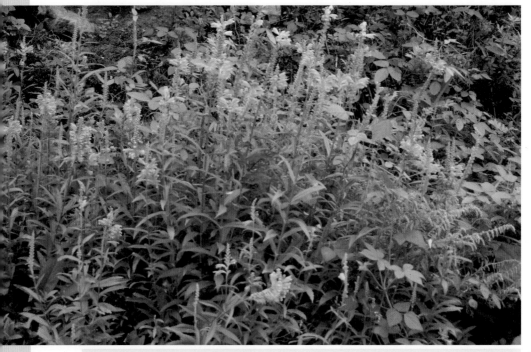

형태 · 꽃범의꼬리는 여뀟풀과의 여러해살이풀로 높이는 30∼50cm 정도이고, 잎은 밑동에서 총생, 근생엽은 호생, 긴 삼각상 피침형, 잎자루는 엽초가 되고 잎뒤는 흰색, 꽃은 줄기 끝에서 6∼8월에 흰색 또는 연한 분홍색으로 피고, 열매는 9∼10월에 달걀 모양의 수과로 여문다.

꽃범의꼬리라는 이름은 원기둥처럼 생긴 꽃이삭의 모양이 범의 꼬리와 비슷하다 하여 붙여졌다. 식용·약용·관상용으로 가치가 크다. 꽃과 어린잎과 줄기는 식용한다. 한방에서 뿌리줄기를 권삼(拳蔘)이라 하여 약재로 쓴다. 약으로 쓸 때는 탕으로 쓰거나 산제 또는 환제로 사용한다.

▶**한방** 뿌리를 말린 것을 '권삼(拳蔘)'이라 부른다. ▶**약성** 서늘하며, 쓰다. ▶**주요 효능** 정신분열증·운동계·피부과 질환에 효험, 해독·열병·파상풍·장염·이질·설사·임파선염·종기·인후염·만성 기관지염 ▶**약리 작용** 지혈 작용·항균 작용·항염 작용 ▶**이용** 뱀에 물렸을 때 뿌리줄기를 짓찧어 환부에 바른다. 기침과 기관지염에는 뿌리줄기 5g을 달여서 먹는다.

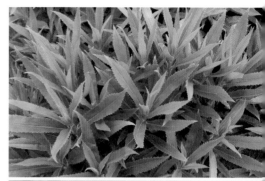

▶**식용**
- 봄에 어린순을 채취하여 생으로 먹거나 살짝 데쳐서 나물이나 무침으로 먹는다.

▶**이용 부위**
- 식용(꽃·어린순)·약용(뿌리)
- 꽃을 밀가루에 버무려 튀김으로 먹는다.

▶**차 만들기**
- 여름에 꽃을 따서 찻잔에 넣고 조금 넣고 뜨거운 물을 부어 1~2분 후에 꿀을 타서 마신다.

▶**발효액 만들기**
- 봄에 어린순을 채취하여 용기에 넣고 재료의 양만큼 설탕을 붓고 100일 정도 발효시킨 후에 발효액 1에 찬물 3을 희석해서 음용한다.

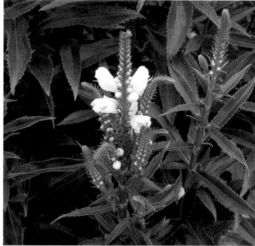

▶**술 만들기**
- 가을에 뿌리줄기를 캐어 물로 씻고 물기를 뺀 다음 용기에 넣고 19도의 소주를 부어 밀봉하여 3개월 후에 먹는다.

▶**약초 만들기**
- 봄에 싹이 트기 전에 뿌리줄기, 가을에는 잎이 마르기 시작할 때 채취하여 그늘에서 말려 쓴다.

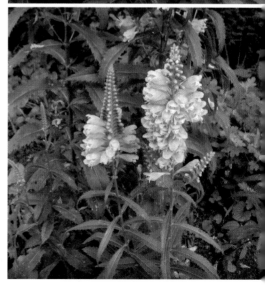

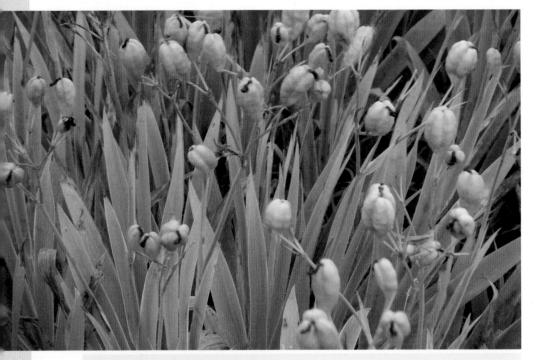

편도선염·해열·인후 종통에 효능이 있는

범부채 *Belamcanda chinensis*

생약명 사간(射干)—뿌리를 말린 것
이명 오포·오선·야간·선죽·초강·황원
분포 전국 각지

형태 · 범부채는 붓꽃과의 여러해살이풀로 높이는 1m 정도이고, 잎은 호생이며, 두 줄로 늘어서고, 칼 모양, 밑동은 줄기를 싼다. 꽃은 7~8월에 취산화서로 반점이 있는 황적색으로 피고, 열매는 9~10월에 타원형의 삭과로 여문다.

범부채의 꽃잎에 나 있는 붉은색 얼룩 무늬가 호랑이의 털가죽처럼 보이고 자라는 모양이 부채꼴과 같다 하여 '범부채'라 부른다. 매일 1~2송이 꽃이 피었다가 그날로 시들고 다음 날 다른 꽃이 핀다. 식용·약용·관상용으로 가치가 크다. 한방에서 뿌리를 '사간(射干)'이라 하여 약재로 쓴다. 약으로 쓸 때는 탕으로 쓰거나 산제 또는 환제로 사용한다.

▶**한방** 뿌리를 말린 것을 '사간(射干)'이라 부른다. ▶**약성** 차며, 맵고, 쓰다. ▶**주요 효능** 이비인후과·호흡기 질환에 효험, 편도선염·식채·해열·인후종통·결핵성 임파선염·인후염·소염·진해·혈압 강하·인후염 ▶**약리 작용** 항진균 작용·소염 작용·피부 진균 억제 작용·항염증 작용·혈압 강하 작용 ▶**이용** 편도선염에 뿌리줄기를 말린 것을 10g을 달여서 먹거나 입 안을 행군다. 식체에는 뿌리를 말려서 가루 내어 물에 타서 먹는다.

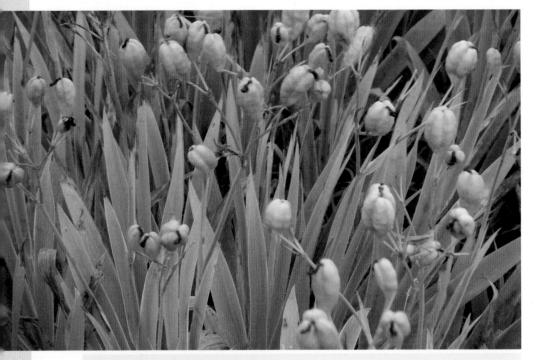

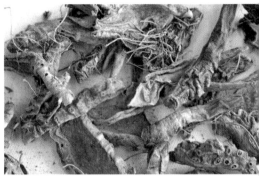

▶**식용**
- 봄에 어린순을 채취하여 끓는 물에 살짝 데친 후 찬물에 담가 우려낸 후 나물로 무쳐 먹는다.

▶**이용 부위**
- 식용(꽃) · 약용(뿌리(근경))
- 봄~가을까지 뿌리줄기를 채취하여 육수로 만들어 요리에 쓴다.

▶**차 만들기**
- 봄에 꽃을 따서 찻잔에 넣고 1~2개를 넣고 뜨거운 물을 부어 1~2분 후에 꿀을 타서 마신다.

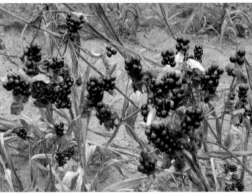

▶**발효액 만들기**
- 봄~가을까지 뿌리줄기를 채취하여 물로 씻고 물기를 뺀 다음 용기에 넣고 재료의 양만큼 설탕을 붓고 100일 정도 발효시킨 후에 발효액 1에 찬물 3을 희석해서 음용한다.

▶**약술 만들기**
- 봄~가을까지 뿌리줄기를 채취하여 물로 씻고 물기를 뺀 다음 용기에 넣고 19도의 소주를 부어 밀봉하여 3개월 후에 먹는다.

▶**약초 만들기**
- 봄~가을까지 뿌리줄기를 채취하여 햇볕에 말려서 쓴다.

▶**금기**
- 뿌리줄기는 미량의 독이 있다.

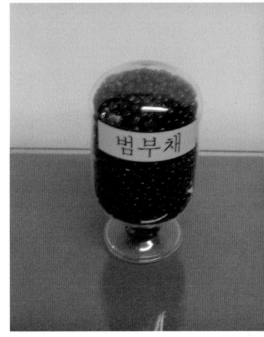

토혈·옹종·화상에 효능이 있는

부용 *Hibiscus mutabilis Linne*

생약명 목부용화(木芙蓉花)—꽃을 말린 것
이명 부용화·산부용·땅부용·부용목련·목부용·목부용엽
분포 전국의 산과 초원

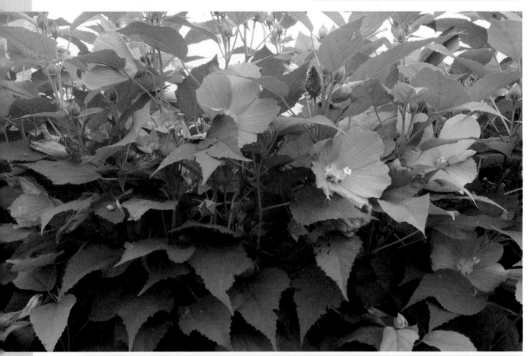

형태 · 부용은 아욱과의 여러해살이풀로 높이는 1~3m 정도이고, 가지에 성상유모가 있고, 잎은 호생하며 둥글고 3~7로 갈라지며 길이와 너비가 각각 10~20cm이고 열편은 삼각상 난형이고 가장자리에 둔한 톱니가 있다. 꽃은 8~10월에 연한 홍색으로 피고, 열매는 구형으로 삭과로 여문다.

　부용은 무궁화꽃과 비슷하나 무궁화에 비해 꽃이 대형이다. 식용·약용·관상용으로 가치가 크다. 한방에서 꽃과 잎, 뿌리를 약재로 쓴다. 약으로 쓸 때는 주로 탕으로 사용한다.

▶**한방** 꽃을 말린 것을 '목부용화(木芙蓉花)'라 부른다. ▶**약성** 평온하며, 맵다. ▶**주요 효능** 치과·피부과·운동계 질환에 효험, 폐열 해수·토혈·옹종·화상·청열·백대하·종기·감기·타박상·안구 충혈 ▶**약리 작용** 진통 작용·황색포도상 구균을 억제하는 작용 ▶**이용** 해수에는 잎이나 뿌리 10g을 달여서 먹는다. 결막염에는 꽃을 달여 먹거나 말린 꽃을 가루 내어 한 번에 2~3g을 먹는다. 화상에는 6~10g을 달여서 먹거나 짓찧어서 환부에 붙인다.

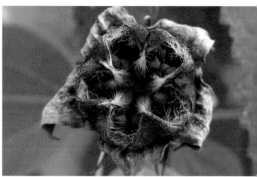

▶**산나물 만들기**
· 봄에 어린순을 채취하여 끓는 물에 살짝 데쳐
  나물로 먹는다.

▶**제철 음식 만들기**
· 식용(꽃·잎·뿌리)·약용(꽃)
· 꽃봉오리를 따서 꽃술을 떼어 낸 후 밀가루에
  버무려 튀김으로 먹는다.
· 어린순을 따서 부침개로 먹는다.

▶**차 만들기**
· 여름에 피지 않은 꽃봉오리를 따서 찻잔에 1개
  을 넣고 뜨거운 물을 부어 1~2분 후에 꿀을 타
  서 마신다.

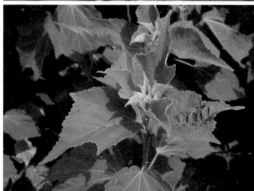

▶**발효액 만들기**
· 봄에 어린순을 채취하여 용기에 넣고 재료의
  양만큼 설탕을 붓고 100일 정도 발효시킨 후에
  발효액 1에 찬물 3을 희석해서 음용한다.

▶**약술 만들기**
· 여름에 꽃, 봄에 잎, 잎이 진 후에 뿌리를 채취
  하여 물로 씻고 물기를 뺀 다음 용기에 19도의
  소주를 부어 밀봉하여 3개월 후에 먹는다.

▶**약초 만들기**
· 여름에 꽃, 봄에 잎, 잎이 진 후에 뿌리를 채취
  하여 그늘에 말려 쓴다.

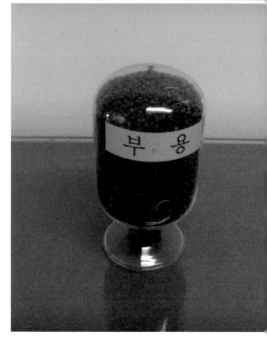

설사·이질·피부 궤양에 효능이 있는

부처꽃 *Lythrum anceps (Koehne) Makino*

생약명 천굴채(千屈菜)─꽃을 포함한 전초를 말린 것
이명 대야초
분포 산과 들의 습지

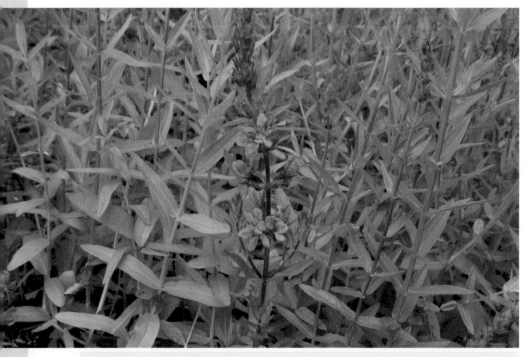

형태· 부처꽃은 부처꽃과의 여러해살이풀로 높이는 1m 정도이고, 잎은 대생, 잎자루는 없으며, 피침형, 끝과 밑이 뾰쪽하고 밑부분이 원줄기를 감싸지 않으면 가장자리는 밋밋하다. 꽃은 7~8월에 잎 겨드랑에 지산화서를 이루고 홍자색으로 피고, 열매는 8~9월에 꽃받침통 안에 들어 있는 삭과로 여문다.

예로부터 사찰에서 부처꽃으로 불상을 장식했다 하여 '부처꽃'이라는 이름이 붙여졌다. 식용·약용·관상용으로 가치가 크다. 한방에서 뿌리는 설사를 그치게 하고 피부 소양증을 치료하는 데 다른 약재와 처방한다. 약으로 쓸 때는 탕으로 사용한다.

▶**한방** 꽃을 포함한 전초를 말린 것을 '천굴채(千屈菜)'라 부른다. ▶**약성** 차며, 쓰다. ▶**주요 효능** 비뇨기·피부과 질환에 효험, 설사·이질·피부 궤양·청혈·지혈·세균성 하리 ▶**약리 작용** 항균 작용 ▶**이용** 설사에는 전초를 15g을 달여서 먹는다. 피부 궤양에는 전초 20g을 달여 먹거나 가루 내어 환부에 바른다.

▶식용
· 봄에 꽃이 피기 전에 전초를 채취하여 끓는 물에 살짝 데쳐 나물로 무쳐 먹는다.

▶이용 부위
· 식용(전초) · 약용(전초)
· 꽃을 통째로 따서 밀가루에 버무려 튀김으로 먹는다.

▶차 만들기
· 여름에 꽃을 채취하여 다관에 넣고 1~2개를 찻잔에 뜨거운 물을 부어 1~2분 후에 꿀을 타서 마신다.

▶발효액 만들기
· 봄에 전초를 채취하여 용기에 넣고 재료의 양만큼 설탕을 붓고 100일 정도 발효시킨 후에 발효액 1에 찬물 3을 희석해서 음용한다.

▶약초 만들기
· 8~9월에 지상부를 채취하여 햇볕에 말려 쓴다.

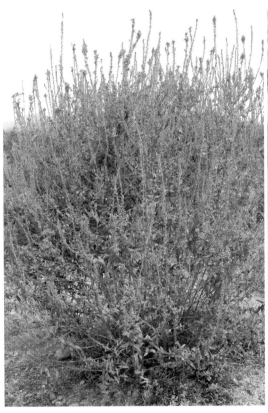
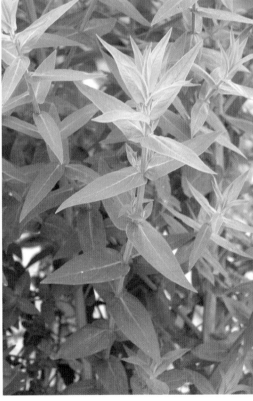

월경 불통 · 천식 · 암에 효능이 있는

부처손 *Selaginella tamariscina*

생약명 권백(卷柏)─전초를 말린 것
이명 장생불사초 · 불로초 · 불사초 · 바위손 · 보처수
분포 고산 지대의 건조한 바위 겉

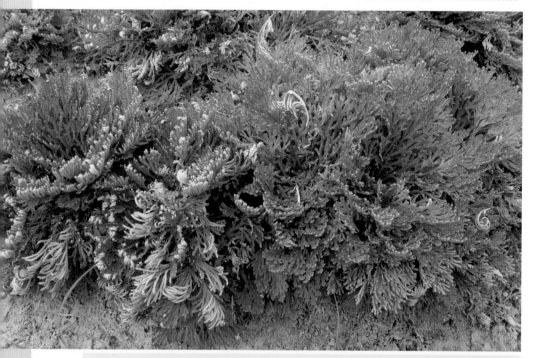

형태 · 부처손은 부처손과의 여러해살이풀로 고산 지대의 건조한 바위 겉에서 자라고 높이는 20cm 정도이고, 가는 뿌리가 서로 엉켜 실타래처럼 생김. 밑동에서 줄기가 나와 건조하면 안으로 말려서 공처럼 되고 습하면 다시 퍼진다. 포자엽은 달걀 모양의 삼각형으로 가장자리에 톱니가 있다.

부처손은 사람의 손길이 닿지 않는 바위나 암벽에 붙어 자생한다. 중국의 『전통 의학』에 "천금(千金)과 바꿀 수 없는 영혼을 살리는 신비의 약초"라고 기록되어 있다. 측백잎과 흡사하여 '권백(卷柏)', 신선이 먹었다 하여 '장생불사초' · '불로초' · '불사초'라 부른다. 식용 · 약용 · 관상용으로 가치가 크다. 어린잎은 나물로 먹는다. 약으로 쓸 때는 탕으로 사용하거나 생즙을 만들어 쓴다.

▶**한방** 전초를 말린 것을 '권백(卷柏)'이라 부른다. ▶**약성** 평온하며 맵다. ▶**주요 효능** 통증과 산부인과 질환에 효험, 각종 암 · 천식 · 황달 · 타박상 · 탈항 · 신장염 · 대하증 · 토혈 · 혈변 ▶**약리 작용** 항암 작용 · 진통 작용 ▶**이용** 소종 · 무좀에는 생잎을 짓찧어 환부에 붙인다. 각종 암에는 말린 약재를 1회 3~6g 물에 달여 복용한다.

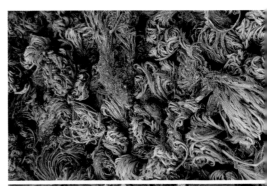

▶산나물 만들기

· 연중 내내 잎을 채취하여 하룻밤 찬물에 담근 후 나물로 무쳐 먹는다.

▶제철 음식 만들기

· 식용(전초) · 약용(전초)
· 연중 내내 잎을 채취하여 햇볕에 말린 후 오가피+꾸지뽕+감초+대추를 배합하여 육수로 만들어 요리에 쓴다.
· 밥 · 볶음 · 튀김으로 먹는다.

▶차 만들기

· 가을에 전초를 통째로 채취하여 그늘에서 말려 밀폐 용기에 보관하여 찻잔에 적당량을 넣고 뜨거운 물을 부어 우려낸다.

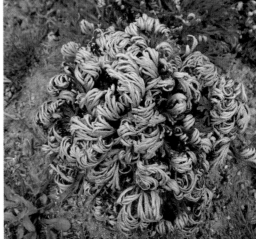

▶발효액 만들기

· 봄부터 가을까지 전초를 통째로 채취하여 마르기 전에 용기에 넣고 재료의 양만큼 설탕을 붓고 100일 정도 발효시킨 후에 발효액 1에 찬물 3을 희석해서 음용한다.

▶약술 만들기

· 봄부터 가을까지 전초를 통째로 채취하여 이물질을 제거한 후에 용기에 넣고 소주(19도)를 부어 밀봉하여 3개월 후에 마신다.

▶약초 만들기

· 봄부터 가을까지 전초를 통째로 채취하여 그늘에 말려 쓴다.

▶금기

· 임산부는 복용을 금한다.

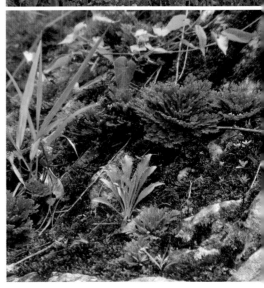

이질·급성 위염·신장 기능을 좋게 하는

비수리 *Lespedeza cuneata*

생약명 야관문(夜關門) · 삼엽초(三葉草)
　　　　 —뿌리를 포함한 전초를 말린 것
이명 맞추 · 백마편 · 철리관 · 삼엽초 · 철소파 ·
　　　　 공갱이대 · 싸리
분포 산의 경사지

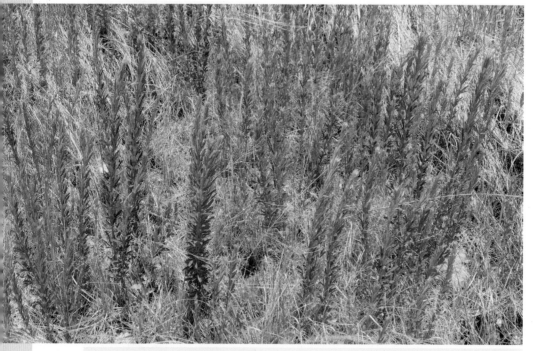

형태 • 비수리는 콩과의 여러해살이풀로 높이는 1m 정도이고, 잎은 어긋나고 3장씩 나오는 3출 겹잎이며 작은 잎은 선상 피침형이고 가장자리는 밋밋하다. 꽃은 8~9월에 잎 겨드랑이에 총상 꽃차례의 흰색으로 피고, 열매는 10월에 둥근 협과로 여문다.

　옛날에 이 풀을 복용한 남자와 하룻밤을 지낸 여자는 밤이면 대문의 빗장을 열어 놓고 기다리게 된다 하여 '야관문(夜關門)'이라는 이름이 붙여졌다. 식용·약용·공업 용으로 가치가 크다. 어린순은 나물로 먹는다. 한방에서는 간장·신장·폐장의 기능 을 보하는 데 다른 약재와 처방한다. 약으로 쓸 때는 탕으로 사용한다. 외상에는 짓 찧어 환부에 붙인다.

▶**한방** 뿌리를 포함한 전초를 말린 것을 '야관문(夜關門)·삼엽초(三葉草)'라 부른다. ▶**약성** 서늘 하며 맵고 쓰다. ▶**주요 효능** 간경 및 호흡기 질환에 효험, 유정·야뇨증·천식·해수·해열·위 통·시력 감퇴·유선염·타박상 ▶**약리 작용** 해열 작용·진해 작용·소염 작용·거담 작용·향 균 작용 ▶**이용** 정력에 줄기를 술에 담가 먹었다. 급성 유선염에는 생잎을 짓찧어 환부에 붙인다.

▶산나물 만들기

· 꽃이 피기 전에 어린잎을 뜯어 끓는 물에 살짝 데쳐서 나물로 무쳐 먹는다.

▶이용 부위

· 식용(꽃 · 전초) · 약용(전초 · 뿌리)
· 전초를 따서 밀가루에 버무려 튀김이나 부침개로 먹는다.

▶발효액 만들기

· 꽃이 피기 전에 지상부 전체를 채취하여 잘게 썰어 용기에 넣고 재료의 양만큼 설탕을 붓고 100일 정도 발효시킨 후에 발효액 1에 찬물 3을 희석해서 음용한다.

▶야관문 주 만들기

· 꽃이 피기 전에 지상부의 전체와 뿌리를 채취하여 용기에 넣고 35도 소주를 붓고 밀봉하여 1년 후에 마신다.

▶약초 만들기

· 꽃이 피기 전 뿌리와 잎 · 줄기 등이 온전히 달린 전초를 그늘에 말려 쓴다.

▶금기

· 전초를 술에 담가 3개월 안에 마시면 머리카락이 빠진다.
· 야관문주는 3일 이상 계속해서 먹지 않는 게 좋다.

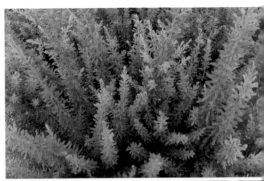
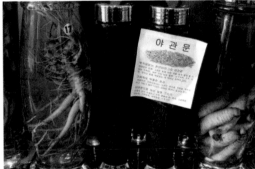
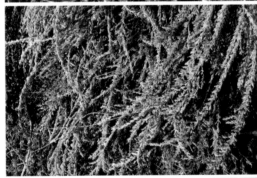
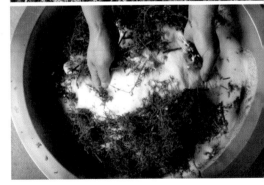

진통 · 당뇨병 · 불면증에 효능이 있는
삼(대마) *Cannabis sativa*

생약명 대마초(大麻草)—전초를 말린 것 · 마자인(麻子仁)—종자를 말린 것
이명 백마자 · 화마인 · 마 · 산우 · 화마
분포 전국 밭에 재배

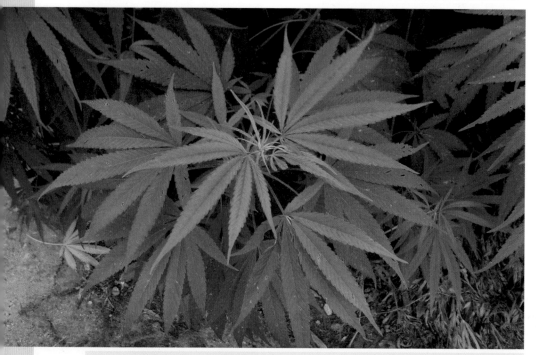

형태 · 삼(대마)은 삼과의 한해살이풀로 높이는 3m 정도이고, 줄기 밑부분에 달린 잎은 잎자루가 길다. 줄기 위쪽에 달린 잎은 어긋나고, 작은 잎은 댓잎피침형으로서 폭이 좁고 양끝이 뾰쪽하며 가장자리에 위로 향한 톱니가 있다. 꽃은 7~8월에 암수 딴 그루이고, 가지 끝 부분에 잎 겨드랑이에 수상 꽃차례를 이루며 녹색으로 피고, 열매는 8~9월에 약간 편평하고 둥근 수과로 여문다.

삼은 중앙아시아와 아프리카의 재배종이다. 삼은 식용 · 약용 · 공업용으로 가치가 크다. 씨에는 30% 안팎의 기름과 18~20%의 단백질이 함유되어 있다. 환각제로 쓰기 위해 대마의 이삭이나 잎을 담배처럼 말은 것이 대마초다. 우리나라에서는 대마관리법으로 재배 및 취급을 규제하고 있다. 줄기의 껍질은 섬유의 원료로 쓰고, 삼베 · 종이 · 어망 · 포대 · 밧줄 · 천막을 만드는 데 쓴다.

▶**한방** 전초를 말린 것을 '대마초(大麻草) · 종자를 말린 것을 마자인(麻子仁)'이라 부른다. ▶**약성** 평온하며, 달고, 씨는 쓰다. ▶**주요 효능** 순환계 · 피부 질환에 효험, 진통 · 종독 · 동통 · 마비 · 당뇨병 · 대하증 · 불면증 · 심장 마비 · 요통 · 월경 불순 · 위장염 · 이뇨 ▶**약리 작용** 진통 작용 · 혈당 강하 작용 ▶**이용** 진통에는 잎을 물에 달여 복용한다. 습진에는 잎을 짓찧어 환부에 붙인다.

▶산나물 만들기

· 봄에 어린순을 따서 끓는 물에 살짝 데쳐서 나물로 무쳐 먹는다.

▶제철 음식 만들기

· 식용(어린순)·약용(전초·뿌리·종자)
· 가을에 열매를 따서 기름을 짜서 먹는다.
· 약용으로 쓸 때는 산제 또는 환제로 사용한다.

▶발효액 만들기

· 꽃이 피기 전에 잎을 채취하여 용기에 넣고 재료의 양만큼 설탕을 붓고 100일 정도
  발효시킨 후에 발효액 1에 찬물 3을 희석해서 음용한다.

▶약초 만들기

· 꽃이 피기 전에 잎을 채취하여 햇볕에 말려 쓴다.
· 가을에 열매를 채취하여 햇볕에 말려 쓴다.

▶금기

· 꽃과 잎에는 마취 성분이 함유되어 있어 흡입하면 아편과 같은 중독 증세를 일으키고
  시각과 운동 신경 장애를 초래할 수 있다.
· 복용 중에는 결명차를 금한다.

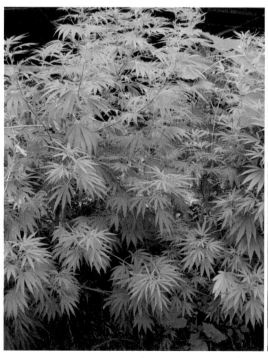
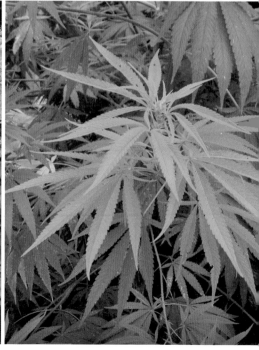

부종 · 소변 불리 · 간염에 효능이 있는

삼백초 *Saururus chinensis Baillon*

생약명 백화(白花)—전초를 말린 것
이명 삼점백 · 전삼백 · 오로백 · 백화연 · 삼엽백초 · 백설골 · 백면골 · 수목통
분포 제주도 협제 근처의 습지

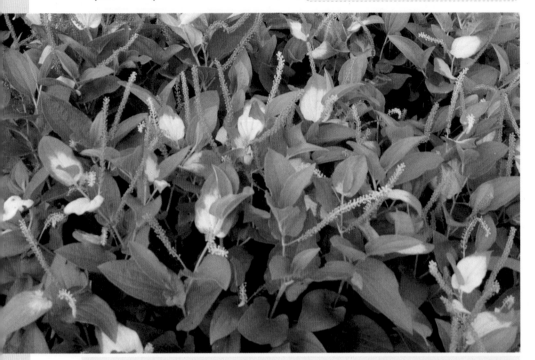

형태 • 삼백초는 삼백초과의 여러해살이풀로 높이는 50cm 정도이고, 잎은 타원형으로 어긋나고 끝이 뾰쪽하고 밑은 심장의 밑 모양으로 오목하다. 앞면은 연한 녹색, 뒷면은 흰색, 줄기 위쪽에 달린 2～3개의 잎은 앞면도 흰색이다. 가장자리는 밋밋하다. 꽃은 6～8월에 꽃잎이 없는 수상 꽃차례를 이루면서 줄기 끝에 흰색으로 피고, 열매는 7～9월에 둥근 삭과로 여문다. 씨앗에 실(室)이 한 개씩 들어 있다.

삼백초의 꽃에는 꽃잎이 없다. 꽃 · 잎 · 뿌리가 흰색이기 때문에 '삼백초', 흰 뿌리 줄기에서 독한 냄새를 풍기는데 송장 썩은 냄새가 난다 하여 '송장풀'이라 부른다. 식용 · 약용 · 관상용으로 가치가 크다. 약으로 쓸 때는 탕으로 쓰거나 생즙을 내어 사용한다. 한방에서 전신이 붓고 소변이 잘 나오지 않을 때, 위병(胃病)이나 간 질환에 좋고, 해열 · 이뇨 · 거담에 쓴다.

▶**한방** 전초를 말린 것을 '백화(白花)'라 부른다. ▶**약성** 차며 쓰고 맵다. ▶**주요 효능** 신경계 · 부인과 · 소화기 질환에 효험, 암 · 소변 불리 · 부종 · 각기 · 간염 · 황달 · 소염 · 임질 · 축농증 · 음낭 피부염 · 월경 불순 · 냉대하 · 종기 · 악창 ▶**약리 작용** 이습 작용 ▶**이용** 부종에는 전초를 10g을 달여서 먹는다. 급성 간염 · 황달에는 15～20g을 달여서 먹는다. 종기에는 전초를 짓찧어 환부에 붙인다.

▶산나물 만들기

· 봄~여름에 전초를 채취하여 끓는 물에 살짝 데쳐서 나물로 무침 먹는다.

▶제철 음식 만들기

· 식용(전초) · 약용(전초)

· 쓴맛을 제거하고 요리한다.

· 양념 무침 · 국거리 · 튀김 · 부침개로 먹는다.

▶차 만들기

· 봄에 전초를 채취하여 그늘에서 말려서 가루 내어 물에 타서 먹거나, 다관이나 주전
자에 삼백초 10g을 약한 불로 끓여서 꿀에 타서 먹는다.

▶발효액 만들기

· 봄에 전초를 채취하여 용기에 넣고 재료의 양만큼 설탕을 붓고 100일 정도 발효시킨
후에 발효액 1에 찬물 3을 희석해서 음용한다.

▶약초 만들기

· 여름에 지상부와 뿌리를 채취하여 그늘에서 말려 쓴다.

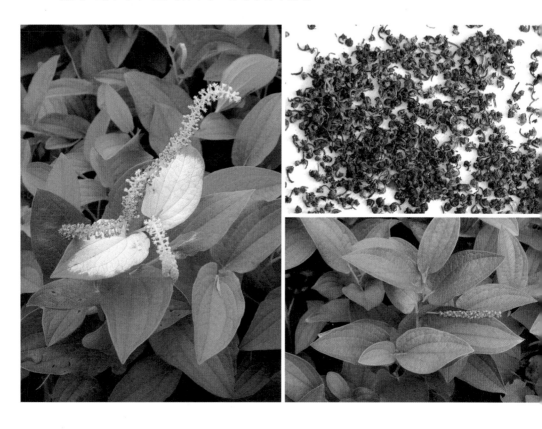

만성 위장병·소화 불량·복통에 효능이 있는

삽주 *Atractylodes japonica*

생약명 창출(蒼朮)―
껍질을 벗겨 내지 않은 묵은 뿌리를 말린 것,
백출(白朮)―껍질을 벗겨 낸 햇뿌리를 말린 것
이명 화창출·복창출·천생출·동출·관창출·일창출
분포 산과 들 양지쪽

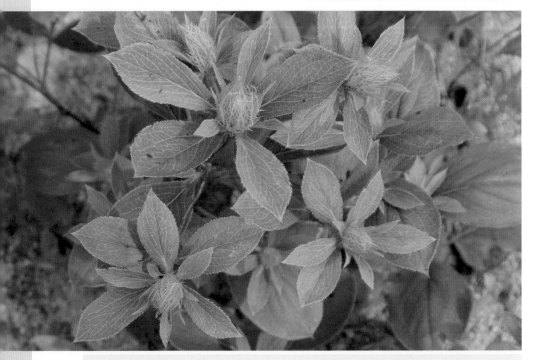

형태 • 삽주는 국화과의 여러해살이풀로 높이는 30〜100cm 정도이고, 뿌리에서 나온 잎은 꽃이 필 때 시들고 어긋나고, 잎자루는 없고 줄기 밑부분의 잎은 깃꼴로 깊게 갈라지지만 윗부분의 잎은 갈라지지 않는다. 줄기는 곧게 서고 윗부분에서 가지가 갈라진다. 꽃은 7〜10월에 줄기 끝에서 1송이씩 흰색 또는 연한 분홍색으로 피고, 열매는 10〜11월에 긴 타원형으로 여문다.

삽주 뿌리가 위장에 좋다 하여 '창출 또는 백출'이라 부른다. 『향약집성방』에 "삽주 뿌리를 갈아 차로 마셨다"고 기록되어 있다. 오래 된 뿌리줄기를 캐어 씻은 후 건조 시킨 것이 창출(蒼朮)이고, 어린 뿌릴껍질을 벗긴 것이 백출(白朮)이다. 식용·약용· 관상용으로 가치가 크다. 어린싹은 나물로 먹는다. 뿌리를 한방과 민간에서는 잘 낫지 않는 만성 위장병이나 복통 증상에 주로 사용한다.

▶**한방** 뿌리줄기를 '창출(蒼朮)', '백출(白朮)'이라 부른다. ▶**약성** 따뜻하며, 쓰고 맵다. ▶**주요 효능** 건위제·소화기 질환에 효험, 백출(비위기약·소화 불량·식욕 부진·황달·관절염), 창출(습성곤비·감기·구토·야맹증·담음)에는 백출·위장병·고혈압·과민성 대장 증후군·과식·관절염·대하증·식적 창만·식체(가물치) ▶**약리 작용** 혈압 강하 작용 ▶**이용** 소화 불량에는 뿌리를 캐서 말린 후에 썰어 가루 내어 환을 만들어 하루에 3번 식후에 30〜40개씩 복용한다. 위장병에는 뿌리줄기 4〜5g을 물에 달여 장복한다.

▶ 산나물 만들기

· 봄에 어린잎을 따서 쌈으로 먹거나 끓는 물에 살짝 데쳐서 나물이나 무침으로 먹는다.

▶ 제철 음식 만들기

· 식용(꽃 · 어린순 · 뿌리) · 약용(뿌리)
· 봄에 어린순을 쌈으로 먹는다.
· 꽃을 튀김으로 먹는다.

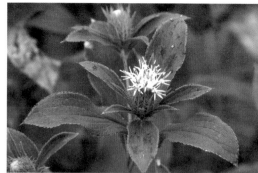

▶ 발효액 만들기

· 봄에 어린순을 따서 용기에 넣고 재료의 양만큼 설탕을 붓고 100일 정도 발효시킨 후에 발효액 1에 찬물 3을 희석해서 음용한다.

▶ 약술 만들기

· 가을에 뿌리를 캐서 물로 씻고 물기를 뺀 다음 용기에 넣고 19도 소주를 부어 밀봉하여 3개월 후에 마신다.

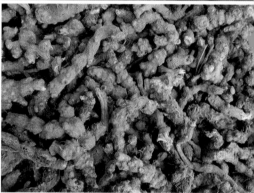

▶ 배합 금기 및 삼가야 할 재료

· 복숭아 · 마늘 · 배 · 파 · 배추 · 자두 · 참새고기 · 청어

▶ 약초 만들기

· 봄 또는 가을에 삽주 덩이뿌리를 캐서 잔뿌리를 제거하고 겉껍질을 제거한 후 햇볕에 말려서 쓰거나 그대로 말려 쓴다.

▶ 금기

· 진액이 부족하고 열이 있는 환자에게는 쓰지 않는다.
· 복용 중 복숭아 · 자두는 먹지 않는다.

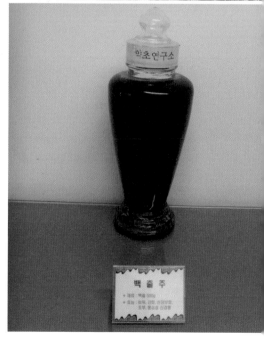

양지꽃

신체 허약·지혈·월경 과다에 효능이 있는

Potentilla fragarioides Linne var, major Maximowicz

생약명 연위릉(筵萎陵)—전초를 말린 것
이명 치자연·모후자·만산홍·위릉채·표자
분포 전국의 산과 들, 논둑이나 밭둑

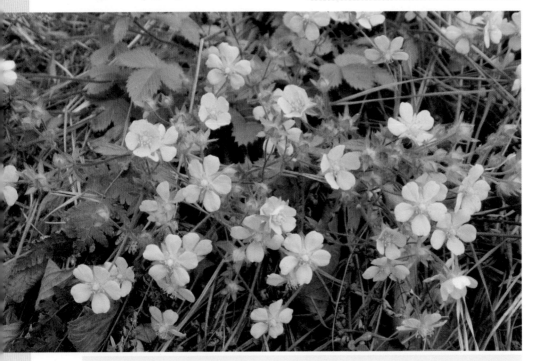

형태・양지꽃은 장밋과의 한해살이풀로 높이는 15~50cm 정도이고, 잎은 뿌리에서 돋아 비스듬히 퍼지면서 모여 난다. 전체에 거친 털이 퍼져 있고, 양끝이 좁으며 가장자리에 톱니가 있다. 꽃은 4~6월에 줄기 끝에 취산 꽃차례의 노란색으로 피고, 열매는 6~7월에 달걀꼴 수과로 여문다.

양지꽃이 바위틈에서 자라고 잎 가장자리에 톱니가 있다 하여 '돌양지꽃'이라 부른다. 유사종으로 작은 잎이 3장인 세잎양지꽃과 잎이 손바닥 모양인 가락지나물, 잎이 길게 갈라진 딱지꽃이 있다. 식용·약용·관상용으로 가치가 크다. 어린순은 나물로 먹는다. 약으로 쓸 때는 탕으로 사용한다.

▶**한방** 전초를 말린 것을 '연위릉(筵萎陵)'이라 부른다. ▶**약성** 따뜻하며, 달다. ▶**주요 효능** 허약 체질·혈증 질환에 효험, 신체 허약·구창·보신·토혈·지혈·월경 과다·비 뉵혈·붕루(혈붕) ▶**약리 작용** 지혈 작용 ▶**이용** 신체 허약에는 전초 15g을 달여서 먹는다. 월경 과다에는 양지꽃 효소를 만들어 먹는다.

▶산나물 만들기

· 봄에 전초를 채취하여 끓는 물에 살짝 데쳐서 나물로 무쳐 먹는다.

▶제철 음식 만들기

· 식용(꽃·전초)·약용(전초·뿌리)
· 꽃은 튀김이나 샐러드로 먹는다.

▶차 만들기

· 봄에 꽃을 채취하여 찻잔에 3~5개를 넣고 뜨거운 물을 부어 1~2분 후에 꿀을 타서
  마신다.

▶발효액 만들기

· 봄에 꽃과 전초를 통째로 채취하여 용기에 넣고 재료의 양만큼 설탕을 붓고 100일 정
  도 발효시킨 후에 발효액 1에 찬물 3을 희석해서 음용한다.

▶구분

· 양지꽃 : 꽃받침은 꽃보다 작다.
· 뱀딸기 : 꽃받침은 꽃보다 크다.

▶약초 만들기

· 봄에 꽃과 전초를 채취하여 그늘에서 말려 쓴다.

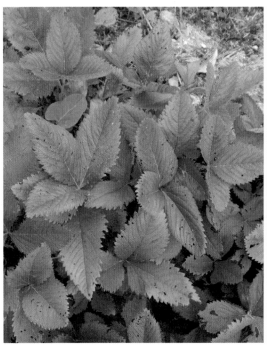
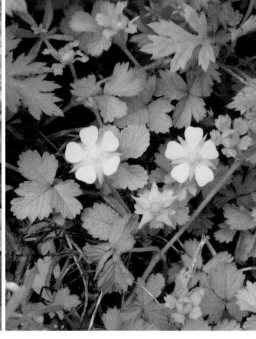

통증 · 근육염 · 피부염에 효능이 있는

속단 *Phlomis umbrosa*

생약명 조소(糙蘇)—뿌리를 말린 것
이명 조초 · 맷속단 · 두메속단
분포 전국의 산

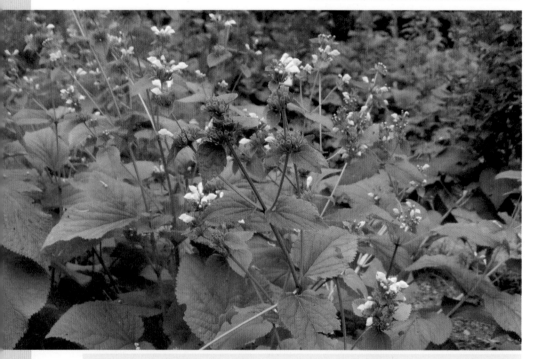

형태 · 속단은 꿀풀과의 여러해살이풀로 높이는 1m 정도이고, 잎은 마주 나고 심장 모양의 달걀꼴이고 끝이 뾰쪽하며 가장자리는 규칙적이고 둔한 톱니가 있다. 뒷면에 잔털이 나 있으며 잎자루는 길다. 꽃은 7월에 줄기 위쪽의 잎 겨드랑이에서 나온 가지에 4~5개씩 층층으로 돌려 나와 원추꽃차례 자주색 또는 붉은색으로 피고, 열매는 9~10월에 달걀꼴의 분과로 여문다.

속단은 부러진 뼈를 이어 주어 골절을 잘 치료한다 하여 그런 이름이 붙여졌다. 그런 의미에서 속절(續折) 또는 접골(接骨)이라 부르기도 한다. 식용 · 약용 · 관상용으로 가치가 크다. 어린순은 나물로 먹는다. 한방에서 산토끼꽃이 귀하여 꿀풀과에 속하는 속단을 대용으로 쓰고 있다. 약으로 쓸 때는 탕으로 쓰거나 산제 또는 환제로 사용한다.

▶**한방** 뿌리를 말린 것을 '조소(糙蘇)'라 부른다. ▶**약성** 따뜻하며, 달고, 떫다. ▶**주요 효능** 운동계 · 부인과 · 비뇨기 질환에 효험, 골절증 · 척추 질환 · 소염 · 근육염 · 피부염 · 해열 · 골다공증 · 관절염 · 청열 · 소종 · 창옹창독 · 대하 · 동통 · 치질 · 타박상 ▶**약리 작용** 소염 작용 · 뼈의 재생 촉진 작용 ▶**이용** 창종 · 옹독에는 뿌리 10g을 달여서 먹는다. 외용에는 뿌리를 짓찧어 즙을 내어 환부에 바른다.

▶ 산나물 만들기

· 봄에 어린순을 채취하여 끓는 물에 살짝 데쳐 나물로 무쳐 먹는다.

▶ 제철 음식 만들기

· 식용(꽃 · 전초) · 약용(줄기 · 뿌리)

· 꽃을 밀가루에 버무려 튀김 · 부침개로 먹는다.

▶ 차 만들기

· 초여름에 꽃을 따서 3~5개를 찻잔에 넣고 뜨거운 물을 부어 1~2분 후에 꿀을 타서 마신다.

▶ 발효액 만들기

· 봄에 어린순을 채취하여 용기에 넣고 재료의 양만큼 설탕을 붓고 100일 정도 발효시킨 후에 발효액 1에 찬물 3을 희석해서 음용한다.

▶ 약초 만들기

· 가을에 줄기나 뿌리를 채취하여 햇볕에 말려 쓴다.

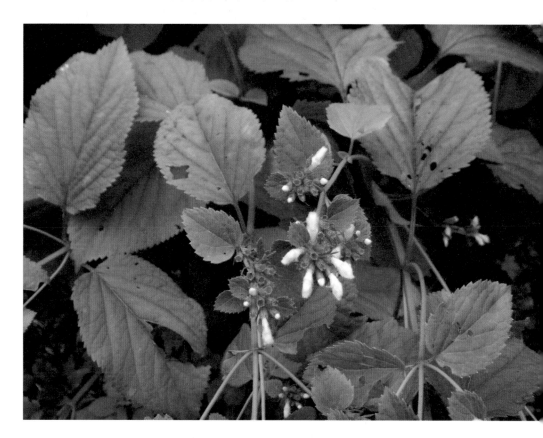

복수 · 월경통 · 창종에 효능이 있는

속수자 *Euphorbia Lathyris*

생약명 속수자(續隨子)—종자를 말린 것
이명 거동 · 보륭두 · 천금자 · 연보 · 천량금
분포 전국 산이나 들

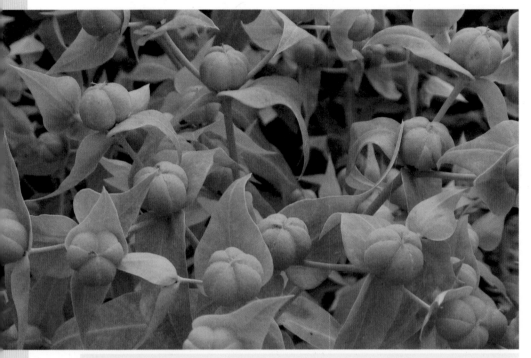

형태 · 속수자는 대극과의 두해살이풀로 높이는 50~70cm 정도이고, 잎은 밑에서는 어긋나고 위에서는 마주 나며 위에서는 십자 모양으로 마주 나고 잎자루가 없고 가장자리는 밋밋하다. 꽃은 5~6월에 가지 끝에 노란색을 띤 자주색으로 피고, 열매는 7~8월에 둥글게 삭과로 여문다.

처음에 줄기가 하나 나오고 줄기 위쪽에서는 잎 가운데서 줄기가 계속 나오는데 촘촘하게 서로 연결되어 자란다 하여 '속수자'라 부른다. 고무질의 수지(樹脂)의 성분을 가지고 있어 가지를 자르면 젖 같은 진액이 나온다. 즙은 독성이 강해 피부에 닿으면 물집이 생긴다. 식용 · 약용 · 관상용으로 가치가 크다. 약으로 쓸 때는 산제 또는 환제로 사용한다.

▶**한방** 종자를 말린 것을 '속수자(續隨子)'라 부른다. ▶**약성** 따뜻하며, 맵다. ▶**주요 효능** 외상 종독 · 위장 질환에 효험, 변비 · 대변 불통 · 이뇨 · 하제 · 부종 · 복수 · 월경 불순 · 식중독 · 반점(안면 흑반) ▶**약리 작용** 진통 작용 ▶**이용** 변비에는 종자를 가루 내어 4~8g을 미음에 타서 먹는다. 이뇨 · 부종에는 종자 5g을 달여서 먹는다.

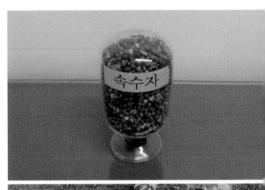

▶산나물 만들기

· 봄에 어린순을 채취하여 끓는 물에 살짝 데친 후 찬물에 담가 쓴맛과 독을 충분히 제거한 후에 나물로 무쳐 먹는다.

▶제철 음식 만들기

· 식용(전초) · 약용(종자)
· 오가피+꾸지뽕+감초+대추+속수자 종자를 배합하여 육수를 만들어 요리에 쓴다.

▶발효액 만들기

· 봄에 어린순을 채취하여 용기에 넣고 재료의 양만큼 설탕을 붓고 100일 정도 발효시킨 후에 발효액 1에 찬물 3을 희석해서 음용한다.

▶약초 만들기

· 가을에 종자를 채취하여 햇볕에 말려 쓴다.

▶금기

· 종자에는 소량의 독성이 있다.
· 임산부나 소화기계가 약한 사람은 복용을 금한다.

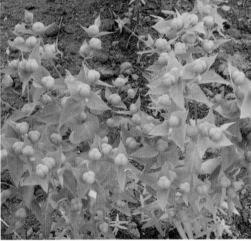

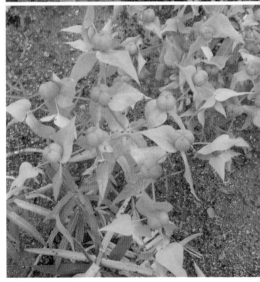

당뇨병 · 간염 · 신장병에 효능이 있는

쇠뜨기 *Equisetum arvense*

생약명 문형(問荊)—어린 생식줄기를 말린 것
이명 쇠띠 · 깨뜨기 · 존솔 · 뱀밥 · 필두채
분포 전국 햇볕이 잘 드는 들이나 산기슭

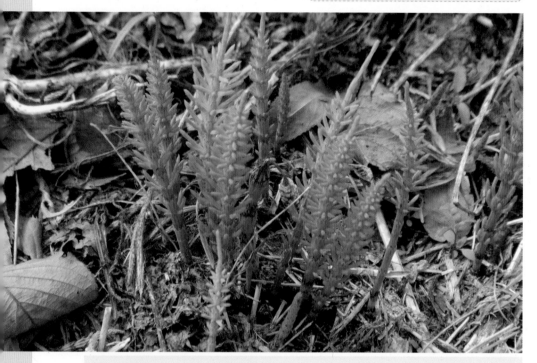

형태 · 쇠뜨기는 속새과의 여러해살이풀로 높이는 30～40cm 정도이고, 잎은 생식줄기의 마디에서 비늘 같은 잎이 돌려 난다. 가지에는 4개의 능선이 있고 4개의 잎이 돌려 난다. 잎은 퇴화하여 칼집 모양을 이룬다. 포자는 3～4월에 생식줄기의 끝 부분에 긴 타원형의 포자주머니 이삭이 달리는데 6각형의 포자잎이 서로 밀착하여 거북등처럼 되고 안쪽에 각각 7개 안팎의 포자주머니가 달린다. 끝에 뱀대가리 같은 포자낭수를 형성한다.

포자주머니가 달린 생식줄기의 끝 부분이 뱀의 머리를 닮았다 하여 '뱀밥', 소가 잘 뜯어 먹는다 하여 '쇠뜨기'라 부른다. 쇠뜨기는 식용 · 약용으로 가치가 크다. 어린 줄기를 식용한다. 쇠뜨기잎은 시금치 · 쑥갓 · 우엉보다 미네날이 10배가 들어 있고, 지방 · 단백질 · 탄수화물 · 비타민 C · 인 · 철 · 석회 · 칼슘 · 마그네슘 · 망간 · 아연 · 유황 · 탄닌 등이 함유되어 있다.

▶**한방** 전초를 말린 것을 '문형(問荊)'이라 부른다. ▶**약성** 서늘하며, 쓰다. ▶**주요 효능** 신경계 · 소화기 질환에 효험, 당뇨병 · 간염 · 신장병 · 고혈압 · 골절 번통 · 관절염 · 근염 · 임파선 질환 · 소변불통 · 천식 · 치질 탈항 · 해수 ▶**약리 작용** 혈당 강하 작용 · 혈압 강하 작용 ▶**이용** 당뇨병 과 고혈압에는 전초 10g을 물에 달여 먹는다. 원기 회복에는 쇠뜨기물로 목욕을 한다.

▶산나물 만들기

· 봄에 포자주머니가 성숙되기 전에 채취하여 잎이 퇴화한 것을 벗겨 버리고 끓는 물에 살짝 데쳐서 나물로 무쳐 먹는다.

▶제철 음식 만들기

· 식용(어린 생식줄기) · 약용(어린 생식줄기)

· 생즙 · 샐러드 · 볶음 · 튀김 · 조림 · 죽으로 먹는다.

· 쇠뜨기를 볶아서 밥에 얹어 버무려 나물밥으로 먹는다.

· 생식할 수 있는 포자주머니를 채취하여 끓는 물에 30분 이상 우려 낸 후 조리를 한다.

▶차 만들기

· 봄에 막 나온 어린 줄기를 뜯어 그늘에 말려 물에 달여 차로 먹는다.

▶발효액 만들기

· 봄에 막 나온 어린 생식줄기를 뜯어 용기에 넣고 재료의 양만큼 설탕을 붓고 100일 정도 발효시킨 후에 발효액 1에 찬물 3을 희석해서 음용한다.

▶약술 만들기

· 봄에 쇠뜨기를 마디째 통째로 채취하여 용기에 넣고 술을 부어 밀봉하여 3개월 후에 먹는다.

▶약초 만들기

· 봄에 어린 생식줄기를 채취하여 그늘에 말려 쓴다.

· 봄에 끝에 뱀대가리 같은 포자낭수를 형성할 때 마디를 통째로 따서 햇볕에 말려 쓴다.

▶금기

· 한꺼번에 너무 많이 먹으면 쇠뜨기의 독 때문에 병이 생긴다.

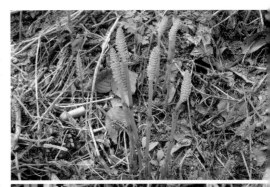
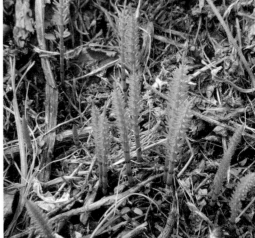
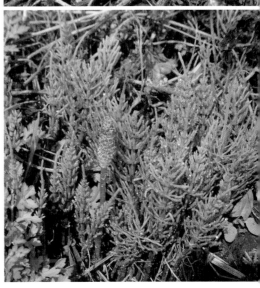

관절통·산후 어혈에 의한 복통·무릎의 통증에 효능이 있는

쇠무릎 *Achyranthes japonica*

생약명 우슬(牛膝) · 접골초(接骨草)—뿌리를 말린 것
이명 쇠물팍 · 우경 · 접골초 · 고장근 · 은실 · 신경초 · 마독풀
분포 산지의 숲 속이나 들

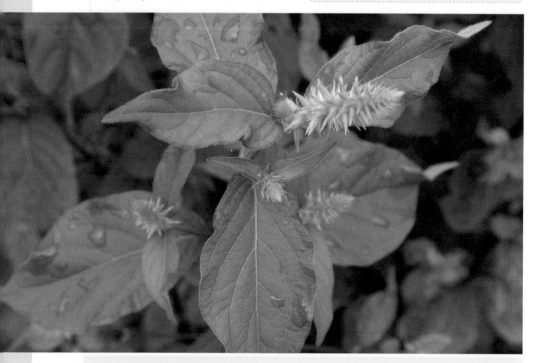

형태 · 쇠무릎은 비름과의 여러해살이풀로 높이는 50∼100cm 정도이고, 잎은 마주 나고 털이 있고 가장자리가 밋밋하다. 줄기는 네모꼴로 곧게 자라고 가지가 많이 갈라지고 굵은 마디가 소의 무릎처럼 굵어서 쇠무릎이라 부른다. 꽃은 8∼9월에 줄기 끝이나 잎 겨드랑이에 꽃이삭이 연한 녹색으로 피고, 열매는 9∼10월에 긴 타원형으로 여문다.

　쇠무릎은 논 주변이나 밭둑에서 흔히 볼 수 있다. 쇠무릎은 줄기의 마디가 소(牛)의 무릎을 닮았다 하여 '우슬(牛膝)', 관절에 좋다 하여 '접골초(接骨草)'라 부른다. 식용·약용으로 가치가 크다. 어린순은 나물로 먹는다. 여름에 잎을 따서 말려 차로 먹는다. 뿌리는 황토색이며 인삼과 비슷하고 향긋한 냄새가 난다.

▶**한방** 뿌리를 말린 것을 '우슬(牛膝)'이라 부른다. ▶**약성** 평온하며 쓰다. ▶**주요 효능** 신경계 및 운동계 질환에 효험, 무릎의 통증·골절번통·골다공증·골반염·골절증·관절통·산후 어혈에 의한 복통·타박상·소변 불리·혈뇨·혈액 순환·신경통·야뇨증·양기 부족·음부소양증 ▶**약리 작용** 항염 작용·진통 작용 ▶**이용** 무릎관절염·야뇨증에는 뿌리 12g을 1회 용량으로 하여 하루에 3번 공복에 복용한다. 벌레에 물렸을 때에는 뿌리의 생풀을 짓찧어 즙을 내어 환부에 바른다.

▶**산나물 만들기**
- 봄에 어린순을 채취하여 끓는 물에 살짝 데쳐서 나물로 무쳐 먹는다.

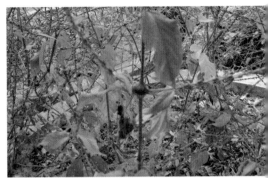

▶**제철 음식 만들기**
- 식용(꽃 · 잎 · 뿌리) · 약용(뿌리)
- 쓴맛이 있으므로 끓는 물에 데친 후 반나절 정도 찬물에 담가 우려내고 요리한다.
- 봄에 어린순을 나물이나 국거리로 먹고, 뿌리는 닭볶음탕을 만들 때 쓴다.
- 뿌리를 진하게 달여 우려낸 물에 엿기름을 넣고 만든다.

▶**차 만들기**
- 건조한 우슬 5~10g을 물에 넣고 2시간 정도 끓여서 차로 마신다.

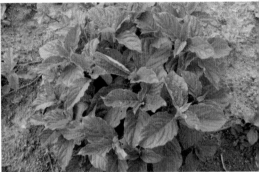

▶**발효액 만들기**
- 봄에서 여름까지 꽃이 피기 전에 잎을 채취하여 물로 씻고 물기를 뺀 다음 용기에 넣고 재료의 양만큼 설탕을 붓고 100일 정도 발효시킨 후에 발효액 1에 찬물 3을 희석해서 음용한다.

▶**약술 만들기**
- 이른 봄이나 늦은 가을에 뿌리를 캐서 잔뿌리를 제거하고 물로 씻고 물기를 뺀 다음 용기에 넣고 소주(19도)를 붓고 밀봉하여 3개월 후에 마신다.

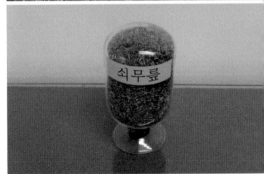

▶**약초 만들기**
- 이른 봄이나 늦가을에 뿌리를 캐서 잔뿌리를 제거하고 햇볕에 말려 쓴다.

▶**금기**
- 여성이 오랫동안 복용하면 난소의 기능이 저하된다.
- 동물 실험에서 자궁 수축의 작용이 있고 혈압을 내리기 때문에 한꺼번에 많이 먹지 않는다.
- 복용 중에 하눌타리는 복용을 금한다.

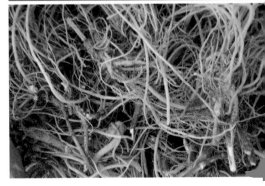

소변 불리·대변 불통·요도염에 효능이 있는

패랭이꽃 *Dianthus sinensis*

생약명 구맥(瞿麥)―전초를 말린 것
이명 석죽 · 남천축초 · 대란 · 맥구강
분포 전국 산기슭의 풀밭, 냇가의 모래땅

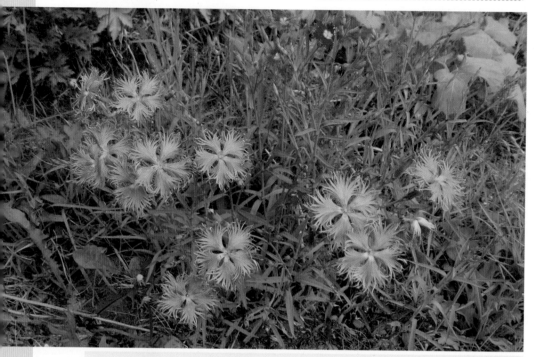

형태 · 패랭이꽃은 석죽과의 여러해살이풀로 들판의 건조한 곳에서 높이는 30cm 정도이고, 잎은 마주 나고 끝이 뾰족한 피침형이며, 밑부분이 합쳐져 원줄기를 둘러싼다. 꽃은 6~8월에 진분홍색으로 가지 끝에 1 송이씩 피고, 열매는 9~10월에 삭과로 여문다.

　꽃의 모양이 옛날 민초들이 쓰던 모자를 닮아 '패랭이꽃', 돌틈에서 싹을 틔우는 대나무라 하여 '석죽(石竹)'이라 부른다. 일 년 내내 꽃이 피는 사철패랭이도 있다. 식용 · 약용 · 관상용으로 가치가 크다. 서양에서는 샐러드로 먹는다. 한방에서 꽃과 씨를 한약재로 쓴다. 약으로 쓸 때는 탕으로 쓰거나 환제 또는 산제로 사용한다. 술에 담가서 쓴다.

▶**한방** 전초를 말린 것을 '구맥(瞿麥)'라 부른다. ▶**약성** 쓰고, 차갑다. ▶**주요 효능** 비뇨기과 · 피부과 · 순환계 질환에 효험, 소변 불리 · 대변 불통 · 요도염 · 월경 불순 · 인후염 · 타박상 · 풍치 ▶**약리 작용** 이뇨 작용 · 장관을 수축 작용 · 혈압강하 작용 · 항균 작용 ▶**이용** 생리 불순이나 자궁염에 말린 지상부의 전체를 1회에 2~4g을 달이거나 가루를 내어 복용한다. 타박상 · 멍이 든 데 · 종기에는 약재를 가루 내어 기름으로 개어 환부에 바른다.

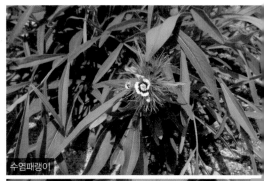
수염패랭이

▶산나물 만들기
· 봄에 꽃이 피기 전에 어린순을 따서 끓는 물에 살짝 데쳐서 나물로 무쳐 먹는다.

▶제철 음식 만들기
· 식용(꽃·잎)·약용(뿌리)
· 꽃을 따서 샐러드·화전·튀김·부침개로 먹는다.

▶차 만들기
· 초여름에 꽃을 따서 그늘에 말린 후 찻잔에 1~2개를 넣고 뜨거운 물을 부어 1~2분 후에 꿀을 타서 마신다.

▶발효액 만들기
· 여름에 꽃과 잎을 통째로 채취하여 용기에 넣고 재료의 양만큼 설탕을 붓고 100일 정도 발효시킨 후에 발효액 1에 찬물 3을 희석해서 음용한다.

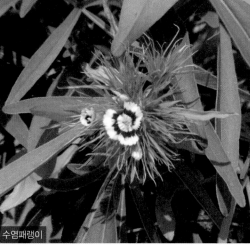
수염패랭이

▶약술 만들기
· 입추 후에 지상부의 전체를 채취하여 이물질을 제거한 후에 용기에 넣고 소주(19도)를 붓고 밀봉하여 3개월 후에 마신다.

▶약초 만들기
· 초여름에 꽃을 따서 그늘에 말려 쓴다.
· 잎은 여름에 따서 햇볕에 말려 쓴다.

▶금기
· 임산부가 씨앗을 복용하면 유산할 수 있다.
· 비위가 약한 사람은 복용을 금한다.

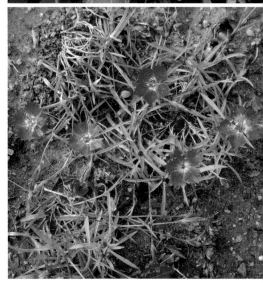

빈혈증·부인병·여성 질환에 효능이 있는

당귀 *Ligusticum acutilobum*

생약명 당귀(日當歸)—뿌리를 말린 것
이명 승검초 · 화당귀 · 동당귀 · 일당귀 · 일본당귀 · 왜당귀
분포 약초로 재배

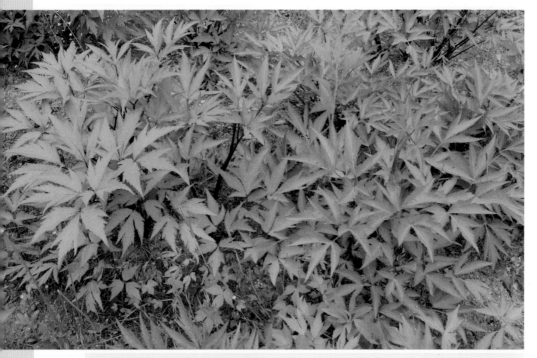

형태 · 당귀는 미나릿과의 여러해살이풀로 높이는 60~90cm 정도이고, 잎은 3층 겹잎의 삼각형이고 작은 잎은 깊게 3 갈래로 나뉘며 가장자리에 예리한 톱니가 있다. 꽃은 7~8월에 줄기 끝에 겹산형 화서의 흰색으로 피고, 열매는 9월에 납작한 타원형의 분과로 여문다.

　우리 조상은 당귀에서 짙은 향기와 단맛이 나기 때문에 산나물로 즐겨 먹었다. 사찰 주변에서 자란다 하여 '승검초', 당귀의 뿌리를 먹으면 기혈이 마땅히 제자리로 다시 돌아온다 하여 '당귀(當歸)'라 부른다. 당귀는 왜당귀 · 중국당귀 · 참당귀와는 다른 우리나라 특산종이다. 식용 · 약용 · 관상용으로 가치가 크다. 뿌리에 상처를 내면 흰 즙이 나오고, 방향유(芳香油)가 있어 향기가 난다. 어린순은 나물로 먹는다. 당분 · 비타민 A · B · E · 인 · 미네랄 등이 풍부하게 함유되어 있다.

▶**한방** 뿌리를 말린 것을 '당귀(當歸)'라 부른다. ▶**약성** 따뜻하며, 쓰고 달고 맵다. ▶**주요 효능** 운동계 통증 및 부인과 질환에 효험, 신체 허약 · 월경 불순 · 생리통 · 복통 · 빈혈 · 고혈압 · 현훈 · 마비 · 변비 · 어혈 · 관절염 · 타박상 · 옹지창상 · 냉증 ▶**약리 작용** 혈압 강하 작용 · 진통 작용 ▶**이용** 월경 불순 · 생리통에는 말린 약재를 1회 10g을 물에 달여 복용한다. 신경통 · 냉증 · 어깨결림 · 요통에는 잎과 줄기를 말려 목욕을 할 때 욕조에 넣고 목욕을 한다.

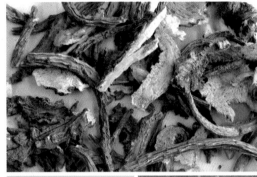

▶ 산나물 만들기
· 봄에 잎을 채취하여 끓는 물에 살짝 데쳐서 나물로 무쳐 먹는다.

▶ 제철 음식 만들기
· 식용(꽃·어린순·뿌리)·약용(뿌리)
· 양념 무침·튀김·부침개·국거리로 먹는다.

▶ 발효액 만들기
· 봄에 꽃이 피기 전에 전초를 채취하여 용기에 넣고 재료의 양만큼 설탕을 붓고 100일 정도 발효시킨 후에 발효액 1에 찬물 3을 희석해서 음용한다.

▶ 당귀주 만들기
· 가을에 뿌리를 캐서 물로 씻고 물기를 뺀 다음 용기에 넣고 소주(19도)를 부어 밀봉하여 3개월 후에 먹는다.

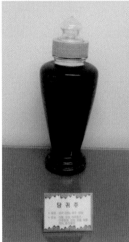

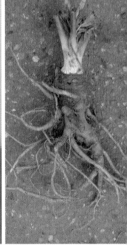

▶ 약초 만들기
· 봄에는 잎을, 가을에는 뿌리를 캐서 줄기와 잔뿌리를 잘라 버리고 물에 깨끗이 씻은 다음 햇볕에 말려 쓴다. 줄기가 생긴 당귀뿌리는 약으로 쓰지 않는다. 노두를 잘라 버리고 잘게 썰어 쓴다.

▶ 금기
· 복용 중에 생강, 해조류(김·다시마·미역·청각·파래)는 금한다.

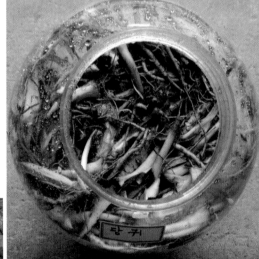

▼ 당귀   ▼ 지리강활

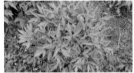   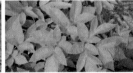

항염·관절 동통·관절염에 효능이 있는

우산나물 *Syneilesis palmata (Thunberg) Maxim.*

생약명 토아산(兔兒傘)—종자를 말린 것
이명 삿갓나물 · 남대선 · 산파초 · 파양산 · 양산채 · 칠리마
분포 깊은 산

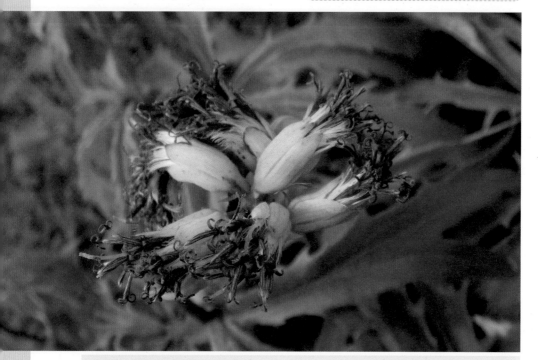

형태 · 우산나물은 국화과의 여러해살이풀로 높이는 60~90cm 정도이고, 근경은 짧게 옆으로 뻗고, 줄기는 자주색, 가지가 없고, 2장의 잎은 방패 모양이나 손바닥 모양으로 깊게 5~6 갈래, 관상화로 된 두상화서가 겹산 방향으로 늘어져 있고 가장자리에 불규칙한 톱니가 있다. 꽃은 6~9월에 줄기 위쪽에서 대롱꽃으로만 이루어진 두상화가 원추 꽃차례를 이루며 연한 분홍색으로 피고, 열매는 9~10월에 선형의 수과로 여문다.

새순이 올라와 잎이 나올 때 채 벌어지기 전의 모습이 마치 우산을 받친 듯하여 '우산나물'이라 부른다. 지방에 따라서는 삿갓나물이라고도 하지만 같은 이름의 삿갓나물과는 다른 식물이다. 식용 · 약용 · 관상용으로 가치가 크다. 어린순은 나물로 먹는다. 향기와 맛이 참나물과 비슷하다. 약으로 쓸 때는 탕으로 사용한다.

▶**한방** 종자를 말린 갓을 '토아산(兔兒傘)'이라 부른다. ▶**약성** 따뜻하며, 쓰고, 맵다. ▶**주요 효능** 신경계 · 운동계 질환에 효험, 관절 동통 · 관절염 · 대하증 · 발 부르는 데 · 수족마목 · 옹저 · 창독 · 디박상 · 지통 ▶**약리 작용** 암세포에 대하여 성장 억제 작용 · 진통 작용 ▶**이용** 관절염에는 전초 15g을 달여서 먹는다. 타박상에는 뿌리를 짓찧어서 즙을 내어 환부에 바른다. 통증에는 전초나 뿌리 10~20g을 달여 먹거나 술에 우려서 먹는다.

▶산나물 만들기
- 봄에 어린순을 채취하여 끓는 물에 살짝 데쳐서 나물로 무쳐 먹는다.

▶제철 음식 만들기
- 식용(어린 순) · 약용(종자 · 뿌리)
- 어린순을 밀가루에 버무려 튀김 · 부침개 · 국거리로 먹는다.

▶발효액 만들기
- 봄에 어린순을 채취하여 용기에 넣고 재료의 양만큼 설탕을 붓고 100일 정도 발효시킨 후에 발효액 1에 찬물 3을 희석해서 음용한다.

▶약술 만들기
- 가을에 종자를 채취하여 용기에 넣고 19도의 소주를 부어 밀봉하여 3개월 후에 마신다.

▶약초 만들기
- 가을에 종자 · 뿌리를 채취하여 그늘에서 말려 쓴다.

▶구분
- 우산나물(식용) : 잎의 가장자리에 불규칙한 톱니가 있다.
- 삿갓나물(독초) : 잎의 가장자리는 밋밋하다.

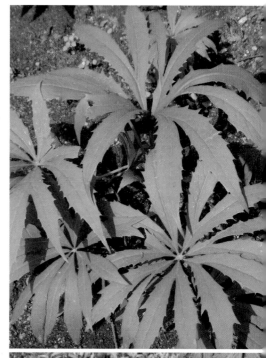

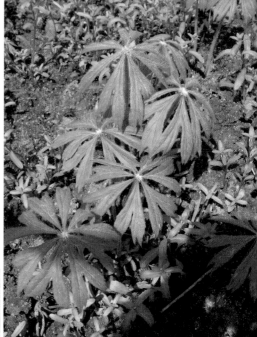

▼ 우산나물

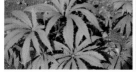

▼삿갓나물

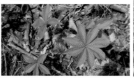

기침 · 천식 · 기관지염에 효능이 있는

앵초 *Primula sieboldi*

생약명 앵초근(櫻草根)—뿌리를 말린 것
이명 앵초근
분포 전국의 산 속 습지

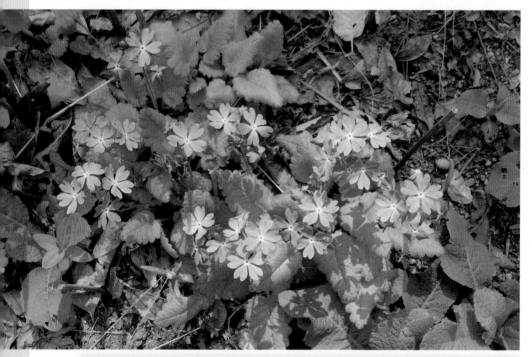

형태 · 앵초는 앵초과의 여러해살이풀로 높이는 15~25cm 정도이고, 잎은 뿌리에서 모여 나고 달 갈꼴 또는 타원형으로서 둥글고 밑은 심장의 모양이고 가장자리에 둔한 톱니가 있다. 꽃은 4~5월 에 잎 사이에서 나와 꽃 줄기 끝에 산형 꽃차례를 이루며 붉은색이 강한 자주색으로 피고, 열매는 8월에 둥근 삭과로 여문다.

꽃 모양이 마치 앵두와 같다 하여 '앵초'라 부른다. 유사종으로 잎이 거의 둥근 큰 앵초, 높은 산 위에서 자라는 설앵초, 잎이 작고 뒷면에 황색 가루가 붙어 있는 좀설 앵초가 있다. 식용 · 약용 · 관상용으로 가치가 크다. 어린순은 나물로 먹는다. 약으로 쓸 때는 탕으로 사용한다.

▶**한방** 뿌리를 말린 것을 '앵초근(櫻草根)'이라 부른다. ▶**약성** 평온하며, 달다. ▶**주요 효능** 호흡 기 질환에 효험, 기침 · 천식 · 기관지염 · 청열 · 소종 · 개선 · 종독 · 창종 ▶**약리 작용** 항염 작 용 · 진통 작용 ▶**이용** 기침 · 천식에는 뿌리와 뿌리줄기를 5~10g을 달여서 먹는다. 종독에는 잎 을 짓찧어 즙을 내어 환부에 붙인다.

▶ 산나물 만들기

· 봄에 어린잎을 채취하여 끓는 물에 살짝 데쳐서 나물로 무쳐 먹는다.

▶ 제철 음식 만들기

· 식용(꽃 · 전초) · 약용(뿌리)
· 봄에 꽃이 피기 전에 어린순을 따서 밀가루에 버무려 튀김 · 부침개로 먹는다.

▶ 차 만들기

· 봄에 꽃을 따서 2~3개를 찻잔에 넣고 뜨거운 물을 부어 1~2분 후에 꿀을 타서 마신다.

▶ 발효액 만들기

· 봄에 어린잎을 채취하여 용기에 넣고 재료의 양만큼 설탕을 붓고 100일 정도 발효시킨 후에 발효액 1에 찬물 3을 희석해서 음용한다.

▶ 약초 만들기

· 가을에 뿌리를 캐어 햇볕에서 말려 쓴다.

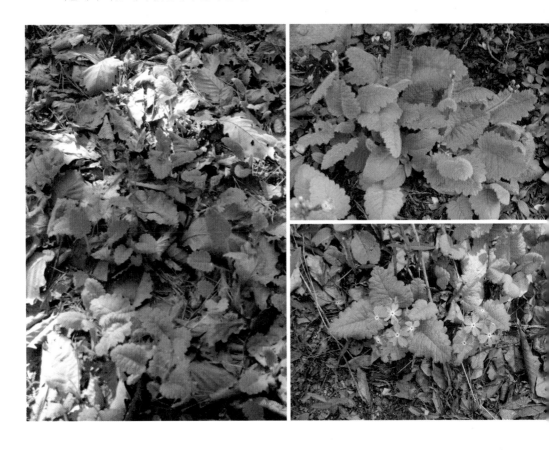

뇌 질환·모세 혈관 출혈에 효능이 있는

약모밀 *Houttuynia cordata*

생약명 어성초(魚腥草)·십약(十藥)·중채(重菜)·
즙채(汁菜)—뿌리를 포함한 전초를 말린 것
이명 십자풀·잠채·필관채·즙이근
분포 들판의 습지

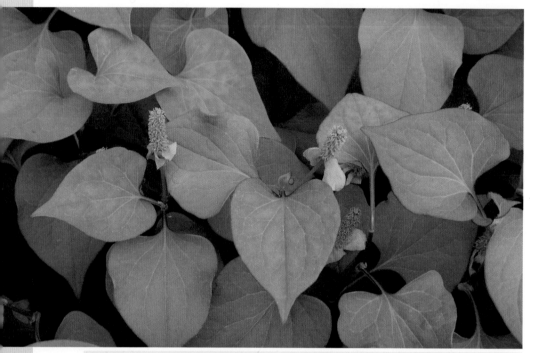

형태 • 약모밀은 삼백초과의 여러해살이풀로 높이는 50~70cm 정도이고, 잎은 어긋나고, 달걀을 닮은 심장형으로 끝이 뾰쪽하고 가장자리가 밋밋하다. 꽃은 5~6월에 원줄기 끝에 수상 꽃차례를 이루며 많은 수가 달린다. 꽃잎은 없고 흰색 타원형의 총포 4장이 꽃잎처럼 보인다. 열매는 8~9월에 둥근 삭과로 여문다.

약모밀 전체에서 생선 비린내가 난다고 하여 '어성초(魚腥草)', 꽃잎처럼 생긴 꽃차례 받침이 십자형으로 달려 있어 '십자풀', 잎이 메밀잎과 비슷하여 '약모밀'이라 부른다. 식용·약용·관상용으로 가치가 크다. 옛날부터 이 풀을 십약(十藥)이라 하여 10가지 약효가 있어 몸을 튼튼하게 하고 출혈을 멈추게 하는 데 썼다. 일본 히로시마에 원자탄이 투하된 후 초토화된 상태에서 이듬해 다시 자랄 정도로 생명력이 강하고 강력한 살균력을 가지고 있다.

▶**한방** 뿌리를 포함한 전초를 말린 것을 '어성초(魚腥草)·십약(十藥)·중채(重菜)·즙채(汁菜)'라 부른다. ▶**약성** 차며, 맵다. ▶**주요 효능** 운동계·비뇨기·부인과·이비인후과 질환에 효험, 인후염·대하증·자궁염·폐렴·기관지염·말라리아·이질·치질·탈항·습진·독창·수종·종기 ▶**약리 작용** 항염 작용·살균 작용·항균 작용·진해 작용·이뇨 작용 ▶**이용** 어지럼증에는 약모밀을 채취하여 그늘에 말린 후 20g을 물로 달여서 차(茶)로 마신다. 이롱증에는 여름에 약모밀을 채취하여 물로 씻고 20g을 물에 달여서 공복에 복용한다.

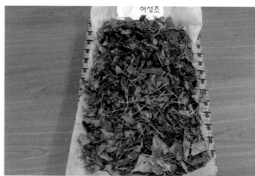

▶산나물 만들기
- 봄에 전초를 채취하여 끓는 물에 살짝 데쳐 나물로 무쳐 먹는다.

▶제철 음식 만들기
- 식용(꽃 · 전초) · 약용(전초 · 뿌리)
- 찬물로 충분히 우려낸 후에 천궁이나 산초를 넣어 음식을 요리한다.
- 봄에 잎을 뜯어 쌈 · 김치 · 튀김으로 먹는다.

▶꽃차 만들기
- 5~6월에 개화 직후의 꽃을 따서 그늘에 말려 찻잔에 넣고 뜨거운 물을 부어 우려낸다.

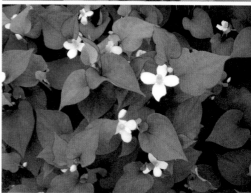

▶발효액 만들기
- 봄과 여름에 잎을 따서 물에 씻고 물기를 뺀 다음 용기에 넣고 재료의 양만큼 설탕을 붓고 100일 정도 발효시킨 후에 발효액 1에 찬물 3을 희석해서 음용한다.

▶약초 만들기
- 여름부터 가을 사이에 전초를 포함한 뿌리를 채취하여 햇볕에 말려 쓴다.

▶금기
- 장복을 금한다.

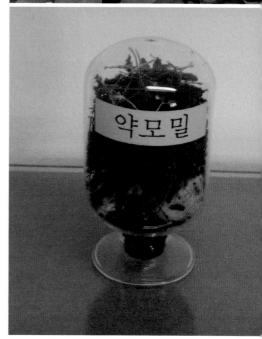

소화기 질환·통증·복통에 효능이 있는

꽃양귀비 *Papaver somniferum L.*

생약명 양귀비(楊貴妃)—열매를 말린 것
이명 앵속화·아부용·여춘화·미낭화·새모란·
금피화
분포 남해 섬 지방

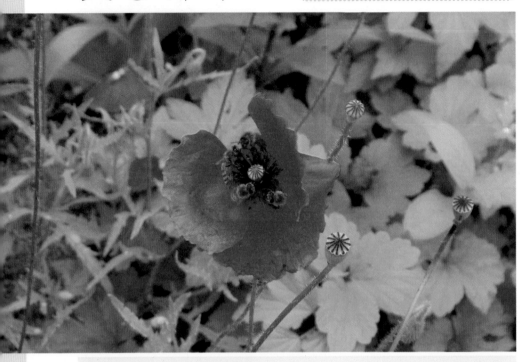

형태 · 꽃양귀비는 양귀비과의 두해살이풀로 높이는 1～1.5m 정도이고, 잎은 어긋나며 긴 달걀꼴로 가장자리에 깊이 패여 들어간 모양과 불규칙한 톱니가 잇다. 꽃은 5～6월에 원줄기 끝에 1개씩 위를 향해 홍색·백색·자주색·노랑색·주황색으로 피고, 열매는 6～7월에 달걀모양의 삭과로 여문다. 열매 1개에 깨알 같은 4,000여 개의 종자가 들어 있다

　　중국 당나라 현종의 황후인 양 귀비가 양귀비꽃처럼 아름답다 하여 '양귀비'라는 이름이 붙여졌다. 1920년대에 독일 독극물 연구가인 '루이스 레빈(LouisLewin)'은 꽃양 귀비는 아편·모르핀·헤로인처럼 불안과 고통이 사라지고 행복감을 준다 하여 '영 혼의 안정제'라 부른다. 식용·약용·관상용으로 가치가 크다. 씨는 식용 및 유료용, 즙액은 의약으로 썼다. 씨에는 마취 성분이 없다.

▶**한방** 열매를 말린 것을 '양귀비(楊貴妃)'라 부른다. ▶**약성** 평온하며, 시다. ▶**주요 효능** 호흡 기·소화기 질환에 효험, 각종 통증·심복 근골의 통증·위염·장염·이질·복통염폐·진해·거 담·삽장·지통·해수 ▶**약리 작용** 진통 작용·항경련 작용·진해 거담 작용 ▶**이용** 각종 통증 에는 열매와 종자 5g을 달여서 먹거나 짓찧어 환부에 붙인다. 익지 않은 열매에 상처를 내어 나오 는 유액을 건조시킨 아편 0.2～0.4g을 환제나 산제로 만들어 복용한다.

▶산나물 만들기

· 봄에 꽃이 피기 전에 어린잎을 따서 끓는 물에 살짝 데쳐서 나물로 무쳐 먹는다.

▶제철 음식 만들기

· 식용(꽃) · 약용(열매 · 종자)
· 꽃을 밀가루에 버무려 튀김 · 부침개로 먹는다.

▶꽃차 만들기

· 아편 성분이 없는 개양귀비의 꽃을 따서 1개를 넣고 찻잔에 넣고 우려 내어 마신다.

▶아편 만들기

· 가을에 열매가 완전히 성숙하기 전에 칼로 상처를 내어 유액을 채취하여 섭씨 60도 온도에서 말린다.

▶아편 해독법

· 양귀비의 독(毒)에는 생무즙이 좋다.

▶약술 만들기

· 6~7월에 익은 열매를 채취하여 씨를 받아 용기에 넣고 19도의 소주를 부어 밀봉하여 3개월 후에 마신다.

▶약초 만들기

· 가을에 열매와 종자를 채취하여 그늘에 말려 쓴다.

▶금기

· 개양귀비는 관상용 외는 법으로 제한하고 있다.
· 양귀비류 250여 종 중에서 마약 성분 양귀비는 파파페르 솜니페룸 L · 파파페르 세티게룸 D.C 2종류다.
· 덜 익은 열매를 상처 내어 유즙을 받아 섭씨 60도 이하에서 말린 것을 아편이라 부른다.

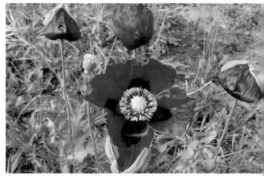

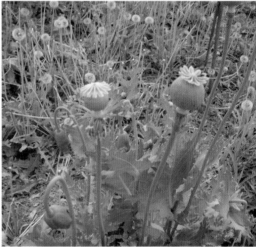

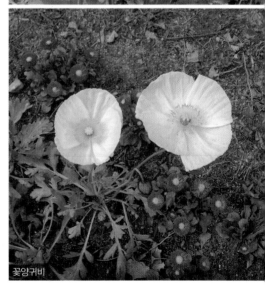

꽃양귀비

이질·열병으로 번갈하여 물을 켜는 증상·당뇨병에 효능이 있는

여주 *Momordica charantia*

생약명 고과(苦瓜)—열매를 말린 것
이명 금여지 · 만여지 · 나포도 · 유자 · 유주 · 양과 · 홍고랑
분포 정원 · 밭에 재배

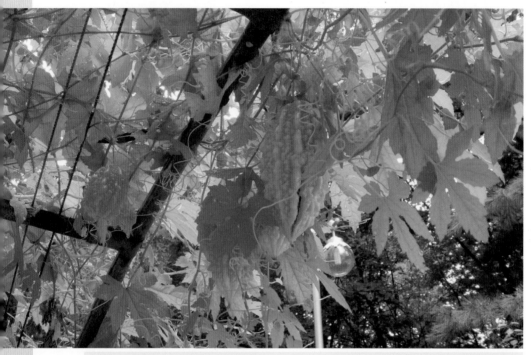

형태 • 여주는 박과의 덩굴성 한해살이풀로 줄기는 1~3m 정도이고, 잎은 어긋나고 끝이 5~7 갈래로 갈라진 손바닥 모양이고 가장자리에 톱니가 있다. 덩굴손으로 물체를 감고 올라간다. 꽃은 암수딴그루로 6~9월에 잎 겨드랑이에 1 송이씩 노란색으로 피고, 열매는 9~10월에 껍질이 울퉁불퉁한 타원형의 황적색으로 여문다.

　마치 열매가 여지(荔枝)와 비슷하다 하여 '여주', 중국 이름인 '예지'에서 변화하여 '여지' 또는 '여주'라 부른다. 식용 · 약용 · 관상용으로 가치가 크다. 어린 열매와 씨껍질은 식용한다. 여주의 배당체인 폴리페놀 성분은 강력한 항암 작용이 있다. 여주에 함유된 카라틴은 부작용이 없으며 간세포의 LDL 콜레스테롤을 제거하고 인슐린의 분비를 강화해서 지속적인 호르몬 시스템의 정상화를 가져와 당뇨병에 도움을 준다.

　▶**한방** 열매를 말린 것을 '고과(苦瓜)'라 부른다. ▶**약성** 차며, 쓰다. ▶**주요 효능** 해독 및 안과 질환에 효험, 당뇨병 · 열사병 · 이질 · 심장병 · 옹종 · 악창 · 열병으로 번갈하여 물을 켜는 증상 · 적안 동통 · 악창 · 충수염 · 해열 · 치질 · 혈기 심통 ▶**약리 작용** 혈당 강하 작용 ▶**이용** 당뇨병 · 열사병에는 열매를 따서 햇볕에 말려 하루 용량 10~15g을 물에 달여 아침 저녁으로 공복에 복용한다. 악창 · 옹종에는 생열매를 짓찧어 환부에 바른다.

▶산나물 만들기

· 봄에 꽃이 피기 전에 어린잎을 채취하여 끓는
  물에 살짝 데쳐서 나물로 무쳐 먹는다.

▶제철 음식 만들기

· 식용(꽃 · 어린순 · 열매 · 씨 · 껍질) · 약용(열매)

· 쓴맛을 제거하고 요리한다.

· 과육 · 씨껍질을 먹는다.

· 양념 무침 · 국거리로 먹는다.

· 꽃을 따서 튀김 · 부침개로 먹는다.

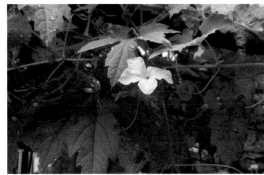

▶꽃차 만들기

· 6~9월에 바로 핀 꽃을 따서 그늘에서 5일 정
  도 말려 밀폐 용기에 보관하여 찻잔에 2~5개
  정도를 넣고 뜨거운 물을 부어 우려낸 후 마신
  다.

· 가을에 성숙한 열매를 따서 그늘에 말려 용기
  에 넣고 끓여 꿀을 타서 차로 먹는다.

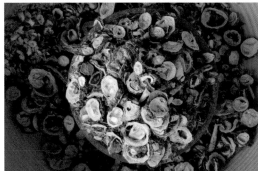

▶발효액 만들기

· 열매를 따서 적당한 크기로 잘라서 마르기 전
  에 용기에 넣고 재료의 양만큼 설탕을 붓고
  100일 정도 발효시킨 후에 발효액 1에 찬물 3
  을 희석해서 음용한다.

▶약초 만들기

· 여름에 익지 않은 생열매를 따서 그대로 쓰거
  나 햇볕에 말려 쓴다.

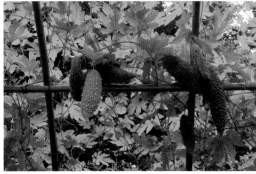

▶금기

· 비위가 허약한 사람은 복용하면 구토 · 설사 ·
  복통을 일으킨다.

▶식초 만들기

· 여주 20%+천연 현미식초 80%를 용기에 넣고
  한 달 후에 식초를 만들어 요리에 넣거나 찬물
  3을 희석해서 음용한다.

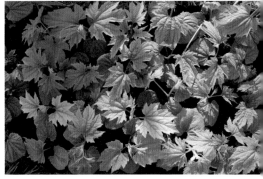

신장염·고혈압·당뇨병에 효능이 있는

옥수수 *Zea mays*

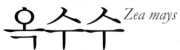

생약명 옥촉서(玉蜀黍)·옥미수(玉米鬚)
─꽃술(암술)을 말린 것
이명 강냉이·갱내·옥식이·옥고량·직당·당서·
옥촉
분포 농가에 재배

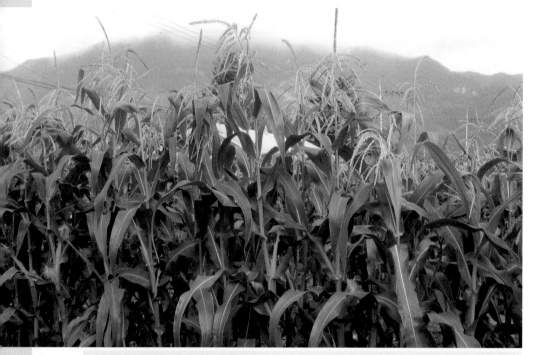

형태 · 옥수수는 볏과의 한해살이풀로 높이는 2∼3m 정도이고, 줄기에 마디가 있고 곧게 서고 가지가 갈라지지 않는다. 수염뿌리와 버팀뿌리가 있어 줄기를 지탱해 준다. 꽃은 7∼8월에 줄기 끝에서 수꽃 이삭은 수백만 개의 꽃가루를 만든다. 암꽃 이삭은 줄기 가운데의 잎 겨드랑이에 달리고 수염 같은 긴 암술대가 다발 모양으로 나온다. 열매는 8∼10월에 길쭉한 자루 모양이며 익는 데 45∼60일 걸린다.

    옥수수가 나무처럼 크다 하여 '옥수수나무', 중국 양쯔강 이남에서 건너왔다 하여 '강냉이', 지방에 따라 걍냉이·강내이·옥고량·옥수시·옥식이 등으로 불린다. 식용·약용·공업용·사료용으로 가치가 크다.

    씨눈에는 녹말이 풍부하고 지방이 40%나 들어 있고 비타민 B_1·B_2·E가 풍부하다. 식이섬유가 풍부해서 다이어트와 변비에 좋고 수염은 이뇨 작용이 탁월하다.

  ▶**한방** 꽃술(암술)을 말린 것을 '옥촉서(玉蜀黍)·옥미수(玉米鬚)'라 부른다. ▶**약성** 따뜻하며, 달다. ▶**주요 효능** 비뇨기·순환기 질환에 효험, 고혈압·당뇨병·신장염·담석증·토혈·코피·축농증·신염수종·황달 긴염·각기 변비 ▶**약리 작용** 혈당 강하 작용·혈압 강하 작용 ▶**이용** 부종에는 옥수수수염 4g을 달여 마신다. 급성 신장염에는 옥수수수염 15g+옥수수 속대 2개를 1일 용량으로 하여 물에 달여서 공복에 복용한다.

▶**산나물 만들기**
　・옥수수식초를 만들어 각종 산나물에 쓴다.

▶**제철 음식 만들기**
　・식용(수염·열매)·약용(수염(암술대)·뿌리)
　・옥수수를 쪄서 먹거나, 죽, 가루를 내어 빵·과
　　자·떡·만두를 만들어 먹는다.
　・씨로 엿·묵으로 먹는다.
　・옥수수 종자로 기름을 짜서 먹는다.

▶**차 만들기**
　・옥수수수염 20g+결명자 10g+감국 5g을 배합
　　하여 물 600ml에 넣고 끓인 후 다시 불을 줄여
　　은은하게 끓인 후 건더기는 체로 걸러 내고 국
　　물만 따라 마신다.

▶**녹말 만들기**
　・씨에 들어 있는 녹말로 포도당·주정·방직용
　　풀을 만든다.

▶**약초 만들기**
　・여름에 옥수수 암꽃의 수염(암술)을 채취하여
　　햇볕에 말려 쓴다.
　・수시로 뿌리를 채취하여 햇볕에 말려 쓴다.

▶**금기**
　・옥수수수염차를 과량 복용하면 체내의 영양분
　　이 배출된다.
　・하한성 빈뇨에는 복용을 금한다.

▶**식초 만들기**
　・8~10월에 잘 익은 길쭉한 옥수수를 따서 껍질
　　과 수염을 제거한 후에 옥수수 알갱이 30%+누
　　룩 10%+물 60%를 용기에 넣고 한 달 후에 식
　　초를 만들어 요리에 넣거나 찬물 3을 희석해서
　　음용한다.

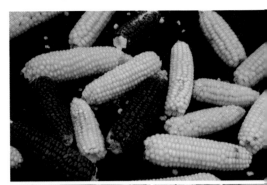
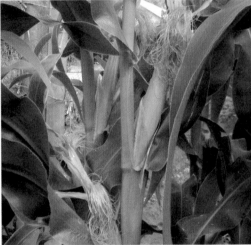
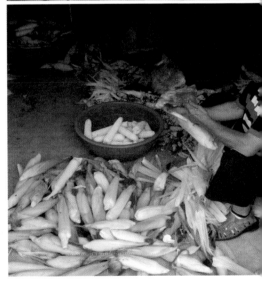

통풍 · 고혈압 · 당뇨병에 효능이 있는

으아리 *Clematis mandshurica Ruqrecht*

생약명 위령선(威靈仙)−뿌리를 말린 것
이명 참으아리 · 외대으아리
분포 전국의 산과 들

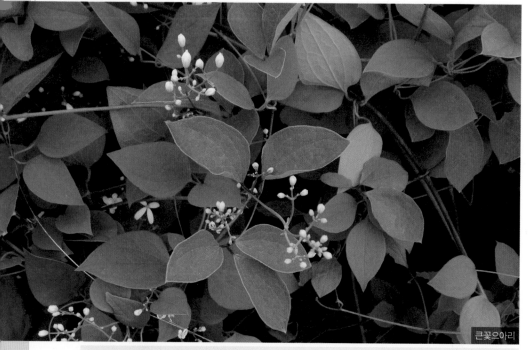

큰꽃으아리

형태 · 으아리는 미나리아재빗과의 갈잎덩굴나무로 길이는 2m 정도이고, 잎은 마주 나고 5~7장으로 된 깃꼴겹잎이며 작은 잎은 달걀 모양이고 가장자리는 밋밋하다 꽃은 6~8월에 줄기 끝이나 잎 겨드랑이에 취산 꽃차례를 이루며 흰색으로 피고, 열매는 9월에 달걀꽃 모양의 수과로 여문다.

으아리는 덩굴이 자라면서 잎자루로 다른 물체를 감고 올라간다. 유사종으로 키가 큰데다 취산 모양의 원추 꽃차례이며 잎맥이 튀어나와 있고 잎축이 약간 연한 것은 큰 위령선이 있다. 식용 · 약용 · 관상용으로 가치가 크다. 어린순에는 미량의 독이 있으나 삶아서 말려 묵나물로 먹는다. 한방에서 뿌리를 약재로 쓴다. 약으로 쓸 때는 탕으로 쓰고 환제 또는 산제로 사용한다. 술에 담가 쓴다.

▶**한방** 뿌리를 말린 것을 '위령선(威靈仙)'이라 부른다. ▶**약성** 평온하며, 쓰다. ▶**주요 효능** 신경계 · 운동계 질환에 효험, 통풍 · 수족 마비 · 신경통 · 간염 · 부종 · 소변 불리 · 인후 종통 · 근육통 · 두통 · 류머티즘 · 파상풍 ▶**약리 작용** 요산을 녹이는 작용 · 이뇨 억제 작용 · 혈압 강하 · 혈당 강하 · 진통 작용 ▶**이용** 관절염 · 류머티즘에는 으아리 12g, 창출 12g, 오가피 12g을 달여서 하루에 3번 복용한다. 목에 가시가 걸렸을 때는 뿌리를 달여 조금씩 자주 복용한다.

1
산에 있는 산야초

약용

▶산나물 만들기

- 지역에 따라 꽃이 피기 전에 어린싹을 채취하여 끓는 물에 데쳐서 독성을 제거한 후에 나물로 무쳐 먹기도 하지만 먹지 않는 것이 안전하다.

▶이용 부위

- 식용(꽃 · 어린순) · 약용(뿌리)
- 꽃이나 어린순을 따서 밀가루에 버무려 튀김 · 부침개로 먹는다.

▶꽃차 만들기

- 봄에 꽃을 따서 찻잔에 1개를 넣고 뜨거운 물을 부어 1~2분 후에 꿀을 타서 마신다.

▶발효액 만들기

- 봄에 어린순을 채취하여 용기에 넣고 재료의 양만큼 설탕을 붓고 100일 정도 발효시킨 후에 발효액 1에 찬물 3을 희석해서 음용한다.

▶술 만들기

- 가을 또는 봄에 뿌리를 캐서 줄기는 잘라 버리고 물로 씻고 물기를 뺀 다음 용기에 넣고 소주 (19도)를 부어 밀봉하여 3개월 후에 먹는다.

▶약초 만들기

- 가을 또는 봄에 뿌리를 캐서 줄기는 잘라 버리고 물에 씻고 햇볕에 말린다.

▶금기

- 소량의 독이 있다.
- 으아리의 전체에 아네모닌(Anemonin)이라는 휘발성 자극 성분이 함유되어 있어 독성이 강해서 먹을 수 없다.

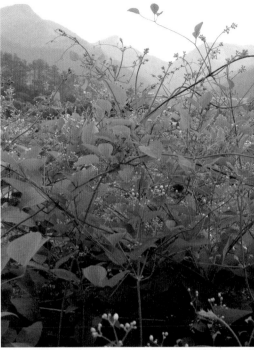

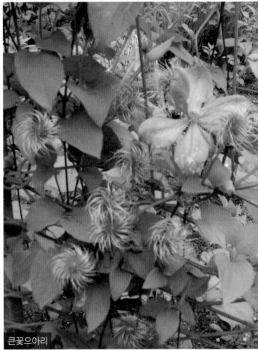

큰꽃으아리

우엉 *Arctium lappa*

당뇨병 · 관절염 · 비만에 좋은

생약명 "악실(惡實)" "우방자(牛蒡子)"–여문 씨를 말린 것,
"우방근(牛蒡根)"–뿌리를 말린 것,
"우방경엽(牛蒡莖葉)"–잎을 말린 것
이명 우채 · 우력대 · 대도자 · 우편채 · 우채자
분포 습지 물가, 밭에 재배

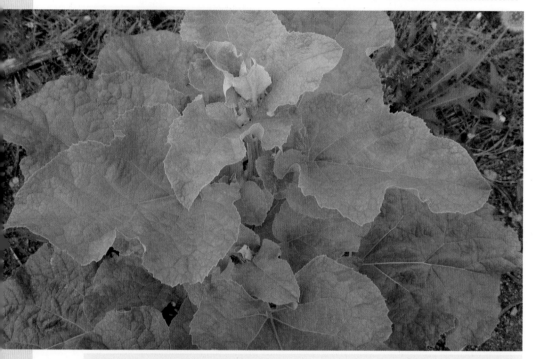

형태 · 우엉은 국화과의 한해살이풀로 높이는 30〜150cm 정도이고, 뿌리잎은 무더기로 뭉쳐 나고 잎자루가 길고 줄기잎은 어긋나고 잎몸은 심장형으로서 끝이 뭉뚝하고 밑은 넓거나 심장 밑 모양이며 가장자리에 이빨 모양의 불규칙한 톱니가 있다. 꽃은 7〜8월에 줄기 꼭대기에서 갈라진 작은 가지 끝에 산방 꽃차례를 이루며 자주색으로 피고, 열매는 9월에 수과로 여문다. 가장자리에 가시가 있어 다른 물체에 붙어 씨를 퍼트린다.

우엉의 뿌리는 한겨울 눈보라 속 영하 30도 이하에서도 살아남을 정도로 생명력이 강하다. 잎과 뿌리를 소(牛)의 먹이로 썼기 때문에 '우채(牛菜)', 소가 우엉을 먹으면 힘을 낼 수 있다 하여 '우력대(牛力大)'라 부른다. 식용 · 약용 · 관상용으로 가치가 크다. 어린잎과 뿌리는 나물로 먹는다. 뿌리는 술에 담가 마신다.

▶**한방** 여문 씨를 말린 것을 '악실(惡實)' '우방자(牛蒡子)', 뿌리를 말린 것을 '우방근(牛蒡根)', 잎을 말린 것을 '우방경엽(牛蒡莖葉)'이라 부른다. ▶**약성** 서늘하며, 맵고 쓰다. ▶**주요 효능** 피부과 · 운동계 · 치과 질환에 효험, 열매(인후 종통 · 반신 불수 · 관절염 · 옹종 · 창종 · 풍진), 뿌리(당뇨병 · 안면 부종 · 현훈 · 인후열종 · 치통 · 해수 · 비만), 뇌졸중 · 늑막염 · 위경련 · 인후통 · 충치 · 치통 ▶**약리 작용** 혈당 강하 작용 · 소염작용 · 진통 작용 · 소염 작용 · 해열 작용 ▶**이용** 안면신경 마비에는 우엉씨 30g+구릿대 뿌리 10g+물 1리터를 약한 불로 1시간 달여 하루에 3번 먹는다. 피부병 · 종기에는 잎을 짓찧어 환부에 붙였다.

▶**산나물 만들기**
- 초여름에 어린순을 채취하여 끓는 물에 살짝 데쳐서 나물로 무쳐 먹는다.

▶**제철 음식 만들기**
- 식용(꽃 · 어린순 · 뿌리) · 약용(잎 · 씨 · 뿌리)
- 쓴맛을 제거하고 요리한다.
- 무침, 뿌리는 조려서 먹는다.
- 뿌리의 껍질을 벗겨 내고 강판에 갈아 우유나 요구르트를 타서 먹는다.
- 잎을 약간 볶거나 쪄서 먹거나 생즙으로 먹는다.

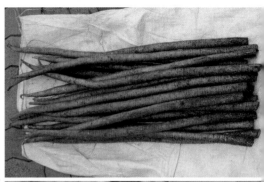

▶**꽃차 만들기**
- 8~10월에 꽃을 따서 따서 깨끗이 씻어 물기가 빠지면 꿀에 10일 이상 재어 찻잔에 2~3g을 넣고 뜨거운 물을 붓고 우려내어 마신다.

▶**발효액 만들기**
- 초여름에 어린순을 채취하여 용기에 넣고 재료의 양만큼 설탕을 붓고 100일 정도 발효시킨 후에 발효액 1에 찬물 3을 희석해서 음용한다.

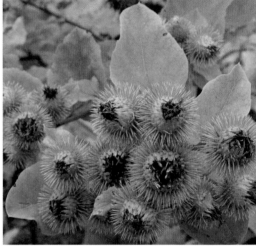

▶**약술 만들기**
- 가을에 익은 열매를 따거나 뿌리를 캐서 물로 씻고 물기를 뺀 다음 용기에 넣고 소주(19도)를 부어 밀봉하여 3개월 후에 먹는다.

▶**약초 만들기**
- 가을에 익은 열매를 따거나 뿌리를 캐서 햇볕에 말려 쓴다.

▶**식초 만들기**
- 우엉 20%+누룩 10%+물 70%를 용기에 넣고 한 달 후에 식초를 만들어 요리에 넣거나 찬물 3을 희석해서 음용한다.

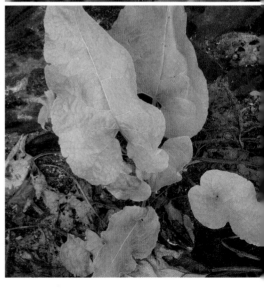

부인병·부종·산후 어혈에 효능이 있는

익모초 *Leonurus sibiricus*

생약명 익모초(益母草)·충위(茺蔚)—전초를 말린 것, 충위자(茺蔚子)—씨를 말린 것
이명 세엽익모초·곤초·야고초·암눈비앗
분포 전국의 산과 들

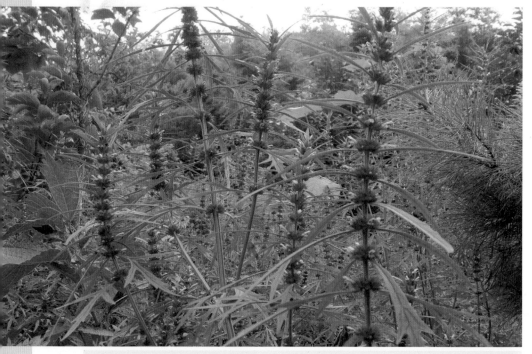

형태 • 익모초는 꿀풀과의 두해살이풀로 높이는 1~1.5m 정도이고, 전체에 흰색털이 있고, 줄기를 자른 면은 사각형이고, 뿌리에서 둥근 잎이 마주 나며 위로 갈수록 깃꼴로 갈라진다. 꽃은 6~9월에 연한 홍자색꽃이 줄기 윗부분의 잎 겨드랑이에 몇 송이씩 층층이 피고, 열매는 9~10월에 넓은 달걀 모양으로 여문다.

익모초는 산모(産母)의 임신과 출산에 좋다 하여 '익모(益母)', 눈을 밝게 하는 풀이라 하여 '익명초(益明草)', 이 풀을 돼지가 잘 먹어 '저마(猪麻)', 24 절기 중 하지 이후에 말라 죽기 때문에 '하고(夏枯)', 베인 상처를 잘 낫게 한다 하여 '토질한(土質汗)'이라 부른다. 중국에서는 익모초로 죽을 사람을 살릴 수 있다는 '환혼단'을 만든다. 익모초의 잎은 쓰고 방향성의 향기가 있다. 식용·약용으로 가치가 크다. 서늘한 성질이 있어 혈액 순환을 도와 어혈(瘀血)을 풀어주고 부종(浮腫)에 사용한다.

▶**한방** 전초를 말린 것을 '익모초(益母草)·충위(茺蔚)', 씨를 말린 것을 '충위자(茺蔚子)'라 부른다. ▶**약성** 약간 차며, 맵고 쓰다. ▶**주요 효능** 소화기 및 순환기계 질환에 효험, 부인병·갑상선 질환·냉병·부종·산후통·소변 불통·소화 불량·산후 어혈 복통·월경 불순·월경통·급성신염·암(자궁암)·액취증·고혈압 ▶**약리 작용** 항암 작용·항염 작용·혈압 강하 작용 ▶**이용** 난산 예방·산후 조리·식욕 부진에는 익모초를 채취하여 짓찧어 생즙을 복용한다. 소화 불량에는 익모초를 짓찧어 생즙을 내어 한 컵씩 공복에 마신다.

▶산나물 만들기

- 봄에 꽃이 피기 전에 어린순을 채취하여 끓는 물에 살짝 데쳐서 나물을 무쳐 만든다.

▶제철 음식 만들기

- 식용(꽃·전초)·약용(종자·전초)
- 초여름에 잎을 채취하여 그물망에 보관하고 된 장국에 넣어 먹는다.
- 식욕 부진으로 입맛이 없을 때 줄기를 채취하여 생즙을 내서 먹는다.
- 양념 무침·국거리로 먹는다.

▶발효액 만들기

- 꽃이 피기 전에 자루째 채취하여 작두로 적당한 크기로 잘라서 용기에 넣고 재료의 양만큼 설탕을 붓고 100일 정도 발효시킨 후에 발효액 1에 찬물 3을 희석해서 음용한다.

▶약술 만들기

- 전초·줄기·뿌리를 통째로 캐서 손질하여 물로 씻고 용기에 넣고 소주(19도)를 붓고 밀봉하여 3개월 후에 마신다.

▶약초 만들기

- 이른 여름에 꽃이 피기 전에 지상부의 윗부분을 베어 바람이 잘 통하는 그늘에 말려 쓴다.

▶주의

- 간혈(肝血)이 부족한 사람, 동공이 산대된 사람, 임산부는 먹지 않는다.
- 익모초는 계피·생강·강황과 궁합이 좋다.
- 약재를 취급할 때 쇠붙이 도구를 쓰지 않는다.

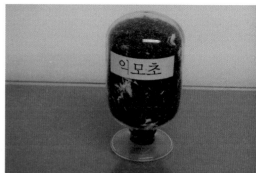

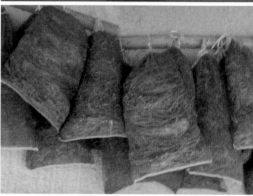

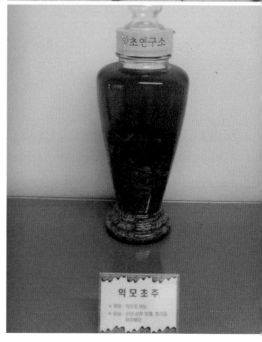

면역력 강화·저혈압·신체 허약 체질에 효능이 있는

인삼 *Panax ginseng Nees*

생약명 인삼(人蔘)-뿌리를 말린 것 인삼수(人蔘鬚)
-가는 뿌리, 인삼엽(人蔘葉)-잎을 말린 것
이명 신초·인신·인위·지정·고려삼·토정·혈삼
분포 밭에 재배(반 음지)

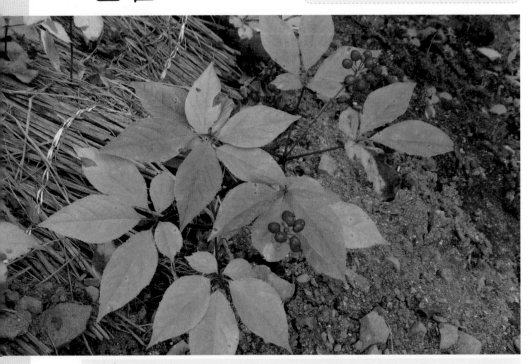

형태 · 인삼은 두릅나뭇과의 여러해살이풀로 높이는 50~60cm 정도이고, 뿌리에서 1개의 줄기가 나와 그 끝에 3~4개의 잎자루가 돌려 나고, 한 잎자루에 3~5의 작은 잎이 달린다. 잎은 뾰쪽하고 가장자리에 톱니가 있다. 꽃은 암수 한 그루이며 4월에 꽃대 끝에 작은 꽃이 모여 연한 녹색으로 피고, 열매는 9~10월에 둥글게 붉은 핵과로 여문다.

인삼속(人蔘屬)을 나타내는 학명의 어원은 'Pan(모든·凡)+acos(의약·ascos)'이며 이는 '만병통치(Panax)'라는 뜻이다. 뿌리의 모습이 사람의 모습과 비슷하여 '인삼(人蔘)'으로 부른다. 식용·약용으로 가치가 크다. 민간과 한방에서 주로 기력을 보하는 보기약(補氣藥)으로 가장 많이 처방하고 있다. 신체가 허약해서 손발이 차갑고 냉할 때, 낮에 땀을 많이 흘릴 때, 저혈압 환자에게 좋다. 배당체에는 사포닌·게르마늄·폴리아세틸렌·산성 다당체 등의 성분이 있어 면역력을 강화해 준다.

▶**한방** 뿌리를 말린 것을 "인삼(人蔘)", 가는 뿌리를 "인삼수(人蔘鬚)", 잎을 "인삼엽(人蔘葉)"이라 부른다. ▶**약성** 따뜻하며, 달고, 쓰다. ▶**주요 효능** 면역력·신진 대사·소화기 질환에 효험, 기혈 부족·권태 무력·식욕부진·당뇨병·건망증·빈뇨·갱년기 장애·다한증·식체(술)·신경통·암(식도암·유방암·자궁암)·저혈압·허약 체질·피부 윤택 ▶**약리 작용** 항암 작용·혈당 강하 작용 ▶**이용** 민간에서 간염에는 수삼+들깨 가루+분유+꿀을 반죽하여 1회에 10g을 먹는다. 자양 강장에는 인삼의 성숙된 빨간 꽃을 따서 물에 달여서 차처럼 마신다.

▶산나물 만들기
· 봄에 어린순을 따서 끓는 물에 살짝 데쳐서 나물로 무쳐 먹는다.

▶제철 음식 만들기
· 식용(꽃·어린순·뿌리)·약용(뿌리)
· 3년 미만 된 것은 삼계탕이나 정과로 먹는다.
· 쌈·양념무침·튀김·부침개로 먹는다.

▶차 만들기
· 건삼 2뿌리+대추 10개를 물 700ml에 넣고 끓여 건더기는 체로 걸러 내고 국물만 찻잔에 따라 꿀을 타서 마신다.

▶약술 만들기
· 4~6년 된 뿌리를 캐서 물로 씻고 물기를 뺀 다음 용기에 넣고 19도 소주를 부어 밀봉하여 3개월 후에 먹는다.

▶구분
· 가을에 6년 된 뿌리를 캐서 가공하는 방법에 따라 다르다.
· 수삼(水蔘) : 인삼을 물에 씻어 정선한 생것
· 백삼(白蔘) : 수삼의 껍질을 벗겨 1~2일간 햇볕에 말린 것
· 곡삼(曲蔘) : 백삼을 말리는 과정에서 끝을 말아 올린 것
· 직삼(直蔘) : 곧바로 펴서 말린 것
· 미삼(尾蔘) : 잔뿌리를 말린 것
· 홍삼(紅蔘) : 백삼을 증기솥에서 3~5시간 쪄서 말린 것
· 당삼 : 설탕가루를 넣고 가공한 것

▶약초 만들기
· 가을에 뿌리를 캐캐 잔뿌리를 떼어 내고 겉껍질을 칼로 긁어 햇볕에 말려 쓴다.

▶금기
· 열증 및 고혈압 환자는 복용을 금한다.

▶식초 만들기
· 홍삼 10%+누룩 10%+현미 15%+정제수 60%를 용기에 넣고 한 달 후에 식초를 만들어 요리에 넣거나 찬물 3을 희석해서 음용한다.

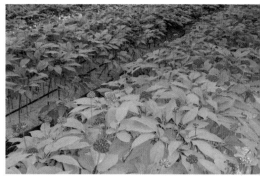
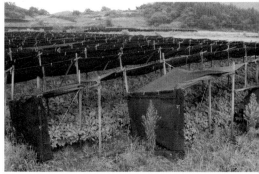
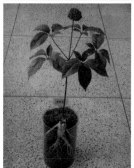
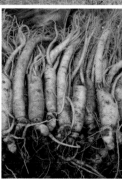
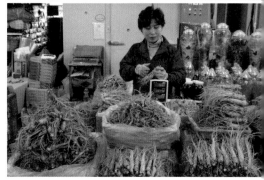

골다공증·동맥 경화·골절에 효능이 있는
잇꽃 *Carthamus tinctonius*

생약명 홍화(紅花)—꽃을 말린 것·홍화묘(紅花苗)·
홍화자(紅花子)—씨를 말린 것
이명 홍람화·홍란화·잇나물·이시꽃·연지
분포 농가에서 약초로 재배

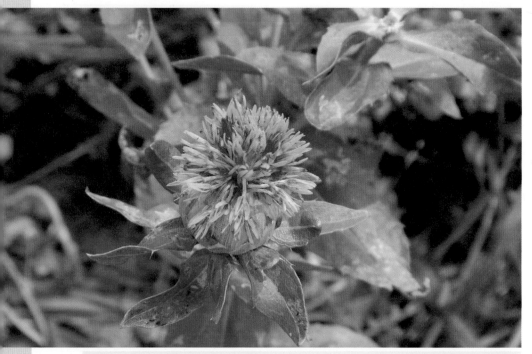

형태 • 잇꽃은 국화과의 두해살이풀로 높이는 1m 정도이고, 잎은 어긋나고 넓은 피침형이며 잎자루는 없고, 가장자리에 가시 같은 톱니가 있다. 꽃은 7~8월에 가지 끝에 1 송이씩 붉은빛이 도는 노란색으로 피고, 열매는 9월에 수과로 여문다.

조선 시대 때 여인들은 홍화(紅花)의 꽃을 짓찧어 화장할 때 연지로 썼다. 사람의 몸을 이롭게 한다 하여 '잇꽃', 꽃이 붉은색을 띠기 때문에 '홍화(紅花)'라 부른다. 식용·약용·관상용으로 가치가 크다. 씨에는 리놀산이 66%나 들어 있어 콜레스테롤 과다에 의한 동맥 경화증의 예방과 치료에 쓰고 기름을 짜서 식용한다. 토종 홍화씨에는 백금(白金)과 칼슘 성분이 함유되어 있어 뼈 질환에 좋다.

▶**한방** 꽃을 말린 것을 '홍화(紅花)', 씨를 말린 것을 '홍화묘(紅花苗)·홍화자(紅花子)'라 부른다.
▶**약성** 따뜻하며, 맵다. ▶**주요 효능** 부인과·산과·순환기계 질환에 효험, 골다공증·골절·동맥 경화·어혈·결절종·무월경·위장병·류마티즘·옹종·타박상·생리 불순·진통·타박상·협심증 ▶**약리 작용** 진통 작용 ▶**이용** 골절·골다공증에는 씨앗을 살짝 볶아 가루 내어 복용한다. 어혈·종기에는 어린싹을 짓찧어 환부에 붙인다.

▶산나물 만들기
· 봄에 어린잎을 채취하여 끓는 물에 살짝 데쳐서 나물로 무쳐 먹는다.

▶제철 음식 만들기
· 식용(꽃·어린잎·종자)·약용(종자)
· 양념 무침·국거리로 먹는다.
· 꽃을 따서 밀가루에 버무려 튀김·부침개로 먹는다.

▶꽃차 만들기
· 7~8월에 꽃을 따서 1~2분 정도 쪄서 채반에 펼쳐 그늘에서 70%를 말린 뒤 햇볕에 말려 프라이팬에 볶아 찻잔에 2~3개를 넣고 끓는 물을 부어 우려낸 후 마신다.

▶약술 만들기
· 7~8월에 붉은빛이 도는 꽃을 따서 용기에 넣고 소주(19도)를 부어 밀봉하여 3개월 후에 마신다.

▶기름 만들기
· 7~8월에 질 익은 열매를 따서 햇볕에 말린 후 기름을 짠다.

▶약초 만들기
· 6월경 해가 뜨기 전에 꽃을 따서 그늘에서 말려 쓴다.
· 노란색에서 홍적색으로 변해 갈 때 이른 아침 이슬에 젖었을 때 따서 술에 담근 후 말려 쓴다.

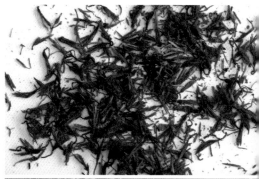

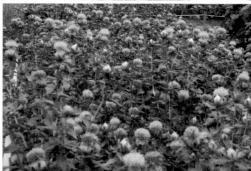

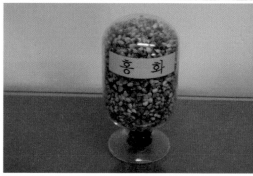

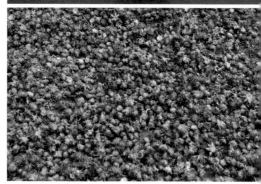

간염 · 급성 간염 · 옹종에 효능이 있는

지칭개 *Hemistepta lyrata*

생약명 이호채(泥胡菜)—전초를 말린 것
이명 고마채 · 나미채
분포 중부 이남 · 들 · 길가 · 밭둑

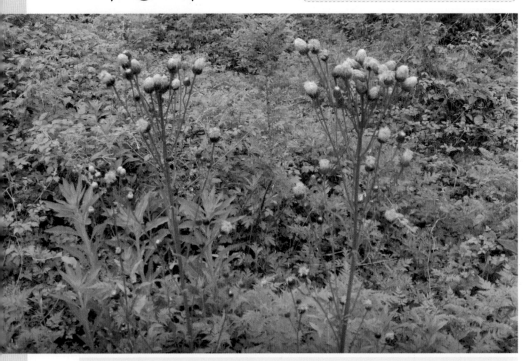

형태 · 지칭개는 국화과의 두해살이풀로 높이는 60~80cm 정도이고, 뿌리 깊은 잎은 잎자루가 길고 꽃이 필 때 말라 없어진다. 잎은 댓잎피침형으로 밑이 좁고 가장자리에 톱니가 있다. 꽃은 5~7월에 줄기 끝과 가지 끝에 두상화의 자주색으로 피고, 열매는 8~10월에 긴 타원형의 수과로 여문다.

'지칭개나물'이라 부른다. 유사종으로 흰꽃이 피는 '흰지칭개'가 있다. 줄기는 곧게 서서 자라는데 겉에 홈이 있고 속은 비어 있으며 위쪽에는 많은 가지가 갈라진다. 전체에 흰털이 촘촘히 나 있다. 식용 · 약용 · 관상용으로 가치가 크다. 어린순은 나물로 먹는다. 약으로 쓸 때는 탕으로 사용한다.

▶**한방** 전초를 말린 것을 '이호채(泥胡菜)'라 부른다. ▶**약성** 차며, 달다. ▶**주요 효능** 피부 중독 질환에 효험, 주로 간염 · 급성 간염 · 옹종 · 종독 · 창종 · 출혈 · 치루 · 해수 · 행혈 ▶**약리 작용** 항염 작용 · 진통 작용 ▶**이용** 옹종 · 창종에는 전초를 짓찧어 환부에 붙인다. 급성 간염에는 말린 전초 8~12g을 물에 달여 하루 3번 복용한다.

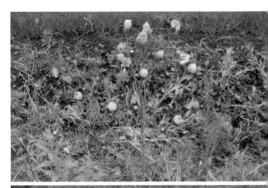

▶산나물 만들기
· 봄에 꽃이 피기 전에 어린순을 채취하여 끓는 물에 살짝 데쳐서 나물로 무쳐 먹는다.

▶제철 음식 만들기
· 식용(꽃·어린싹)·약용(전초·뿌리)
· 봄에 어린순을 뜯어 밀가루에 버무려 튀김·부침개로 먹는다.

▶꽃차 만들기
· 봄에 꽃을 따서 한 두 송이를 찻잔에 넣고 뜨거운 물을 부어 1~2분 후에 꿀을 타서 마신다.

▶발효액 만들기
· 봄에 꽃이 피기 전에 어린싹을 채취하여 용기에 넣고 재료의 양만큼 설탕을 붓고 100일 정도 발효시킨 후에 발효액 1에 찬물 3을 희석해서 음용한다.

▶약술 만들기
· 꽃과 잎이 진 후에 가을에 뿌리를 캐어 물로 씻고 물기를 뺀 다음 용기에 넣고 소주(19도)를 부어 밀봉하여 3개월 후에 마신다.

▶약초 만들기
· 봄에 전초를 채취하여 그늘에 말려 쓴다.

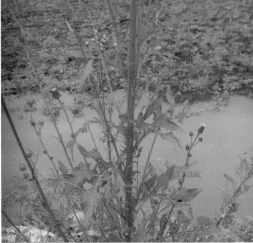

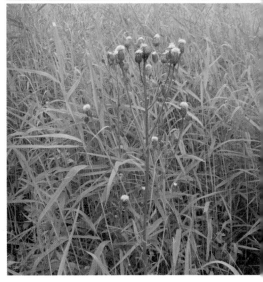

이비인후과 질환·소변 불통·월경 불순에 효능이 있는

장구채 *Melandryum firmum*

생약명 "여루채(女婁菜)—전초를 말린 것",
　　　　"왕불류행(王不留行)—종자를 말린 것
이명 금궁화·전금화·장고새·장고재
분포 전국의 산과 들

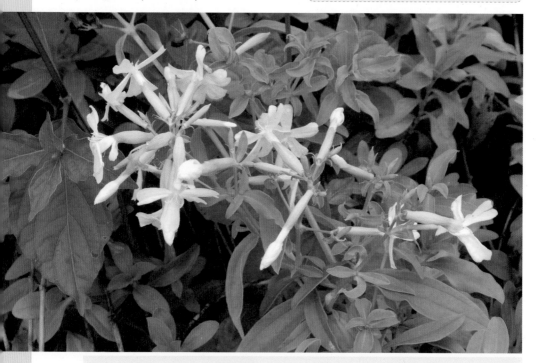

형태 · 장구채는 석죽과의 두해살이풀로 높이는 30~80cm 정도이고, 잎은 마주 나고 댓잎피침형 또는 긴 타원형으로서 넓은 송곳 모양으로 양끝이 좁으며 가장자리에 털이 있고 양면에도 털이 약간 있다. 잎자루는 없다. 꽃은 7월에 잎 겨드랑이와 원줄기 끝에 취산 꽃차례로 층층으로 피고, 열매는 9~10월에 달걀 모양의 삭과로 여문다.

　　옛날에 왕이 사냥을 하던 중 배탈이 났을 때 이 식물을 먹고 병이 나아 사냥을 계속하였다 하여 '왕불류행(王不留行)', 꽃의 모양이 장구를 닮았고 꽃자루에 달린 꽃봉오리가 장구채와 비슷하여 '장구채'라 부른다. 식용·약용으로 가치가 크다. 어린잎과 줄기는 나물로 먹는다. 약으로 쓸 때는 탕으로 쓰거나 산제로 사용하며, 술에 담가 마신다.

▶**한방** 전초를 '여루채(女婁菜)', 종자를 '왕불류행(王不留行)'이라 부른다. ▶**약성** 평온하며, 달다.
▶**주요 효능** 순환계·이비인후과 질환에 효험, 소변 불통·요도염·중이염·유즙 불통·월경 불순·무월경·난산·옹종·악창 ▶**약리 작용** 항염 작용 ▶**이용** 황달과 중이염에는 전초 또는 씨앗 10g을 물에 달여 먹는다. 옹종에는 잎을 짓찧어 즙을 내서 환부에 바른다.

1

산에 있는 산야초

약용

▶산나물 만들기

· 봄에 어린싹과 줄기를 채취하여 끓는 물에 살짝 데쳐서 나물로 무쳐 먹는다.

▶제철 음식 만들기

· 식용(어린잎 · 줄기) · 약용(종자)

· 무침 · 데침 · 국거리로 먹는다.

· 꽃을 밀가루에 버무려 튀김 · 부침개로 먹는다.

▶차 만들기

· 여름에 꽃을 따서 한 개를 찻잔에 넣고 뜨거운 물을 부어 1~2분 후에 꿀을 타서 마신다.

▶발효액 만들기

· 봄에 어린싹과 줄기를 채취하여 용기에 넣고 재료의 양만큼 설탕을 붓고 100일 정도 발효시킨 후에 발효액 1에 찬물 3을 희석해서 음용한다.

▶약초 만들기

· 가을에 씨앗을 채취하여 햇볕에 말려 쓴다.

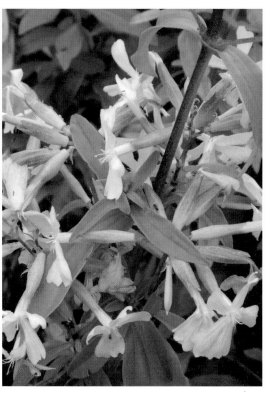
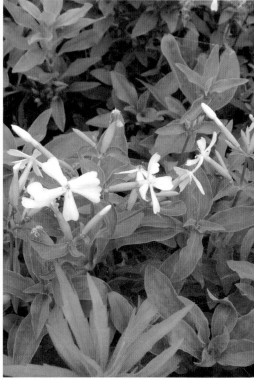

불면증·스트레스·화병에 효능이 있는

조릿대 *Sasa boreaalis*

생약명 담죽엽(淡竹葉)·송하죽(松下竹)·지죽(地竹)
 -잎을 말린 것
이명 산죽·지죽·조죽·입죽·동백죽·사사·
 죽실·죽미·속
분포 중부 이남의 산 속 나무 그늘

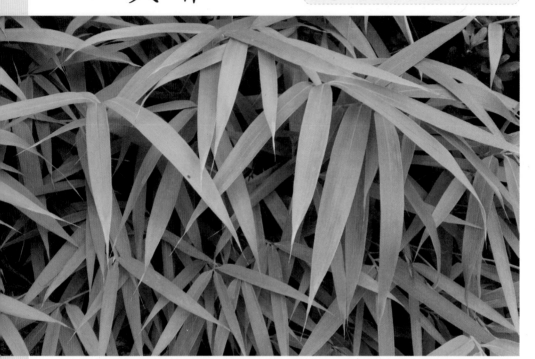

형태 · 조릿대는 볏과의 상록여러해살이풀로 높이는 1~2m 정도이고, 잎은 가지 끝에서 2~3개씩 나고 길쭉한 타원형의 피침형이며 앞면이 반질반질하고, 뒷면은 흰빛이고, 가장자리에 잔 모양의 톱니가 있다. 꽃은 5년마다 한 번씩 4월에 원추 꽃차례 자주색으로 피고, 열매는 7~8월에 긴 타원형의 영과로 여문다.

조릿대는 일생에 한 번 꽃을 피우고 열매를 맺는다. 조선 시대 허준이 저술한 『동의보감』에 "조릿대는 달고 약간 찬 성질을 가지고 있기 때문에 빈혈과 갈증을 없애 주고, 체액이 원활히 순환되도록 하고 기운을 북돋아 준다"고 기록되어 있다. 식용·약용으로 가치가 크다. 대나무 종류 가운데 약성이 제일 강하다. 어린잎을 식용한다. 단백질·당질·식이섬유·칼슘·인·철·당분·비타민 A·B·C 등이 함유되어 있다.

▶**한방** 잎을 잎을 말린 것을 '담죽엽(淡竹葉)·송하죽(松下竹)·지죽(地竹)'이라 부른다. ▶**약성** 차며, 달다. ▶**주요 효능** 순환기계·호흡기 질환에 효험, 화병·번갈·번열·불면증·당뇨병·스트레스·소변 불리·고혈압·동맥 경화·자한증·진정·진통·해수 ▶**약리 작용** 혈압 강하 작용·혈당 강하 작용 ▶**이용** 민간에서 잦은 유산을 할 때에는 연한 죽순을 차(茶)로 마신다. 토혈에는 죽순을 짓찧어 즙을 먹는다.

▶산나물 만들기
- 봄에 갓 나온 새싹을 채취하여 끓는 물에 살짝 데쳐서 나물로 무쳐 먹는다.

▶제철 음식 만들기
- 식용(새순·열매·죽순)·약용(잎·뿌리)
- 봄에 새순을 채취하여 그늘에서 말려 잘게 썰어 달여 먹거나 가루를 내어 음식에 넣어 먹는다.
- 떡을 조릿대잎으로 싸서 보관해서 먹는다.

▶차 만들기
- 조릿대의 새순을 채취하여 말려서 다관이나 주전자에 새순을 넣고 약한 불로 끓여서 국물만 마신다.

▶발효액 만들기
- 조릿대의 새순을 채취하여 용기에 넣고 재료의 양만큼 설탕을 붓고 100일 정도 발효시킨 후에 발효액 1에 찬물 3을 희석해서 음용한다.

▶약술 만들기
- 조릿대의 새순을 채취하여 용기에 담아 소주 (19도)를 부어 밀봉하여 3개월 후에 마신다.

▶약초 만들기
- 잎은 사계절, 줄기와 뿌리는 가을부터 이듬해 봄까지 채취하여 잘게 썰어 말려 쓴다.

▶금기
- 몸이 냉한 사람은 먹지 않는다.
- 저혈압 환자는 과량을 장복하지 않는다.

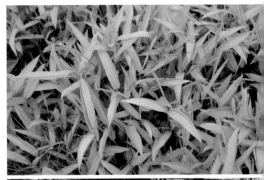
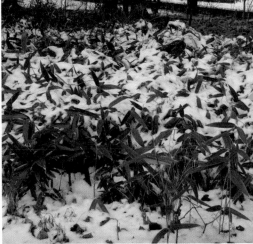
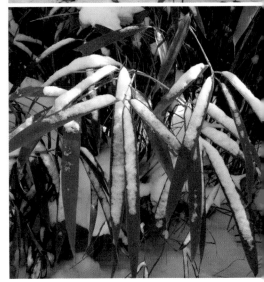

관절염 · 불면증 · 염증에 효능이 있는

지치 *Lithospermum erythrorhizon*

생약명 자초(紫草) · 지초(芷草) · 자단(紫丹)
　　　ㅡ뿌리를 말린 것
이명 칙금잔 · 촉기근 · 호규근
분포 산과 들의 양지

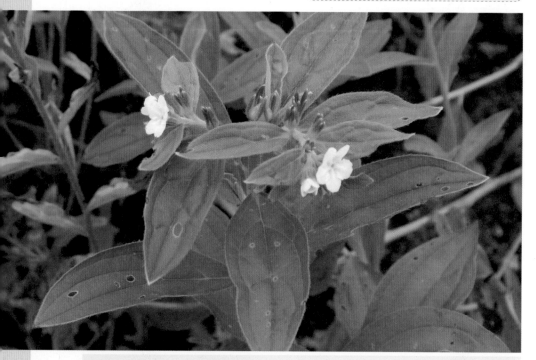

형태 • 지치는 지칫과의 여러해살이풀로 높이는 30~70cm 정도이고, 잎은 어긋나고 뾰쪽한 피침형이며 가장자리는 밋밋하다. 잎자루가 없고, 뿌리는 굵고 자주색이다. 꽃은 5~6월에 가지 끝의 잎 겨드랑이에서 흰색으로 피고, 열매는 8월에 소견과로 여문다.

지치의 뿌리는 자줏빛 붉은색을 띠기 때문에 '자초(紫草)'라 부른다. 식용 · 약용 · 관상용 · 염료용으로 가치가 크다. 잎은 나물로 식용한다. 뿌리는 식용 색소로 쓴다. 농촌진흥청에서 국내 야생 지치의 뿌리에서 분리한 시코닌계의 붉은색소 성분이 관절염 치료에 효능을 밝혀 냈다. 예로부터 민간에서 불로약으로 사용해 왔다. 지치의 뿌리를 흔들었을 때 내부에서 물 소리가 나는 것을 최고로 꼽는다.

▶**한방** 뿌리를 말린 것을 '자초(紫草) · 지초(芷草) · 자단(紫丹)'이라 부른다. ▶**약성** 차며 달고 짜다. ▶**주요 효능** 피부과 · 수화기계 · 소화기 질환에 효험, 염증 · 부종 · 냉증 · 불면증 · 관절염 · 요통 · 황달 · 습진 · 수두 · 토혈 · 종양 ▶**약리 작용** 항염 작용 · 진통 작용 ▶**이용** 불면증에는 뿌리로 술(소주 19도)을 담가 취침 전에 한두 잔을 마신다. 냉증에는 지치환을 하루에 3번 식후에 30~50개씩 먹는다.

▶산나물 만들기
- 봄에 꽃이 피기 전에 잎을 뜯어 끓는 물에 살짝 데쳐서 나물로 무쳐 먹는다.

▶제철 음식 만들기
- 식용(꽃·잎·뿌리)·약용(뿌리)
- 봄에 꽃과 잎을 따서 튀김·부침개·양념 무침·국거리로 먹는다.
- 뿌리로 약식 요리에 색소로 쓴다.

▶꽃차 만들기
- 5~6월에 개화 직후의 꽃을 따서 그늘에 말려 찻잔에 넣고 뜨거운 물을 부어 우려낸다.

▶지치 주 만들기
- 가을부터 이듬해 봄까지 뿌리를 캐서 소주를 분무하여 칫솔로 흙만을 제거한 뒤 용기에 넣고 소주(19도)를 부어 밀봉하여 3개월 후에 마신다.

▶발효액 만들기
- 가을부터 이듬해 봄까지 뿌리를 캐서 칫솔로 흙만을 제거한 후에 용기에 넣고 재료의 양만큼 설탕을 붓고 100일 정도 발효시킨 후에 발효액 1에 찬물 3을 희석해서 음용한다.

▶환 만들기
- 가을부터 이듬해 봄까지 뿌리를 캐서 소주를 분무하여 칫솔로 흙을 제거한 뒤 햇볕에 말린 후 제분소에서 가루를 내어 찹쌀과 배합하여 만든다.

▶약초 만들기
- 가을 또는 봄에 뿌리를 캐서 햇볕에 말려 쓴다.

▶금기
- 설사하는 데 쓰지 않는다.

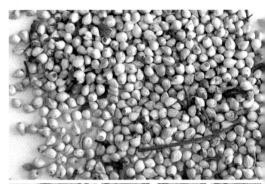

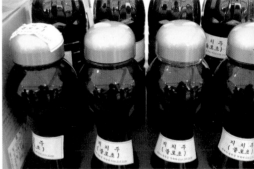

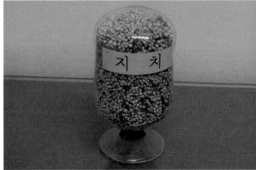

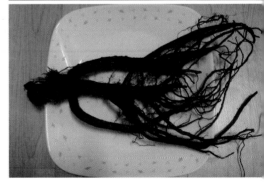

기침 · 천식 · 불면증에 효능이 있는

참나리 *Lilium lanoifolium*

생약명 백합(百合)—뿌리를 말린 것
이명 나리 · 알나리 · 땅개나리 · 권단
분포 전국의 산야

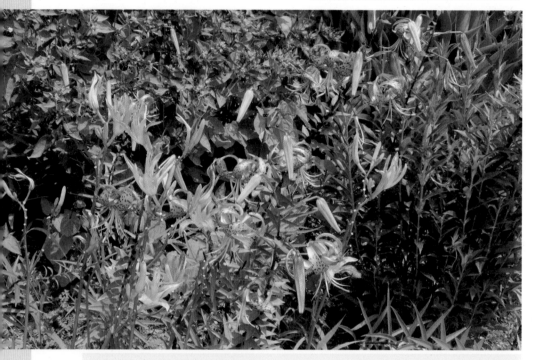

형태 · 참나리는 백합과의 여러해살이풀로 높이는 30~100m 정도이고, 잎은 어긋나와 줄기를 빙 돌며 다닥다닥 달리고, 댓잎피침형의 녹색이고 끝이 날카롭고, 잎루가 없다. 꽃은 7~8월에 원줄기 끝과 가지 끝에 4~20개의 꽃이 밑을 향해 검은빛이 도는 자주색 반점이 많은 호랑 무늬를 이루어 피고, 열매는 맺지 않는다.

우리 조상들은 집 안에 한두 포기를 심고 나리의 알뿌리(인경)을 식용과 약용으로 썼다. 꽃이 아래를 향하면 참나리, 하늘을 향해 피면 하늘나리, 옆을 향해 피면 말나리 · 중나리다. 식용 · 약용 · 관상용으로 가치가 크다. 어린순은 나물로 먹는다. 비늘줄기(알뿌리)는 포도당이 함유되어 있어 달다. 한방에서 뿌리는 약재로 쓴다. 약으로 쓸 때는 탕으로 사용한다.

▶**한방** 뿌리를 말린 것을 '백합근(百合根)'이라 부른다. ▶**약성** 평온하며, 달고, 약간 쓰다. ▶**주요 효능** 피부과 질환에 효험, 갱년기 · 강정제 · 잦은 기침 · 천식 · 거담 · 기관지염 · 비만증 · 부종 · 소변 불통 · 불면증 · 신경 쇠약 · 인후염 · 인후통 ▶**약리 작용** 항염 작용 ▶**이용** 다리 삔 데와 종기, 거담(祛痰), 쇠붙이로 인한 창상(創傷)에 쓴다. 여성의 갱년기나 입 안이 쓰고 목이 마른 증상에는 비늘줄기에 당귀 · 천궁 · 황기를 배합하여 물에 넣고 끓여 차(茶)로 마신다.

▶**산나물 만들기**

· 봄에 꽃이 피기 전에 어린순은 뜯어 끓는 물에 살짝 데쳐서 나물로 무쳐 먹는다.

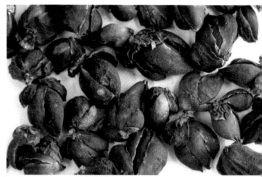

▶**제철 음식 만들기**

· 식용(꽃·어린순·알뿌리)·약용(비늘줄기 알뿌리)
· 뿌리를 날로 먹거나 쪄서 먹는다.
· 죽·국수·밥·국거리·조림·볶음으로 먹었다.
· 알뿌리를 꿀에 재어 먹는다.

▶**차 만들기**

· 초여름에 꽃을 따서 1개를 찻잔에 넣고 뜨거운 물을 부어 1~2분 후에 꿀을 타서 마신다.

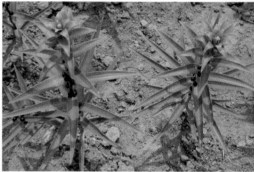

▶**발효액 만들기**

· 초여름에 꽃을 따서 용기에 넣고 재료의 양만큼 설탕을 붓고 100일 정도 발효시킨 후에 발효액 1에 찬물 3을 희석해서 음용한다.

▶**약술 만들기**

· 초여름에 알뿌리를 캐서 물로 씻고 물기를 뺀 다음 용기에 넣고 소주 19도를 붓고 밀봉하여 3개월 후에 마신다.

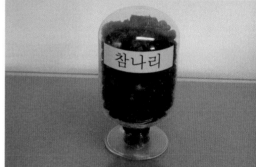

▶**약초 만들기**

· 이른 봄이나 늦가을에 비늘줄기를 캐서 물로 씻은 후 끓는 물에 잠깐 담근 후 건져 내거나 찐 뒤에 햇볕에 말려 쓴다.

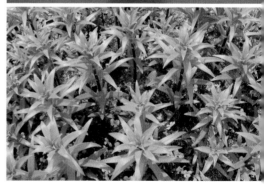

장염 · 복통 · 타박상에 효능이 있는

참취 *Aster scaber*

생약명 전초를 "동풍채(東風菜)—전초를 말린 것
이명 취나물 · 암취 · 취 · 나물취
분포 전국의 숲속, 밭

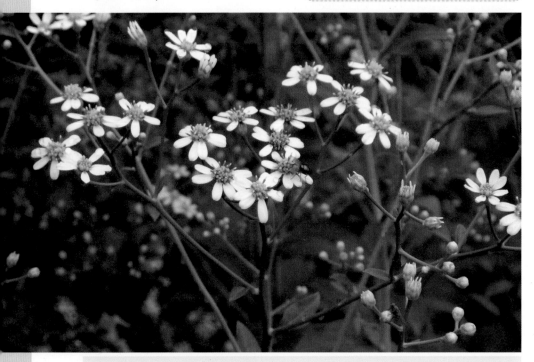

형태 · 참취는 국화과의 여러해살이풀로 높이는 1〜1.5m 정도이고, 전체에 털이 있고, 잎은 어긋나고 심장 모양이고, 잎자루가 길고 잎 가장자리는 톱니가 있고, 윗부분에서 가지가 갈라진다. 꽃은 8〜10월에 줄기나 가지 끝에서 흰색으로 피고, 열매는 11월에 긴 타원형으로 여문다.

우리 민족은 철따라 꽃과 나물을 먹는 지혜가 있었다. 정월 대보름날 오곡밥에 참취로 쌈을 싸서 먹었다. 참취의 향긋한 내음이 입맛을 돋우어 주기 때문에 '향소(香蔬)'라 부른다. 곰취 · 단풍취 · 수리취 등은 '취' 자가 붙은 산나물은 모두 복쌈으로 먹었다. 식용 · 약용으로 가치가 크다. 어린잎은 나물로 먹는다. 참취에는 당분 · 단백질 · 칼슘 · 인 · 철분 · 비타민 등이 함유되어 있다.

▶**한방** 전초를 말린 것을 '동풍채(東風菜)'라 부른다. ▶**약성** 따뜻하며, 맵다. ▶**주요 효능** 비뇨기 · 호흡기 질환에 효험, 장염 · 복통 · 골절동통 · 타박상 · 골다공증 · 두통 · 방광염 · 신장병 · 요통 · 위염 · 인후염 · 장염 · 진통 ▶**약리 작용** 항여 작용 · 진통 작용 ▶**이용** 장염에 의한 복통 · 근골동통 · 지통에는 뿌리를 물에 달여서 하루에 3번 공복에 복용한다. 기침 · 가래에는 참취를 채취하여 물에 달여 하루에 3번 공복에 복용한다.

▶산나물 만들기

· 여름에 어린잎을 따서 쌈으로 먹거나 끓는 물에 살짝 데쳐서 나물로 무쳐 먹는다.

▶제철 음식 만들기

· 식용(꽃·어린순)·약용(전초)
· 말려 국거리나 찌개에 넣어 먹는다.
· 삶아서 말려서 묵나물로 먹는다.

▶차 만들기

· 여름에 꽃을 따서 5~6개를 찻잔에 넣고 뜨거운 물을 부어 1~2분 후에 꿀을 타서 마신다.

▶발효액 만들기

· 봄에 꽃이 피기 전에 잎을 채취하여 용기에 넣고 재료의 양만큼 설탕을 붓고 100일 정도 발효시킨 후에 발효액 1에 찬물 3을 희석해서 음용한다.

▶약초 만들기

· 봄에 전초를 채취하여 햇볕에 말려 쓴다.

▶금기

· 취나물에는 수산이 많아 생것으로 많이 먹으면 몸 속의 칼슘과 결합해서 결석을 유발한다.

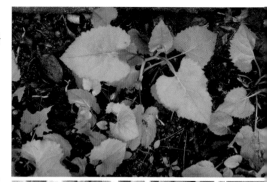

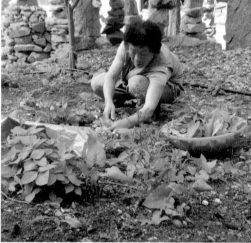

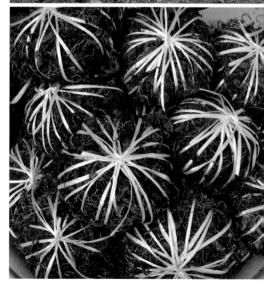

복통·월경 불순·부인병에 효능이 있는

천궁 *Cnidium officinale*

생약명 천궁(川芎)—뿌리 줄기를 말린 것
이명 두궁·서궁·경궁·무궁
분포 깊은 산의 나무 밑이나 초생지, 서늘하고 보습이
　　　　잘 되는 곳

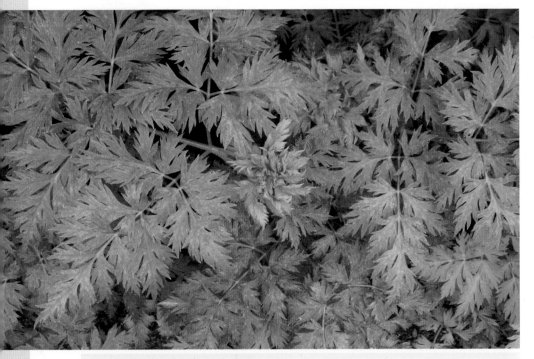

형태 • 천궁은 미나릿과의 여러해살이풀로 높이는 30∼60cm 정도이고, 잎은 어긋나고 2회 깃꼴겹잎이고, 작은 잎은 달걀꼴 또는 댓잎피침형으로서 가장자리가 깊이 패여 들어가 있으며 깊은 톱니가 있고 끝이 뾰쪽하다. 꽃은 8∼9월에 가지 끝과 원줄기 끝에서 겹산형 꽃차례 흰색으로 피고, 열매는 달걀꼴로 열리지만 익지 않는다.

옛날에 민물낚시를 할 때 천궁을 미끼나 밑밥으로 썼다. 천궁은 독이 없어 식용·약용·낚싯밥으로 가치가 크다. 어린잎은 식용하고 술에 담가서 마신다. 천궁은 향이 좋아 복분자주나 약초주에 천궁을 가미하여 사용한다. 약으로 쓸 때는 탕으로 쓰거나 환제 또는 산제로 사용한다.

▶**한방** 뿌리 줄기를 말린 것을 '천궁(川芎)'이라 부른다. ▶**약성** 따뜻하며, 맵다. ▶**주요 효능** 치과·부인과·순환계 질환에 효험, 두통·복통·근육 마비·월경 불순·난산·간질·경련·냉병·대하증·부인병·산후증·우울증·자양 강장·주루·편두통 ▶**약리 작용** 진통 작용 ▶**이용** 생리통에는 천궁 5g+당귀 5g+현호색 5g을 하루 용량으로 하여 물에 달여서 하루에 3번 공복에 복용한다. 복통에는 생잎을 따서 짓찧어 즙을 마신다.

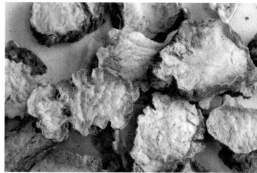

▶**산나물 만들기**
· 봄에 잎을 따서 쌈으로 먹거나 끓는 물에 살짝 데쳐 나물로 무쳐 먹는다.

▶**제철 음식 만들기**
· 식용(꽃·전초·뿌리)·약용(뿌리)
· 천궁(전초·뿌리)+오가피+꾸지뽕+감초+대추 를 배합하여 육수를 만들어 요리에 쓴다.

▶**꽃차 만들기**
· 여름에 꽃을 따서 찻잔에 3~5개를 넣고 뜨거 운 물을 부어 1~2분 후에 꿀을 타서 마신다.

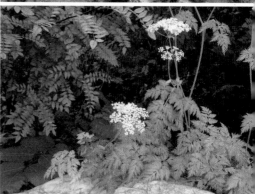

▶**발효액 만들기**
· 봄에 전초를 채취하여 용기에 넣고 재료의 양 만큼 설탕을 붓고 100일 정도 발효시킨 후에 발효액 1에 찬물 3을 희석해서 음용한다.

▶**약술 만들기**
· 가을에 뿌리를 채취하여 물로 씻고 물기를 뺀 다음 용기에 넣고 19도의 소주를 부어 밀봉하 여 3개월 후에 먹는다.

▶**약초 만들기**
· 가을에 뿌리줄기를 수시로 채취하여 햇볕에 말 려 쓴다.

▶**금기**
· 기가 허한 사람은 복용을 금한다.
· 볶아서 사용하는 것을 금한다.
· 장기간 사용하면 좋지 않다.

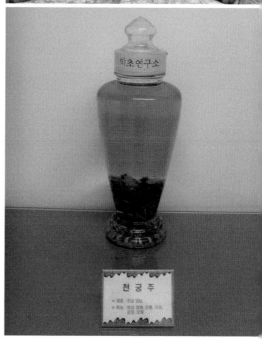

치매 · 중풍 · 뇌 질환에 효능이 있는

천마 *Gasyrodia elata*

생약명 천마(天麻) · 적전(赤箭)—뿌리줄기를 말린 것
이명 수자해좃 · 정풍초 · 신초 · 격전지 · 적마
분포 전국 산지의 깊은 숲 속

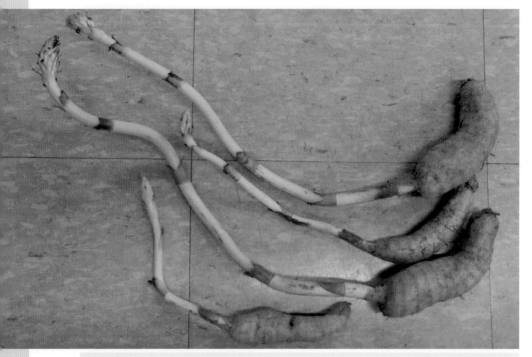

형태 · 천마는 난초과의 여러해살이풀로 다른 식물(참나무균)에 공생하여 자라는 반 기생물로 높이
는 60~100cm 정도이고, 잎이 없고 초상엽(칼집 모양의 잎)은 밑이 원줄기를 둘러싼다. 땅 속에 있
는 덩이줄기는 고구마와 같으며, 길이는 15~20cm 정도 지름은 5~7cm 정도이다. 꽃은 6~7월에
줄기 끝에 총상화서 황갈색으로 피고, 열매는 8~9월에 타원형의 삭과로 여문다.

　뿌리가 남성의 생식기를 닮았다 하여 '수자해좃', 정력에 좋다 하여 '산뱀장어'라 부
른다. 조선 시대 허준이 저술한 『동의보감』에 "천마는 말초 혈관까지 혈액 순환을 시
켜 주는 신묘한 약으로 혈관병에 좋다"고 기록되어 있다. 식용 · 약용으로 가치가 크
다. 꽃과 뿌리를 식용한다. 기혈(氣血)을 소통시켜 통증을 그치게 하고 마비를 풀어준
다. 약으로 쓸 때는 탕으로 쓰거나 술에 담가서 마신다.

▶**한방** 뿌리줄기를 말린 것을 '천마(天麻) · 적전(赤箭)'이라 부른다. ▶**약성** 평온하며, 달다. ▶**주요
효능** 뇌 질환 및 신경계 질환에 효험, 두통 · 경련 · 뇌졸중 · 반신 불수 · 사지 마비 · 언어 장애 ·
관절염 · 고혈압 위염 · 진통 · 척추 질환 ▶**약리 작용** 혈압 강하 작용 ▶**이용** 사지마지에는 천마
+두충+쇠무릎+강활+당귀 각각 10g을 배합하여 물에 달여 하루 3번 나누어 복용한다. 어지럽고
머리가 아플 때는 천마와 천궁을 같은 양으로 배합하여 환을 만들어 먹는다.

▶**산나물 만들기**
- 봄에 꽃이 피기 전에 막 올라온 줄기를 잘라 나물로 무쳐 먹는다.

▶**제철 음식 만들기**
- 식용(꽃·싹·줄기·뿌리)·약용(뿌리)
- 지상부의 어린싹, 강판에 갈아 우유나 요구르트를 타서 먹는다.
- 봄에 지상부의 줄기를 채취하여 된장이나 고추장에 박아 60일 후에 먹는다.

▶**차 만들기**
- 가을에서 다음 해 봄 사이에 뿌리를 캐서 물로 이물질을 제거한 후에 가늘게 썰어 오줌 같은 지린내를 제거하기 위하여 밀기울과 함께 볶은 후 햇볕에 말려 물에 달여 마신다.

▶**발효액 만들기**
- 가을에 뿌리줄기를 캐서 물로 씻고 물기를 뺀 다음 용기에 넣고 재료의 양만큼 설탕을 붓고 100일 정도 발효시킨 후에 발효액 1에 찬물 3을 희석해서 음용한다.

▶**약술 만들기**
- 가을에 뿌리줄기를 캐서 물로 씻고 물기를 뺀 다음 용기에 넣고 소주(19도)를 붓고 밀봉하여 3개월 후에 마신다.

▶**약초 만들기**
- 봄 또는 가을에 뿌리를 캐서 줄기를 제거하고 껍질을 벗겨 반으로 쪼개거나 썬 다음 증기에 쪄서 건조실에서 재빨리 말린다.

▶**금기**
- 산림청 보호 약초로 뿌리의 껍질을 벗긴 후 오랫동안 만지지 않는다.

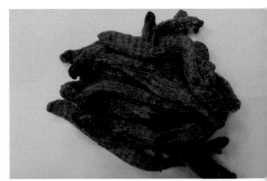

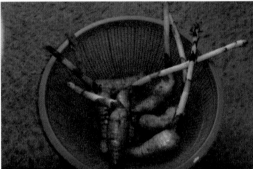

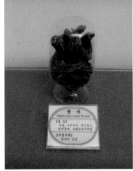

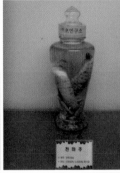

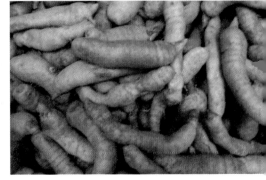

신체 허약·고혈압·당뇨병에 효능이 있는

층층둥굴레 *Polygonatum stenophyllum*

생약명 황정(黃精)—뿌리를 말린 것
이명 황지·중루·마전·생강·백급·야생강
분포 야 낮은 지대 골짜기나 논둑·밭둑

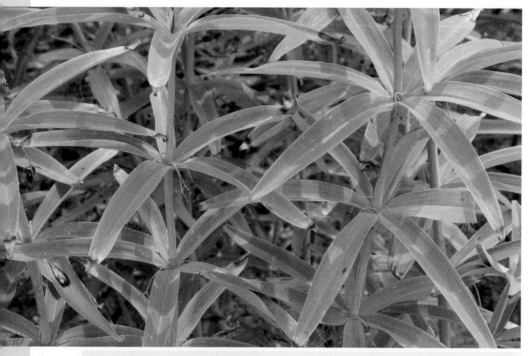

형태 · 층층둥굴레는 백합과의 여러해살이풀로 높이는 15〜30cm 정도이고, 지하경은 옆으로 뻗으며 비교적 가늘다. 잎은 어긋나고 2줄로 배열되며, 꽃은 5〜7월에 잎 겨드랑이에서 노란빛이 도는 녹색으로 피고, 열매는 7〜8월에 둥글게 장과로 여문다.

층층둥굴레는 다른 종류의 둥굴레와 달리 3~5개의 잎이 똑바로 선 줄기의 마디마다 돌려 난다. 식용·약용·관상용으로 가치가 크다. 어린순과 뿌리 줄기를 식용한다. 약으로 쓸 때는 탕으로 쓰거나 환제 또는 산제로 사용하며, 술에 담가 마신다.

▶**한방** 뿌리를 말린 것을 '황정(黃精)'이라 부른다. ▶**약성** 평온하며, 달다. ▶**주요 효능** 운동계 질환에 효험, 신체 허약·고혈압·당뇨병·폐결핵의 해수·근골 연약·허손한 열·폐로 해열 ▶**약리 작용** 혈압 강하·심장 박동 억제·혈당 감소 ▶**이용** 신체 허약에는 뿌리줄기 10g을 달여서 먹는다. 고혈압에는 뿌리줄기 10g을 달여서 먹는다.

▶산나물 만들기

· 봄에 어린순을 채취하여 끓는 물에 살짝 데쳐서 나물로 무쳐 먹는다.

▶제철 음식 만들기

· 식용(어린순) · 약용(뿌리(근경))

· 뿌리+오가피+꾸지뽕+감초+대추를 배합하여 육수를 만들어 요리에 쓴다.

▶발효액 만들기

· 봄에 어린순을 채취하여 용기에 넣고 재료의 양만큼 설탕을 붓고 100일 정도 발효시
킨 후에 발효액 1에 찬물 3을 희석해서 음용한다.

▶약술 만들기

· 겨울에 뿌리를 캐어 물로 씻고 물기를 뺀 다음 용기에 넣고 19도의 소주를 부어 밀봉
하여 3개월 후에 먹는다.

▶약초 만들기

· 가을에 뿌리줄기를 가을에 채취하여 햇볕에 말려 쓴다.

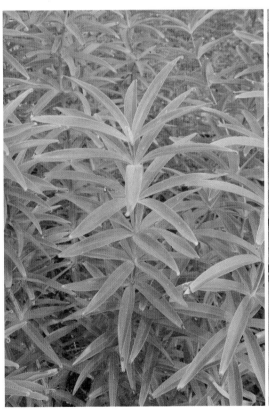 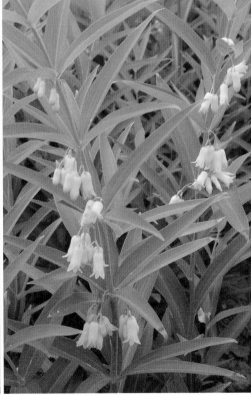

용담 *Gentiana scabra*

생약명 용담(龍膽)—뿌리줄기와 뿌리를 말린 것
이명 웅담 · 초롱담 · 과남풀
분포 산지의 풀밭

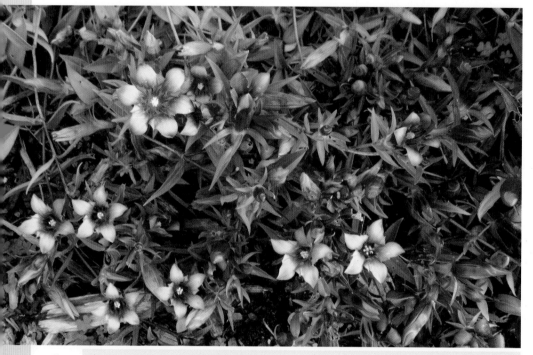

형태 · 용담은 용담과의 여러해살이풀로 높이는 30~60cm 정도이고, 잎은 마주 나고 피침형이며 밑동은 줄기를 감싸고 깔깔하다. 꽃은 8~10월에 잎 겨드랑이와 줄기 끝에 종 모양의 자주색으로 피고, 열매는 10~11월에 시든 꽃통과 꽃받침이 달려 있는 상태에서 삭과로 여문다.

용담은 만병을 다스리는 풀이라 하여 '만병초', 용담의 뿌리에서 강한 쓴맛이 용의 쓸개담보다 더 쓰다 하여 '용담(龍膽)' 또는 '웅담(熊膽)'이라 부른다. 식용 · 약용 · 관상용으로 가치가 크다. 용담의 쓴맛은 위액과 타액의 분비를 촉진시켜 주기 때문에 건위제로 쓰며, 주로 소화 불량 · 복부 팽창 · 식욕 부진 · 만성 위염 등에 좋다.

▶**한방** 뿌리줄기와 뿌리를 말린 것을 '용담(龍膽)'이라 부른다. ▶**약성** 차며, 쓰다. ▶**주요 효능** 비뇨기 · 소화기 질환에 효험, 황달 · 간기능 회복 · 인후통 · 위염 · 소화 불량 · 복부 팽창 · 위산 과다증 · 방광염 · 요도염 · 음부 습양 · 두통 · 관절염 · 불면증 · 항암(악성 종양 예방 · 백혈병 · 유방암 · 피부암) ▶**약리 작용** 항염 작용 · 위액 분비 촉진 작용 · 담즙 분비 촉진 작용 · 이뇨 작용 · 혈압 강하 작용 · 진정 작용 · 황색포도상구균의 억제 작용 ▶**이용** 황달에는 뿌리 10g을 물에 달여 먹는다. 음부의 습양에는 잎과 뿌리를 달인 물로 환부를 씻는다.

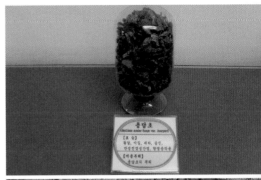

▶산나물 만들기

· 봄에 어린싹을 따서 끓는 물에 살짝 데친 후 흐
르는 물에 담가 충분히 우려내고 나물로 무쳐
먹는다.

▶제철 음식 만들기

· 식용(꽃 · 어린잎) · 약용(뿌리줄기 · 뿌리)
· 쓴맛을 제거하고 먹는다.
· 양념 무침 · 국거리로 먹는다.

▶차 만들기

· 가을에 잎이 시든 후에 뿌리를 캐서 물에 달여
마시거나 가루 내어 물에 타서 마신다.

▶약술 만들기

· 가을에 뿌리줄기와 뿌리를 캐서 줄기를 제거한
후에 물에 씻고 용기에 넣고 19도 소주를 붓고
밀봉하여 3개월 후에 마신다.

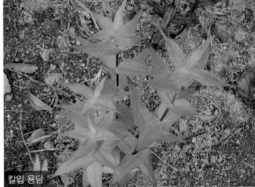

칼잎 용담

▶약초 만들기

· 가을에 뿌리줄기와 뿌리를 캐서 줄기를 제거한
후에 물에 씻고 햇볕에 말려 쓴다.

▶금기

· 원기가 부족한 사람, 땀을 흘리고 설사를 할 때
는 먹지 않는다.
· 복용 중에 지황(생지황 · 건지황 · 숙지황)은 금한
다.

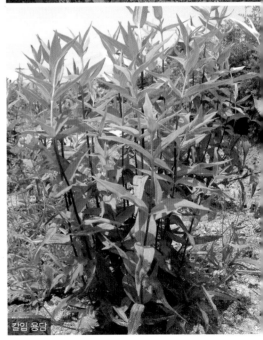

칼잎 용담

종기 · 월경 불순 · 창종에 효능이 있는

큰뱀무 *Geum aleppicum*

생약명 수양매(水楊梅)—뿌리를 포함한 전초를 말린 것 ·
오기조양초(五氣朝陽草)—전초를 말린 것
이명 귀거머리풀 · 대근초
분포 전국 풀밭, 물가

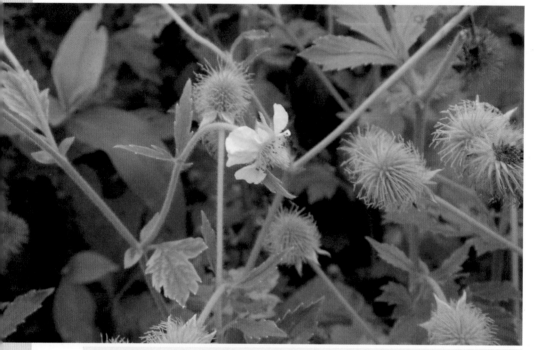

형태 · 큰뱀무는 장밋과의 여러해살이풀로 높이는 30~100cm 정도이고, 잎은 어긋나고 달걀 모양 또는 원형이며 가장자리에 불규칙한 톱니가 있다. 꽃은 6~7월에 가지 끝에 1개씩 노랑색으로 피고, 열매는 8월에 황갈색의 털이 달린 수과로 여문다.

　큰뱀무의 꽃이 사람의 귀에 들어가면 소리가 들리지 않는다 하여 '귀머거리'라 부른다. 뱀무와 비슷하지만 작은 꽃자루에 퍼진 털이 있고 과탁(果托)의 털이 짧은 점이 다르다. 큰뱀무는 식용 · 약용으로 가치가 크다. 어린 순은 나물로 먹는다. 약으로 쓸 때는 탕으로 쓰거나 생즙을 만들어 사용하며, 술에 담가 마신다.

▶**한방** 뿌리를 포함한 전초를 말린 것을 '수양매(水楊梅)'라 부른다. ▶**약성** 평온하며, 달고, 맵다. ▶**주요 효능** 마비 증세 · 통증 질환에 효험, 종기 · 신장병 · 이질 · 요통 · 나력 · 월경 불순 · 관절염 · 타박상 · 창종 · 골절증 · 부종 · 위궤양 · 고혈압 ▶**약리 작용** 항염 작용 · 혈압 강하 작용 ▶**이용** 종기에는 전초를 채취하여 짓찧어 환부에 붙인다. 신장병에는 말린 약재 10g을 물에 달여 복용한다.

1

산에 있는 산야초

약용

▶**산나물 만들기**
- 봄에 어린순을 채취하여 끓는 물에 살짝 데쳐서 나물로 무쳐 먹는다.

▶**제철 음식 만들기**
- 식용(꽃·어린)·약용 전초·뿌리)
- 봄부터 가을까지 뿌리를 채취하여 쓴맛을 제거하고 날것으로 된장이나 고추장에 찍어 먹는다.

▶**차 만들기**
- 봄에 꽃을 따서 2~3개를 찻잔에 넣고 뜨거운 물을 부어 1~2분 후에 꿀을 타서 마신다.

▶**발효액 만들기**
- 봄에 어린순을 채취하여 용기에 넣고 재료의 양만큼 설탕을 붓고 100일 정도 발효시킨 후에 발효액 1에 찬물 3을 희석해서 음용한다.

▶**약술 만들기**
- 가을에 뿌리를 캐서 물로 씻고 물기를 뺀 다음 용기에 넣고 19도의 소주를 부어 밀봉하여 3개월 후에 먹는다.

▶**약초 만들기**
- 봄에 전초를 채취하여 그늘에 말려 쓴다.

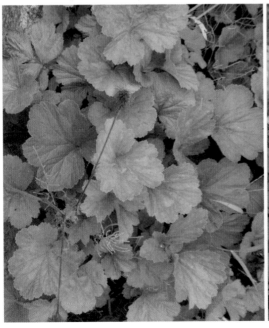
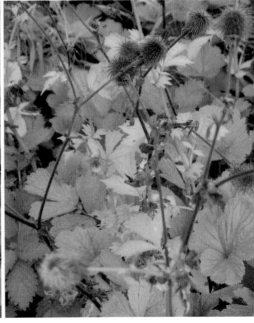

혈핵 순환·고혈압·편도선염에 효능이 있는

현삼 *Scrophularia buergeriana*

생약명 현삼(玄蔘)—뿌리를 말린 것
이명 흑삼·원삼·정마·현대·중대·야지마
분포 전국의 산지·밭에서 재배

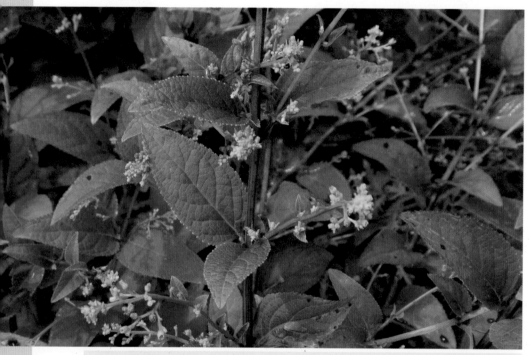

형태 · 현삼은 현삼과의 한해살이풀로 높이 60cm 정도이고, 잎은 마주나고 긴 달걀꼴 또는 세모진 긴 타원형으로 가장자리에 불규칙한 톱니가 있다. 꽃은 8~9월에 원줄기 끝에 취산화서 황록색으로 피고, 열매는 9~10월에 달걀모양의 삭과로 여문다.

현삼은 우리의 토종이다. 생긴 모양이 인삼과 비슷하다 하여 '흑삼' 또는 '원삼'으로 부른다. 현삼은 오삼(五蔘)의 사촌으로 현은 검다는 뜻이고 삼(蔘)은 뿌리가 굵다는 뜻이다. 식용·약용으로 가치가 크다. 꽃과 뿌리를 식용한다. 약으로 쓸 때는 탕으로 쓰거나 환제 또는 산제로 사용하며, 술에 담가 마신다.

▶**한방** 뿌리를 말린 것을 '현삼(玄蔘)'이라 부른다. ▶**약성** 서늘하며, 쓰고, 짜다. ▶**주요 효능** 호흡기·이비인후과·소화기 질환에 효험, 고혈압·혈전·편도선염·결핵성 임파선염·도한·당뇨병 ▶**약리 작용** 혈압 강하 작용·혈당 강하 작용·해열 작용·피부 진균 억제 작용 ▶**이용** 고혈압에는 뿌리 15g을 달여서 먹는다. 도한에는 현삼주를 취침 전에 소주잔으로 2~3잔 마신다.

▶ **산나물 만들기**
· 봄에 어린순을 채취하여 끓는 물에 살짝 데쳐서 나물로 무쳐 먹는다.

▶ **제철 음식 만들기**
· 식용(어린 순) · 약용(뿌리)
· 뿌리를 밀가루에 버무려 튀김 · 부침개로 먹는다.
· 오갈피+꾸지뽕+감초+대추+현삼 뿌리를 배합하여 육수를 만들어 음식 요리에 쓴다.

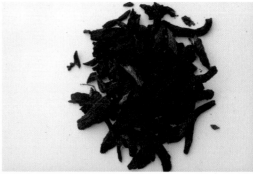

▶ **발효액 만들기**
· 가을에 뿌리를 캐서 물에 씻고 물기를 뺀 후 용기에 넣고 재료의 양만큼 설탕을 붓고 100일 정도 발효시킨 후에 발효액 1에 찬물 3을 희석해서 음용한다.

▶ **약술 만들기**
· 가을에 뿌리를 캐서 물에 씻고 물기를 뺀 후 용기에 넣고 19도의 소주를 부어 밀봉하여 3개월 후에 먹는다.

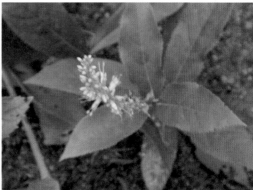

▶ **약초 만들기**
· 가을에 뿌리를 캐어 햇볕에 말려 쓴다.

▶ **금기**
· 현삼은 소량은 강심 작용이 있으나, 다량을 음용하면 중독 현상이 있다.
· 설사를 할 때 복용을 금한다.
· 복용 중에 대추 · 생강 · 여로 · 황기는 금한다.

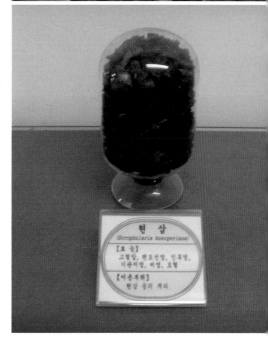

신경기·순환기계·관절염에 효능이 있는

톱풀 *Achillea sibinca*

생약명 시초(蓍草)–지상부를 말린 것
이명 가시풀 · 배암세
분포 전국의 산과 들, 양지바른 곳

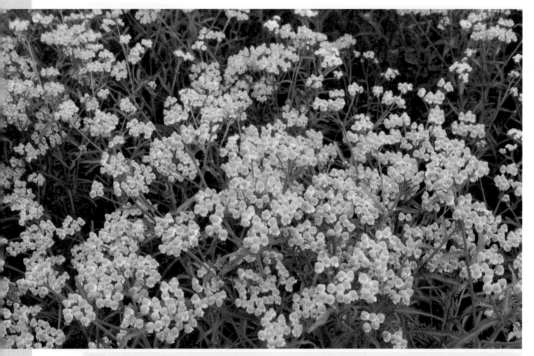

형태 · 톱풀은 국화과의 여러해살이풀로 높이는 50~100cm 정도이고, 잎은 어긋나고 입자루가 없고 밑부분이 줄기를 감싼다. 잎몸은 빗살처럼 약간 깊게 갈라지는데 갈라진 조작들에 톱니가 있다. 꽃은 7~10월에 원줄기 끝에 산방 꽃차례의 흰색으로 피고, 열매는 10~11월에 긴 타원형의 수과로 여문다. 다 익은 열매 속에 납작한 씨앗이 있다.

톱풀은 풀잎의 잎이 톱날 같다 하여 '톱풀', 톱 · 대패 · 칼 · 낫 등에 다친 상처를 잘 낫게 한다 해서 '목수의 약초'라 부른다. 식용 · 약용으로 가치가 크다. 어린순은 나물로 먹는다. 누룩을 넣어 쌀과 함께 술을 빚기도 한다. 약으로 쓸 때는 탕으로 쓰거나 생즙을 내어 사용한다. 유사한 종으로 종 모양인 산톱풀이 있다.

▶**한방** 지상부를 말린 것을 '시초(蓍草)'라 부른다. ▶**약성** 약간 따뜻하며, 맵고, 쓰다. ▶**주요 효능** 순환계 · 신경계 질환에 효험, 관절염 · 진통 · 활혈 · 기풍 · 소종 · 풍습 비신경통 · 요통 · 월경 불순 · 종독 · 창종 · 혈액 순환 ▶**약리 작용** 항균 작용 · 소염 작용 ▶**이용** 관절염에는 전초 5g을 달여서 먹는다. 치질에는 톱풀 3g을 진하게 달여 먹는다.

▶ 산나물 만들기

· 봄에 어린순을 채취하여 끓는 물에 살짝 데쳐서 나물로 무쳐 먹는다.

▶ 제철 음식 만들기

· 식용(꽃 · 전초 · 뿌리) · 약용(뿌리)

· 꽃을 밀가루에 버무려 튀김으로 먹는다.

▶ 차 만들기

· 여름에 꽃을 따서 찻잔에 1~2개를 넣고 뜨거운 물을 부어 1~2분 후에 꿀을 타서 마신다.

▶ 발효액 만들기

· 여름~가을까지 지상부를 채취하여 잘게 썰어 용기에 넣고 재료의 양만큼 설탕을 붓고 100일 정도 발효시킨 후에 발효액 1에 찬물 3을 희석해서 음용한다.

▶ 약술 만들기

· 여름~가을까지 전초 또는 뿌리를 채취하여 물로 씻고 물기를 뺀 다음 용기에 넣고 소주(19도)를 부어 밀봉하여 3개월 후에 먹는다.

▶ 약초 만들기

· 여름~가을까지 전초 또는 뿌리를 채취하여 햇볕에 말려 쓴다

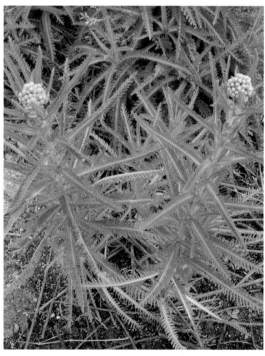
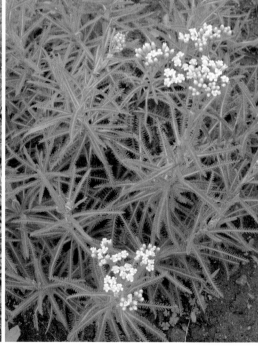

기관지염 · 담 · 부종에 효능이 있는

털머위 *Farfugium japonicum*

생약명 연봉초(連蓬草)—전초를 말린 것,
연봉근(連蓬根)—뿌리를 말린 것
이명 암흥 · 탁족련
분포 제주도 · 울릉도 · 남해안의 바닷가 숲 속

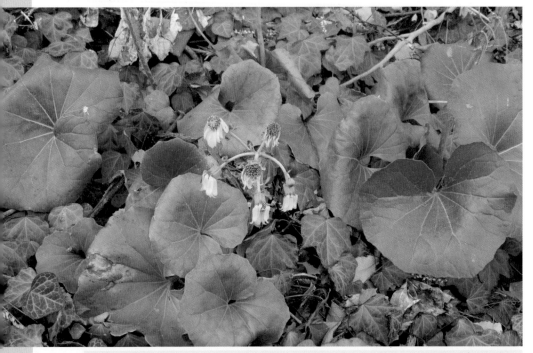

형태 · 털머위는 국화과의 상록여러해살이풀로 높이 30~80cm 정도이고, 잎자루가 긴 잎이 무더기로 모여나와 비스듬히 선다. 머위 잎같이 생겼으며 두껍고 윤기가 있다. 가장자리에 이빨 모양의 톱니가 있거나 밋밋하다. 꽃은 9~10월에 갈라진 줄기 끝에 두상화의 황색으로 피고, 열매는 11월에 수과로 여문다.

　털머위의 뿌리줄기는 굵다. 줄기 전체에 연한 갈색의 털이 있다. 관상용 · 식용 · 약용으로 가치가 크다. 뿌리를 약재로 쓰고, 약으로 쓸 때는 탕으로 사용하고, 술에 담가 먹기도 한다. 외상에는 잎을 짓찧어 즙을 만들어 환부에 붙인다. 머위와 비슷하다.

▶**한방** 전초를 말린 것을 '여제초(驢蹄草)', 뿌리를 말린 것을 '연봉근(連蓬根)'이라 부른다. ▶**약성** 서늘하며, 쓰고 약간 맵다. ▶**주요 효능** 호흡기 · 통증에 효험, 기관지염 · 담 · 부종 · 종창 · 진봉 · 충치 · 치질 · 지통 · 타박상 · 감기 · 해수 ▶**약리 작용** 항염 작용 · 진통 작용 ▶**이용** 기관지염 · 천식에는 말린 꽃봉오리는 1회에 5~10g을 물에 달여 복용한다. 피부병 치료에는 털머위를 삶은 물로 목욕을 한다.

▶산나물 만들기

· 봄에 꽃이 피기 전에 어린순을 따서 나물로 무쳐 먹는다.

▶제철 음식 만들기

· 식용(꽃 · 어린 잎) · 약용(전초 · 뿌리)
· 봄에 꽃봉오리를 따서 튀김으로 먹는다.
· 봄에 꽃이 피기 전에 어린잎을 따서 밀가루에 버무려 부침개 · 쌈으로 먹는다.

▶차 만들기

· 봄에 꽃을 따서 찻잔에 한 송이를 넣고 뜨거운 물을 부어 1~2분 후에 꿀을 타서 마신다.

▶발효액 만들기

· 봄에 꽃이 피기 전에 어린잎을 따서 용기에 넣고 재료의 양만큼 설탕을 붓고 100일 정도 발효시킨 후에 발효액 1에 찬물 3을 희석해서 음용한다.

▶약술 만들기

· 잎과 꽃이 다 진 후에 뿌리를 캐서 물로 씻고 물기를 뺀 다음 용기에 넣고 19도의 소주를 부어 밀봉하여 3개월 후에 먹는다.

▶약초 만들기

· 봄에 꽃이 피기 전에 전초를 따서 그늘에 말려 쓴다.
· 가을에 뿌리를 캐어 햇볕에 말려 쓴다.

▶금기

· 소량의 독이 있어 하룻밤 물에 담근 후 쓴다.

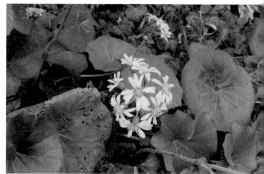
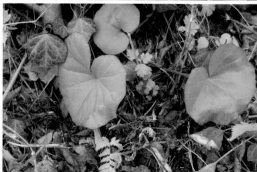
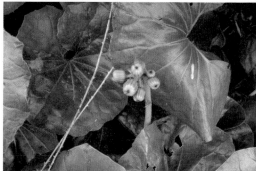
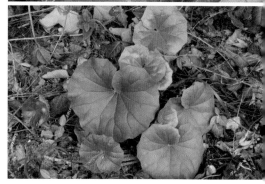

이뇨 · 이질 · 치질에 효능이 있는

환삼덩굴 *Humulus scandens*

생약명 율초(葎草)—전초를 말린 것,
　　　　율초과수(葎草果穗)—과수를 말린 것
이명 껄껄이풀 · 노호등 · 범상덩굴
분포 전국의 들이나 낮은 산기슭

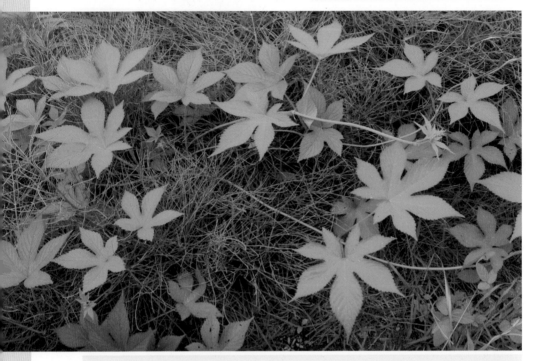

형태 · 한삼덩굴은 삼과의 덩굴성 한해살이풀로 다른 물체를 감고 자란다. 잎은 마주 나고 잎이 긴 자루 끝에 달려 손바닥처럼 5~7개로 갈라진다. 갈라진 조각은 긴 타원형으로서 끝이 뾰쪽하며 가장자리에 규칙적인 톱니가 있다. 꽃은 7~8월에 암수 딴 그루로 원추 꽃차례를 이루며 잎 겨드랑이에서 황록색으로 피고, 열매는 9~10월에 편구형 수과로 여문다.

한삼덩굴의 잎과 줄기 전체에 잔가시가 있어 살갗을 스치면 몹시 껄끄러워 '껄껄이'라 부른다. 원줄기와 잎자루에 밑을 향한 갈고리 모양의 잔가시가 다른 물체를 감고 올라간다. 줄기와 껍질은 섬유의 원료가 된다. 식용 · 약용으로 가치가 크다. 어린 순은 나물로 식용한다. 외상에는 짓찧어 환부에 붙인다.

▶**한방** 전초를 말린 것을 '율초(葎草)', 과수를 말린 것을 '율초과수(葎草果穗)'라 부른다. ▶**약성** 차며, 달고, 쓰다. ▶**주요 효능** 비뇨기 · 이비인후과 · 호흡기 질환에 효험, 이뇨 · 해열 · 방광 결석 · 복통 · 소변 불통 · 소화 불량 · 암(위암) · 청열 · 이질 · 폐병 · 치질 ▶**약리 작용** 항균 작용 ▶**이용** 이질 · 설사에는 잎을 짓찧어 즙을 내서 환부에 붙인다. 폐병에는 전초 또는 과수 15g을 물에 달여 먹는다.

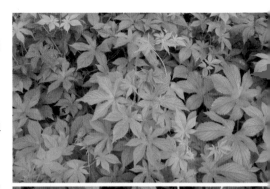

▶산나물 만들기

· 봄에 어린싹을 채취하여 끓는 물에 살짝 데쳐
서 나물로 무쳐 먹는다.

▶제철 음식 만들기

· 식용(어린 싹) · 약용(전초 · 뿌리)

· 봄에 어린싹을 채취하여 강판에 갈아 생즙으로
먹는다.

▶발효액 만들기

· 봄에 어린 싹을 채취하여 용기에 넣고 재료의
양만큼 설탕을 붓고 100일 정도 발효시킨 후에
발효액 1에 찬물 3을 희석해서 음용한다.

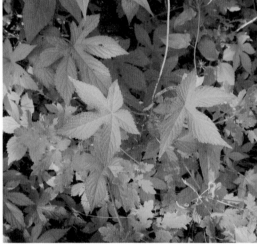

▶약술 만들기

· 가을에 뿌리를 캐서 물로 씻고 물기를 뺀 다음
용기에 넣고 19도의 소주를 부어 밀봉하여 3개
월 후에 마신다.

▶약초 만들기

· 봄에 전초를 채취하여 그늘에 말려 쓴다.

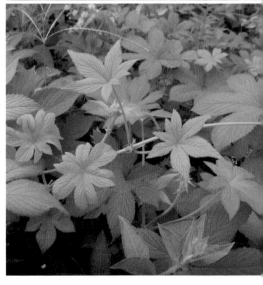

고혈압·신체 허약·식은땀에 효능이 있는

황기 *Astragalus membranaceus*

생약명 황기(黃芪)—뿌리를 말린 것
이명 백본·왕손·촉지·양육·전지·복지·기초·
단너삼
분포 산의 산 중턱

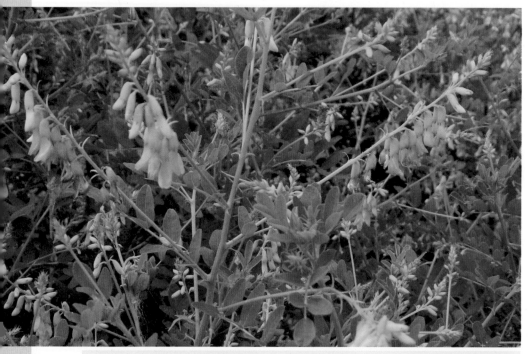

형태 • 황기는 콩과의 여러해살이풀로 높이는 1m 정도이고, 잎은 마주 나고 홀수 1회 깃꼴겹잎이다. 달걀 모양의 긴 타원형으로 양끝이 둔하거나 둥글며 가장자리가 밋밋하다. 꽃은 7~8월에 잎 겨드랑이에 총상 꽃차례를 이루며 연한 황색으로 피고, 열매는 10~11월에 긴 타원형 꼬투리의 협과로 여문다.

황기가 고삼(苦蔘)과 비슷하고 맛이 달아 '난너삼', 뿌리가 길고 두툼하고 황백색을 띠어 '황기(黃芪)'라 부른다. 식용·약용·관상용으로 가치가 크다. 힘이 없고 맥이 약하여 땀을 많이 흘리는 사람에게 현저한 효능을 보인다. 복령과 같이 쓰면 좋다. 약으로 쓸 때는 탕으로 쓰거나 산제 또는 환제로 사용한다. 술에 담가서 마신다.

▶**한방** 뿌리를 말린 것을 '황기(黃芪)'라 부른다. ▶**약성** 따뜻하며, 달다. ▶**주요 효능** 운동계·비뇨기·부인과·순환계 질환에 효험, 고혈압·신체 허약·기혈 허탈·식은땀·탈항·도한·반신불수·부종·당뇨병 ▶**약리 작용** 혈압 강하 작용·혈관 확장 작용·이뇨 작용·강심 작용 ▶**이용** 고혈압에는 뿌리 10g을 달여서 먹는다. 중풍 휴유증에 의한 반신 불수·구완와사·언어 장애에는 당귀와 천궁을 배합해서 먹는다.

▶산나물 만들기

· 가을에 뿌리를 캐어 물로 씻고 잔뿌리를 제거한 후에 잘게 썰어 나물로 무쳐 먹는다.

▶제철 음식 만들기

· 식용(뿌리) · 약용(뿌리)
· 밀가루에 버무려 튀김 · 부침개로 먹는다.
· 오가피+꾸지뽕+감초+대추+황기를 배합하여 육수를 만들어 요리에 쓴다.
· 닭백숙 · 오리탕에 황기와 약재를 넣어 고아 먹는다.

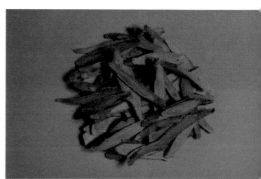

▶차 만들기

· 황기 70g+오미자 한 주먹, 계피 3g을 다관에 넣고 물에 끓여 꿀을 타서 먹는다.

▶발효액 만들기

· 가을에 뿌리를 채취하여 물로 씻고 잔뿌리와 머리는 제거하고 몸통만을 잘게 썰어 용기에 넣고 재료의 양만큼 설탕을 붓고 100일 정도 발효시킨 후에 발효액 1에 찬물 3을 희석해서 음용한다.

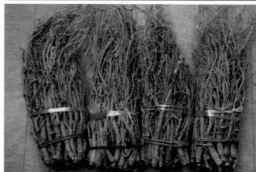

▶약술 만들기

· 가을에 뿌리를 채취하여 물로 씻고 물기를 뺀 다음 용기에 넣고 19도의 소주를 부어 밀봉하여 3개월 후에 마신다.

▶약초 만들기

· 가을에 뿌리를 캐서 대나무칼로 코르크층을 긁어 제거한 후에 햇볕에 말려 쓴다.

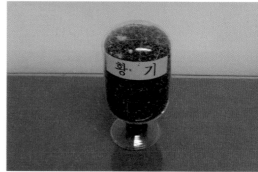

▶금기

· 복용 중에 방풍 · 목련 · 녹각 · 여로 · 백선 · 살구씨는 금한다.

▶식초 만들기

· 황기 20%+현미 20 %+누룩 10%+물 70%를 용기에 넣고 한 달 후에 식초를 만들어 요리에 넣거나 찬물 3을 희석해서 음용한다.

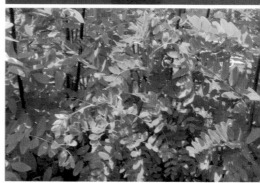

치매 · 당뇨병 · 뇌 질환에 효능이 있는

강황 *Curcuma aromatica*

생약명 강황(薑黃)—뿌리를 말린 것
이명 봄울금 · 심황 · 을금 · 울금 · 걸금 · 천을금 · 옥금 · 왕금
분포 중남부지방, 밭에 재배

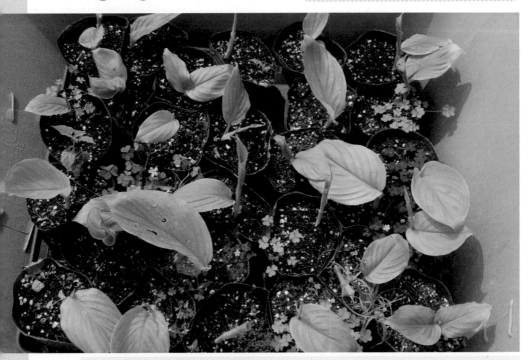

형태 · 강황은 생강과의 여러해살이풀로 높이는 50~150cm 정도이고, 잎의 너비는 15~20cm이며 좁고 긴 형태다. 뿌리줄기의 겉면은 엷은 황색, 속은 등적색이고 향기가 난다. 꽃이삭은 잎보다 먼저 나오고 넓은 달걀 모양의 원형이고 엷은 녹색의 꽃떡잎에 싸여 잎 겨드랑이 꽃이 여러 개 달린다. 꽃은 4~6월에 잎 사이에서 나온 꽃줄기 끝에 엷은 황색으로 피고, 열매는 10월에 삭과 여문다.

　　강황은 꽃이 봄에 핀다 하여 '봄울금', 다른 이름으로 '황금 식품', 또는 '식물성 웅담'이라 부른다. 유사한 종인 울금은 술과 함께 섞으면 누렇게 금처럼 된다 하여 '울금'이라 부른다. 식용 · 약용으로 가치가 크다. 카레에 들어가는 노란 분말이 강황이다. 강황에 들어 있는 커큐민(curcumin)의 플라보노이드는 강력한 항산화 물질이 함유하고 있어 인체의 노화를 촉진하는 활성산소를 제거해 준다.

　▶**한방** 뿌리를 말린 것을 '강황(薑黃)'이라 부른다.　▶**약성** 뜨겁고, 쓰고, 맵다.(울금은 서늘하다)
　▶**주요 효능** 울혈 · 혈증 질환에 효험, 치매 · 당뇨병 · 간 기능 회복 · 담 · 담낭염 · 담석증 · 심장 질환 · 동맥 경화 · 비만　▶**약리 작용** 항암 · 살균 작용 · 항균 작용 · 혈당 강하 작용　▶**이용** 비만에는 카레를 장복한다. 달인 물로 치질에, 피부 소양증에는 생뿌리를 짓찧어 환부에 붙인다.

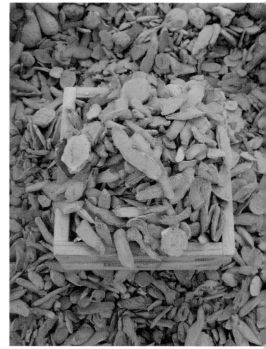

▶산나물 만들기
· 봄~여름에 잎을 채취하여 썰어서 끓는 물에 살짝 데쳐서 나물로 무쳐 먹는다.

▶제철 음식 만들기
· 식용(꽃·뿌리(괴경))·약용(뿌리(괴경))
· 가을에 덩이 뿌리를 캐서 햇볕에 말린 후 가루로 만들어 감자와 당근을 넣고 다양하게 먹는다.

▶차 만들기
· 봄에 부드러운 잎을 따서 그늘에 말려서 차(茶)로 먹는다.
· 봄에 꽃을 따서 찻잔에 넣고 뜨거운 물을 붓고 2~3분 우려낸 후 마신다.

▶발효액 만들기
· 가을에는 뿌리를 깨어 씻고 물기를 뺀 다음 적당한 크기로 잘라 용기에 넣고 재료의 양만큼 설탕을 붓고 100일 정도 발효시킨 후에 발효액 1에 찬물 3을 희석해서 음용한다.

▶환 만들기
· 가을에 뿌리를 캐서 물로 씻고 물기를 뺀 다음 햇볕에 말려 제분소에서 가루를 내어 찹쌀과 배합하여 환을 만들어 식후에 20~30알을 먹는다.

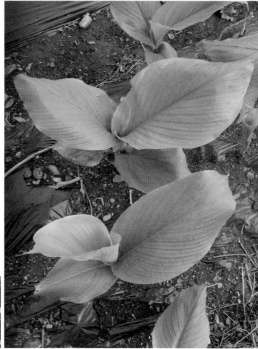

▶구분
· 강황 : 봄에 꽃이 피고, 잎에 줄 무늬가 선명하지 않고, 뿌리를 자르면 진한 노란빛이고 몹시 쓰다.
· 울금 : 가을에 꽃이 피고, 잎에 줄 무늬가 선명하고, 뿌리를 자르면 오렌지 같은 선홍색이고 매운맛이다.

▶약초 만들기
· 가을에 뿌리를 캐어 햇볕에 말려 쓴다.

▶금기
· 한꺼번에 너무 많이 섭취하게 되면 설사를 할 수 있다.

▼ 강황　　　　　　　▼울금

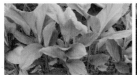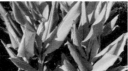

화병·심열과 위열로 인해 가슴 속이 답답한 증상에 효능이 있는

죽순대 *bamboo sprout*

생약명 죽엽(竹葉)—를 말린 것
이명 산죽 · 죽실 · 죽미 · 야맥
분포 경기 이남, 산 경사면의 대나무밭

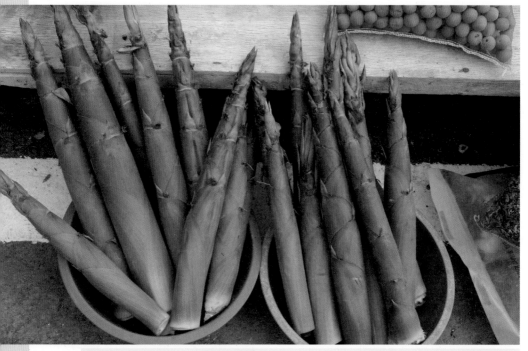

형태 · 죽순대는 볏과의 상록형의 다년생으로 높이 1~2m 정도이고, 잎은 길쭉한 타원형으로 앞면이 반질반질하고, 뒷면은 흰빛이고, 가장자리에 잔 모양의 톱니가 있다. 꽃은 5~6월에 2~3개의 꽃이 삭 자주색으로 피고, 열매는 6~7월에 00로 여문다.

죽순은 대나무류의 땅속줄기에서 돋아나는 어리고 연한 싹이다. 성장한 대나무에서 볼 수 있는 형질을 다 갖추고 있지만 식용·약용으로 가치가 크다. 껍질을 벗긴 후 식용한다. 죽순에는 혈당과 콜레스테롤을 저하시키고, 식이섬유가 풍부하여 다이어트에 좋다. 약초로 쓸 때는 탕으로 쓰거나 산제로 시용하며, 술에 담가 마신다. 몸이 냉한 사람은 복용을 금한다.

▶**한방** 어린싹을 말린 것을 '죽엽(竹葉)'이라 부른다. ▶**약성** 따뜻하며, 달다. ▶**주요 효능** 풍증 질환에 효험, 화병·심열과 위열로 인해 가슴 속이 답답한 증상 ▶**약리 작용** 청열 작용 ▶**이용** 잦은 유산을 할 때에는 연한 죽순을 차(茶)로 먹는다. 토혈에는 죽순을 짓찧어 즙을 마신다.

▶**산나물 만들기**
- 겉껍질을 벗겨 내고 30분 정도 삶아 떫은맛을 제거한 후에 나물로 무쳐 먹는다.

▶**제철 음식 만들기**
- 식용(어린 싹) · 약용(어린싹)
- 죽순밥 · 준순채 · 죽순탕 · 죽순정과 · 죽순회 · 죽순냉대 · 죽순장아찌 등으로 요리해서 먹는다.
- 초고추장에 찍어 먹거나, 열매에 함유된 녹말을 떡이나 죽을 만들어 먹는다.

▶**차 만들기**
- 봄에 어린싹을 채취하여 속껍질을 잘게 썰어 햇볕에 말린 후에 적당량을 찻잔에 넣고 뜨거운 물을 부어 1~2분 후에 꿀을 타서 마신다.

▶**발효액 만들기**
- 죽순을 채취하여 껍질을 벗겨 내고 적당한 크기로 잘라 용기에 넣고 재료의 양만큼 설탕을 붓고 100일 정도 발효시킨 후에 발효액 1에 찬물 3을 희석해서 음용한다.

▶**약술 만들기**
- 죽순을 채취하여 껍질을 벗기거나 그대로 용기에 넣고 19도의 소주를 부어 밀봉하여 3개월 후에 마신다.

▶**약초 만들기**
- 봄에 어린싹을 채취하여 그늘에 말려 쓴다.

▶**금기**
- 몸이 냉한 사람은 먹지 않는다.
- 살구씨 · 세신 · 백선피는 복용 중에 금한다.

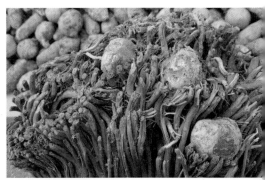
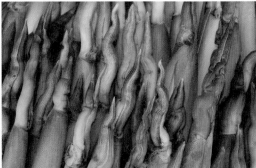
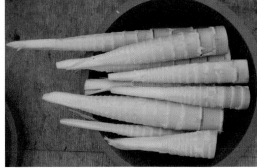
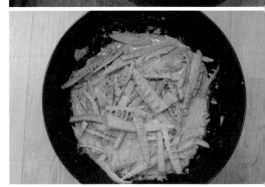

항염·인후염·임파선염에 효능이 있는

옥잠화 *Hosta plantaginea*

생약명 옥잠(玉簪)—전초를 말린 것
이명 옥비녀꽃 · 백약 · 백학선 · 백옥잠
분포 산과 들, 전국 재배

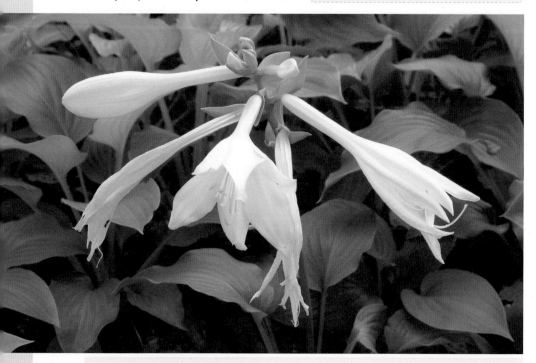

형태 · 옥잠화는 백합과의 여러해살이풀로 높이는 40～60cm 정도이고, 잎은 뿌리줄기에서 긴 잎자루에 달린 잎이 많이 모여 나온다. 잎몸은 15～22cm, 너비는 10～17cm의 타원형 또는 달걀 모양의 원형으로서 녹색이고 광택이 있고, 밑은 심장 모양이고 가장자리는 물결처럼 너울거린다. 꽃은 8～9월에 꽃줄기 끝에 순차적으로 총상 순백색으로 피고, 열매는 10월에 삭과로 여문다.

옥잠화는 선녀와 옥비녀를 연상케 하고 꽃봉오리가 비녀처럼 생겼다 하여 '옥잠화(玉簪花)'라는 이름이 붙여졌다. 유사종으로 잎이 더욱 길고 열매를 맺지 못하는 긴옥잠화가 있다. 식용 · 약용 · 관상용 · 밀원용으로 가치가 크다. 어린잎은 나물로 먹는다. 약으로 쓸 때는 탕으로 쓰거나 생즙을 만들어 사용한다.

▶**한방** 전초를 말린 것을 '옥잠(玉簪)'이라 부른다. ▶**약성** 차고, 달고, 맵다 ▶**주요 효능** 심장 · 간장 질환에 효험, 인후염 · 임파선염 · 지혈 · 소종양 · 옹저 · 유옹 · 출혈 · 토혈 · 이뇨 · 중독 ▶**약리 작용** 항균 작용 ▶**이용** 인후염 · 임파선염에는 뿌리 20g을 달여서 먹는다. 지혈에는 전초 5g을 달여서 먹는다.

▶산나물 만들기
- 봄에 꽃이 피기 전에 어린순을 따서 끓는 물에 살짝 데쳐서 나물로 무쳐 먹는다.

▶제철 음식 만들기
- 식용(꽃·어린싹)·약용(전초·뿌리)
- 오가피+꾸지뽕+감초+대추+말린 옥잠화 전초를 배합하여 육수를 만들어 요리에 쓴다.
- 봄에 어린싹을 따서 밀가루에 버무려 튀김·부침개로 먹는다.

▶차 만들기
- 여름에 꽃이 피기 전에 꽃봉오리를 통째로 따서 잘게 썰어 찻잔에 조금 넣고 뜨거운 물을 부어 1~2분 후에 꿀을 타서 마신다.

▶발효액 만들기
- 봄에 어린싹을 채취하여 용기에 넣고 재료의 양만큼 설탕을 붓고 100일 정도 발효시킨 후에 발효액 1에 찬물 3을 희석해서 음용한다.

▶약술 만들기
- 가을에 뿌리를 채취하여 물로 씻고 물기를 뺀 다음 용기에 넣고 19도의 소주를 부어 밀봉하여 3개월 후에 마신다.

▶약초 만들기
- 가을에 뿌리를 캐어 햇볕에 말려 쓴다.

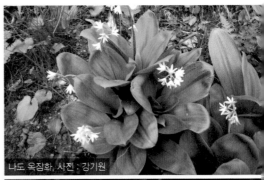

나도 옥잠화, 사진 : 강기원

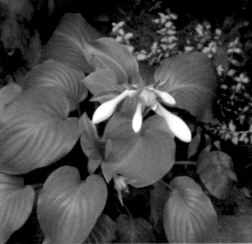

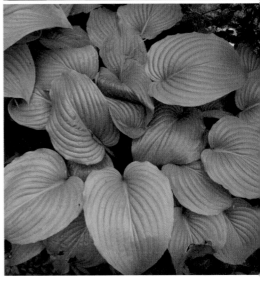

간염·피부 소양증·관절염에 효능이 있는

소리쟁이 *Rumex crispus*

생약명 우이대황엽(牛耳大黃葉)—전초를 말린 것·
　　　우이대황(牛耳大黃)—뿌리를 말린 것
이명 이대황·독채·양제·앵제초·소루쟁이·
　　송구지
분포 전국의 습지

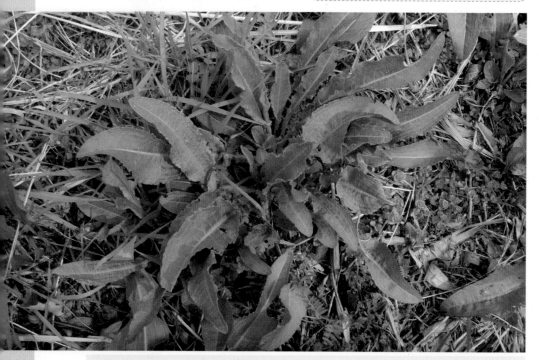

형태 · 소리쟁이는 마디풀과의 여러해살이풀로 높이는 30~80cm 정도이고, 줄기잎은 어긋나고, 댓 잎피침형 또는 긴 타원형으로 양끝이 좁고 주름지고 밑부분이 편평하거나 둥글고 가장자리는 물결 모양이다. 꽃은 6~7월에 가지 끝에 잔꽃이 층층으로 돌려 나와 원추 꽃차례를 이루며 연한 녹색으로 피고, 열매는 가을에 세모진 수과로 여문다.

　　소리쟁이의 열매가 익으면 바람에 흔들려 소리가 난다 하여 '소리쟁이'라 부른다. 뿌리는 굵고 곧으며 황색으로 살이 쪄서 두툼하다. 식용·약용·사료용으로 가치가 크다. 약으로 쓸 때는 탕으로 하거나 생즙을 만들어 사용하며 술에 담가 마신다. 어린 잎은 나물로 뿌리를 쪄서 식용한다. 한방에서 뿌리를 다른 약재와 배합하여 염증에 쓴다.

▶**한방** 전초를 말린 것을 '우이대황엽(牛耳大黃葉)'·뿌리를 말린 것을 '우이대황(牛耳大黃)'이라 부른다. ▶**약성** 차며, 쓰다. ▶**주요 효능** 출혈·소화기·피부과 질환에 효험, 간염·갑상선 질환·건선·비부소양증·관절염·관절통·대하증·무좀·백전풍·부종·소변 불통·소화 불량·습진·위염·장염 ▶**약리 작용** 항균 작용·암세포 억제 작용 ▶**이용** 피부 소양증에 잎을 따서 짓찧어 환부에 즙을 바른다. 관절통에는 뿌리 2g을 물에 달여 복용한다.

▶**산나물 만들기**
· 봄에 어린순을 채취하여 끓는 물에 살짝 데쳐
  서 나물로 무쳐 먹는다.

▶**제철 음식 만들기**
· 식용(어린잎) · 약용(전초 · 뿌리)
· 뿌리를 캐서 고구마처럼 쪄서 먹는다.
· 봄에 어린잎을 따서 밀가루에 버무려 튀김 · 부
  침개로 먹는다.

▶**발효액 만들기**
· 봄에 어린순을 채취하여 용기에 넣고 재료의
  양만큼 설탕을 붓고 100일 정도 발효시킨 후에
  발효액 1에 찬물 3을 희석해서 음용한다.

▶**약술 만들기**
· 봄에 뿌리를 캐서 물로 씻고 쪼개서 용기에 넣
  고 19도의 소주를 부어 밀봉하여 3개월 후에
  마신다.

▶**약초 만들기**
· 전초를 수시로 채취하여 햇볕에 말려 쓴다.
· 봄에 뿌리를 채취한 후 쪼개서 햇볕에 말려 쓴
  다.

▶**금기**
· 복용 중에 하눌타리 · 깽깽이풀 · 측백나무는
  금한다.

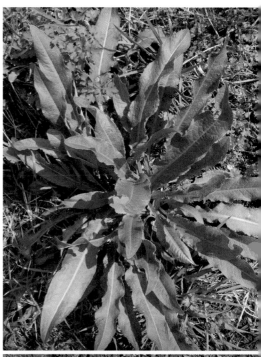
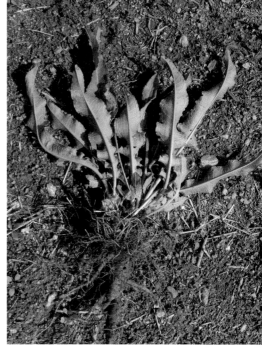

이뇨 · 부종 · 야맹증에 효능이 있는

나팔꽃 *Pharbitis nil*

생약명 견우자(牽牛子)—종자를 말린 것
이명 견우 · 견우화 · 조양화 · 이축 · 흑축 · 백축
분포 전국의 밭과 들

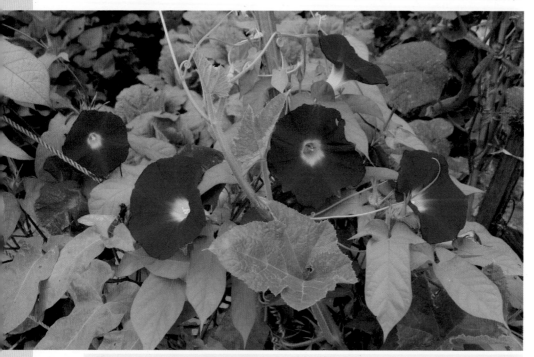

형태 · 나팔꽃은 메꽃과의 한해살이 덩굴풀로 전체에 밑을 향한 털이 있고, 덩굴성으로 왼쪽으로 주위의 물체를 감고 올라가면서 자라는데 길이는 2~3m 정도까지 자라고, 꽃은 7~8월에 잎 겨드랑이에서 나온 하나의 꽃대에 1~3 송이씩 보라색 · 분홍색 · 흰색 등 여러 가지 색깔로 피고, 열매는 8~10월에 둥근 삭과로 여문다.

꽃이 나팔처럼 생겼다 하여 '나팔꽃'이라 부른다. 나팔꽃은 아침 일찍 피고, 나팔꽃과 비슷한 메꽃은 대낮에 꽃이 핀다. 약용 · 관상용으로 가치가 크다. 옛날부터 나팔꽃에 잎이 많이 붙어 있을 때 뿌리에서 20cm 정도를 채취하여 말려 두었다가 동상에 걸렸을 때 달여 환부를 찜질하였다. 약으로 쓸 때는 청백색의 꽃이 핀 씨앗의 껍질인 흑축을 쓴다.

▶**한방** 종자를 말린 것을 '견우자(牽牛子)'라 부른다. ▶**약성** 차며, 쓰고, 맵다. ▶**주요 효능** 통증 · 운동계 질환에 효험, 수종 · 이뇨 · 부종 · 요통 · 야맹증 · 갱년기 장애 · 관절염 · 관절통 · 변비 · 동상 · 소변 불통 · 소염제 · 습진 · 식체(감자) ▶**약리 작용** 사하 작용 ▶**이용** 부종에은 종자 4~12g을 달여서 먹는다. 야맹증에는 씨앗 10g을 달여서 먹는다.

▶산나물 만들기
- 봄에 어린순을 따서 끓는 물에 살짝 데쳐서 나물로 무쳐 먹는다.

▶제철 음식 만들기
- 식용(어린싹 · 종자) · 약용(종자)
- 가을에 종자를 채취하여 겉껍질을 벗겨 내고 기름을 짜서 쓴다.

▶발효액 만들기
- 봄에 어린싹을 채취하여 용기에 넣고 재료의 양만큼 설탕을 붓고 100일 정도 발효시킨 후에 발효액 1에 찬물 3을 희석해서 음용한다.

▶약술 만들기
- 가을에 성숙한 열매를 따서 겉껍질을 벗겨 내고 용기에 넣고 19도의 소주를 부어 밀봉하여 3개월 후에 마신다.

▶약초 만들기
- 가을에 성숙한 열매를 따서 겉껍질을 벗겨 내고 햇볕에 말려 쓴다.

▶구분
- 나팔꽃 : 아침에 일찍 꽃이 핀다.
- 메꽃 : 대낮에 꽃이 핀다.

▶금기
- 임산부는 복용을 금한다.

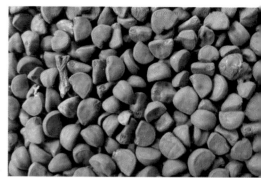
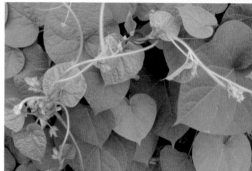
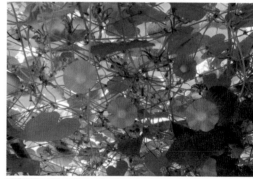
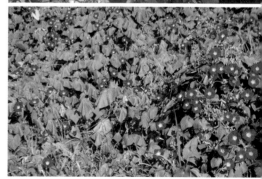

대하증·장염·이뇨에 효능이 있는

접시꽃 *Althaea rosea Cavanilles*

생약명 촉규화(蜀葵花)—꽃을 말린 것
이명 칙금잔·촉기근·호규근·촉규자·촉규근
분포 전국의 들과 길가

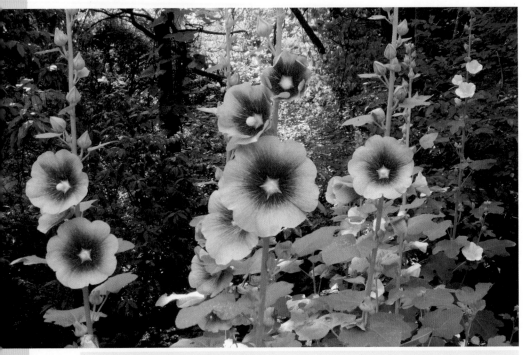

형태 • 접시꽃은 아욱과의 두해살이풀로 높이는 2m 정도이고, 잎은 어긋나며 크고 넓은 심장형이고 잎자루가 길고, 잎은 손바닥 모양이고 가장자리에 둔한 톱니가 있다. 꽃은 6월에 줄기의 상반부의 잎 겨드랑이마다 총상 꽃차례를 이루며 1~2 송이씩 분홍색·자주색·흰색으로 피고, 열매는 9월에 편평한 분과로 여문다.

접시꽃은 옛날 시골집에 손님을 맞이하는 대표적인 꽃이다. 꽃의 모양이 접시와 비슷하다 하여 '접시꽃'이라 부른다. 식용·약용·관상용으로 가치가 크다. 어린순은 나물로 먹는다. 꽃은 그늘에 잎과 줄기는 햇볕에 말려 쓴다. 약으로 쓸 때는 꽃·잎·뿌리를 탕으로 쓰거나 환제 또는 산제로 사용하며, 술에 담가 마신다.

▶**한방** 꽃을 말린 것을 '촉규화(蜀葵花)'라 부른다. ▶**약성** 약간 차며, 달다 ▶**주요 효능** 운동계·비뇨기과·순환계 질환에 효험, 간염·대하증·자궁내막염·토혈·요혈·장염·대변 불통·이뇨·부종·산후증·소변 불통·종독·창종 ▶**약리 작용** 윤활 작용 ▶**이용** 대하증에는 잎과 줄기 25g+뿌리 50g를 달여서 먹는다. 종기가 곪았을 때 뿌리 10g을 달여서 먹는다.

▶ 산나물 만들기

· 봄에 어린싹을 채취하여 끓는 물에 살짝 데쳐서 나물로 무쳐 먹는다.

▶ 제철 음식 만들기

· 식용(어린 싹)·약용(꽃·종자·뿌리)
· 봄에 어린싹을 채취하여 된장찌개·쌈으로 먹는다.
· 꽃을 밀가루에 버무려 튀김·부침개로 먹는다.

▶ 발효액 만들기

· 봄에 어린싹을 채취하여 용기에 넣고 재료의 양만큼 설탕을 붓고 100일 정도 발효시킨 후에 발효액 1에 찬물 3을 희석해서 음용한다.

▶ 약술 만들기

· 가을에 뿌리를 캐서 물로 씻고 물기를 뺀 다음 용기에 넣고 19도의 소주를 부어 밀봉하여 3개월 후에 마신다.

▶ 약초 만들기

· 봄에 꽃이 피기 전에 따서 그늘에서 말려 쓴다.
· 잎을 따서 그늘에 말려 쓴다.
· 가을에 뿌리를 캐어 햇볕에 말려 쓴다.

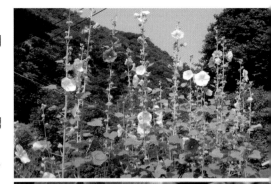
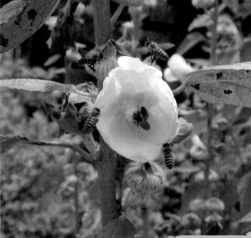
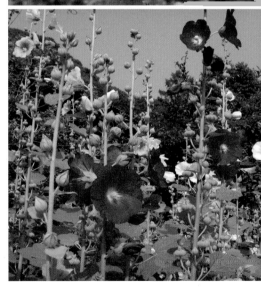

천식·편도선염·기관지염에 효능이 있는

수세미외 *Luffa chlindrica Roemer*

생약명 사과(絲瓜)—열매를 말린 것·
천라수(天羅水)—줄기의 수액
이명 사과락(絲瓜洛)수과·면과·천사과·수세미
분포 울타리 등에 재배

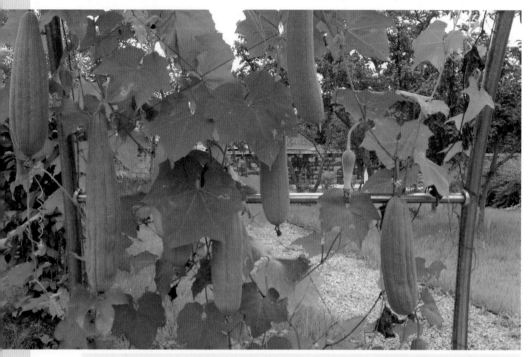

형태 • 수세미외는 박과의 한해살이 덩굴풀로 길이는 12m 정도이고, 잎은 어긋나고 얕게 손바닥 모양으로 갈라지며 가장자리에 톱니가 있다. 꽃은 암수 딴 그루이고 8~9월에 수꽃은 잎 겨드랑이에 여러 송이가 모여 피고, 암꽃은 1 송이씩 노란색으로 피고, 열매는 9~10월에 50cm 정도의 긴 자루 모양으로 여문다.

우리의 조상은 열매 속에 그물망 같은 섬유가 많아 '그릇을 닦는 수세미'라 이름을 붙였다. 식용·약용·관상용·공업용으로 가치가 크다. 어린잎은 나물, 열매를 먹는다. 씨에는 40%의 기름이 함유되어 있다. 기름을 짜고 남은 깻묵은 비료와 사료로 줄기의 즙액은 화장수로 쓴다. 약으로 쓸 때는 탕으로 쓰거나 생즙을 만들어 사용한다.

▶**한방** 열매를 말린 것을 '사과(絲瓜)'라 부른다. ▶**약성** 서늘하며, 달다. ▶**주요 효능** 호흡기 및 부인과 질환에 효험, 편도선염·기관지염·가래·천식·두통·복통·감기·주독·당뇨병·기미·주근깨·월경 불순·진통·피부미용 ▶**약리 작용** 항염 작용·혈당 강하 작용 ▶**이용** 가래·천식에는 수세미외에 상처를 내서 흐르는 진액을 받아 먹는다. 땀띠·화상·피부를 곱게 하고자 할 때에는 수세미외의 수액을 바른다. 화상을 입었을 때는 참기름에 개어 환부에 바른다.

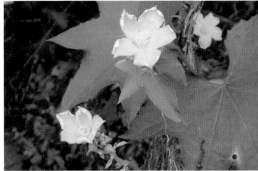

▶ 산나물 만들기
- 봄에 어린잎을 따서 끓는 물에 살짝 데쳐서 나물로 무쳐 먹는다.

▶ 제철 음식 만들기
- 식용(꽃·어린 열매)·약용(줄기·열매)
- 양념 무침·부침개로 먹는다.
- 잎을 따서 밀가루에 버무려 튀김·부침개로 먹거나 어린 열매를 먹는다.
- 씨로 기름을 짠다.

▶ 꽃차 만들기
- 8~9월에 꽃을 따서 그늘에서 말려 밀폐 용기에 보관하여 찻잔에 2~3개를 넣고 뜨거운 물을 부어 2~3분간 우려낸 후 마신다.
- 말린 열매를 적당한 크기로 잘라 살짝 볶은 다음 1회에 10g을 물에 달여 마신다.

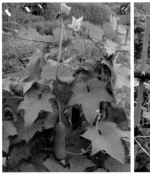
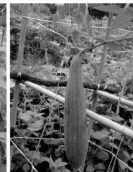

▶ 발효액 만들기
- 가을에 성숙한 열매를 따서 적당한 크기로 잘라 도라지와 함께 용기에 넣고 재료의 양만큼 설탕을 붓고 100일 정도 발효시킨 후에 발효액 1에 찬물 3을 희석해서 음용한다.

▶ 수액 받는 법
- 수세미외로 수액을 만들 때는 수세미덩굴을 뿌리를 잘라 뿌리쪽 덩굴을 굽혀서 깨끗이 병 속에 넣고 공기나 잡물질이 들어가지 않도록 하여 밀봉한 후 3일이 지나면 수액이 나온다.

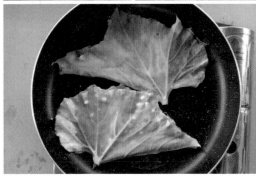

▶ 약초 만들기
- 가을에 성숙한 열매를 따서 적당한 크기로 잘라 햇볕에 말린다.

▶ 금기
- 한꺼번에 7~10개를 먹으면 엘라테린(elaterin) 성분 때문에 설사를 한다.

▶ 수세미 만들기
- 9~10월에 잘 익은 열매를 따서 물에 담가 두면 열매껍질(과육)이 과육에서 떨어지면 끈적끈적한 과육을 씻어내면 그물 모양의 질긴 섬유만 수세미로 사용한다.

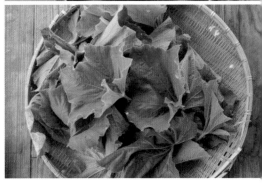

설사 · 장염 · 피부염에 효능이 있는

피마자 *Ricinus communis Linne*

생약명 피마자(피麻子)─종자를 말린 것
이명 아주까리 · 피마주 · 엽마인 · 대마자
분포 전국에서 재배

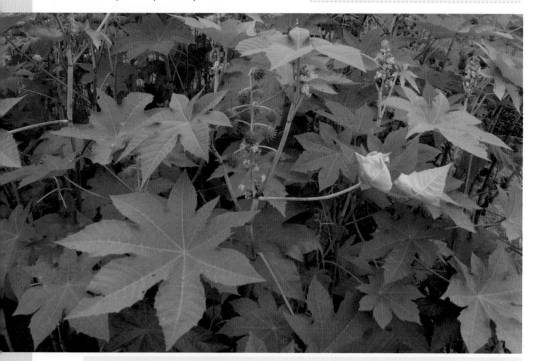

형태 • 피마자는 대극과의 한해살이풀로 높이는 2m 정도이고, 잎은 줄기와 마디에서 어긋나고 잎자루가 길다. 잎몸은 손바닥같이 5∼11개로 갈라진다. 갈라진 조각은 달걀꼴로 끝이 뾰족하고 가장자리에 날카로운 톱니가 있다. 포자는 암수 한 그루로 8∼9월에 원줄기 끝에 총상 꽃차례를 이루며 연한 노랑색으로 피고, 열매는 9∼10월에 약간 길쭉하게 둥근 삭과로 여문다.

피마자는 식용 · 약용 · 관상용 · 공업용으로 가치가 크다. 씨에는 독성이 있으나 가열하면 제거된다. 점도가 높아 씨앗에는 34∼58%의 기름이 들어 있어 기름을 짠다. 공업용으로 항공 엔진 윤활유 · 화장품 · 프린트 잉크 · 니스 · 페인트로 쓴다. 약으로 쓸 때는 탕으로 사용한다. 날것으로 사용할 때는 쇠붙이 도구는 쓰지 않는다.

▶**한방** 종자를 말린 것을 '피마자(피麻子)'라 부른다. ▶**약성** 평온하며, 맵고, 달다. ▶**주요 효능** 운동계 · 소화기 · 피부과 질환에 효험, 각기 · 유종 · 종독 · 설사 · 지혈 · 장염 · 피부염 ▶**약리 작용** 사하 작용 ▶**이용** 위장 내의 독물 제거에는 피마자 기름을 20∼30g을 여러 차례 나누어 먹는다. 장염에는 전초 5g을 달여서 먹는다.

▶산나물 만들기

- 봄에 막 나온 새싹을 뜯어 하룻밤 찬물에 담근 후에 끓는 물에 살짝 데쳐서 나물로 무쳐 먹는다.

▶제철 음식 만들기

- 식용(어린싹 · 종자) · 약용(전초 · 줄기 · 종자)
- 씨앗으로 기름을 짜서 어른은 5스푼, 15세 이하는 4스푼, 10세 이하는 3스푼, 5세 이하는 1~2스푼을 먹는다.
- 봄에 어린싹을 따서 볶음 또는 밀가루에 버무려 튀김 · 부침개로 먹는다.

▶발효액 만들기

- 여름에 전초를 채취하여 용기에 넣고 재료의 양만큼 설탕을 붓고 100일 정도 발효시킨 후에 발효액 1에 찬물 3을 희석해서 음용한다.

▶약초 만들기

- 여름에 전초를 채취하여 그늘에 말려 쓴다.
- 가을에 종자를 따서 햇볕에 말려 쓴다.

▶금기

- 임산부와 설사를 자주 하는 사람은 금한다.
- 소량의 독이 있으나 가열하면 분해된다.

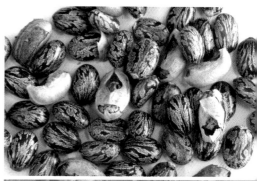

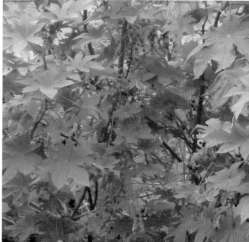

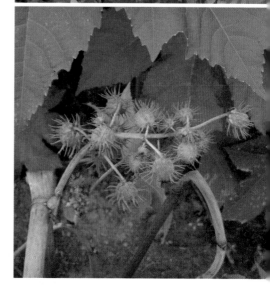

안질 · 대하증 · 습진에 효능이 있는

꿩의비름 *Sedum erythrostictum*

생약명 경천(景天)-잎과 줄기를 말린 것
이명 수저꽃 · 구화 · 미인초
분포 전국 양지바른 산지

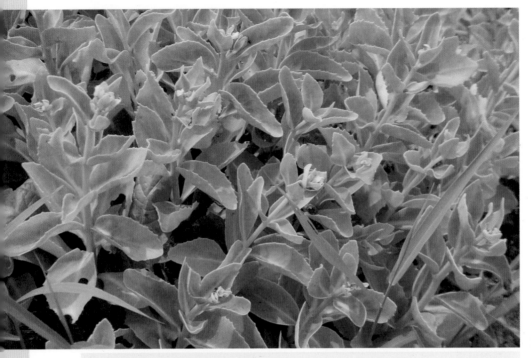

형태 · 꿩의비름은 돌나물과의 여러해살이풀로 높이는 30cm 정도이고, 잎은 마주 나거나 어긋나고 긴 타원형이고 가장자리에 뚜렷하지 않은 둔한 톱니가 있다. 꽃은 8~10월에 원줄기 끝에 산방 모양의 취산 꽃차례로 흰색으로 피고, 열매는 9~10월에 골돌로 여문다.

전국의 산과 들에서 자란다. 꿩의비름의 유사종으로는 꿩의비름보다 크고 꽃차례가 홍자색의 작은 꽃들이 많이 모여서 피는 큰꿩의비름이 있다. 식용 · 약용 · 관상용으로 가치가 크다. 어린잎은 식용한다. 한방에서 잎과 줄기를 순환기계와 피부과 질환에 다른 약재와 처방한다. 약으로 쓸 때는 탕으로 쓰거나 생즙을 만들어 사용한다.

▶**한방** 잎과 줄기를 말린 것을 '경천(景天)'이라 부른다. ▶**약성** 차며, 쓰다. ▶**주요 효능** 순환기계 · 피부과 질환에 효험, 안질 · 대하증 · 종독 · 창종 · 피부병 · 화농 · 습진 · 외상 출혈 · 강장 보호 · 강정제 · 출혈 · 토혈 · 피부병 · 진통 ▶**약리 작용** 진통 작용 ▶**이용** 안질에는 잎과 줄기를 달인 물로 환부를 씻는다. 습진에는 잎을 채취하여 짓찧어 환부에 붙인다.

▶**산나물 만들기**
- 봄에 꽃이 피기 전에 어린순을 따서 끓는 물에 살짝 데쳐서 나물로 무쳐 먹는다.

▶**제철 음식 만들기**
- 식용(꽃)·약용(전초를 포함한 지상부)
- 오가피+꾸지뽕+감초+대추+말린 꿩의비름잎과 줄기를 배합하여 육수를 만들어 요리에 쓴다.

▶**차 만들기**
- 여름에 꽃을 따서 2~3개를 찻잔에 넣고 뜨거운 물을 부어 1~2분 후에 꿀을 타서 마신다.

▶**발효액 만들기**
- 8~9월에 꽃이 피었을 때 지상부를 베어 적당한 크기로 잘라 용기에 넣고 재료의 양만큼 설탕을 붓고 100일 정도 발효시킨 후에 발효액 1에 찬물 3을 희석해서 음용한다.

▶**약초 만들기**
- 잎과 줄기를 채취하여 그늘에 말려 쓴다.

▶**금기**
- 비위가 허약한 사람은 복용을 금한다.

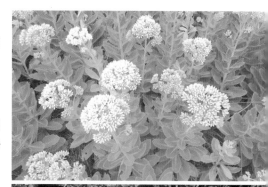
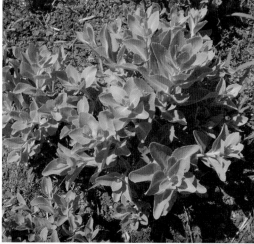
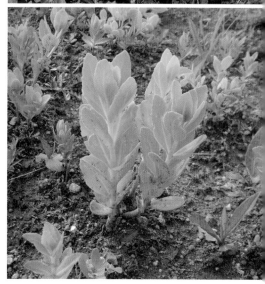

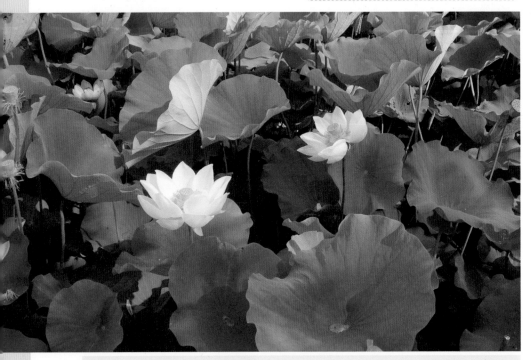

고혈압·이질·야뇨증에 효능이 있는

연꽃 *Nelumbo nucifera Gaert.*

생약명 연실(蓮實)—익은 씨를 말린 것, 연근(蓮根)—뿌리
줄기를 말린 것, 연화(蓮花)—꽃봉리를 말린 것
이명 연·항·하화·영화·연자·우정·연방·하·
연화·홍연화·백연화·연근·연우
분포 전국 연못

형태 • 연꽃은 연꽃과의 여러해살이풀(수생식물)로 높이는 1~2m 정도이고, 잎은 뿌리줄기에서 나와 물 위에 높이 솟고 둥글며 지름은 약 40cm 정도이고 백록색이다. 가장자리가 밋밋하다. 잎은 물에 젖지 않는다. 꽃은 7~8월에 꽃자루 끝에 1개씩 연한 분홍색 또는 흰색으로 피고, 열매는 9~10월에 타원형의 흑색 견과로 여문다. 씨는 꽃턱의 구멍이 들어 있다.

예로부터 연꽃은 진흙 속에서 깨끗하고 아름다운 꽃을 피워 사랑을 받았다. 식용·약용·관상용으로 가치가 크다. 뿌리를 연근, 열매인 연밥 외 꽃·잎·줄기를 먹는다. 한방에서는 말린 씨는 순환기계와 신경기계 질환에 다른 약재와 처방한다. 약으로 쓸 때는 탕으로 쓰거나 환제나 산제 또는 증기에 쪄서 사용하며, 술에 담가 마신다.

▶**한방** 익은 씨를 말린 것을 '연실(蓮實)', 뿌리 줄기를 말린 것 '연근(蓮根)', —꽃봉리를 말린 것을 '연화(蓮花)'라 부른다. ▶**약성** 평온하며, 달고, 떫다. ▶**주요 효능** 신신경계·순환계·인비인후과 질환에 효험, 강심제·강정제·불면증·유정·조루·폐결핵·축농증·설사·이질·야뇨증·고혈압·당뇨병·대하증·방광염·변비·부인병·비염 ▶**약리 작용** 혈압 강하 작용·혈당 강하 작용 ▶**이용** 당뇨병에는 말린 열매 6~15g을 달여서 먹는다. 야뇨증에는 잎을 10g을 달여서 먹는다. 혈변과 토혈에는 뿌리줄기 10g을 달여서 먹는다.

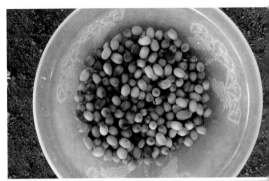

▶연꽃의 활용

· 꽃 · 연잎 · 줄기 · 뿌리 · 연밥 모두를 쓴다.

▶제철 음식 만들기

· 식용(잎 · 꽃 · 생뿌리 · 씨앗) · 약용(잎 · 꽃 · 뿌리줄기 · 씨앗)

· 꽃은 차로 먹고, 잎은 연잎밥 또는 끓는 물에 살짝 데쳐서 쌈으로 먹는다.

· 열매의 껍데기를 벗기고 생으로 먹거나 밥에 넣어 먹는다. 뿌리 줄기는 조림 · 튀김 · 쌈으로 먹는다.

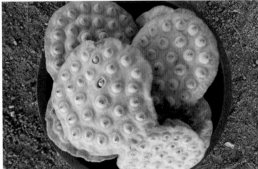

▶차 만들기

· 이른 아침에 꽃이 활짝 피기 전에 꽃송이를 따서 흐르는 물에 씻은 후 백련꽃 한 송이에 녹차 30g을 한지에 싸서 종이끈으로 꽃잎을 오므려 살짝 묶어 냉동실에 보관한 후에 꺼내어 큰 찻잔에 담아 따뜻한 물을 부어 우려 내어 먹는다.

· 초여름에 꽃봉오리를 채취하여 호일로 싸서 냉동실에 보관했다가 큰 찻잔에 꽃봉오리를 담아 꽃술에 따뜻한 물을 부어 우려 내어 수시로 차로 먹는다.

▶발효액 만들기

· 초여름에 잎을 따서 잘게 썰어 용기에 넣고 재료의 양만큼 설탕을 붓고 100일 정도 발효시킨 후에 발효액 1에 찬물 3을 희석해서 음용한다.

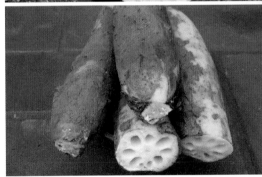

▶약초 만들기

· 늦가을에 열매의 씨가 익으면 채취하여 햇볕에 말려서 껍질과 배아(胚芽)를 제거하여 쓴다.

· 여름에 잎이 쇠기 전에 뜯어 잎자루와 가장자리를 제거한 후 쓴다.

· 뿌리줄기와 마디는 1년 내내 캐어 햇볕에 말려 쓴다.

▶금기

· 지황(생지황 · 건지황 · 숙지황), 마늘을 금한다.

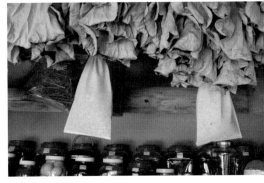

인후염 · 황달 · 위통에 효능이 있는

노랑꽃창포

Lris sanginea
Homem

생약명 연미(鳶尾)-뿌리 줄기를
이명 두시초 · 계손 · 수창포 · 창포붓꽃
분포 전국의 산과 들

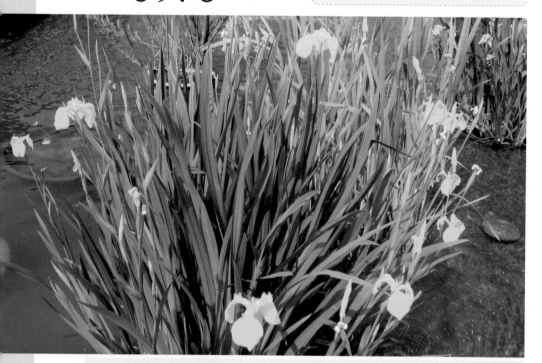

형태 • 노랑꽃창포는 붓꽃과의 여러해살이풀로 높이는 30~60cm 정도이고, 긴 칼 모양의 잎이 떨기로 나와 곧추서고 도드라진 맥이 없고 잎몸은 녹색에다 분백색을 약간 띠는데 창포와 비슷하나 잎맥이 돋아 있지 않다. 꽃은 5~6월에 꽃줄기 끝에 2~3개씩 안쪽에서 보라색으로 피고, 열매는 9~10월에 타원 방추형의 삭과로 여문다. 다 익은 열매가 터지면서 갈색의 씨앗이 나온다.

　노랑꽃창포라는 이름은 꽃봉오리가 벌어지기 전의 모습이 마치 붓과 비슷하여 붙여졌다. 노랑꽃창포는 전통 민속놀이에서 화투(花鬪)에 등장하는 꽃이다. 그리스어로 노랑꽃창포는 무지개를 의미하기 때문에 비 온 뒤에 무지개처럼 꽃이 핀다 하여 기쁜 소식이라는 별명을 가지고 있다. 식용 · 약용 · 관상용으로 가치가 크다. 약으로 쓸 때는 탕으로 쓰거나 산제로 사용한다.

▶**한방** 뿌리 줄기를 말린 것을 '연미(鳶尾)'라 부른다. ▶**약성** 차며, 맵고, 쓰다. ▶**주요 효능** 소화기 · 피부과 질환에 효험, 꽃(인후염 · 코피 · 이뇨 · 임질), 잎(인후염 · 종기 · 임질 · 변비), 종자(황달 · 뿌리는 인후염 · 해열 · 종기), 뿌리(소화 불량 · 위통 · 복통 · 치질 · 옹종), 타막상 · 주독 · 어혈 ▶**약리 작용** 항염 작용 · 항생육 작용 · 항착상 작용 · 지혈 작용 · 해독 작용 · 소염 작용 ▶**이용** 위통 · 복통에는 뿌리 10g을 달여서 쓴다. 인후염에는 잎 5g을 달여서 먹는다.

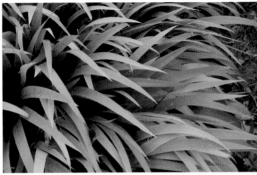

▶제철 음식 만들기
- 식용(꽃) · 약용(꽃 · 뿌리(근경))
- 가을에 뿌리를 캐서 다른 약재와 배합하여 육수를 만들어 요리에 쓴다.

▶차 만들기
- 여름에 꽃을 따서 잘게 썰어 찻잔에 조금 넣고 뜨거운 물을 부어 1~2분 후에 꿀을 타서 마신다.

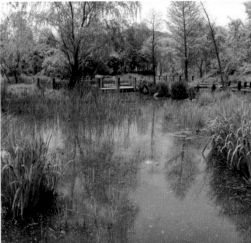

▶발효액 만들기
- 봄에 잎을 따서 잘게 썰어 용기에 넣고 재료의 양만큼 설탕을 붓고 100일 정도 발효시킨 후에 발효액 1에 찬물 3을 희석해서 음용한다.

▶약술 만들기
- 가을에 뿌리 줄기를 캐서 물로 씻고 물기를 뺀 다음 용기에 넣고 19도의 소주를 부어 밀봉하여 3개월 후에 마신다.

▶약초 만들기
- 봄~가을에 꽃 · 잎 · 뿌리를 채취하여 그늘에 말려 쓴다.

▶구분
- 붓꽃 : 꽃의 무늬가 바깥 화피편 안쪽으로 하얗고 노랗고 화려한 그물 무늬가 있다.
- 꽃창포 : 꽃의 무늬가 단순하고 깔끔한 역삼각형의 무늬만 있다.

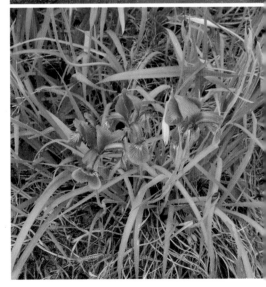

부레옥잠 *Monochoria korsakowi Regel et Maack.*

기침 · 간 해독 · 시력에 효능이 있는

생약명 수련(睡蓮)―잎을 말린 것
이명 자오련 · 우구화 · 부장
분포 전국의 논과 늪

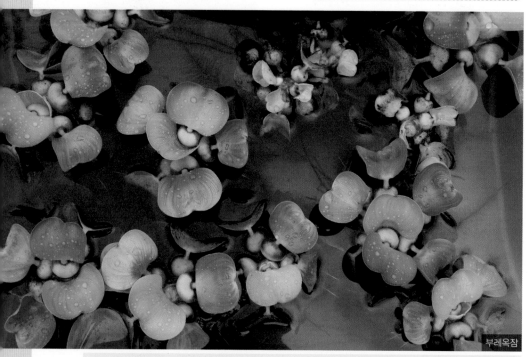

부레옥잠

형태 • 부레옥잠은 물옥잠과의 한해살이풀로 높이는 30cm 정도이고, 줄기에 공기 주머니가 있고, 뿌리는 땅 속에 내리고 꽃과 잎은 물 위로 올라와 자란다. 꽃은 8월에 줄기 끝에서 원추 꽃차례를 이루며 청자색으로 피고, 열매는 9～10월에 타원형의 삭과로 여문다.

　부레옥잠은 물 속에서 자라는데 줄기는 스펀지같이 구멍이 많아 연약하고 윤기가 나며 물 위로 올라온다. 얼핏 보기에 옥잠화 같으나 물에서 자란다. 식용 · 약용 · 관상용으로 가치가 크다. 한방에서 꽃을 말린 것을 천식에 다른 약재와 배합해서 쓴다. 약으로 사용할 때는 탕으로 사용한다. 외상에는 짓찧거나 가루를 만들어 환부에 붙이거나 개어서 바른다.

▶**한방** 잎을 말린 것을 '수련(睡蓮)'이라 부른다. ▶**약성** 차며, 달다. ▶**주요 효능** 피부 종기 · 호흡기 질환에 효험, 기침 · 간 해독 · 청열 · 거습 · 정천 · 종독 · 중독 · 창종 단독 · 소산 · 치질 · 시려 ▶**약리 작용** 항균 작용 ▶**이용** 간 해독에는 전초 10g을 달여서 먹는다. 시력 회복에는 꽃 5g을 달여서 먹는다.

▶산나물 만들기

· 봄에 어린싹을 뜯어 끓는 물에 살짝 데쳐서 나
물로 무쳐 먹는다.

▶제철 음식 만들기

· 식용(꽃·어린싹)·약용(꽃·전초)

· 봄에 어린싹을 채취하여 다른 약재와 배합하여
육수를 만들어 요리에 쓴다.

▶차 만들기

· 여름에 꽃을 따서 햇볕에 말린 후 찻잔에 넣고
뜨거운 물을 부어 1~2분 후에 꿀을 타서 마신
다.

▶발효액 만들기

· 봄에 어린싹을 채취하여 용기에 넣고 재료의
양만큼 설탕을 붓고 100일 정도 발효시킨 후에
발효액 1에 찬물 3을 희석해서 음용한다.

▶약초 만들기

· 가을에 전초를 채취하여 그늘에 말려 쓴다.

▶금기

· 해롭지는 않으나 병이 치유되는 대로 중단한
다.

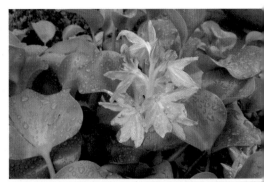
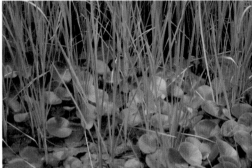
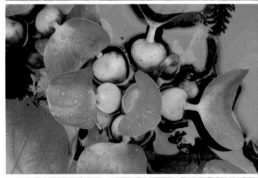
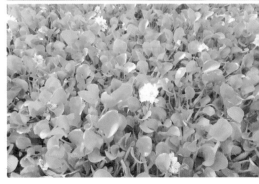

황달·간염 순환기계 질환에 효능이 있는

미나리 *Oenanthe javanica*

생약명 수근(水芹)·근채(芹菜)-잎과 줄기를 말린 것
이명 돌미나리·영화로운 풀·수영·거르제·수근채
분포 연못가·습지나 물가·습지에서 재배

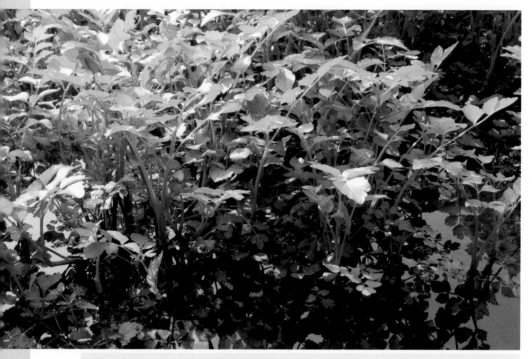

형태 • 미나리는 미나릿과의 여러해살이풀로 높이는 80m 정도이고, 잎은 어긋나고, 작은 잎은 끝이 뾰쪽한 달걀 모양이고, 줄기는 모가 난 기둥 모양이고 속은 비어 있고 가장자리에 톱니가 있다. 전체에서 독특한 향기가 난다. 꽃은 7∼9월에 줄기 끝에 산형 꽃차례를 이루며 흰색으로 피고, 열매는 8∼9월에 가장자리에 모난 타원형으로 여문다.

물을 뜻하는 '미' 자와 나물을 뜻하는 '나리'자를 합쳐 물에서 자라는 나물이라 하여 '미나리'라는 이름이 붙여졌다. 조선 시대 허준이 저술한 『동의보감』에 "미나리는 갈증을 풀어주고, 술 마신 후의 주독(酒毒)을 제거해 주고, 신진 대사를 촉진시킨다"고 기록되어 있다. 식용·약용으로 가치가 크다. 잎과 줄기를 식용한다. 줄기는 털이 없고 독특한 향이 난다. 알칼리 식품으로 비타민 A·C·칼슘·철 등 무기질이 풍부하다.

▶**한방** 잎과 줄기를 말린 것을 '수근(水芹)·근채(芹菜)'라 부른다. ▶**약성** 평온하며, 달고 맵다. ▶**주요 효능** 이비인후과·피부과·순환계 질환에 효험, 황달·간염·수종·대하증·나력·류마티스성 신경통·유행성 이하신염·고혈압·당뇨병·빈혈·미민·소변 불통 ▶**약리 작용** 혈압 강하 작용·혈단 강하 작용 ▶**이용** 황달·간염에는 미나리를 수시로 먹거나, 생미나리즙을 내어 한 공기씩 먹는다. 소화 불량에는 미나리줄기를 채취하여 즙을 내서 1회에 한 컵씩 하루에 3번 마신다.

▶산나물 만들기

· 봄에 꽃이 피기 전에 잎을 뜯어 쌈으로 먹거나 끓는 물에 살짝 데쳐 나물로 무쳐 먹는다.

▶제철 음식 만들기

· 식용(잎·줄기)·약용(잎·줄기)
· 미나리는 각종 탕이나 국에 넣어 먹거나, 나물·김치를 담가 먹는다.
· 잎과 줄기가 달린 채로 채취하여 무침으로 먹는다.
· 미나리는 생선찌개 매운탕·무침 등의 주재료나 부재료로 두루 사용된다.

▶발효액 만들기

· 봄에 꽃이 피기 전에 잎을 뜯어 물로 씻고 물기를 뺀 다음 용기에 넣고 재료의 양만큼 설탕을 붓고 100일 정도 발효시킨 후에 발효액 1에 찬물 3을 희석해서 음용한다.

▶약초 만들기

· 가을에 미나리의 잎과 줄기를 채취하여 햇볕에 말려 쓴다.

▶구분

· 미나리 : 향긋한 냄새가 난다.
· 독미나리 : 포기 전체에서 불쾌한 냄새가 나고 뿌리를 자르면 누런 즙이 나온다.

▶식초 만들기

· 미나리 20%+현미 20 %+이스트 1%+물 60%를 용기에 넣고 한 달 후에 식초를 만들어 요리에 넣거나 찬물 3을 희석해서 음용한다.

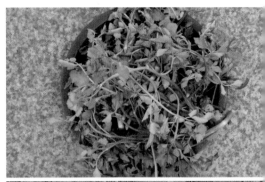

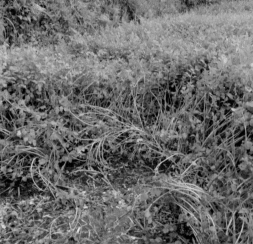

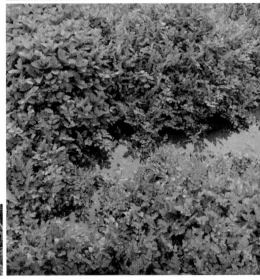

▼ 미나리　　　　▼ 독미나리

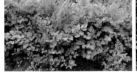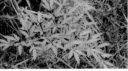

치질·대하증·음낭 습진에 효능이 있는

부들
Typha latifolia Linaeus

생약명 포황(蒲黃)—수꽃의 꽃가루
이명 큰부들 · 감포 · 향포 · 포이화분 · 포화 · 포초황
분포 연못의 가장자리 습지 · 개울가 · 늪

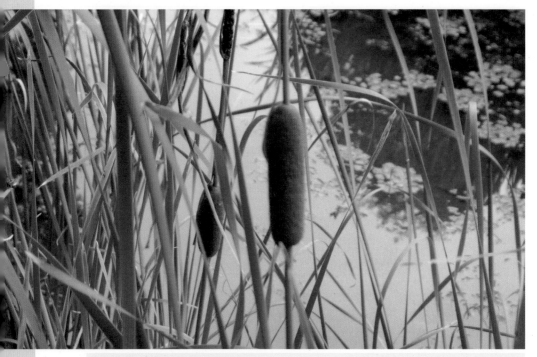

형태 · 부들은 부들과의 여러해살이풀로 높이는 1 m 정도이고, 잎은 가늘고 길며 좁은 선형으로 가장자리가 밋밋하고, 밑부분이 원줄기를 완전히 둘러싼다. 꽃은 6～7월에 꽃잎이 없어 꽃줄기 끝에 원기둥 모양의 육수화서로 달려 윗부분에 노란색으로 피고, 열매는 10월에 긴 타원형으로 여문다.

꽃가루받이가 일어날 때 부들부들하다는 뜻에서 '부들'이라 부른다. 물에서 살지만 뿌리만 진흙에 박고 있을 뿐 잎과 꽃줄기는 물 밖으로 드러나 있다. 식용 · 약용 · 관상용으로 가치가 크다. 한방에서 꽃가루를 지혈제로 쓴다. 약으로 쓸 때는 탕으로 쓰거나 산제 또는 환제로 사용한다.

▶**한방** 수꽃의 꽃가루를 '포황(蒲黃)'이라 부른다. ▶**약성** 평온하며, 달다. ▶**주요 효능** 부인과 · 비뇨기과 · 순환계 질환에 효험, 음낭 습진 · 악성 종기 · 장출혈 · 토혈 · 복통 · 어혈 · 코피 · 자궁 출혈 · 혈변 · 대하증 · 요도염 · 구창 ▶**약리 작용** 지혈 작용 ▶**이용** 음낭 습진 · 악성 종기에는 약재를 가루 내어 환부에 뿌리거나 기름에 개어서 환부에 바른다. 이루(耳漏) · 음하 습양 · 장 출혈 · 토혈에는 포황가루 5g을 물에 달여 하루 3번 나누어 복용한다.

2

물과 갯벌에 있는 산야초

▶제철 음식 만들기
- 식용(뿌리) · 약용(꽃가루 · 뿌리)
- 오가피+꾸지뽕+감초+대추+부들 뿌리를 배합하여 육수를 만들어 요리에 쓴다.

▶꽃차 만들기
- 6~7월에 생꽃가루를 채취하여 1회 2~4g씩을 곱게 가루 내어 끓는 물에 타서 마신다.

▶포황탄 만들기
- 꽃이 필 때 꽃을 잘라 꽃가루를 털어서 불에 검게 태워 만든다.

▶발효액 만들기
- 가을에 뿌리를 캐서 물로 씻고 물기를 뺀 다음 용기에 넣고 재료의 양만큼 설탕을 붓고 100일 정도 발효시킨 후에 발효액 1에 찬물 3을 희석해서 음용한다.

▶약초 만들기
- 여름에 꽃이 필 때 꽃을 잘라 햇볕에 말려서 꽃가루를 털어서 체로 친다. 그대로 쓰거나 불에 검게 태워서 포황탄을 만들어 쓴다.

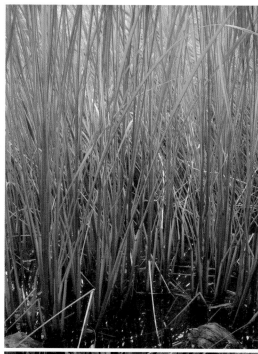

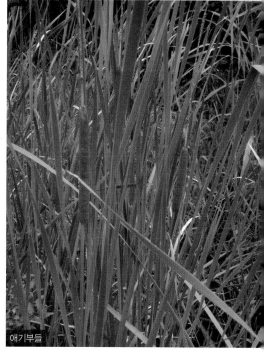

애기부들

소화기 질환·고혈압·기관지염에 효능이 있는

석창포 *Acorus gramineus Soland.*

생약명 석창포(石菖蒲)—뿌리줄기를 말린 것
이명 창포 · 왕창포 · 향포 · 석향포 · 애기석창포
분포 물가 · 바위에서 붙어 자란다

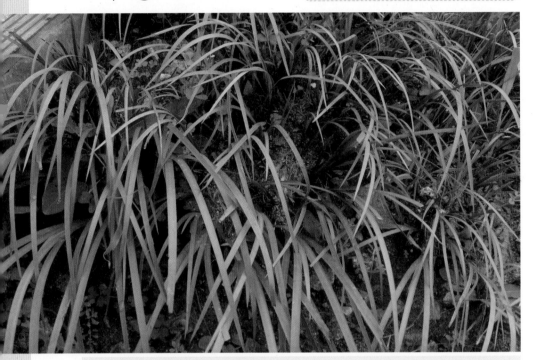

형태 • 석창포는 천남성과의 여러해살이풀로 높이는 30~50cm 정도이고, 물가 바위에서 붙어서 자라고 잎은 뿌리에서 모여 나고 긴 칼.모양이며 가장자리는 밋밋하다. 꽃은 6~7월에 꽃줄기 옆에 수상 꽃차례를 이루며 연한 노란색으로 피고, 열매는 9~10월에 둥근 삭과로 여문다.

예로부터 석창포는 단오에 여인들이 향기가 있어 머리를 감았다. 물가의 바위에 붙어서 자란다 하여 '석창포(石菖蒲)', 물 속에서 자라는 잎의 모양이 검을 닮아서 '수검(水劍)'이라 부른다. 약으로 쓸 때는 탕으로 쓰거나 산제 또는 환제로 사용하고 술에 담가 마신다.

▶**한방** 뿌리줄기를 말린 것을 '석창포(石菖蒲)'라 부른다. ▶**약성** 따뜻하며, 맵다. ▶**주요 효능** 피부과 및 소화기 질환에 효험, 암 · 종기 · 고혈압 · 건망증 · 장염 · 이질 · 간질병 · 기침 · 기관지염 · 정신불안 · 소화 불량 · 가슴 두근거림 · 조발 ▶**약리 작용** 혈압 강하 작용 ▶**이용** 암 · 고혈압에는 말린 약재를 1회 1~3g씩 물에 달여 복용한다. 종기에는 약재를 달인 물로 환부를 닦아 내거나 가루를 내어 기름으로 개어서 환부에 바른다. 피부를 윤택하고자 할 때는 목욕을 할 때 욕조에 입욕제로 넣는다.

▶제철 음식 만들기
- 식용(꽃·잎)·약용(뿌리)
- 오가피+꾸지뽕+감초+대추+석창포 뿌리를 배합하여 육수를 만들어 요리에 쓴다.

▶차 만들기
- 창포 10g을 잘게 썰어 물 2리터에 넣고 약한 불에서 오랫동안 달여 꿀을 타서 마신다.

▶발효액 만들기
- 봄에 잎을 채취하여 마르기 전에 용기에 넣고 재료의 양만큼 설탕을 붓고 100일 정도 발효시킨 후에 발효액 1에 찬물 3을 희석해서 음용한다.

▶약술 만들기
- 8~10월에 뿌리줄기를 캐서 비늘잎과 잔뿌리를 제거하고 물에 씻어 물기를 뺀 다음 용기에 넣고 소주(19도)를 부어 밀봉하여 3개월 후에 마신다.

▶약초 만들기
- 8~10월에 뿌리줄기를 캐서 물에 씻어 비늘잎과 잔뿌리를 제거하고 햇볕에 말려 쓴다.

▶금기
- 부작용으로 구토와 메스꺼움이 있을 때 중단한다.

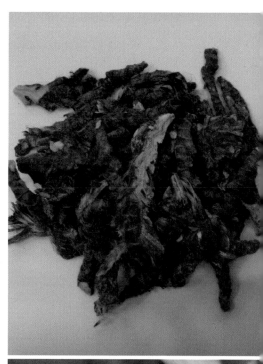

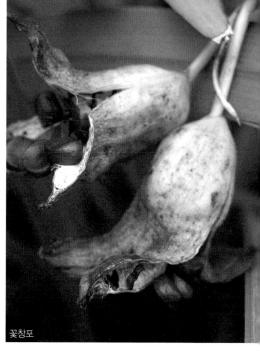

꽃창포

경련·불면증·피부 소양증에 효능이 있는

수련 *Nymphaeae tetragona*

생약명 수련(睡蓮)뿌리를 말린 것
이명 자오련, 수련채 · 자우련
분포 중부 이남의 연못이나 늪

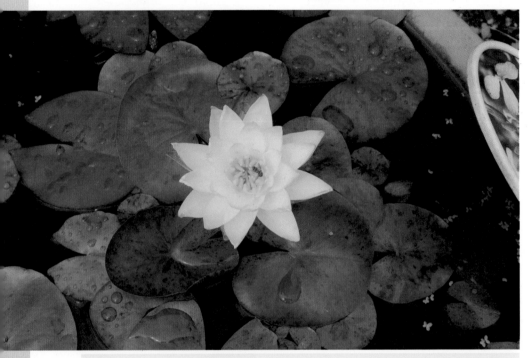

형태 · 수련은 수련과의 여러해살이풀(수생식물)로 높이는 1~3m 정도이고, 땅속줄기는 굵고 짧으며 수염뿌리가 많다. 잎은 긴 잎자루가 있고 둥근 말발굽 모양이다. 꽃은 6~7월에 뿌리에서 나온 긴 꽃줄기 끝에 지름 5cm 정도의 꽃이 한 송이씩 정오경에 피었다가 저녁때 다시 오므라지기를 3~4일간 되풀이하며 흰색 또는 적색으로 피고, 열매는 8~10월에 달걀을 닮은 둥근 삭과로 여문다.

　수련(睡蓮)은 낮에 피어 있다가 저녁이 되면 오므라들기 때문에 '잠자는 연꽃'이라는 이름이 붙여졌다. 뿌리는 물 속에 있고 잎과 꽃은 물 위에 나와 있는 부엽성(浮葉性) 수생식물이다. 식용 · 약용 · 관상용으로 가치가 크다. 약으로 쓸 때는 탕으로 사용하며, 경우에 따라 생즙을 만들어 사용한다.

▶한방 뿌리를 말린 것을 '수련(睡蓮)'이라 부른다. ▶약성 차며, 쓰다. ▶주요 효능 불면증 질환에 효험, 경련 · 진정 · 경련 · 소아의 급성 또는 만성 경풍 · 불면증 · 진정 · 청서 · 해성 · 지경 · 서채 · 야제증 · 피부 소양증 ▶약리 작용 ▶이용 소아의 급성 또는 만성 경풍에는 꽃 20g을 달여서 먹는다. 피부 소양증에는 잎을 짓찧어 즙을 내어 환부에 붙인다.

2
물과 갯벌에 있는 산야초

▶제철 음식 만들기

· 식용(꽃·어린싹)·약용(꽃·뿌리)
· 봄에 잎을 채취하여 짓찧어 생즙으로 먹는다.
· 여름에 뿌리를 캐서 물로 씻고 다른 약재와 배합하여 육수를 만들어 요리에 쓴다.

▶차 만들기

· 6~7월에 꽃이 피기 전에 꽃봉오리를 따서 그늘에 말린 후 찻잔에 넣고 뜨거운 물을 부어 1~2분 후에 꿀을 타서 마신다.

▶발효액 만들기

· 봄에 잎을 채취하여 용기에 넣고 재료의 양만큼 설탕을 붓고 100일 정도 발효시킨 후에 발효액 1에 찬물 3을 희석해서 음용한다.

▶약술 만들기

· 가을에 뿌리줄기를 캐서 물에 씻어 물기를 뺀다음 용기에 넣고 소주(19도)를 부어 밀봉하여 3개월 후에 마신다.

▶약초 만들기

· 6~7월에 꽃이 피기 전에 꽃봉오리를 따서 그늘에 말려 쓴다.

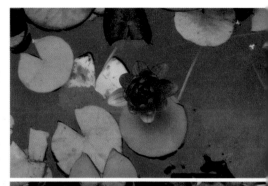

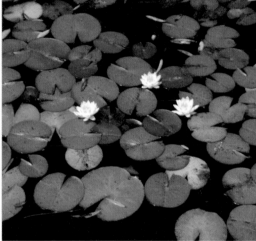

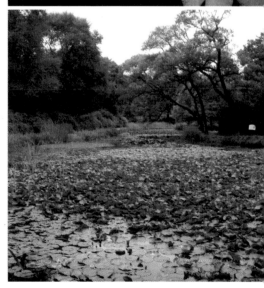

자양 강장·소화 불량·월경 불순에 효능이 있는

왜개연꽃 *Nuplar pumilum*

생약명 평봉초자(萍蓬草子)-잎을 말린 것,
천골(천골)-뿌리 줄기를 말린 것,
천골자(川骨子)-익은 종자를 말린 것
이명 물개구리연 · 북개연 · 평봉초자 · 평봉초근
분포 중부 이남의 얇은 물 속 · 연못이나 늪

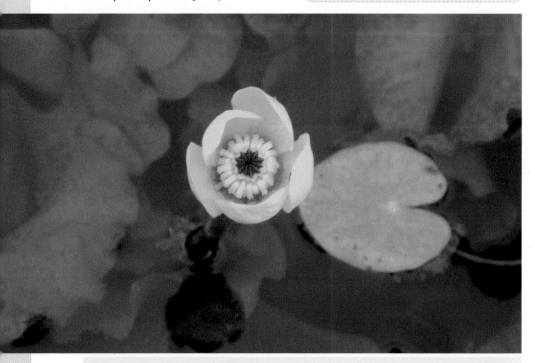

형태 · 왜개연꽃은 수련과의 여러해살이풀(수생식물)로 물 위에 10~40cm 솟아오른 잎자루에 달려 허공에 떠 있다. 꽃은 8~9월에 지름 2.5cm 정도, 꽃받침은 5개로 꽃잎 같으며, 꽃잎은 주걱 모양이다. 암술머리는 쟁반 같고 황색이거나 붉은빛이 돌며 중앙부에 돌기가 있다. 꽃은 8~9월에 긴 꽃자루 끝에 한 송이씩 노란색으로 피고, 열매는 10월에 달걀 모양의 장과로 여문다.

　왜개연꽃의 뿌리줄기가 진흙 속을 옆으로 넓게 뻗는다. 개연꽃보다 작다. 식용 · 약용 · 관상용으로 가치가 크다. 한방에서 뿌리와 종자를 이뇨 · 부종 · 신장병에 다른 약재와 처방한다. 약으로 쓸 때는 탕으로 사용하며, 술에 담가 마신다.

▶**한방** 잎을 말린 것을 '평봉초자(萍蓬草子), 뿌리 줄기를 말린 것을 천골(천골), -익은 종자를 말린 것천골자(川骨子)'라 부른다. ▶**약성** 차며, 달다. ▶**주요 효능** 심장 · 신장 · 소화기 질환에 효험, 종자(이뇨 · 자양 강장 · 건위 · 소화 불량), 뿌리줄기(보위 · 건위 · 병후 쇠약 · 월경 불순 · 소화 불량), 음종 · 장염 · 타박상 · 허약 체질 ▶**약리 작용** 호흡 중추를 마비 작용 · 이뇨 작용 ▶**이용** 소화 불량에는 씨앗 또는 뿌리줄기 15g을 달여서 먹는다. 이뇨에는 씨앗 5g을 달여서 먹는다.

2
물과 갯벌에 있는 산야초

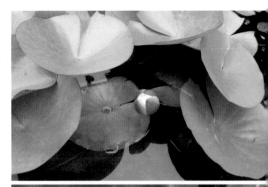

▶제철 음식 만들기
- 식용(씨앗 · 뿌리줄기) · 약용(씨앗 · 뿌리줄기)
- 오가피+꾸지뽕+감초+대추+왜개연꽃 뿌리를 배합하여 육수를 만들어 요리에 쓴다.

▶차 만들기
- 여름에 꽃을 따서 햇볕에 말린 후 찻잔에 넣고 뜨거운 물을 부어 1~2분 후에 꿀을 타서 마신다.

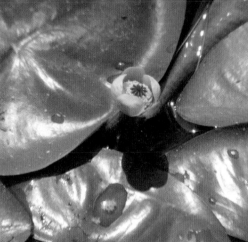

▶발효액 만들기
- 여름~가을에 뿌리 줄기를 캐서 물로 씻고 물기를 뺀 다음 잘게 썰어 용기에 넣고 재료의 양만큼 설탕을 붓고 100일 정도 발효시킨 후에 발효액 1에 찬물 3을 희석해서 음용한다.

▶약술 만들기
- 여름~가을에 뿌리를 캐어 물로 씻고 물기를 뺀 다음 용기에 넣고 술(소주 19도)을 붓고 밀봉하여 3개월 후에 마신다.

▶약초 만들기
- 가을에 씨앗을 채취하여 햇볕에 말려 쓴다.

▶구분
- 왜개연꽃 : 잎이 수면에 떠 있다.
- 개연꽃 : 잎이 물 위로 10~30cm 솟아오른 잎자루에 달려 허공에 뜬다.

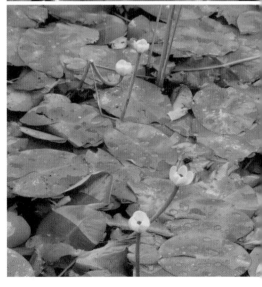

창포 *Acorus gramineus Soland*

생약명 창포(菖蒲)—뿌리줄기를 말린 것
이명 창포 · 왕창포 · 향포
분포 물가의 바위

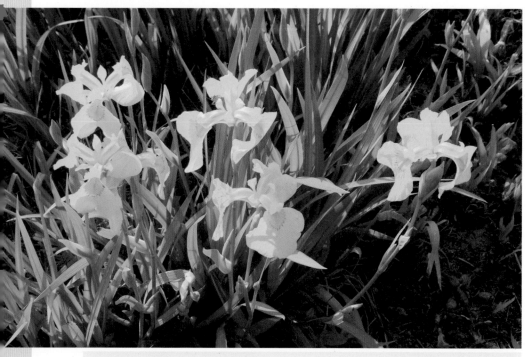

형태 • 창포는 천남성과의 여러해살이풀로 높이는 70cm 정도이고, 잎은 뿌리에서 모여 나고 긴 칼 모양이고 가장자리는 밋밋하다. 꽃은 6~7월에 꽃줄기 중앙 상부 한 쪽에 원기둥 모양의 육수 꽃차 례를 이루며 비스듬히 노란색으로 피고, 열매는 7~8월에 긴 타원형의 장과로 여문다.

단오절에 여인들이 창포의 잎과 뿌리로 우려낸 물로 머리를 감고 목욕을 했다. 뿌리를 깎아 머리에 비녀로 꽂았다. 물가의 바위에 붙어서 자라기 때문에 '석창포(石菖蒲)', 겉으로 보기에 부들처럼 생겼으나 무성하게 자라는 포류(蒲類 · 부들류)라는 뜻에서 '창포'라 부른다. 식용 · 약용 · 관상용으로 가치가 크다. 창포 전체에서 독특한 향기가 난다. 술에 담가 마신다.

▶**한방** 뿌리 줄기를 말린 것을 '창포(菖蒲)'라 부른다. ▶**약성** 따뜻하며, 쓰고, 맵다. ▶**주요 효능** 부인과 · 소화기 · 호흡기 질환에 효험, 건망증 · 우울증 · 경련 · 고혈압 · 구충 · 기관지염 · 냉병 · 소화 불량 · 습진 · 식체 · 위염 · 치통 · 피부 소양증 ▶**약리 작용** 혈압 강하 작용 · 진통 작용 ▶**이용** 피부소양증에는 잎이나 뿌리를 채취하여 물에 달여 환부에 바르거나 목욕을 했다. 소화 불량에는 잎을 물에 달여 복용한다.

▶ **제철 음식 만들기**

- 식용(꽃·뿌리)·약용(뿌리)
- 오가피+꾸지뽕+감초+대추+창포 뿌리를 배합하여 육수를 만들어 요리에 쓴다.

▶ **차 만들기**

- 6~7월에 꽃을 따서 햇볕에 말린 후 찻잔에 조금 넣고 뜨거운 물을 부어 1~2분 후에 꿀을 타서 마신다.

▶ **발효액 만들기**

- 8~10월에 뿌리를 캐서 물에 씻고 물기를 뺀 다음 적당한 크기로 잘라 용기에 넣고 재료의 양만큼 설탕을 붓고 100일 정도 발효시킨 후에 발효액 1에 찬물 3을 희석해서 음용한다.

▶ **약술 만들기**

- 8~10월에 뿌리를 통째로 캐서 물에 씻고 물기를 뺀 다음 용기에 넣고 19도의 소주를 부어 밀봉하여 3개월 후에 마신다.

▶ **구분**

- 창포 : 잎이 보다 좁고 길이가 짧으며 뿌리가 가늘다. 산골짜기에서 자라고 희귀하다.
- 석창포 : 흰색 또는 연한 홍색의 굵은 뿌리줄기가 옆으로 길게 뻗는다. 마디에 수염뿌리가 있다.

▶ **약초 만들기**

- 8~10월에 뿌리를 캐서 물에 씻고 잔뿌리를 제거한 후에 햇볕에 말려 쓴다.

▶ **금기**

- 부작용으로 메스꺼움·구토가 있을 수 있다.

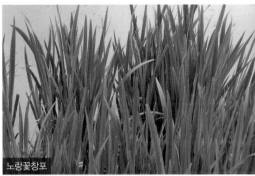

노랑꽃창포

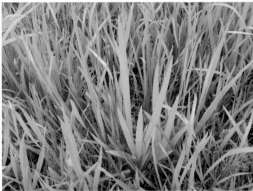

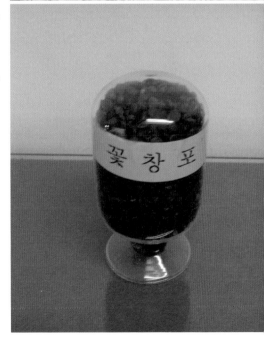

숙변 · 비만 · 당뇨병에 효능이 있는

함초 *Salicornia herbacea*

생약명 퉁퉁마디(鹹草) · 해봉자(海蓬子)
—마디를 말린 것
이명 신초 · 복초 · 염초 · 신풀
분포 서해안이나 남해안 바닷가 갯벌

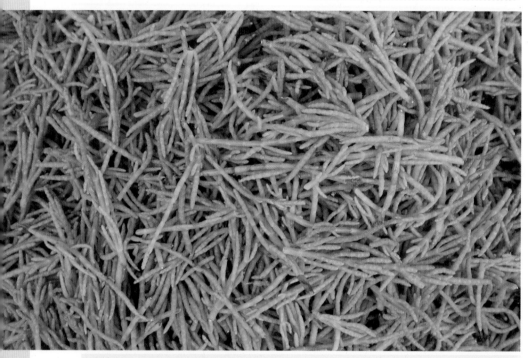

형태 · 함초는 명아주과의 한해살이풀로 높이는 10~30cm 정도이고 전체가 녹색이고 가을에 붉은 빛을 띄는 자주색으로 변한다. 잎은 없고 두꺼운 줄기에 가지가 마주 나고 마디가 퉁퉁하게 튀어 나온다. 꽃은 4월에 녹색, 6월에 노란색, 8~9월에 붉은색, 10월에는 갈색으로 변하고, 마디 사이의 오목한 곳에서 3송이씩 피고, 열매는 10월에 납작한 달걀 모양으로 여문다.

함초(鹹草)는 바다 갯벌에서 자생하기 때문에 '갯벌의 산삼', 잎이 없이 마디마디가 퉁퉁하게 불룩 튀어오르므로 '퉁퉁마디', 몸시 짜다 하여 '염초(鹽草)', 전체의 모양이 산호를 닮았다 하여 '산호초'라 부른다. 식용 · 약용으로 가치가 크다. 퉁퉁마디는 식용한다. 미네랄 · 사포닌 · 아미노산과 타우린을 함유하고 있다. 약으로 쓸 때는 탕으로 사용하거나 효소를 담가 찬물에 희석하여 복용한다.

▶**한방** 마디를 '퉁퉁마디'라 부른다. ▶**약성** 짜다. ▶**주요 효능** 면역계 및 운동계 질환에 효험, 숙변 제거 · 비만 · 면역력 · 당뇨병 · 소화 불량 · 위염 · 위궤양 · 변비 ▶**약리 작용** 혈당 강하 작용 ▶**이용** 비만에는 생초로 효소를 담가 찬물에 타서 꾸준히 먹는다. 소화 불량에는 생초를 짓찧어 즙을 내서 먹는다.

▶**함초 나물 만들기**
 · 4월에 녹색의 함초를 채취하여 물로 씻고 나물로 무쳐 먹는다.

▶**제철 음식 만들기**
 · 식용(퉁퉁마디) · 약용(퉁퉁마디)
 · 김치 · 냉면 · 칼국수 · 튀김 · 부침개 · 양념으로 먹는다.
 · 함초에 당귀+두충+음나무+오갈피+황기+대추+감초를 배합하여 하루 종일 삶아 육수를 만들어 냉면 · 칼국수 · 육류에 넣어 먹는다.
 · 봄~여름에 함초를 채취하여 물로 씻고 무침 · 김치로 먹는다.
 · 4월에 녹색의 함초를 채취하여 물로 씻고 양념에 버무려 김치를 담근다.

▶**발효액 만들기**
 · 생초를 물로 씻고 물기를 뺀 다음 용기나 용기에 넣고 재료의 양만큼 설탕을 붓고 100일 정도 발효시킨 후에 발효액 1에 찬물 3을 희석해서 음용한다.

▶**환 만들기**
 · 4월에 녹색, 6월에 노란색, 8~9월에 붉은색, 10월에 갈색일 때 통째로 채취하여 햇볕에 말린 후 제분소에서 가루를 내어 찹쌀과 배합하여 만든다.

▶**약초 만들기**
 · 4월에서 10월까지 퉁퉁마디를 채취하여 햇볕에 말려 쓴다.

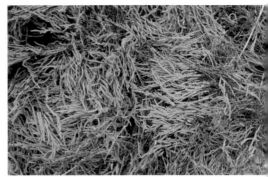
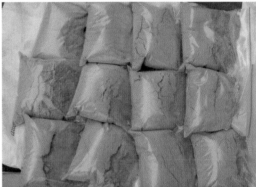
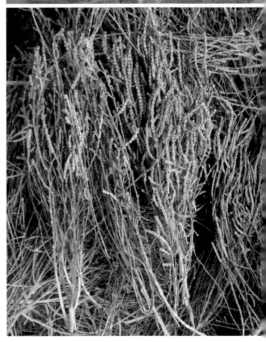

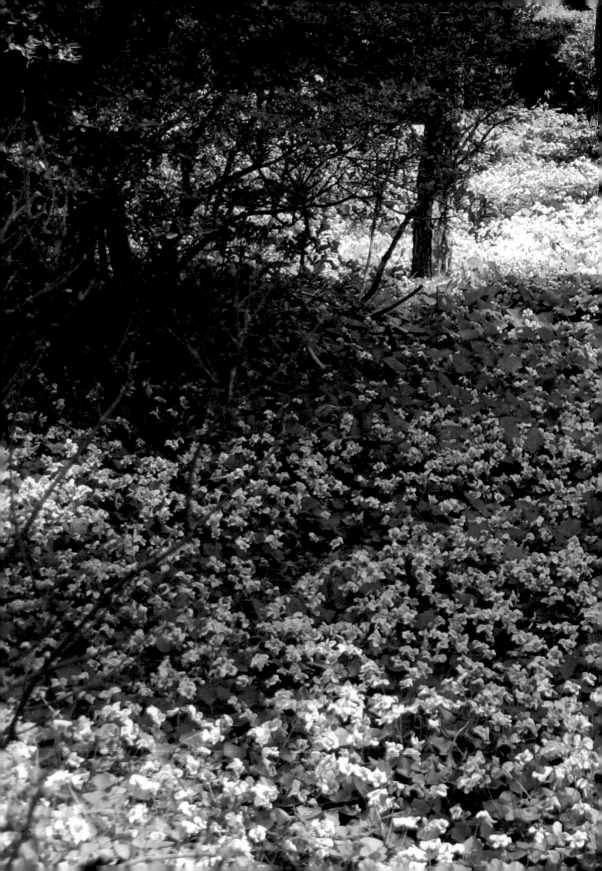

제5장

산에 있는 약용 나무
(식용·약용)

시력·암·신체 허약에 효능이 있는
블루베리 *Vaccinium spp*

외국명 biueberry—열매
이명 하이부시(highbush) 블루베리,
　　　로부시(lowbush) 블루베리 외 20여 종
분포 산지나 논과 밭

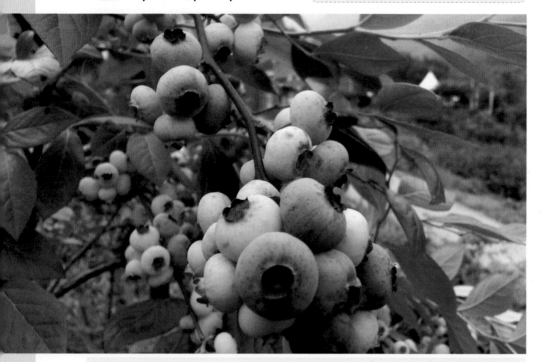

형태·블루베리는 진달랫과의 산앵두나뭇과의 관목성의 식물로 높이는 50~2m 정도이고, 잎살은 두껍고, 달걀 모양으로 가장자리가 밋밋하다. 꽃은 4~5월에 작은 종 모양의 흰색으로 피고, 열매는 6~7월에 구형으로 표면에 회백색으로 덮고 진한 흑청색으로 여문다.

블루베리는 미국 〈TIME〉지에서 10대 건강식품 중 하나로 선정되어 미국·프랑스·일본 등에서 블루베리에 함유된 성분을 추출하여 의약품으로 시판하고 있다. 식용·약용·관상용으로 가치가 크다. 열매를 식용으로 먹는다. 열매의 배당체에는 안토시아닌(anthocyanin) 색소채 '로돕신'은 시력을 좋게 한다. 하시부쉬 블루베리에는 비타민 A의 함유량이 사과의 5배, 비타민 C는 사과의 4배이고 섬유를 다량 함유하고 있다.

▶**한방** 열매를 "블루베리·biueberry"라 부른다. ▶**약성** 따뜻하며, 달다. ▶**주요 효능** 순환기 및 안과 질환에 효험, 암·시력 회복·치매·당뇨병·신체 허약·동매 경하 ▶**약리 작용** 혈당 강하 작용 ▶**이용** 시력을 회복하고자 할 때에는 효소 원액을 한 스푼 정도를 침으로 녹여 먹는다. 신체 허약에는 익은 열매를 냉동하여 생으로 먹는다.

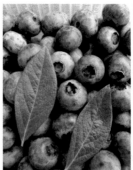
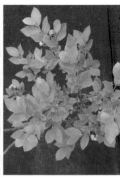

▶**산나물 만들기**
· 6~7월에 익은 열매를 따서 즙을 내어 각종 산
  나물에 무쳐 먹는다.

▶**제철 음식 만들기**
· 식용(꽃 · 익은 열매) · 약용(익은 열매)
· 6~7월에 익은 열매를 따서 생으로 먹거나 즙
  을 내어 먹는다.

▶**꽃 차 만들기**
· 4~5월에 꽃을 따서 그늘에 말려 밀폐 용기에
  넣고 찻잔에 3~5송이를 넣고 뜨거운 물에 우
  려내어 마신다.

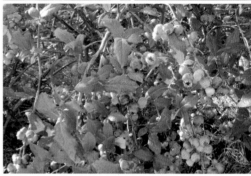

▶**발효액 만들기**
· 7~8월에 검게 익은 열매를 따서 용기에 재료
  의 양만큼 설탕을 붓고 100일 정도 발효시킨
  후에 발효액 1에 찬물 3을 희석해서 음용한다.

▶**블루베리주 만들기**
· 7~8월에 검게 익은 열매를 따서 용기에 넣고
  소주(19도)를 부어 밀봉하여 한 달 후에 마신다.

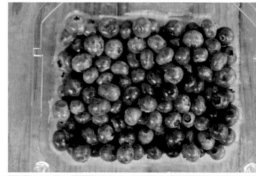

▶**약초 만들기**
· 6~7월에 익은 열매를 따서 냉동 보관하여 쓴
  다.

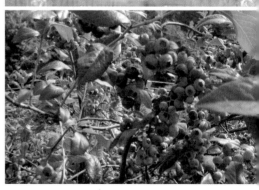

인후염·당뇨병·고혈압에 효능이 있는

오미자나무 *Schizandra chinensis Baill*

생약명 오미자(五味子)—익은 열매를 말린 것
이명 개오미자·오메자·문합·현급·금령자·
　　　홍내소·북미
분포 전국 각지, 산기슭의 300m 이상 돌이 많은 비탈

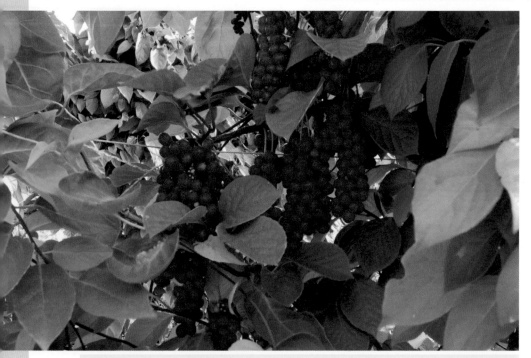

형태 • 오미자나무는 목련과의 갈잎떨기나무로 길이는 5～9m 정도이고, 잎은 어긋나고 달걀 모양이며 가장자리에 톱니가 있다. 줄기는 다른 물체를 감고 올라간다. 꽃은 6～7월에 새 가지의 잎 겨드랑이에 한 송이씩 흰색 또는 붉은빛이 도는 연한 노란색으로 피고, 열매는 8～9월에 둥근 장과로 여문다.

　오미자는 식용·약용·관상용으로 가치가 크다. 어린순은 나물로 열매는 화채로 먹는다. 열매에는 신맛·단맛·짠맛·매운맛·쓴맛 등 5섯 가지 맛이 있다. 열매와 과육은 시고, 껍질은 달며, 씨는 맵고 쓰면서 짠맛까지 난다. 그 다섯 가지의 맛이 인체의 오장 육부(五臟六腑)에 좋다. 신맛이 강하여 과다하게 복용하면 기혈이 막힐 수 있어 적당히 음용해야 한다.

▶**한방** 익은 열매를 말린 것을 '오미자(五味子)'라 부른다. ▶**약성** 따뜻하며, 시고, 맵고, 쓰고, 달고, 떫다. ▶**주요 효능** 순환기계·호흡기계 질환에 효험, 당뇨병·기관지염·인후염·동맥 경화·빈뇨증·설사·소변 불통·식체·신우신염·양기 부족·음위·저혈압·조루·해수·천식·탈모증·허약 체질·권태증·해열 ▶**약리 작용** 혈당 강하 작용 ▶**이용** 해수·천식에는 오미자 열매와 탱자나무 열매를 끓여서 식사 전에 하루 3번 복용한다. 인후염에는 오미자를 물에 우려 차(茶)로 먹는다. 자양 강장에는 오미자 효소를 담가 찬물에 희석해서 먹는다.

▶ 산나물 만들기
· 봄에 어린순을 따서 끓는 물에 살짝 데쳐서 나물로 무쳐 먹는다.

▶ 제철 음식 만들기
· 식용(꽃·어린순·열매)·약용(열매)
· 나물무침·볶음·튀김·국거리로 먹는다.
· 꽃을 따서 튀김·열매로 화채를 만들어 먹는다.

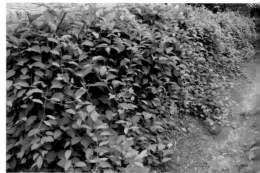

▶ 꽃차 만들기
· 5~7월에 꽃을 따서 그늘에 말려 3~5송이를 찻잔에 넣고 따뜻한 물을 부어 2~3분 향이 우러나면 마신다.

▶ 발효액 만들기
· 가을에 익은 열매를 송이째 따서 용기에 넣고 재료의 양만큼 설탕을 붓고 100일 정도 발효를 시킨 후에 발효액 1에 찬물 3을 희석해서 음용한다.

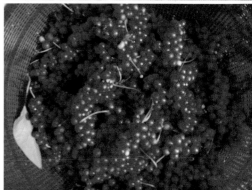

▶ 약술 만들기
· 가을에 익은 열매를 송이째 따서 용기에 소주(19도)를 부어 밀봉하여 한 달 후에 마신다.

▶ 약초 만들기
· 가을에 익은 열매를 따서 햇볕에 말려 쓴다.

▶ 금기
· 신맛이 강하여 과다하게 복용하면 기혈이 울체된다.

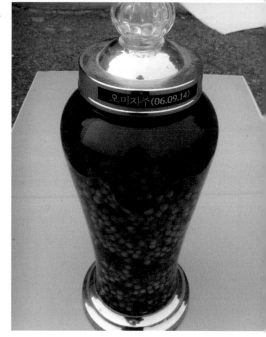

딸꾹질·숙취 해소·야뇨증에 효능이 있는

감나무 *Diospyros kaki*

생약명 시체(柿蒂)─감꼭지를 말린 것
이명 고종시 · 반시 · 곶감 · 연시 · 백시 · 오시 · 침시
분포 중부 이남 과수로 식재

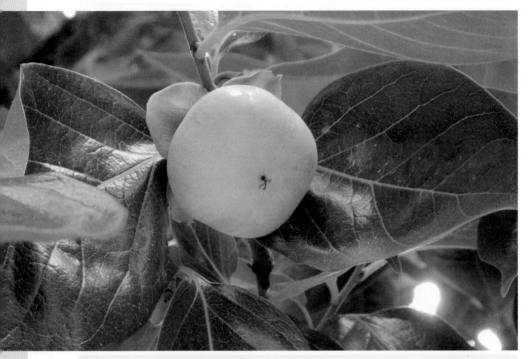

형태 · 감나무는 감나뭇과의 낙엽 활엽 교목으로 높이 6~14m 정도이고, 잎은 어긋나고 가죽질이며 타원 모양 또는 달걀꼴의 넓은 타원형이다. 표면은 윤기가 나고 가장자리에 톱니가 없고 끝이 뾰쪽하다. 꽃은 5~6월에 양성 또는 단성화로 잎 겨드랑이에서 황백색으로 피고, 열매는 10월에 붉은색 원형의 장과로 여문다.

감나무 고목은 득남(得男)과 자손의 번창을 상징한다. 감꽃을 실에 꿰어 목걸이를 하고 다니면 득남을 한다는 속설이 있다. 감나무의 칠덕(七德)은 '수명이 길고, 녹음이 좋고, 날짐승들이 집을 짓지 않고, 벌레가 없고, 단풍잎이 아름답고, 과일이 좋고, 낙엽은 거름이 된다' 등이다. 식용 · 약용으로 가치가 크다. 약으로 쓸 때는 감(연시)은 생으로 곶감 · 감꼭지 · 잎을 달여서 사용한다.

▶한방 감꼭지를 말린 것을 "시체(柿蒂)"라 부른다. **▶약성** 평온하며, 쓰쓸하고, 떫다. **▶주요 효능** 순환기계 · 신경기계 질환에 효험, 딸꾹질 · 숙취 해소 · 구토 · 야뇨증 · 혈당 · 고혈압 · 이뇨 · 중풍 예방과 치료 · 지사 · 설사 · 동맥 경화 **▶약리 작용** 거담 작용 · 지혈 작용 · 지혈 작용 · 혈압 강하 · 관상 동맥의 혈류량 증가 **▶이용** 딸꾹질에는 곶감에 붙어 있는 감꼭지 5g+감초 1g을 달여서 먹는다. 야뇨증에는 감꼭지+솔잎을 섞어 달여서 먹는다.

▶산나물 만들기

· 봄에 어린순을 따서 끓는 물에 살짝 데쳐서 나물로 무쳐 먹는다.

▶제철 음식 만들기

· 식용(어린잎 · 열매) · 약용(잎 · 감꼭지 · 열매)
· 가을에 성숙한 열매를 따서 생으로 먹거나 곶감을 만들어 먹는다.
· 가을에 성숙한 열매를 따서 껍질을 깎아 말려 먹는다.

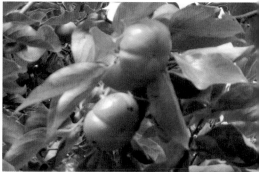

▶차 만들기

· 봄에 어린순을 따서 그늘에 말린 후 찻잔에 넣고 뜨거운 물을 부어 1~2분 후에 꿀을 타서 마신다.

▶발효액 만들기

· 봄에 어린순을 채취하여 용기에 넣고 재료의 양만큼 설탕을 붓고 100일 정도 발효시킨 후에 발효액 1에 찬물 3을 희석해서 음용한다.

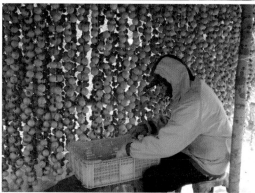

▶약초 만들기

· 감꼭지를 서리 맞은 후에 채취하여 햇볕에 말려 쓴다.

▶금기

· 대극 · 원추리 · 게를 먹지 않는다.
· 쑥 · 참기름과 같이 쓰지 않는다.
· 감을 너무 많이 먹으면 변비 증세가 생긴다.

▶식초 만들기

· 단감 또는 홍시 100%를 용기에 넣고 6개월 후에 숙성시킨 후에 요리에 넣거나 찬물 3을 희석해서 음용한다.

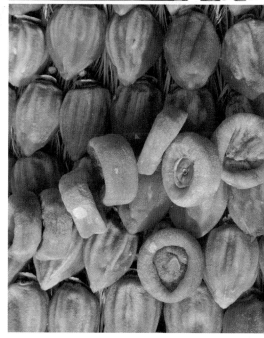

관절염·근골 동통·당뇨병에 효능이 있는

옷나무 *Rhus verniciflua*

생약명 건칠(乾漆)—껍질을 말린 것·
　　　칠엽(漆葉)—잎을 말린 것·칠수자(漆樹子)—씨
이명 칠목
분포 마을 부근 근처

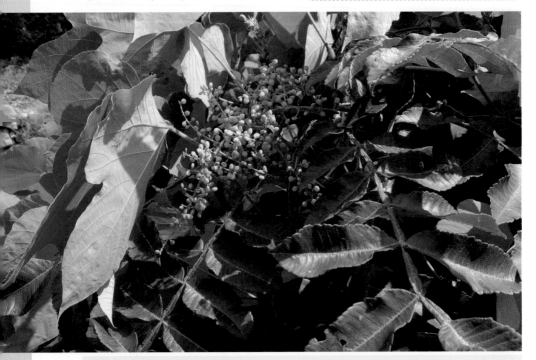

형태 • 옷나무는 옷나뭇과의 낙엽활엽교목으로 높이는 12~20m 정도이고, 잎은 어긋나고 9~11개의 작은 잎으로 구성된 홀수 1회 깃꼴겹잎이며 가지 끝에 모여 달린다. 달걀꼴로서 끝이 뾰족하고 밑은 다소 둥글며 가장자리가 밋밋하다. 꽃은 5~6월에 잎 겨드랑이에 1 송이씩 원추 꽃차례로 밑으로 늘어지며 녹황색으로 피고, 열매는 10월에 둥글납작한 등황색의 핵과로 여문다.

옷나무는 식용, 약으로 공업용 도료로 가치가 크다. 나무껍질에 상처를 내면 70% 정도의 옷진(수액)이 나온다. 건조시켜 굳혀 쓴다. 예로부터 사찰의 스님들은 동구 밖에 옷나무를 심었다. 옷을 칠한 목기(木器)에 밥을 담아 놓으면 곰팡이균을 억제하는 살균 작용이 있어 밥이 쉽게 상하지 않는다. 약으로 쓸 때는 주로 옷닭으로 요리해서 복용한다.

▶**한방** 껍질을 말린 것을 '건칠(乾漆)', 잎을 말린 것을 '칠엽(漆葉)', 씨를 '칠수자(漆樹子)'라 부른다. ▶**약성** 따뜻하며, 맵다. ▶**주요 효능** 통증·소화기계 질환에 효험, 수지(어혈·월경 폐지·소적), 줄기 껍질 뿌리(접골·혈액 순환·동통), 잎(외상·출혈·장상), 관절염·근골 동통·당뇨병·암(진립신암·직장암·피부암)염증·요통·위장염·위통 ▶**약리 작용** 항균 작용·살충 작용·항암 작용·혈당 강하 작용 ▶**이용** 어혈에는 수지 5g을 달여서 먹는다. 접골·외상 출혈에는 잎과 뿌리·껍질 2~10g을 달여 먹거나 즙을 내어 환부에 바른다.

▶산나물 만들기

· 봄에 어린순을 채취하여 끓는 물에 살짝 데쳐서 나물로 무쳐 먹는다.

▶제철 음식 만들기

· 식용(어린순) · 약용(줄기 · 씨)
· 닭백숙에 옻나무 껍질+음나무+꾸지뽕+오가피+감초+대추를 배합하여 보양식으로 먹는다.

▶발효액 만들기

· 봄에 어린순을 채취하여 용기에 넣고 재료의 양만큼 설탕을 붓고 100일 정도 발효시킨 후에 발효액 1에 찬물 3을 희석해서 음용한다.

▶약술 만들기

· 연중 내내 나무줄기를 채취하여 적당한 크기로 잘라 용기에 넣고 19도의 소주를 부어 밀봉하여 3개월 후에 마신다.

▶옻 해독 방법

· 옻순에 달걀 노른자위를 풀어 비벼서 먹는다.
· 옻을 만질 때는 식물유 · 광물유의 기름을 바르고 작업이 끝나면 비눗물로 씻는다.

▶약초 만들기

· 4~5월경에 가지를, 여름에 잎을, 껍질은 수시로 채취하여 햇볕에 말려 쓴다.

▶금기

· 수액에는 우루시올이라는 유독 성분이 있어 만지면 옻이 오른다.
· 임산부 · 알레르기 체질 · 허약한 사람은 먹지 않는다.
· 복용 중 차조기 · 계피는 금한다.

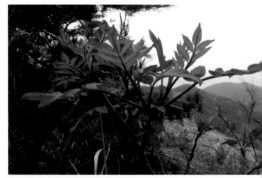

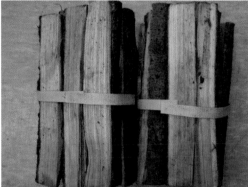

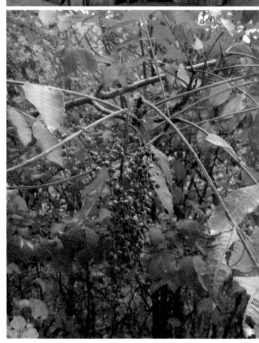

개나리 *Forsythia koreana*

생약명 연교(連翹)–열매를 말린 것
이명 황춘단·황금조·영춘화·어리자·어사리
분포 전국의 양지바른 산기슭

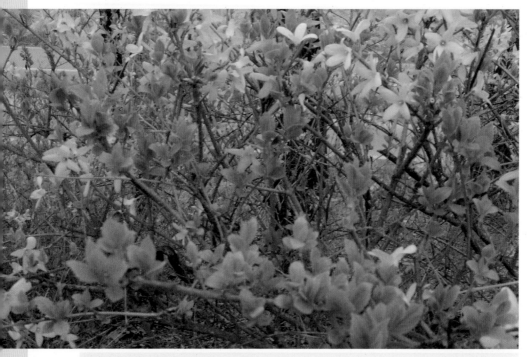

형태 · 개나리는 물푸레나뭇과의 낙엽활엽관목으로 높이는 3m 정도이고, 잎은 마주 나고 달걀 모양의 댓잎피침형 타원형으로 끝이 뾰쪽하고 중앙부 이상의 가장자리에 톱니가 있다. 꽃은 4월에 잎보다 먼저 잎 겨드랑이에서 1~3개씩 밑을 향해 노란색으로 피고, 열매는 9월에 달걀 모양의 검은 삭과로 여문다.

개나리의 열매는 연밥에서 유래된 것으로 연밥처럼 생겼다 하여 '연교(連翹)'라 부른다. 식용·약용·관상용·울타리용으로 가치가 크다. 꽃은 화채, 어린잎은 나물로 먹는다. 열매껍질에는 항균 성분이 있다. 약으로 쓸 때는 탕으로 쓰거나 산제로 사용하고 술에 담가 마신다.

▶**한방** 열매를 말린 것을 '연교(連翹)'라 부른다. ▶**약성** 서늘하며, 쓰다. ▶**주요 효능** 해독·강심제·피부과·질환에 효험, 열매(청열·해독·산결·소종·옹창 종독·나력), 줄기와 잎(심폐 적열), 강심제·견비통·담·심장병·월경 불순·이뇨·종기·종창·중이염·창종·치질·통풍·피부병·피부염 ▶**약리 작용** 항균 작용·암 세포 성장을 억제·항염증 작용·혈압 강하 작용·해열 작용·이뇨 작용·소염 작용 ▶**이용** 옹창·종독 · 나력에는 열매 또는 줄기와 잎을 15g을 달여서 먹는다. 피부염에는 잎을 짓찧어 즙을 내어 환부에 바른다.

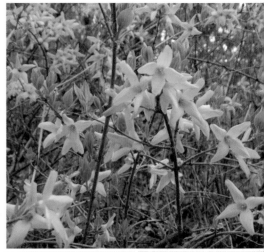

▶산나물 만들기
- 봄에 어린잎을 채취하여 끓는 물에 살짝 데쳐서 나물로 무쳐 먹는다.

▶제철 음식 만들기
- 식용(꽃·어린순)·약용(열매)
- 봄에 꽃을 따서 밀가루에 버무려 튀김·부침개·화채로 먹는다.

▶차 만들기
- 봄에 꽃을 따서 찻잔에 넣고 뜨거운 물을 부어 1~2분 후에 꿀을 타서 마신다.

▶발효액 만들기
- 봄에 어린잎을 채취하여 용기에 넣고 재료의 양만큼 설탕을 붓고 100일 정도 발효시킨 후에 발효액 1에 찬물 3을 희석해서 음용한다.

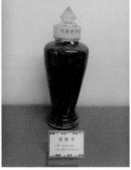
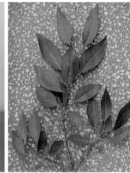

▶약술 만들기
- 연중 내내 뿌리를 캐서 물로 씻고 물기를 뺀 다음 용기에 넣고 19도의 소주를 부어 밀봉하여 3개월 후에 마신다.

▶약초 만들기
- 줄기와 잎을 수시로, 가을에 열매를 따서 그늘에 말려 쓴다.

▶금기
- 한꺼번에 너무 많이 쓰면 좋지 않다.

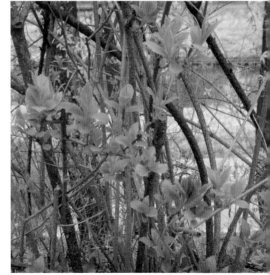

거담·기관지염·인후염에 효능이 있는

살구나무 *Prunus armeniaca*

생약명 행인(杏仁)—씨껍질을 벗겨낸 씨알맹이
이명 행핵자 · 초금단
분포 마을 근처에 식재

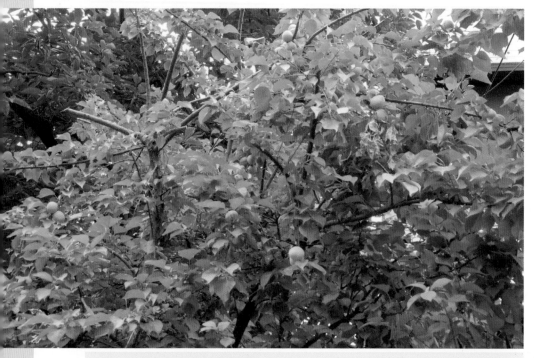

형태 · 살구나무는 장밋과의 낙엽활엽소교목으로 높이는 5~7m 정도이고, 잎은 어긋나고 달걀꼴 또는 넓은 타원형으로 끝이 뾰쪽하고 가장자리에 불규칙한 톱니가 잇다. 꽃은 잎보다 먼저 4월에 지난해 나온 가지에 연분홍색으로 피고, 꽃대는 없다. 열매는 7월에 황적색으로 둥글게 핵과로 여문다.

살구나무는 식용 · 약용 · 관상용 · 공업용으로 가치가 크다. 열매는 맛이 시고 달아 생식하거나 통조림 · 잼 · 건과 등으로 가공하여 쓴다. 한방에서 알맹이는 호흡기 질환에 쓴다. 약으로 쓸 때는 탕으로 쓰거나 산제로 사용하며, 술에 담가 마신다.

▶**한방** 씨껍질을 벗겨 낸 알맹이를 '행인(杏仁)'이라 부른다. ▶**약성** 따뜻하며, 쓰고, 맵다. ▶**주요 효능** 이비인후과 · 호흡기 질환에 효험, 암(골수암 · 뇌암 · 방광암 · 폐암 · 후두암) · 감기 · 거담 · 기관지염 · 인후염 · 해수 · 천식 · 진해 · 변비 · 당뇨병 · 식체(소고기) · 음부 소양증 · 피부미용 ▶**약리 작용** 거담 작용 · 항암 작용 · 혈당 강하 작용 ▶**이용** 각종 암에는 종자 4~12g을 달여서 꾸준히 먹는다. 기관지염 · 해수 · 천식에는 씨앗 10g을 달여서 먹는다.

▶산나물 만들기

· 봄에 어린순을 따서 끓는 물에 살짝 데쳐서 나물로 무쳐 먹는다.

▶제철 음식 만들기

· 식용(꽃·열매)·약용(씨알갱이)
· 6~7월에 익은 열매를 따서 과육만을 생으로 먹는다.
· 꽃을 따서 밀가루에 버무려 튀김·부침개·화채로 먹는다.

▶차 만들기

· 봄에 꽃을 따서 찻잔에 넣고 뜨거운 물을 부어 1~2분 후에 꿀을 타서 마신다.

▶발효액 만들기

· 6~7월에 익은 열매를 따서 용기에 넣고 재료의 양만큼 설탕을 붓고 100일 정도 발효시킨 후에 발효액 1에 찬물 3을 희석해서 음용한다.

▶약술 만들기

· 6~7월에 익은 열매를 따서 용기에 넣고 19도의 소주를 부어 밀봉하여 3개월 후에 먹는다.

▶약초 만들기

· 6~7월에 익은 열매를 따서 과육과 단단한 가종피를 벗긴 속씨를 그늘에 말려 쓴다.

▶금기

· 알맹이를 쓸 때는 뾰쪽한 끝을 제거하고 쓴다.
· 복용 중에 칡과 황기는 금한다.

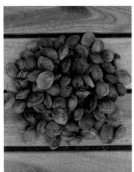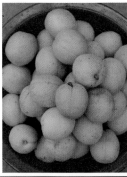

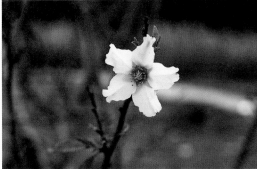

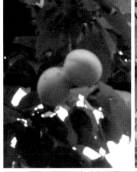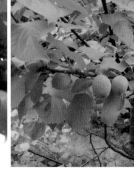

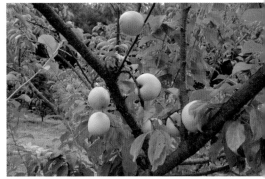

신경통·불면증·고혈압에 효능이 있는

대추나무
Zizyphus jujuba var. inermis

생약명 대조(大棗)—익은 열매를 말린 것
이명 갈매나무·조목
분포 전국의 마을 근처에 식재

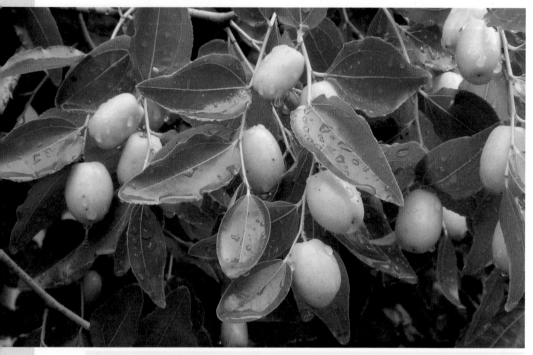

형태 • 대추나무는 갈매나뭇과의 낙엽활엽교목으로 높이는 10~15m 정도이고, 잎은 어긋나고 달걀꼴 또는 긴 달걀꼴로서 광택이 있고 끝이 뾰쪽하며 밑이 둥글고 가장자리에 뭉뚝한 톱니가 있다. 잎자루에는 가시로 된 턱잎이 있다. 꽃은 5~6월에 잎 겨드랑이에서 취산 꽃차례를 이루며 황록색으로 피고, 열매는 9~10월에 적갈색 또는 암갈색의 핵과로 여문다.

대추나무의 열매가 붉다 하여 '홍조(紅棗)'라 부른다. 우리 속담에 '양반 대추 한 개가 아침 해장, 대추 세 개면 한 끼의 요기가 되어 대추씨를 물고 30십 리를 간다'는 말이 있을 정도로 대추는 영양가가 풍부하다. 식용·약용으로 가치가 크다. 열매를 날것으로 먹거나 요리·단자 등에 사용한다. 오래 두고 쓸 때는 말려서 보관하여 사용한다.

▶**한방** 익은 열매를 말린 것을 '대조(大棗)'라 부른다. ▶**약성** 따뜻하며, 달고, 약간 쓰다. ▶**주요 효능** 허약 체질·호흡기 질환에 효험, 신경통·불면증·고혈압·우울증·정신불안·심계 항진·강장·빈혈 ▶**약리 작용** 혈압 강하 작용·진정 완화 작용·항알레르기 작용 ▶**이용** 불면증에는 열매(산조인) 15g을 달여서 먹는다. 신체 허약에는 생대추나 대추차를 끓여 수시로 먹는다.

▶제철 음식 만들기

- 식용(열매)·약용(잎·열매)
- 익은 열매를 요리에 넣어 먹는다.
- 익은 열매를 썰어 엽차 대신 대용차로 마신다.

▶차 만들기

- 말린 대추 10개를 생강 10g을 배합해서 다관이나 주전자에 넣고 약한 불로 끓여서 건더기는 건져 내고 국물만 용기에 담아 냉장고에 보관하여 먹는다.

▶발효액 만들기

- 가을에 익은 열매를 따서 용기에 넣고 재료의 양만큼 설탕을 붓고 100일 정도 발효시킨 후에 발효액 1에 찬물 3을 희석해서 음용한다.

▶약술 만들기

- 가을에 익은 열매를 따서 용기에 넣고 19도의 소주를 부어 밀봉하여 3개월 후에 마신다.

▶약초 만들기

- 봄에는 잎, 가을에는 열매를 따서 햇볕에 말려 쓴다.

▶금기

- 복용 중에 파·현삼·민물고기는 금한다.

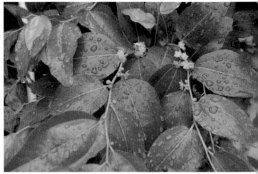

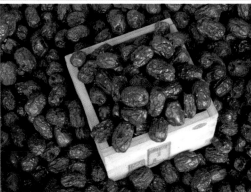

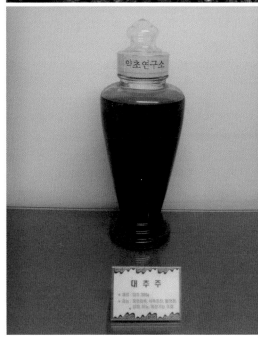

헬리코박터·신경통·위장병에 효능이 있는

고로쇠나무 *Acer mono*

생약명 골리수(骨利樹)—수액
이명 고로쇠 · 오각풍 · 수색수 · 색목
분포 산의 숲 속

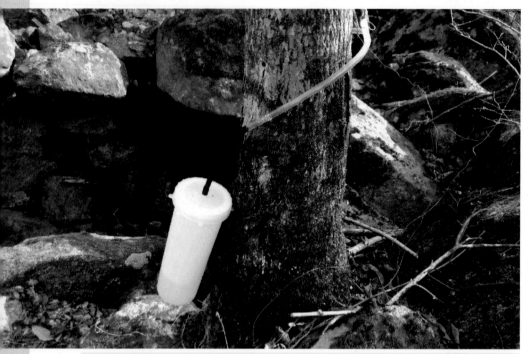

형태 · 고로쇠나무는 단풍나뭇과의 낙엽활엽교목으로 높이는 20m 정도이고, 잎은 마주 나고 둥글며 손바닥 모양이고 끝은 뾰쪽하고 톱니는 없다. 꽃은 양성화로 5월에 잎보다 먼저 잎 겨드랑이에 산방 꽃차례를 이루며 연노란색으로 피고, 열매는 9월에 시과로 여문다. 프로펠러 같은 날개가 있다.

고로쇠나무의 잎은 5개이다. 식용 · 약용으로 가치가 크다. 수액을 아무리 많이 마셔도 탈이 없다. 보리밥을 먹고 체했을 때 수액을 마시면 금방 낫는다. 수액은 알칼리성으로 1.5~2.0%의 당분이 들어 있다. 광양보건대학의 연구팀이 고로쇠 된장에서 위염과 위암을 유발하는 헬리코박터균을 억제하는 기능을 밝혀 냈다.

▶한방 고로쇠나무에 구멍을 뚫어 호스로 받은 수액을 "골리수(骨利水)"라 부른다. ▶약성 평온하며, 달고, 쓰다. ▶주요 효능 신경통 · 소화기계 질환에 효험, 헬리코박터 · 신경통 · 위장병 · 허약체질 · 골다공증 · 타박상 · 관절염 · 부종 · 숙취 · 식체(고구마 · 보리밥) ▶약리 작용 항균 작용 ▶이용 위장병 · 신경통에는 줄기껍질 10g을 달여서 먹는다. 관절염에는 줄기껍질 10g을 달여서 먹는다.

산에 있는 약용 나무

식용

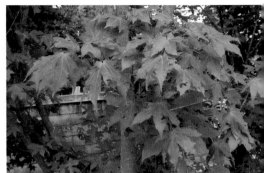

▶**제철 음식 만들기**
- 식용(수액)·약용(수액)
- 우수~경칩 사이에 줄기에 구멍에 호스를 꽂고 물통에 받아 수액을 마신다.
- 고로쇠의 수액으로 밥·김치·물김치를 담가 먹는다.
- 상온에서 쉽게 변하기 때문에 바로 먹어야 한다.

▶**약술 만들기**
- 연중 내내 나뭇가지를 베어 적당한 크기로 잘라 용기에 넣고 19도의 소주를 부어 밀봉하여 3개월 후에 먹는다.

▶**약초 만들기**
- 나무에 상처를 내거나 구멍을 뚫고 호스로 수액을 받아 냉동 보관한다.

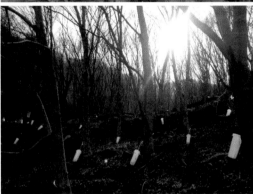

▶**수액 채취**
- 낮과 밤의 기온 차가 섭씨 15도 이상 되는 우수~경칩 사이에 지리산 해발 500~1,000m에서 채취해야 맛이 담백하고 당도가 높다.

▶**고로쇠 채취 규정**
- 산림청과 한국수액협회에서는 높이 1.2m, 지름 10~20cm이면 구멍을 한 개, 21~30cm면 둘, 30cm이면 셋까지 뚫을 수 있다. 채취가 끝나면 살균과 생장 촉진 성분을 가진 유합(癒合) 촉진제로 구멍의 안쪽을 발라 구멍이 원상 회복되도록 한다.

▶**전국 고로쇠 산지**
- 백운산, 지리산의 피아골·뱀사골·진안 운장산 등이 유명하다.

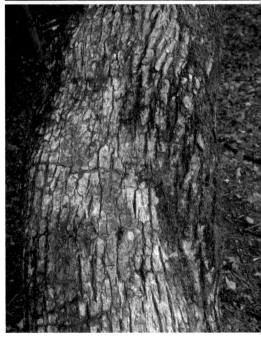

위염 · 위궤양 · 장염에 효능이 있는

가래나무 *Juglans mandshurica*

생약명 추목피(楸木皮)
　　　　—나무껍질이나 뿌리를 껍질을 말린 것
이명 핵도추피 · 추목 · 추자목 · 산핵도 · 호도추
분포 산기슭 · 골짜기

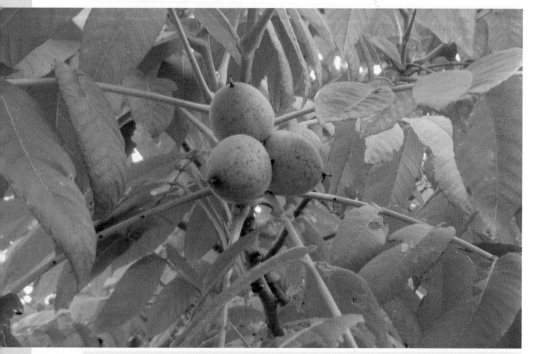

형태 · 가래나무는 가래나뭇과의 낙엽활엽교목으로 높이는 20m 정도이고, 잎은 어긋나고 홀수 깃꼴겹잎으로 긴 타원형이며 잔톱니가 있다. 꽃은 4~5월에 암수 딴 그루로 수꽃은 잎 겨드랑이에, 암꽃은 가지 끝에 피고, 열매는 9월에 원형 또는 달걀 모양의 핵과로 여문다.

　강원도에서는 산추자라 부른다. 열매를 '가래' 또는 '추자(楸子)'라 부른다. 약용 · 식용으로 가치가 크다. 열매를 그대로 먹거나 요리에 쓰고 기름을 짜서 먹는다. 유사종으로 긴가래나무와 왕가래나무가 있다. 약으로 쓸 때는 주로 탕으로 사용한다.

▶**한방** 나무껍질이나 뿌리를 껍질을 말린 것을 '추목피(楸木皮)'라 부른다. ▶**약성** 차며, 쓰다.
▶**주요 효능** 안과 · 신경기계 질환에 효험, 강장 보호 · 구충 · 백전풍 · 설사 · 소화 불량 · 습진 · 악창 · 안실 · 요독증 · 요동 · 위염 · 위궤양 · 십이지장궤양 · 이질 · 장염 · 창증 ▶**약리 작용** 항염 작용 ▶**이용** 습진에는 열매의 과즙을 내서 환부에 바른다. 위염에는 잎이나 나무껍질 4~6g을 물에 달여 복용한다.

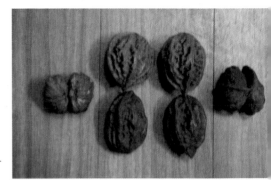

▶산나물 만들기

· 봄에 막 나온 새싹을 따서 끓는 물에 살짝 데쳐
  서 나물로 무쳐 먹는다.

▶제철 음식 만들기

· 식용(새싹) · 약용(잎 · 나무 속껍질 · 열매)
· 가을에 열매를 따서 생으로 먹는다.
· 가을에 익은 열매를 따서 기름을 짜서 먹는다.
· 가래 수액으로 밥 · 김치 · 물김치를 담가 먹는
  다.

▶차 만들기

· 찻잔에 넣고 뜨거운 물을 부어 1~2분 후에 꿀
  을 타서 마신다.

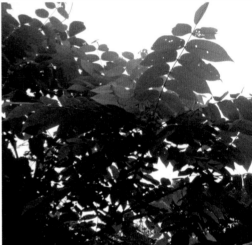

▶발효액 만들기

· 봄에 새싹을 따서 용기에 넣고 재료의 양만큼
  설탕을 붓고 100일 정도 발효시킨 후에 발효액
  1에 찬물 3을 희석해서 음용한다.

▶약술 만들기

· 나무 속껍질이나 뿌리껍질을 채취하여 적당한
  크기로 잘라 물로 씻고 물기를 뺀 다음 용기에
  넣고 19도의 소주를 부어 밀봉하여 3개월 후에
  마신다.

▶약초 만들기

· 봄~가을에 잎은 그늘에, 나무 속껍질은 햇볕
  에, 열매를 채취하여 말려 쓴다.

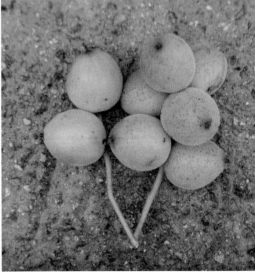

▼ 호두

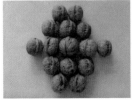

▼ 추자

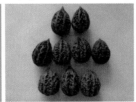

고혈압·딸꾹질·야뇨증에 효능이 있는
고욤나무 *Diospyros lotus*

생약명 군천자(裙櫃子)–열매를 말린 것
이명 고양나무 · 소시 · 유내시 · 정향시 · 흑조 ·
    이조 · 영조
분포 중부 이남 마을 근처 식재

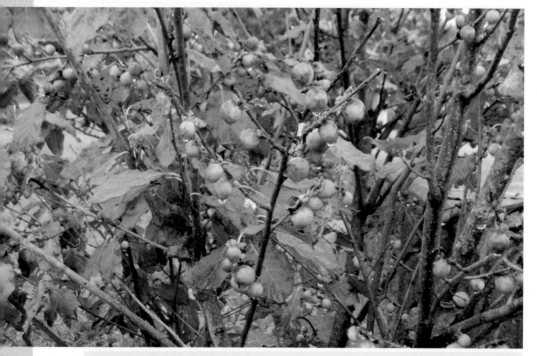

형태 • 고욤나무는 감나뭇과의 낙엽활엽교목으로 높이는 10m 정도이고, 잎은 어긋나고 타원형 또는 긴 타원형으로 끝이 급히 좁아지고 뾰쪽하고 가장자리는 밋밋하다. 꽃은 암수 딴 그루로 6월에 새 가지 밑 부분의 잎 겨드랑에 황색으로 피고, 열매는 10월에 둥글며 황흑색 장과로 여문다.

    고욤나무는 감나무와 비슷하나 크기는 작다. 식용 · 약용 · 공업용(목재) · 접목용(감나무)으로 가치가 크다. 열매를 식용한다. 덜 익은 열매는 염료로 쓴다. 한방에서 열매를 고혈압, 당뇨병에 다른 약재와 처방한다. 약으로 쓸 때는 탕으로 쓰거나 산제로 사용한다.

▶**한방** 열매를 말린 것을 '군천자(裙櫃子)'라 부른다. ▶**약성** 서늘하며, 달다. ▶**주요 효능** 호흡기계 · 혈증 질환에 효험, 고혈압 · 딸꾹질 · 백전풍 · 야뇨증 · 어혈 · 주독 · 출혈 · 토혈 · 해수 · 지갈 · 한열 ▶**약리 작용** 혈압 강하 작용 ▶**이용** 지갈, 한열에는 열매를 즙을 내어 먹는다. 고혈압에는 말린 잎 3 · 6g을 물에 달여 복용한다.

산에 있는 약용 나무

식용

418 산야초 대사전

▶산나물 만들기
- 봄에 막 나온 새싹을 따서 끓는 물에 살짝 데쳐서 나물로 무쳐 먹는다.

▶제철 음식 만들기
- 식용(꽃 · 새싹 · 열매) · 약용(열매)
- 가을에 익은 열매를 따서 생으로 먹는다.

▶차 만들기
- 6월에 꽃을 따서 찻잔에 넣고 뜨거운 물을 부어 1~2분 후에 꿀을 타서 마신다.

▶발효액 만들기
- 10~11월에 익은 열매를 따서 용기에 넣고 재료의 양만큼 설탕을 붓고 100일 정도 발효시킨 후에 발효액 1에 찬물 3을 희석해서 음용한다.

▶감식초 만들기
- 10~11월에 익은 열매를 따서 60일 후에 식초로 쓴다.

▶약술 만들기
- 10~11월에 익은 열매를 용기에 넣고 19도의 소주를 부어 밀봉하여 3개월 후에 먹는다.

▶약초 만들기
- 10~11월에 익은 열매를 따서 햇볕에 말려 쓴다.

▶금기
- 복용 중에 대극 · 원추리는 금한다.
- 복용 후에 물을 마시지 않는다.

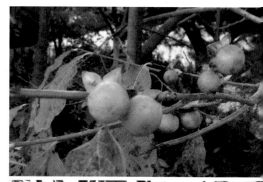

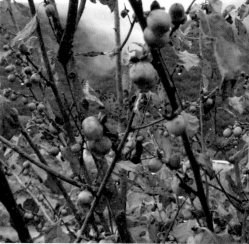

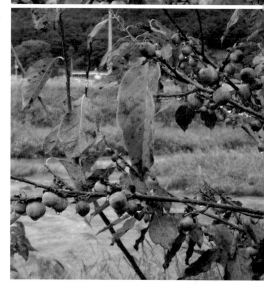

소화 장애·고혈압·기관지염에 효능이 있는

귤나무
Citrus unshiu

생약명 진피(陳皮)-껍질을 말린 것
이명 참귤나무 · 감귤 · 온주밀감
분포 제주도 · 남해 섬

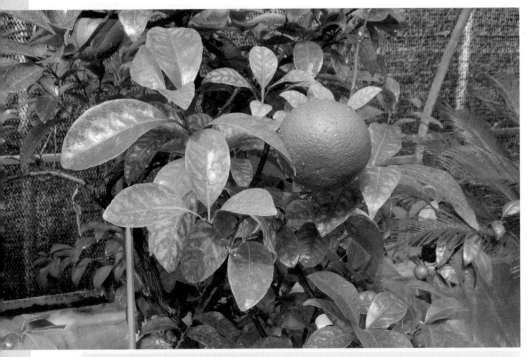

형태 • 귤나무는 운향과의 상록활엽소교목으로 높이는 3~5m 정도이고, 잎은 어긋나고 타원형이고 가죽질로 가장자리가 밋밋하거나 물결 모양의 톱니가 있으며 끝이 뾰쪽하다. 꽃은 6월에 잎 겨드랑이에 1 송이씩 흰색으로 피고, 열매는 10월에 둥글납작형 편구형의 장과로 여문다.

귤나무는 식용·약용·관상용으로 가치가 크다. 꽃에서는 향기가 있고, 열매에는 방향성이 있다. 열매를 식용한다. 덜 익은 열매의 껍질을 '청피(靑皮)', 익은 열매의 껍질을 '진피(陳皮)'라 부른다. 약으로 쓸 때는 주로 탕으로 사용한다.

▶**한방** '귤피(橘皮)-껍질을 말린 것'라 부른다. ▶**약성** 따뜻하며, 쓰고, 시다. ▶**주요 효능** 건위 · 호흡기계 질환에 효험, 감기 · 거담 · 소화 장애 · 구토 · 설사 · 소염 · 진해 · 고혈압 · 기관지염 · 기미 · 주근깨 · 식욕 부진 · 식적 창만 · 식체(어류) · 위염 · 자한 · 주독 · 진통 ▶**약리 작용** 항염증 작용 · 혈압 강하 작용 ▶**이용** 감기에는 열매 6g을 가루 내어 먹거나 덜 익은 열매껍질과 성숙한 열매 10g을 달여서 먹는다. 소화 장애 · 거담에는 귤껍질 4~12g을 달여서 먹는다.

▶제철 음식 만들기

- 식용(꽃·열매)·**약용**(덜 익은 열매껍질·익은 열매껍질)
- 껍질을 벗겨 내고 과육을 생으로 먹거나 소스로 먹는다.

▶차 만들기

- 6월에 꽃을 따서 찻잔에 넣고 뜨거운 물을 부어 1~2분 후에 꿀을 타서 마신다.
- 익은 열매껍질을 쌀뜨물에 담갔다가 햇볕에 말린 후 물에 우려내어 마신다.

▶발효액 만들기

- 가을에 덜 익은 열매나 익을 열매를 따서 2등분하여 용기에 넣고 재료의 양만큼 설탕을 붓고 100일 정도 발효시킨 후에 발효액 1에 찬물 3을 희석해서 음용한다.

▶약초 만들기

- 익은 열매껍질을 쌀뜨물에 담갔다가 햇볕에 말려 쓴다.

▶금기

- 다한증이 있는 사람은 복용을 금한다.

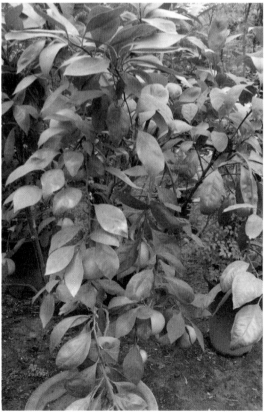
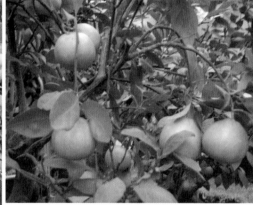
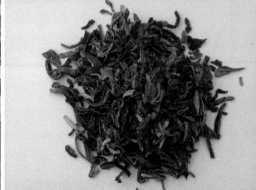

어혈 · 건선 · 혈액 순환에 효능이 있는

동백나무 *Camellia japonica*

생약명 산다화(山茶花)—꽃을 말린 것
이명 산다목 · 산다 · 다매
분포 제주도 · 남해안 섬 지방

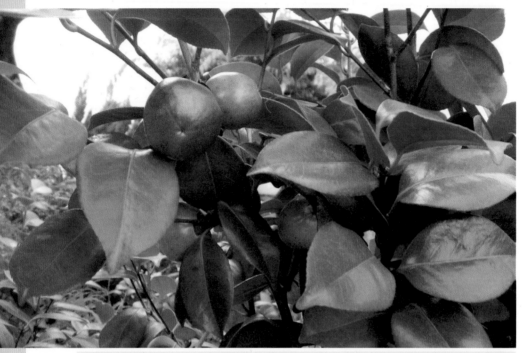

형태 • 동백나무는 차나뭇과의 상록활엽교목으로 높이는 7~10m 정도이고, 잎은 어긋나고 타원형 또는 긴 타원형으로 가장자리에 물결 모양의 잔톱니가 있다. 앞면은 윤기가 있고, 뒷면은 윤기가 없다. 꽃은 2~4월에 잎 겨드랑이에서 1개씩 붉은색으로 피고, 열매는 10~11월에 둥글게 광택이 나는 홍갈색의 삭과로 여문다.

동백나무는 동박새가 꽃의 꿀을 먹는 사이에 꽃가루받이가 이루어진다는 조매화 (鳥媒花)이다. 식용 · 약용 · 관상용 · 공업용으로 가치가 크다. 정제된 기름은 식용유로 쓴다. 열매에서 추출하는 동백유(油)는 머릿기름 · 화장품 원료 · 물유(物油) · 고약 (膏藥) · 등유(燈油) 등으로 쓴다. 약으로 쓸 때는 주로 탕으로 사용한다.

▶**한방** 꽃을 말린 것을 '산다화(山茶花)'라 부른다. ▶**약성** 차며, 쓰다. ▶**주요 효능** 운동계 · 외상 질환에 효험, 어혈 · 선선 · 혈액 순환 · 지혈 · 산어 · 소종 · 토혈 · 장출혈 · 타박상 · 화상 · 월경 불순 · 이뇨 · 인후염 · 인후통 ▶**약리 작용** 종양 억제 작용 ▶**이용** 어혈 · 혈액 순환에는 꽃 10g을 달여서 쓴다. 화상에는 꽃가루를 환부에 바른다.

▶제철 음식 만들기

- 식용(꽃 · 열매) · 약용(꽃 · 잎 · 열매)
- 10~11월에 열매를 따서 정제한 후 기름을 짜서 식용유로 쓴다.

▶차 만들기

- 2~4월에 꽃을 따서 그늘에서 말린 후 찻잔에 넣고 뜨거운 물을 부어 1~2분 후에 꿀을 타서 마신다.

▶발효액 만들기

- 10~11월에 열매를 따서 용기에 넣고 재료의 양만큼 설탕을 붓고 100일 정도 발효시킨 후에 발효액 1에 찬물 3을 희석해서 음용한다.

▶약초 만들기

- 2~4월에 꽃을 따서 그늘에 말려 쓴다.

▶금기

- 한꺼번에 많이 쓰지 않고 장복하지 않는다.

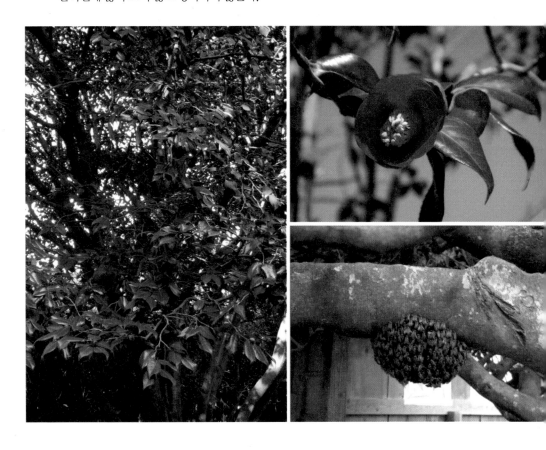

당뇨병 · 신장병 · 천식에 효능이 있는

두릅나무 *Aralia elata*

생약명 총목피(楤木皮)—줄기껍질을 말린 것,
자노아(刺老鴉)—뿌리껍질을 말린 것
이명 참두릅 · 목말채 · 총근피 · 목두채
분포 산골짜기, 농가에서 재배

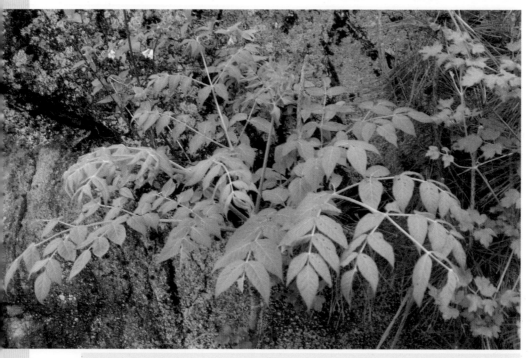

형태 · 두릅나무는 두릅나뭇과의 낙엽활엽관목으로 높이는 3~4m 정도이고, 잎은 어긋나고, 잎자루와 작은 잎에 가시가 있고, 가장자리는 고르지 못한 톱니 모양이고, 줄기에는 억센 가시가 있다. 꽃은 7~9월에 여러 송이가 가지 끝에 흰색으로 피고, 열매는 10월에 납작하고 둥근 모양의 검은색으로 핵과(核果)가 여문다.

두릅나무 끝에 야채(野菜)가 난다고 하여 '목말채(木末菜)', 나무껍질을 말린 것을 '총목피'라 부른다. 식용 · 약용 · 관상용으로 가치가 크다. 가시가 억세어서 먹을 수 없기 때문에 어린 새순이 10㎝ 미만일 때 따서 식용한다. 새순에는 정유 성분의 독특한 향이 있다. 약으로 쓸 때는 주로 탕으로 사용하고 술에 담가 마신다.

▶**한방** 줄기껍질을 말린 것을 '총목피(楤木皮)', 뿌리껍질을 말린 것을 '자노아(刺老鴉)'라 부른다. ▶**약성** 평온하며, 맵다. ▶**주요 효능** 운동계 · 신경기계 · 소화기계 질환에 효험, 류마티스성 관절염 · 간병변 · 만성 간염 · 위장병 · 당뇨병 · 기허증 · 고혈압 · 신경쇠약 · 골절증 · 복통 · 위염 · 타박상 ▶**약리 작용** 혈압 강하 작용 · 혈당 강하 작용 ▶**이용** 당뇨병에는 줄기껍질이나 뿌리껍질을 채취하여 적당한 크기로 잘라 물에 달여 하루 3번 나누어 복용한다. 류마티스 관절염에는 줄기껍질이나 뿌리껍질을 달인 물로 목욕을 한다.

▶산나물 만들기

· 이른 봄에 두릅의 새싹을 따서 겉껍질을 살짝 벗기고 끓는 물에 살짝 데쳐 나물로 무쳐 먹는다.

▶제철 음식 만들기

· 식용(어린순), 약용(줄기껍질, 뿌리껍질)
· 봄에 어린순을 따서 초고추장에 찍어 먹거나 석쇠에 구워서 양념장에 찍어 먹거나 김치를 담가 먹는다.
· 어린순을 쇠고기와 함께 꿰어 두릅적을 만들거나 튀김·부침개·샐러드로 만들어 먹는다.
· 삶아서 말린 후 묵나물로 먹는다.

▶차 만들기

· 뿌리껍질 10g을 물 600ml에 넣고 끓인 후 3번 나누어 마신다.

▶발효액 만들기

· 10~11월에 열매를 따서 용기에 넣고 재료의 양만큼 설탕을 붓고 100일 정도 발효시킨 후에 발효액 1에 찬물 3을 희석해서 음용한다.

▶약술 만들기

· 가을에 열매가 검정색으로 익었을 때, 뿌리를 캐서 물로 씻고 물기를 뺀 다음 용기에 넣고 소주(19도)를 붓고 밀봉하여 3개월 후에 마신다.

▶약초 만들기

· 봄에 뿌리의 껍질 또는 줄기의 껍질을 벗겨 잡물질을 제거하고 햇볕에 말려 쓴다.

▶금기

· 한꺼번에 많이 먹으면 설사를 한다.

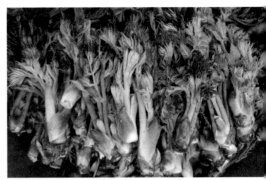
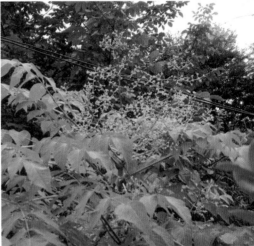
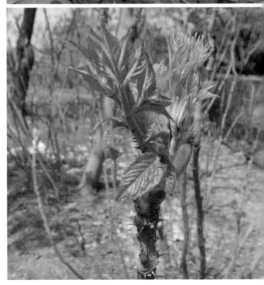

천식 · 통증 · 통풍에 효험이 있는

보리수나무
Elaeagnus umbellata

생약명 우내자(牛奶子) · 호퇴자(胡頹子)
－익은 열매를 말린 것
이명 보리똥나무 · 호퇴목 · 볼테나무 · 목우내 ·
　　목내자 · 양모내자 · 양춘자 · 반춘자
분포 산과 들

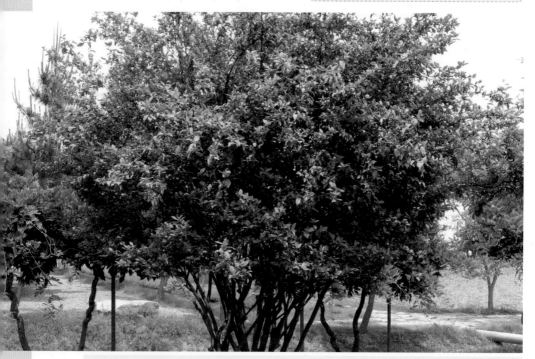

형태 · 보리수나무는 보리수나뭇과의 낙엽활목관목으로 높이는 3~4m 정도이고, 잎은 어긋나고 긴 타원형이며 은백색의 비늘털로 덮이고 가장자리가 밋밋하다. 꽃은 5~6월에 잎 겨드랑이에서 1~7 송이가 산형 꽃차례를 이루며 연한 황색으로 피고, 열매는 10월에 둥근 장과로 여문다.

　　우리나라의 보리수나무와는 다르다. 인도에서 석가가 사찐(보리수나무) 아래서 득도 (得道)를 했다 하여 '각수(覺樹)', 도(道)를 닦고 얻은 나무라 하여 '도수(道樹)', 나무 아래서 생각하는 나무라 하여 '사유수(思惟樹)'라 부른다. 식용 · 약용 · 관상용 · 밀원용으로 가치가 크다. 익은 열매는 생식한다. 잼 · 파이의 원료로 쓴다. 약으로 쓸 때는 탕으로 사용한다.

▶**한방** 씨를 '우내자(牛奶子)' · 익은 열매를 말린 것을 '호퇴자(胡頹子)'라 부른다. ▶**약성** 서늘하며, 달고 시다. ▶**주요 효능** 혈증 및 통증 질환에 효험, 기침 · 천식 · 해수 · 통풍 · 대하증 · 이질 · 설사 · 치창 · 타박상 · 복통 · 과식 · 진통 ▶**약리 작용** 항염 작용 ▶**이용** 통풍 · 통증에는 열매로 효소를 담가 복용한다. 기침과 천식에는 말린 약재를 1회 3~6g씩 물에 달여 복용한다. 자양 강장에는 뿌리껍질을 설탕에 재어 숙성시킨 후에 복용한다.

▶ **산나물 만들기**
- 봄에 연한 잎을 채취하여 끓는 물에 살짝 데쳐서 나물로 무쳐 먹는다.

▶ **제철 음식 만들기**
- 식용(꽃 · 잎 · 열매) · 약용(열매)
- 잎은 나물 무침, 열매로 잼이나 파이를 만들어 먹는다.

▶ **꽃차 만들기**
- 5~6월에 꽃을 따서 그늘에 말린 후 찻잔에 넣고 뜨거운 물에 우려낸 후 마신다.

▶ **발효액 만들기**
- 가을에 익은 열매를 따서 용기에 넣고 재료의 양만큼 설탕을 붓고 100일 정도 발효시킨 후에 발효액 1에 찬물 3을 희석해서 음용한다.

▶ **약술 만들기**
- 여름에 붉게 익은 열매를 따서 용기에 넣고 소주(19도)를 부어 밀봉하여 3개월 후에 먹는다.

▶ **약초 만들기**
- 가을에 익은 열매를 따서 햇볕에 말려 쓴다.

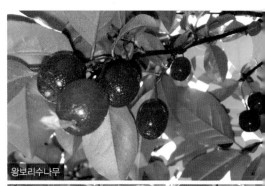
왕보리수나무

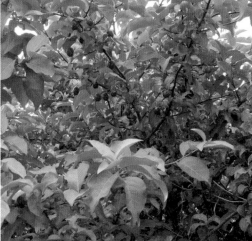

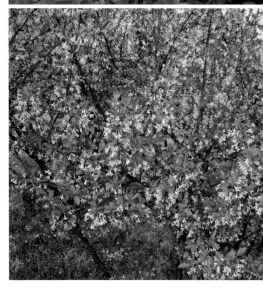

위염·소화 불량·식욕 부진에 효능이 있는

매실나무 *Prunus mume Siebold*

생약명 오매(烏梅)·매실(梅實)—열매를 가공한 것
이명 매화수·품자매·녹갈매·일지춘·군자향
분포 마을 부근에 식재

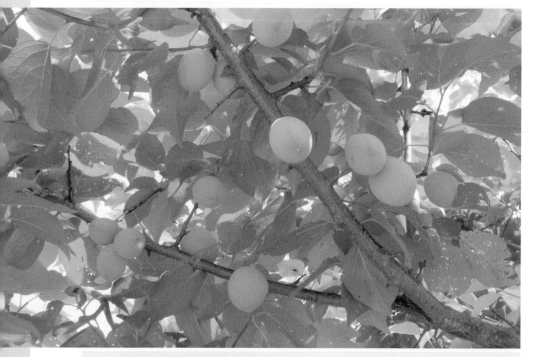

형태 • 매화나무는 장밋과의 갈잎큰키나무로 높이는 4~6m 정도이고, 잎은 어긋나고 달걀 모양이며 가장자리에 잔톱니가 있다. 꽃은 2~4월에 잎이 나기 전에 잎 겨드랑이에 1~3개씩 흰색 또는 담홍색으로 피고, 열매는 6~7월에 둥근 핵과로 여문다.

매실은 식용·약용·관상용으로 가치가 크다. 열매에는 비타민과 미네날이 풍부하고 식이섬유는 살구의 2배가 들어 있다. 『민간 의학』에 "덜 익은 매실을 따서 씨는 버리고 과육만을 갈아서 불에 조려 매실고(梅實膏)를 만들어 소화 불량·설사 등에 구급약으로 사용했다"고 기록되어 있다. 약으로 쓸 때는 탕으로 쓰거나 술에 담가 마신다.

▶**한방** 열매를 가공한 것을 '오매(烏梅)·매실(梅實)'이라 부른다. ▶**약성** 따뜻하며, 시다 ▶**주요 효능** 해독·건위제·소화기 질환에 효험, 감기·기침·천식·인후염·위염·월경 불순·이질·치질·구토·구내염·당뇨병·동맥 경화·식욕 부진 ▶**약리 작용** 항진균 작용·살충 작용 ▶**이용** 식욕부진·위염에는 덜 익은 열매로 발효액을 만들어 찬물에 타서 먹는다. 복통과 이질에는 오매를 3~6g씩을 물에 달여 하루에 3번 복용한다.

산에 있는 약용 나무

식용

▶제철 음식 만들기

- 식용(푸른 열매) · 약용(푸른 열매 · 뿌리)
- 매실 농축액과 원액을 음식에 넣어 요리한다.
- 큰 열매는 씨를 발라 내고 과육을 6조각을 내어 조림이나 장아찌를 만든다.
- 매실 80%+설탕 20%를 재어 6개월 이상 숙성시킨 후에 식초를 만들어 요리에 넣어 먹거나 식초 1에 찬물 3을 희석하여 음용한다.

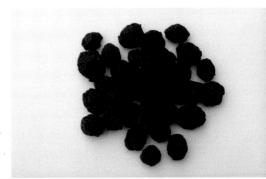

▶발효액 만들기

- 6월 중순에 푸른 청매실을 따서 물로 씻고 채반에 놓고 물기를 완전히 뺀 다음 3일 정도 그대로 두면 황록색으로 변했을 때 용기에 넣고 재료의 양만큼 설탕을 붓고 100일 정도 발효시킨 후에 발효액 1에 찬물 3을 희석해서 음용한다.

▶매실주 만들기

- 6월에 푸른 청매실을 따서 용기에 넣고 소주(19도)를 부어 밀봉하여 3개월 후에 마신다.

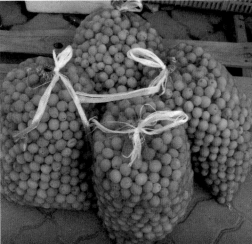

▶매실고(梅實膏) 만들기

- 매실 35kg의 씨를 발라 내고 매실액을 72시간 달이면 300g 정도 되는 농축액이 나온다.
- 6월에 덜 익은 매실을 따서 씨는 버리고 과육만을 갈아서 불로 달여서 만든다.

▶매실 활용

- 백매(白梅) : 소금에 절였다가 햇볕에 말린 것
- 오매(烏梅) : 열매의 껍질을 벗기고 씨를 발라 낸 뒤 짚불 연기에 그슬려 만든다.

▶약초 만들기

- 6~7월에 덜 익은 열매를 따서 약한 불에 쬐어 색이 노랗게 변할 때 햇볕에 말린다.

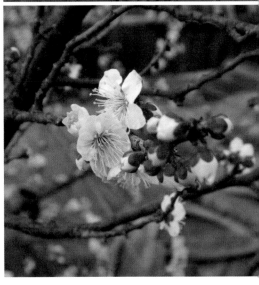

▶금기

- 위산 과다인 경우 복용을 금한다.
- 씨앗에는 유독 물질인 "아미그달린(amygdalin)이 함유되어 있다.
- 매실을 날것으로 먹으면 신맛 때문에 진액이 빠져 나가고 치아가 상할 수 있다.

기관지염·당뇨병·천식에 효능이 있는
머루 *Vitis coignetiae*

생약명 목룡(木龍)–뿌리를 말린 것
이명 왕머루 · 새머루 · 카마귀머루
분포 전국 각지, 산꼴짜기 숲 속 습윤한 곳

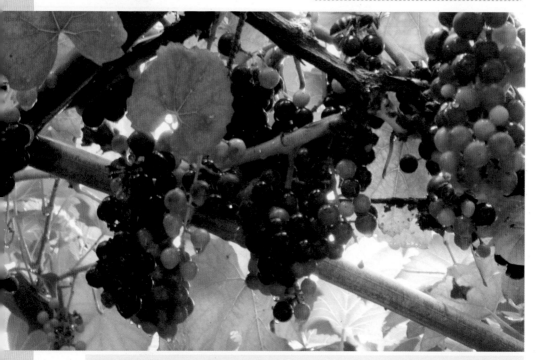

형태 · 머루는 포도과의 낙엽활엽덩굴나무로 높이는 8~10m 정도이고, 잎은 어긋나고 홑잎이며 심장형 또는 달걀꼴로 손바닥처럼 얕게 갈라지고 가장자리에 톱니가 있다. 꽃은 5~6월에 오판화가 잎과 마주 나온 원추 꽃차례로 적은 송이를 이루며 녹색으로 피고, 열매는 9~10월에 둥근 장과로 여문다.

　머루는 산포도를 총칭한다. 다른 나무를 덩굴손으로 감고 오른다. 유사종인 왕머루와 비슷하지만 잎의 뒷면에 적갈색의 털이 촘촘히 나는 점이 다르다. 개머루는 먹을 수 없다. 식용·약용으로 가치가 크다. 단맛과 신맛이 난다. 어린순과 열매는 식용한다. 비타민 C가 풍부하다. 약으로 쓸 때는 탕으로 사용하며, 술에 담가 마신다.

▶**한방** 뿌리를 말린 것을 '목룡(木龍)'이라 부른다. ▶**약성** 따뜻하며, 달다. ▶**주요 효능** 호흡기계·소화기계 질환에 효험, 기관지염·당뇨병·산후 복통·폐결핵·천식·해수 ▶**약리 작용** 혈당 강하 작용 ▶**이용** 당뇨병에는 머루 열매로 효소를 담가 음용한다. 기관지염에는 뿌리를 물에 달여 복용한다.

▶산나물 만들기

· 봄에 어린순을 채취하여 끓는 물에 살짝 데쳐
나물로 무쳐 먹는다.

▶제철 음식 만들기

· 식용(어린순 · 익은 열매) · 약용(열매 · 뿌리)
· 9~10월에 검게 익은 열매를 따서 생으로 먹는다.

▶차 만들기

· 5~6월에 작은 꽃송이를 따서 찻잔에 넣고 뜨
거운 물을 부어 1~2분 후에 꿀을 타서 마신다.

▶발효액 만들기

· 봄에 어린순을 채취하여 용기에 넣고 재료의
양만큼 설탕을 붓고 100일 정도 발효시킨 후에
발효액 1에 찬물 3을 희석해서 음용한다.

▶약술 만들기

· 9~10월에 검게 익은 열매를 따서 용기에 넣고 19
도의 소주를 부어 밀봉하여 3개월 후에 마신다.

▶약초 만들기

· 가을에 열매를 딴 후에 뿌리를 캐어 햇볕에 말
려 쓴다.

▶구분

· 머루 : 줄기의 골 속은 갈색이며 나무껍질에는
껍질눈이 없고 세로로 벗겨진다.
· 개머루 : 줄기의 골 속은 백색이며 나무껍질에
는 껍질눈이 있고 세로로 벗겨지지 않는다.

▶식초 만들기

· 머루 80%+설탕 20%+이스트2%를 용기에 넣
고 한 달 후에 식초를 만들어 요리에 넣거나 찬
물 3을 희석해서 음용한다.

▼ 머루

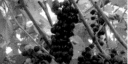

▼ 개머루

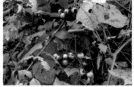

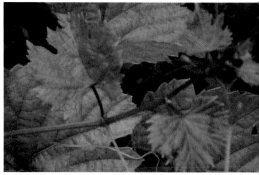

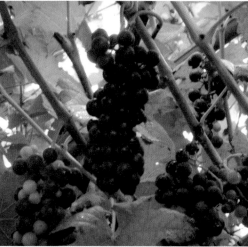

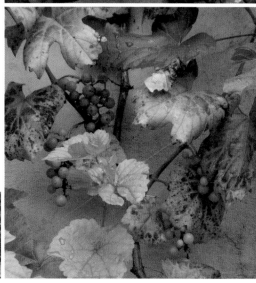

기침 · 폐렴 · 해수에 효능이 있는

모과나무 *Chaenomeles sinensis*

생약명 모과(木瓜)−열매를 말린 것
이명 모개나무 · 목과 · 목리 · 명사 · 보개 · 추피모과 · 광피모과
분포 과수로 재배

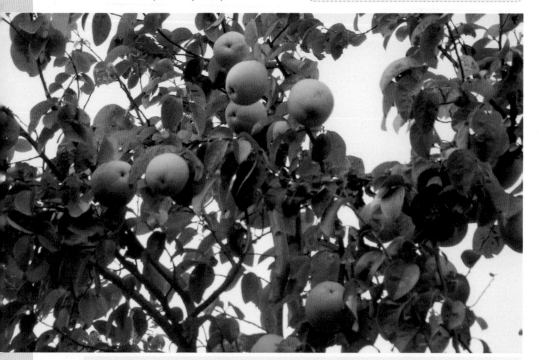

형태 • 모과나무는 장밋과의 갈잎중키나무로 높이는 10m 정도이고, 나무껍질이 벗겨져서 구름 무늬 모양이 된다. 잎은 어긋나고 달걀 모양 또는 긴 타원형이고 가장자리에 잔톱니가 있다. 꽃은 5월에 가지 끝에 1 송이씩 연한 홍색으로 피고, 열매는 9월에 둥근 이과로 여문다.

모과(木瓜)는 참외를 닮았으나 나무에 달렸기 때문에 '나무 참외', 꽃이 아름다워 '화리목(花梨木)', 옛날 모과가 떨어진 순간 다리를 건넜다 하여 '호성과(護聖瓜)'라 부른다. 식용 · 약용 · 관상용으로 가치가 크다. 칼슘 · 칼륨 · 철분 · 무기질이 풍부하다. 과육은 목질처럼 단단하며 향기가 좋고, 신맛이 강해서 생으로 먹을 수 없지만, 열매를 말려 차로 먹는다. 술에 담가 마신다.

▶**한방** 열매를 말린 것을 '모과(木瓜)'라 부른다. ▶**약성** 따뜻하며, 시다. ▶**주요 효능** 소화기계 · 호흡기계 질환에 효험, 천식 · 해수 · 기관지염 · 폐렴 · 신경통 · 근육통 · 빈혈증 · 이뇨 · 이질 · 설사 · 구역증 · 식체(살구) · 진통 · 장종 · 요통 ▶**약리 작용** 항염 작용 ▶**이용** 천식 · 기관지염에는 말린 약재를 1회 2~3g씩 달여 복용한다. 원기 회복 · 자양 강장 · 식욕 증진에는 열매로 모과주를 담가 잠들기 전에 한 잔 마신다.

▶제철 음식 만들기

- 식용(꽃 · 익은 열매) · 약용(익은 열매)
- 봄에 꽃을 따서 밀가루에 버무려 튀김 · 부침개로 먹는다.

▶꽃차 만들기

- 5월에 꽃을 따서 그늘에 말린 후 3~5송이를 찻잔에 넣고 따뜻한 물을 부어 2~3분 향이 우러나오면 마신다.

▶발효액 만들기

- 가을에 노랗게 익은 열매를 따서 얇게 썰어서 용기에 넣고 재료의 양만큼 설탕을 붓고 100일 정도 발효시킨 후에 발효액 1에 찬물 3을 희석해서 음용한다.

▶모과주 만들기

- 9월에 노랗게 익은 열매를 따서 잘게 썰어서 용기에 넣고 소주 19도를 부어 밀봉하여 3개월 후에 마신다.

▶약초 만들기

- 9월에 노랗게 익은 열매를 따서 물에 5~10시간 담갔다가 건져서 잘게 썰어 햇볕에 말린다.

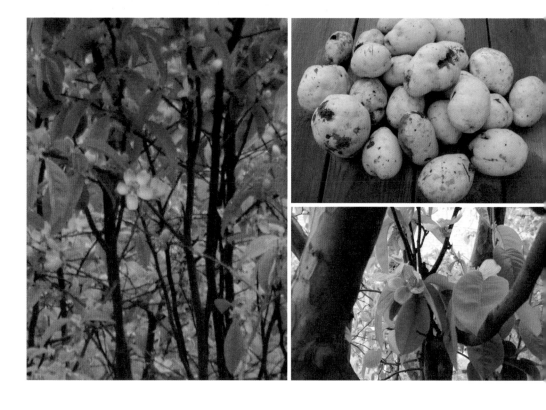

고혈압·관절염·대하증에 효능이 있는
작약 *Paeonia suffruticosa*

생약명 목단피(牧丹皮)—뿌리껍질을 말린 것
이명 목단근피 · 목작약 · 부귀화
분포 전국 각지의 정원에 식재

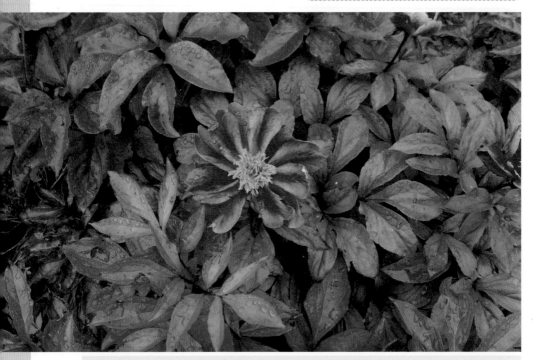

형태 · 작약은 미나리아재빗과의 낙엽활엽관목으로 높이는 2m 정도이고, 잎은 어긋나고 잎자루가 길고 2회 깃꼴겹입으로 작은 잎은 달걀꼴 또는 댓잎피침형이며 앞면에는 털이 없으나 뒷면에는 잔털이 있고 흔히 흰빛이 돈다. 꽃은 5월에 새 가지 끝에 여러 겹의 꽃이 백색 · 황색 · 홍색 · 담홍색 · 주홍색 · 녹홍색 · 자색 · 홍자색으로 피고, 열매는 9월에 둥근 분과로 여문다.

　작약의 굵은 뿌리 위에서 새싹이 돋아나는 모습이 수컷의 형상을 닮았다 하여 '모(牧)' 자를 붙였다. 꽃은 아침에 피기 시작하여 정오에 절정에 달한다. 식용 · 약용 · 관상용으로 가치가 크다. 4~5년 된 뿌리를 약재로 쓴다. 약으로 쓸 때는 탕으로 사용한다.

▶**한방** 뿌리껍질을 말린 것을 '목단피(牧丹皮)'라 부른다. ▶**약성** 서늘하며, 맵고, 쓰다. ▶**주요 효능** 신진 대사 · 부인과 질환에 효험, 고혈압 · 각혈 · 간질 · 경련 · 관상동맥 질환 · 관절염 · 대하증 · 주통 · 비혈 · 복통 · 부인병 · 암(자궁암) · 야뇨붕 · 어혈 · 옹종 · 타박상 · 편두통 · 위 · 십이지장 궤양 예방 · 이실 ▶**약리 작용** 혈압 강하 작용 · 진통 작용 · 진정 작용 · 해열 작용 · 항경련 작용 · 항염증 작용 · 혈전 형성 억재 작용 · 알레르기 작용 · 위액 분비 억제 작용 · 항균 작용 ▶**이용** 고혈압에는 뿌리껍질 4~6g을 달여 복용한다. 타박상에는 꽃을 짓찧어 환부에 붙인다.

▶제철 음식 만들기
· 식용(꽃) · 약용(꽃 · 뿌리)
· 오가피+꾸지뽕+감초+대추+작약 뿌리껍질을 배합하여 육수를 만들어 요리에 쓴다.

▶차 만들기
· 5월에 꽃을 따서 햇볕에 말린 후 찻잔에 넣고 뜨거운 물을 부어 1~2분 후에 꿀을 타서 마신다.

▶발효액 만들기
· 꽃이 진 후에 뿌리껍질을 캐어 물로 씻고 물기를 뺀 다음 용기에 넣고 재료의 양만큼 설탕을 붓고 100일 정도 발효시킨 후에 발효액 1에 찬물 3을 희석해서 음용한다.

▶약술 만들기
· 5월에 꽃을 따서 용기에 넣고 19도의 소주를 부어 밀봉하여 3개월 후에 마신다.

▶약초 만들기
· 5월에 꽃을 따서 햇볕에 말려 쓴다.
· 꽃이 진 후에 뿌리껍질을 캐어 그늘에 말려 쓴다.

▶금기
· 복용 중에 새삼 · 폐모 · 하눌타리 · 황금은 금한다.

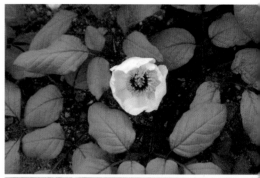

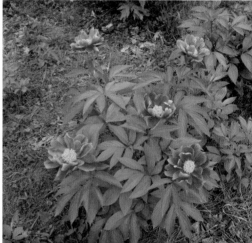

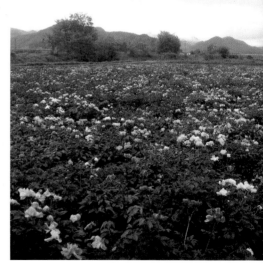

신진 대사·탈모·신체 허약에 효능이 있는

밤나무 *Castanea crenata var. dulcis*

생약명 율자(栗子)—열매를 말린 것
이명 율목·율과·판율
분포 전국 각지, 양지바른 산기슭·밭둑

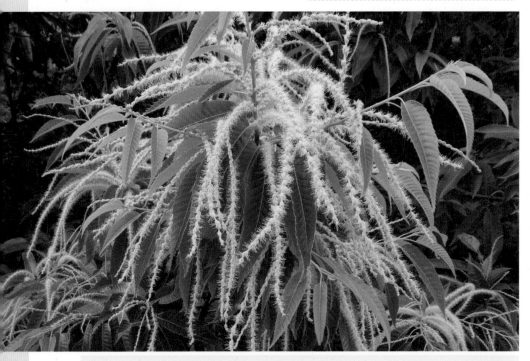

형태 • 밤나무는 참나뭇과의 낙엽활엽교목으로 높이는 10~15m 정도이고, 잎은 어긋나고 곁가지에는 2줄로 늘어선다. 긴 타원형으로 끝이 뾰족하고 밑이 둥글며 가장자리에 물결 모양의 톱니가 있다. 꽃은 5~6월에 암수 한 그루로 이삭 모양의 미상 꽃차례를 이루며 달려 핀다. 흰색의 수꽃은 새 가지의 잎 겨드랑이에서 나온 꼬리 모양의 긴 꽃 이삭이 많이 달려 곧게 선다. 암꽃은 수꽃 이삭의 밑에 보통 2~3개씩 모여 달려 꽃턱잎으로 싸인다. 열매는 9~10월에 긴 가시가 고슴도치처럼 많이 돋은 밤송이 속에 다갈색의 속껍질에 싸여 1~3개씩 들어 있다.

    밤은 가을의 대표적인 과실로 결실과 풍요를 상징한다. 옛날에 중요한 먹거리여서 '밤나무'로 불리던 것이 '밤나무'가 되었다. 밤꽃이 한창 필 때 향이 독특해 '양향(陽香)'으로 부른다. 식용·약용·공업용·가구용, 염료로 가치가 높다. 생밤은 구워 먹거나 쪄서 먹는다. 탄수화물인 녹말과 당분을 비롯하여 무기질·비타민이 풍부하다.

▶**한방** 열매를 말린 것을 "율자(栗子)"이라 부른다. ▶**약성** 따뜻하며, 달다. ▶**주요 효능** 순환기계·피부과 질환에 효험, 꽃(신진 대사·설사·이질·혈변), 속껍질(가래), 태운 재(헐어 버린 입 안·옻·타박상), 강장보호·자양 강장·근골 동통·기관지염·위장·요통·신체 허약·원기 부족·지혈·발모제·화상·피부 윤택 ▶**약리 작용** 항균 작용 ▶**이용** 신체 허약에는 밤을 수시로 먹는다. 껍질 달인 물로 술을 과음했을 때 주독(酒毒)에 쓰고, 원형 탈모나 대머리에는 밤송이 10개를 태워 가루를 참기름에 개어 하루에 3번 이상 머리에 문질러 3개월 정도 머리에 바른다. 옻독에는 잎을 짓찧어 환부에 바른다. 타박상에는 밤껍질 5g을 달인 물을 먹거나 바른다.

▶제철 음식 만들기

- 식용(알밤) · 약용(꽃 · 속껍질)
- 가을에 밤송이를 제거한 후에 알밤을 생으로 먹는다.
- 알밤을 밥에 넣어 먹거나 구워 먹는다.

▶차 만들기

- 꽃은 5~6월에 채취하여 찻잔에 넣고 뜨거운 물을 부어 1~2분 후에 꿀을 타서 마신다.

▶발효액 만들기

- 가을에 밤송이를 제거한 후에 알밤을 용기에 넣고 재료의 양만큼 설탕을 붓고 100일 정도 발효시킨 후에 발효액 1에 찬물 3을 희석해서 음용한다.

▶약술 만들기

- 나무껍질은 수시로 채취하여 적당한 크기로 잘라 용기에 넣고 19도의 소주를 부어 밀봉하여 3개월 후에 마신다.

▶약초 만들기

- 꽃은 5~6월에, 가을에 밤송이를 제거한 후에 알밤의 겉껍질을 깎아 그늘에 말려 쓴다.
- 나무껍질은 수시로 채취하여 그늘에 말려 쓴다.

▶밤 묵 만들기

- 가을에 밤송이를 제거한 후에 알밤을 통째로 갈아 도토리묵을 만드는 것처럼 밤묵을 만든다.

▶금기

- 복용 중 소고기는 금한다.

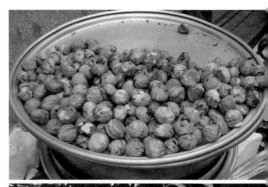

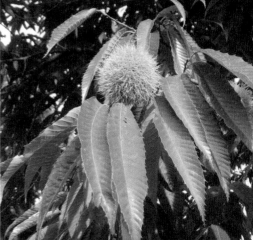

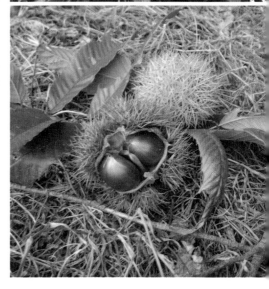

거담·고혈압·기관지염에 효능이 있는

배나무 *Pyrus pyrtifolia var.culta*

생약명 이과(梨果)–열매
이명 이목 · 고실네 · 황실네 · 청실네
분포 전국 각지의 밭에 재배

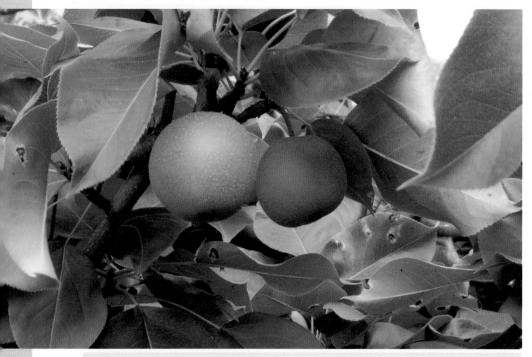

형태 · 배나무는 장밋과의 낙엽활엽소교목으로 높이는 5~10m 정도이고, 잎은 어긋나고 달걀꼴 또는 넓은 달걀꼴로서 끝이 길게 뾰족하며 심장 모양이고 가장자리에 바늘 모양의 톱니가 있다. 꽃은 4~5월에 잎과 같이 오판화의 흰색으로 피고, 열매는 9월에 둥글며 핵과로 여문다. 껍질은 연한 갈색으로 속살은 희고 달다.

배나무는 식용 · 약용으로 가치가 크다. 열매의 과육에는 돌세포가 들어 있어 먹을 때 그 알맹이가 씹힌다. 열매에는 당분이 10~14%, 칼륨 · 비타민 C가 함유되어 있다. 배는 당분과 수분의 함량이 많아 주로 생과로 이용되고 통조림 · 넥타 · 잼으로 먹는다. 약으로 쓸 때는 주로 날것을 사용하며 술에 담가 마신다.

▶**한방** 열매를 '이과(梨果)'라 부른다. ▶**약성** 따뜻하며, 달다. ▶**주요 효능** 호흡기계 질환에 효험, 기침 · 거담 · 고혈압 · 기관지염 · 당뇨병 · 백전증 · 비만증 · 이뇨 · 해열 · 토사곽란 · 변비 · 옴 · 복통 · 설사 · 암(예방) · 중독(과일) · 피부미용(피부 보습) · 피부병 ▶**약리 작용** 혈압 강하 작용 · 혈당 강하 작용 ▶**이용** 기관지염에는 평소에 생배를 먹는다. 고혈압에는 말린 배껍질을 달여 복용한다.

산에 있는 약용 나무

식용

▶제철 음식 만들기

- 식용(익은 생배) · 약용(익은 생배껍질)
- 가을에 익은 열매 껍질과 핵을 제거한 후 과즙을 먹는다.
- 소고기를 먹고 체했을 때는 생배를 먹는다. 원기(元氣)가 부족하여 기력(氣力)을 회복하고자 할 때는 배에 꿀을 넣고 통째로 구워 먹는다. 기침에는 배를 생으로 먹는다. 해수, 담에는 배즙+생강즙+꿀을 타서 먹는다.

▶차 만들기

- 4~5월에 꽃을 따서 찻잔에 넣고 뜨거운 물을 부어 1~2분 후에 꿀을 타서 마신다.

▶발효액 만들기

- 가을에 익은 열매를 따서 반으로 잘라 용기에 넣고 재료의 양만큼 설탕을 붓고 100일 정도 발효시킨 후에 발효액 1에 찬물 3을 희석해서 음용한다.

▶약술 만들기

- 봄에 하얀 배꽃(이화주:梨花酒)이나 가을에 익은 열매(이강주:梨薑酒)를 따서 술에 담가 밀봉하여 3개월 후에 마신다.

▶약초 만들기

- 가을에 익은 열매, 열매의 껍질을 깎아 그늘에 말려 쓴다.

▶이강고 만들기

- 배+생강+꿀을 배합하여 이강고를 만든다.

▶금기

- 한꺼번에 많이 먹으면 속해 냉해지므로 임산부는 많이 먹지 않는 게 좋다.

▶식초 만들기

- 배 80%+설탕 15%+누룩 5%를 용기에 넣고 한 달 후에 식초를 만들어 요리에 넣거나 찬물 3을 희석해서 음용한다.

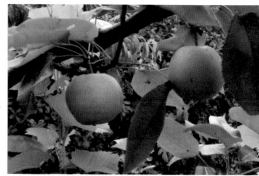

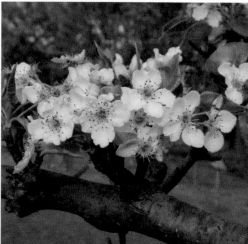

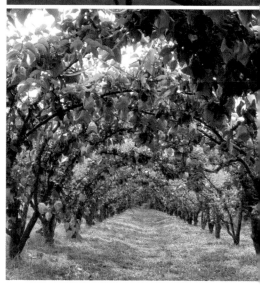

기관지염 · 거담 · 니코틴을 해독하는
복숭아나무 *Prunus persica*

생약명 도화(桃花)—꽃을 말린 것 · 도인(桃仁)—씨의 알갱이를 말린 것
이명 복사나무 · 복상나무 · 도 · 도화수 · 선목 · 도핵인 · 탈핵인
분포 과수 재배

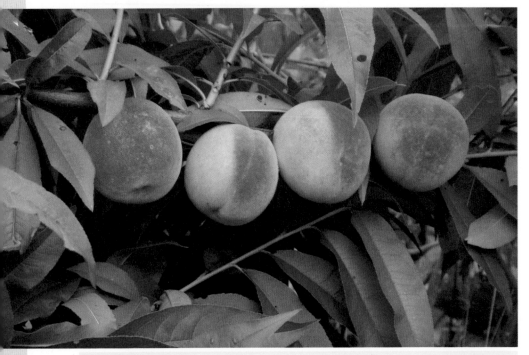

형태 · 복숭아나무는 장밋과의 낙엽활엽소교목으로 높이는 3m 정도이고, 잎은 어긋나고 타원 모양의 댓잎피침형으로 양면에 털이 없고 가장자리에 작고 뭉뚝한 톱니가 있고 끝은 점차 뾰쪽해진다. 꽃은 잎보다 먼저 4~5월에 잎 겨드랑이에 1~2송이씩 옅은 홍색 또는 흰색으로 피고, 열매는 7~8월에 둥근 핵과로 여문다.

　복숭아나무는 식용 · 약용 · 관상용 · 공업용으로 가치가 크다. 열매를 식용한다. 열매는 여름에 소모된 원기인 양기(陽氣)나 기력(氣力)을 회복하는 데 좋다. 비타민과 면역력 증강 요소가 풍부한 저(低)칼로리 식품으로 피부미용과 니코틴을 해독한다. 약으로 쓸 때는 탕으로 사용하거나 산제 또는 환제로 사용한다.

▶**한방** 꽃을 말린 것을 '도화(桃花)' · 씨의 알갱이를 말린 것을 '도인(桃仁)'이라 부른다. ▶**약성** 따뜻하며, 달다. ▶**주요 효능** 통증 및 피부 중독에 효험, 니코틴 해독 · 거담 · 기관지염 · 기미 · 주근깨 · 식체 · 요로 결석 · 장염 · 해수 · 변비 · 부기 · 어혈 · 종통 · 타박상 ▶**약리 작용** ▶**이용** 피부병 · 고운 살결을 원할 때에는 활짝 핀 꽃으로 환부를 씻는다. 대하증에는 가지를 삶은 물로 뒷물을 한다.

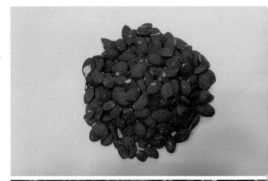

▶ 제철 음식 만들기
- 식용(꽃·익은 열매)·약용(꽃·씨·잎·잔가지)
- 7~8월에 익은 열매를 따서 과육만을 먹는다.

▶ 꽃차 만들기
- 4~5월에 꽃을 따서 깨끗이 씻어 용기에 겹겹이 넣고 꿀에 재어 15일 정도 숙성시켜 냉장 보관하여 찻잔에 한 스푼을 넣고 뜨거운 물을 부어 우려낸 후 마신다.
- 말린 꽃 3~5송이를 찻잔에 넣고 따뜻한 물을 부어 2~3분 향이 우러나오면 마신다.

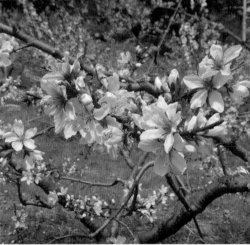

▶ 도화주 만들기
- 4~5월에 꽃 따서 용기에 넣고 소주(19도)를 부어 밀봉하여 3개월 후에 마신다.

▶ 나무진 채취하기
- 줄기와 가지에 상처를 내어 채취하여 햇볕에 말려 쓴다.

▶ 약초 만들기
- 7~8월에 익은 열매를 따서 과육과 씨를 제거한 후에 씨를 분리하여 햇볕에 말린 후 물에 넣어 씨껍질을 불려서 제거하고 다시 햇볕에 말려 쓴다.
- 5~8월에 잎과 잔가지를 채취하여 햇볕에 말려 쓴다.

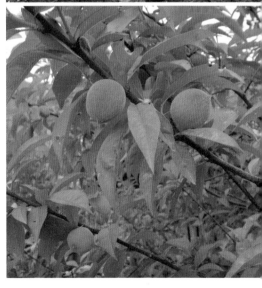

▶ 금기
- 복용 중에 삽주는 금한다.

불면증 · 고혈압 · 당뇨에 효능이 있는

뽕나무 *Morus alba*

생약명 상엽(桑葉)-잎을 말린 것, 상백피(桑白皮)
-뿌리껍질을 말린 것, 상지(桑枝)-가지를 말린
것, 상심자(桑椹子)-덜 익은 열매를 말린 것
이명 오디나무 · 포화 · 상 · 상수 · 오디나무 · 뽕 · 상목
분포 마을 부근에 식재

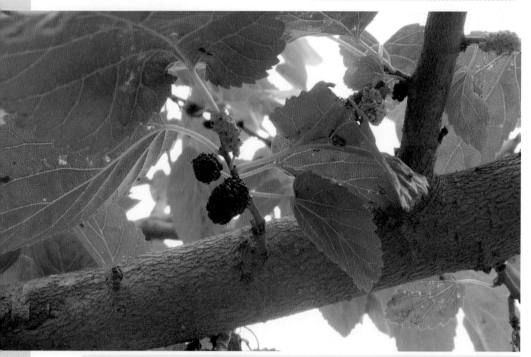

형태 · 뽕나무 뽕나뭇과의 낙엽활엽교목 또는 관목으로 높이는 5~10m 정도이고, 잎은 어긋나고 달걀 모양의 원형 또는 긴 타원 모양의 달걀꼴로서 3~5갈래로 갈라지며 가장자리에 둔한 톱니가 있고 끝이 뾰쪽하다. 꽃은 암수 딴 그루 또는 암수 한 그루이고 6월에 햇가지 잎의 겨드랑이에서 꼬리처럼 생긴 미상꽃차례로 달려 밑으로 처져 연두색으로 피고, 열매는 6월에 원형 또는 타원형의 검은 자주색으로 여문다.

뽕나무 열매(오디)를 많이 먹으면 방귀가 잘 나온다 하여 '뽕나무', 산에서 자란다 하여 '산뽕나무'라 부른다. 뽕나무의 상(桑)은 손 수(手)자 세 개와 나무 목(木)자가 조합된 글자다. 여러 사람의 손을 거쳐 채취한 잎으로 누에를 기른다는 의미가 담겨 있다. 식용 · 약용 · 공업용 · 양잠으로 가치가 크다. 어린잎은 나물로 먹고 익은 열매를 식용한다. 야생의 산뽕나무 고사목에서 상황버섯이 난다.

▶**한방** 잎을 말린 것을 '상엽(桑葉)', 뿌리껍질을 말린 것을 '상백피(桑白皮)', 가지를 말린 것을 '상지(桑枝)', 덜 익은 열매를 말린 것을 '상심자(桑椹子)'라 부른다. ▶**약성** 차며 달다. ▶**주요 효능** 소화기 · 순환기계 · 신경계 · 호흡기계 질환에 효험, 잎(고혈압 · 구갈 · 기관지 천식 · 불면증 · 피부병 · 류머티즘), 열매(소갈 · 이명 · 관절통 · 변비 · 어혈 · 이뇨), 가지(관절염 · 류머티즘 · 수족 마비 · 피부 소양증), 뿌리껍질(고혈압 · 기관지염 · 부종 · 소변불리 · 자양 강장 · 천식 · 피부 소양증 · 황달 · 해수) ▶**약리 작용** 혈압 강하 작용 · 혈당 강하 작용 ▶**이용** 암에는 뽕나무에서 나오는 상황버섯이나 겨우살이를 채취하여 잘게 썰어 물에 달여서 하루에 3번 공복에 복용한다. 고혈압에는 뿌리를 캐서 물로 씻고 15g을 물에 달여 하루에 3번 공복에 마신다. 장복해야 효과를 볼 수 있다.

▶산나물 만들기

· 봄에 어린잎을 따서 끓는 물에 살짝 데쳐서 나물로 무쳐 먹는다.

▶제철 음식 만들기

· 식용(꽃·잎·가지·열매·뿌리껍질)·약용(잎·가지·뿌리껍질·덜 익은 열매)
· 봄에 잎을 채취하여 간장에 재어 30일 후에 먹는다.
· 6월에 검은 열매(오디)를 따서 생으로도 먹는다.
· 잎이나 가지의 속껍질을 말려 가루로 만들어 곡식과 섞어서 밥·죽·떡을 만들어 먹는다.

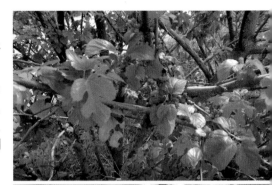

▶차 만들기

· 잎은 가을에 서리가 내린 뒤에 따서 햇볕에 말린 후 물에 달여 마신다.
· 뿌리는 수시로 캐서 껍질을 벗겨서 햇볕에 말려 물에 달여 마신다.
· 잔가지는 늦가을 잎이 진 이후나 봄에 싹이 나기 전에 채취하여 적당한 크기로 잘라 햇볕에 말려 물에 달여 마신다.

▶발효액 만들기

· 6월에 검게 익은 열매를 따서 용기에 넣고 재료의 양만큼 설탕을 붓고 100일 정도 발효시킨 후에 발효액 1에 찬물 3을 희석해서 음용한다.

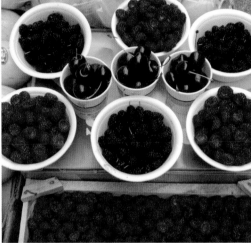

▶오디주 만들기

· 6월에 검게 익은 열매를 따서 용기에 넣고 소주(19도)를 부어 밀봉하여 3개월 후에 마신다.

▶약초 만들기

· 뽕나무잎은 서리가 내리기 전에 채취를 하면 약효가 떨어지고, 서리가 내린 다음에 채취를 해야 약효가 높다.
· 6월에 붉은빛의 덜 익은 열매를 따서 햇볕에 말려 쓴다.
· 6월경 잎을 채취하여 햇볕에 말려 쓴다.
· 가을에 흙 밖으로 나온 뿌리는 쓰지 않고, 땅 속의 뿌리껍질을 캐어 속껍질만을 따로 떼어 햇볕에 말려 쓴다.

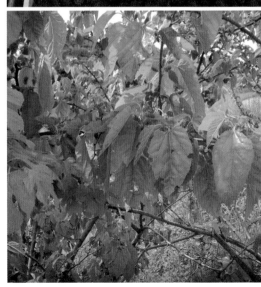

▶금기

· 비위 허한증으로 설사를 할 때는 쓰지 않는다.
· 도라지·복령·지네는 금한다.

▶식초 만들기

· 오디 50%+설탕 20%+이스트 3%+정제수 30%를 용기에 넣고 한 달 후에 식초를 만들어 요리에 넣거나 찬물 3을 희석해서 음용한다.

위염 · 변비 · 소화 불량에 효능이 있는

사과나무 *Malus pumila var. domestica*

생약명 평과(苹果)—열매
이명 임과 · 임금
분포 전국 각지의 과수 농가에서 재배

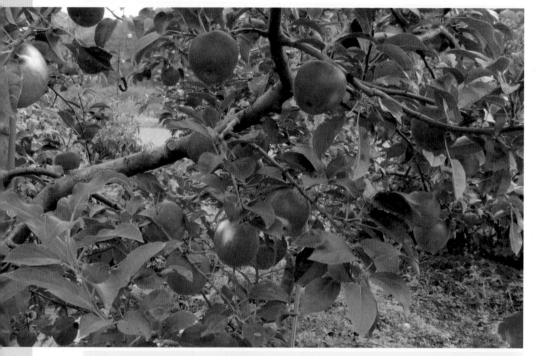

형태 · 사과나무는 장밋과의 낙엽활엽교목으로 높이는 3~6m 장도이고, 잎은 어긋나고 타원형 또는 넓은 타원형으로서 끝이 짧게 꼬리처럼 길어져 뾰쪽하고 가장자리에 얕고 둔한 톱니가 있다. 꽃은 4~5월에 잎과 함께 가지 끝 부분의 잎 겨드랑이에서 나와 산형 총상 꽃차례의 분홍색으로 피고, 열매는 8~9월에 둥근 핵과로 여문다.

　사과는 평화와 아름다움을 상징한다. 사과는 붉은색과 하트 모양을 닮았기 때문에 연인과 친구 간에 사과를 주는 행위는 사랑의 고백을 의미한다. 『성경통지(盛京通志)』에 '임금목(林檎木)', 『선만식물지(鮮滿植物志)』에 평과(苹果)로 기록되어 있다. 식용 · 약용 · 공업용으로 가치가 크다. 열매에는 신맛과 단맛이 있어 식용하고, 각종 음료 · 양조 · 잼 · 건과로 먹는다. 껍질을 그늘에 말려 반위토담(反胃吐痰)에 사용한다.

▶**한방** 열매를 말린 것을 '평과(苹果)'라 부른다. ▶**약성** 평온하며, 달다. ▶**주요 효능** 위경 · 췌장성 질환에 효험, 위염 · 폐질환 · 감기 · 강장 보호 · 구충(요충) · 변 · 화상 · 구토 · 하리 · 당뇨병 · 뇌졸중 · 소화 불량 · 동맥 경화 · 곽란 · 복통 · 이질 · 불면증 · 암(대장암) · 위궤양 · 위산 과다증 · 저혈압 · 치매증 ▶**약리 작용** 혈당 강하 작용 ▶**이용** 폐 질환에는 생사과를 수시로 먹는다. 변비에는 사과를 강판에 갈아 즙을 내어 공복에 먹는다.

▶제철 음식 만들기

· 식용(익은 열매) · 약용(익은 열매 · 열매껍질)

· 8~9월에 익은 열매를 따서 생으로 먹는다.

· 사과씨를 빼고 강판에 갈아 잼을 만들어 먹는다.

▶차 만들기

· 4~5월에 꽃을 따서 찻잔에 넣고 뜨거운 물을 부어 1~2분 후에 꿀을 타서 마신다.

▶발효액 만들기

· 8~9월에 익은 열매를 따서 반으로 잘라 용기에 넣고 재료의 양만큼 설탕을 붓고 100일 정도 발효시킨 후에 발효액 1에 찬물 3을 희석해서 음용한다.

▶약초 만들기

· 8~9월에 익은 열매를 따서 껍질을 깎아 그늘에 말려 쓴다.

▶금기

· 사과의 씨는 소량의 독이 있어 먹지 않는다.

▶식초 만들기

· 사과 80%+설탕 20%+이스트 3%를 용기에 넣고 한 달 후에 식초를 만들어 요리에 넣거나 찬물 3을 희석해서 음용한다.

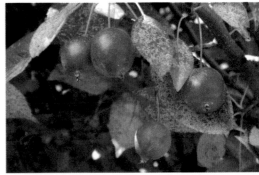
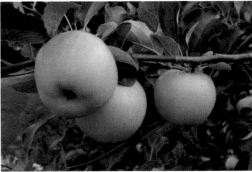
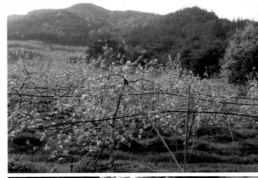
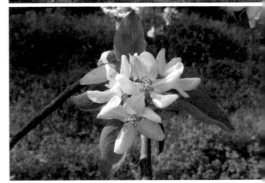

당뇨병 · 타박상 · 변비에 효능이 있는

앵두나무 *Prunus tomentosa*

생약명 앵도(櫻桃)—열매
이명 산매자 · 작매인
분포 중부 이북, 정원이나 인가의 부근에서 식재

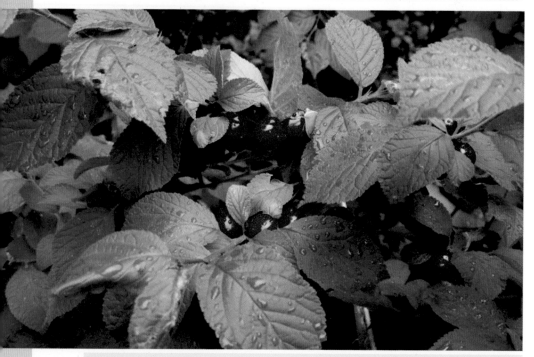

형태 · 앵두나무는 장밋과의 낙엽활엽관목으로 높이는 3m 정도이고, 잎은 어긋나고 달걀꼴 또는 타원형으로서 끝이 뾰쪽하고 밑이 둥글며 가장자리에 톱니가 있다. 꽃은 4월에 잎이 나기 전 또는 잎과 같이 잎 겨드랑이에서 나와 1~2개씩 연한 홍색으로 피고, 열매는 6월에 둥근 핵과로 여문다.

　옛날부터 울 안에 한두 그루 심어 뱀 종류를 막았다. 앵두나무는 식용 · 약용 · 관상용으로 가치가 크다. 빨갛게 익은 열매를 먹거나 잼으로 식용한다. 가지를 태운 재를 술에 타서 마시면 복통과 전신통에 쓴다. 약으로 쓸 때는 씨를 깨뜨려 그 속의 하얀 알맹이를 탕이나 산제로 사용하고 술에 담가 마신다.

▶**한방** 열매를 '앵도(櫻桃)'라 부른다. ▶**약성** 평온하며, 맵고, 쓰고, 시다. ▶**주요 효능** 비뇨기 · 소화기 질환에 효험, 열매(당뇨병 · 복수 · 생진), 속씨(해수 · 타박상 · 변비), 외상 수독 · 유정증 · 이뇨 · 통경 · 환각증 · 황달 ▶**약리 작용** 혈당 강하 작용 ▶**이용** 당뇨병에는 열매 10g을 달여서 먹는다. 해수 · 변비에는 속씨 4~8g을 달여서 먹는다.

▶제철 음식 만들기
· 식용(꽃·익은 열매)·약용(씨껍질을 벗긴 알갱이·
잔 가지)
· 6월에 익은 열매를 따서 씨를 빼고 생으로 먹
거나 잼으로 먹는다.

▶차 만들기
· 4월에 꽃을 따서 찻잔에 3~4개를 넣고 뜨거운
물을 부어 1~2분 후에 꿀을 타서 마신다.

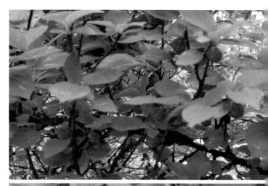

▶발효액 만들기
· 6월에 익은 열매를 따서 용기에 넣고 재료의
양만큼 설탕을 붓고 100일 정도 발효시킨 후에
발효액 1에 찬물 3을 희석해서 음용한다.

▶약술 만들기
· 6월에 익은 열매를 따서 용기에 넣고 19도의
소주를 부어 밀봉하여 3개월 후에 마신다.

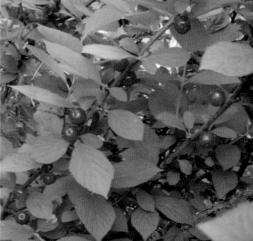

▶약초 만들기
· 6월에 익은 열매를 따서 과육과 씨를 제거하고
속씨를 취하여 햇볕에 말려 쓴다.

▶금기
· 한꺼번에 많이 먹지 않는다.

▶식초 만들기
· 앵두 80%+설탕 20%+이스트 2%를 용기에 넣
고 한 달 후에 식초를 만들어 요리에 넣거나 찬
물 3을 희석해서 음용한다.

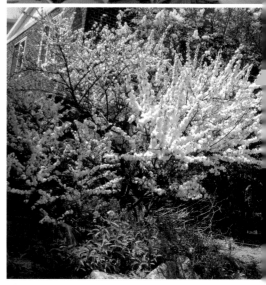

출혈·화상·피부 소양증에 효능이 있는

상수리나무 *Quercus acutissima*

생약명 상실(橡實)—열매
이명 상실각 · 상목피
분포 전국의 낮은 산이나 양지

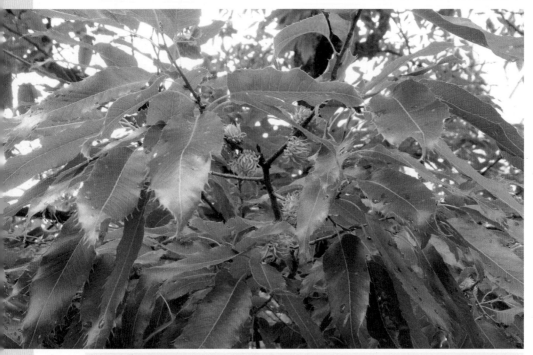

형태 · 상수리나무는 참나뭇과의 낙엽활엽교목으로 높이는 20~25m 정도이고, 잎은 어긋나고 긴 타원형으로서 양끝이 좁고 가장자리에 바늘 모양의 예리한 톱니가 있다. 표면은 녹색이고 광택이 있다. 꽃은 5월에 암수 한 그루로 피고, 잎 겨드랑이에서 꼬리 모양을 한 미상 꽃차례를 이루며 핀다. 수꽃 이삭은 어린 가지 밑에, 암꽃 이삭은 1~3개가 핀다. 열매는 이듬해 10월에 둥근 견과로 여문다.

상수리나무는 식용 · 약용 · 관상용 · 공업용으로 가치가 크다. 열매로 별미 건강식으로 묵을 만들어 먹는다. 술의 향기와 맛에 영향을 미치는 '모락톤'이라는 성분의 함량이 높아 오크(ock) 통에 술을 넣고 오랜 기간 숙성시킨다. 나무에 들어 있는 타닌 성분 때문에 다른 균들이 자라지 못하고 표고버섯이 잘 자란다. 간장 항아리 안에 넣어 간장 속의 해로운 물질을 없애는 데 쓴다. 한방에서 열매를 말린 것을 설사 · 치질 · 탈항(脫肛) · 지혈 · 거담 · 진통제로 쓴다.

▶**한방** 도토리껍질을 제거한 후에 말린 것을 '상실(橡實)'이라 부른다. ▶**약성** 따뜻하며, 쓰고, 떫다. ▶**주요 효능** 소화기계 질환에 효험, 강장 보호 · 소화 불량 · 아토피성 피부염 · 위염 · 암 예방 · 종독 · 지혈 · 출혈 · 탈항 · 화상 · 편도선염 · 피부 소양증 · 거담 · 진통 ▶**약리 작용** 혈관이나 장(腸)을 수축시키는 작용 · 진통 작용 · 항균 작용 ▶**이용** 무좀에는 참나무를 건류하여 진액을 만들어 환부에 자주 바른다. 치질에는 열매를 짓찧어 환부에 자주 바른다.

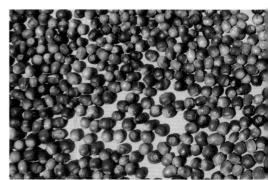

▶제철 음식 만들기

· 식용(열매) · 약용(열매)
· 10월에 도토리 열매를 따서 겉껍질을 벗겨 내고 햇볕에 말려 가루를 내어 묵을 만들어 먹는다.
· 도토리의 떫은맛을 내는 타닌 성분을 제거한 후에 먹어야 한다.
· 묵 무침 · 묵밥 · 수제비 · 국수 · 부침개 · 떡으로 먹는다.

▶차 만들기

· 찻잔에 넣고 뜨거운 물을 부어 1~2분 후에 꿀을 타서 마신다.

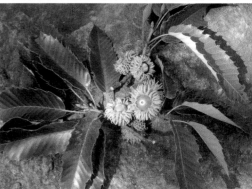

▶발효액 만들기

· 10월에 도토리 열매를 따서 겉껍질을 벗겨 내고 알갱이를 용기에 넣고 재료의 양만큼 설탕을 붓고 100일 정도 발효시킨 후에 발효액 1에 찬물 3을 희석해서 음용한다.

▶도토리묵 만들기

· 도토리를 바싹 말린 다음 절구로 빻아서 껍질을 제거한 후에 맷돌로 간 다음 4~5일간 더운 물에 담가 떫은맛을 우려낸다.
· 가라앉은 앙금을 걷어 내어 말리면 도토리 가루가 된다.
· 가루로 죽을 쑤면 도토리죽이 되고, 그 가루로 떡을 만들면 도토리떡, 밀가루와 섞으면 도토리 국수, 꿀에 재면 도토리 다식(茶食), 묵을 쑤면 도토리묵이 된다.

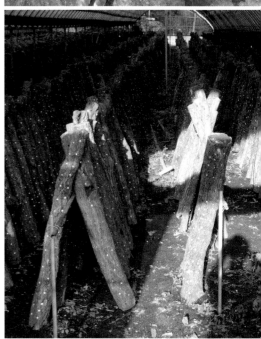

▶약초 만들기

· 10월에 도토리 열매를 따서 겉껍질을 벗겨 내고 햇볕에 말려 가루를 쓴다.

▶금기

· 떫은맛을 제거하지 않으면 변비가 생긴다.

여성 갱년기 · 소갈증 · 식체에 효능이 있는

석류나무 *Punica granatum*

생약명 석류피(石榴皮)―열매의 껍질을 말린 것 ·
석류근피(石榴根皮) · 석류자(石榴子)
―뿌리, 줄기 또는 가지의 껍질을 말린 것
이명 석류 · 석류목 · 석류수 · 안석류 · 해류
분포 남부 지방, 인가 부근에 식재

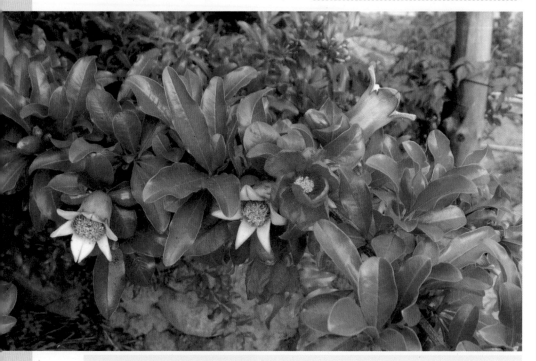

형태 · 석류나무는 석류나뭇과의 낙엽활엽소교목으로 높이는 5~7m 정도이고, 잎은 마주 나고 긴 타원형이며 가장자리가 밋밋하다. 꽃은 5~6월에 가지 끝에 육판화가 1~5송이씩 차례로 붉은색으로 피고, 열매는 9~10월에 둥근 장과로 여문다.

옛날부터 석류나무의 씨는 다산을 상징한다. 조선 시대 허준이 저술한 『동의보감』에 "석류만 생각하면 입 안에 침이 고인다"고 기록되어 있다. 식용 · 약용 · 관상용으로 가치가 크다. 고대 페르시아에서 생명의 과일로 여겨 중동과 이란 사람들은 석류를 10시간 이상 끓여서 음식에 넣어 먹거나 음료로 먹는다. 과실의 씨앗 1kg당 10~18mg에 여성호르몬인 에스트로겐이 함유되어 있다.

▶**한방** 열매의 껍질을 말린 것을 '석류피(石榴皮)' · 뿌리 · 줄기 또는 가지의 껍질을 말린 것을 '석류근피(石榴根皮)' · 석류자(石榴子)'라 부른다. ▶**약성** 따뜻하며, 시고 떫다. ▶**주요 효능** 소화기계 및 이비인후과 질환에 효험, 여성 갱년기 · 소갈증 · 설사 · 이질 · 대하증 · 구내염 · 신경통 · 구충 · 숙취 · 식체 · 월경 불순 · 인후염 · 치통 · 탈항 · 피임 · 출혈 ▶**약리 작용** 혈당 강하 작용 ▶**이용** 여성 갱년기에는 석류껍질을 강판에 갈아 즙을 내어 복용한다. 설사 · 이질에는 열매껍질을 하루 3~5g 달여 복용한다.

산에 있는 약용 나무

식용

▶제철 음식 만들기

- 식용(꽃 · 열매) · 약용(꽃 · 잎 · 열매껍질 · 뿌리)
- 꽃을 따서 튀김으로 먹는다.
- 씨의 겉껍질을 그대로 먹거나 화채로 먹는다.

▶꽃차 만들기

- 5~6월에 꽃을 따서 그늘에서 말려 찻잔에 1송 이를 뜨거운 물에 우려낸 후 마신다.

▶발효액 만들기

- 가을에 열매가 벌어지기 전에 열매는 채취하여 겉껍질을 제거하고 물에 씻어 4등분하여 용기 에 넣고 재료의 양만큼 설탕을 붓고 100일 정 도 발효시킨 후에 발효액 1에 찬물 3을 희석해 서 음용한다.

▶약술 만들기

- 가을에 열매가 벌어지기 전에 열매를 따서 용 기에 넣고 19도의 소주를 부어 밀봉하여 3개월 후에 마신다.

▶약초 만들기

- 연중 내내 필요할 때 뿌리를 캐서 물로 씻고 쌀 뜨물에 담갔다가 햇볕에 말린다.
- 가을에 열매가 벌어지기 전에 열매를 채취하여 겉껍질을 제거하고 물에 씻어 햇볕에 말려 쓴 다.

▶금기

- 석류나무껍질은 위점막을 자극하므로 위염 환 자는 복용을 금한다.

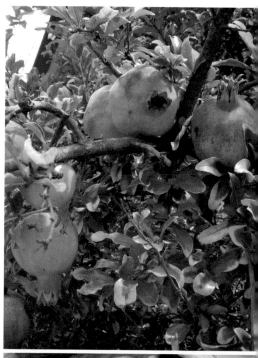

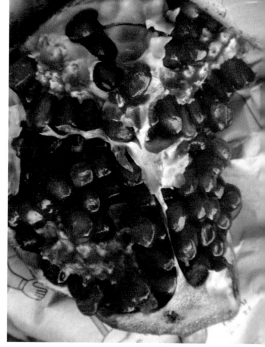

위염 · 식체 · 주독에 효능이 있는

유자나무 *Citrus junos*

생약명 등자(橙子)—덜 익은 열매 껍질을 말린 것
이명 금구
분포 남부 지방(진도 · 해남 · 고흥) 및 제주도

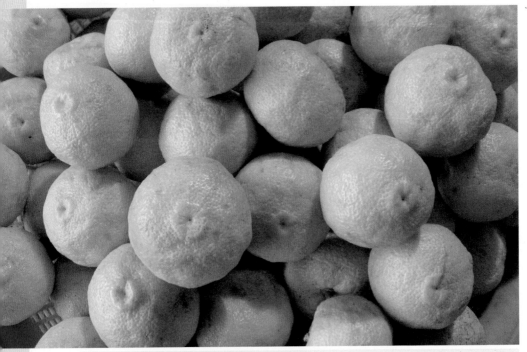

형태 • 유자나무는 운향과의 상록활엽교목으로 높이는 4m 정도이고, 잎은 어긋나며 달걀 모양의 긴 타원형으로 끝이 뾰쪽하고 가장자리에 둔한 톱니가 있다. 꽃은 5~6월에 작은 오판화가 잎 겨드랑이에 한 송이씩 흰색으로 피고, 열매는 9~10월에 둥글납작한 장과로 여문다.

　유자나무는 감귤류 중에서 내한성이 강하다. 식용 · 약용 · 관상용 · 향신료로 가치가 높다. 열매는 부드럽고 연하여 즙이 많지만 신맛이 너무 강하여 날것으로 잘 안 먹고 향기가 좋아 요리에 사용되고 유자차로 먹는다. 열매껍질과 과핵을 약용으로 쓴다. 약으로 쓸 때는 탕이나 날것으로 사용하고 술에 담가 마신다.

▶**한방** 덜 익은 열매 껍질을 말린 것을 '등자(橙子)'라 부른다. ▶**약성** 서늘하며, 시다. ▶**주요 효능** 체증 · 순환기계 질환에 효험, 열매 및 열매 껍질(구토 · 숙취 · 급체), 과핵(산기 · 임병 · 요통), 감기 · 고혈압 · 냉병 · 방광염, 식체(닭고기 · 어류 · 물고기 · 가루 음식 · 수수 음식), 신경통 · 요통 · 위염 · 주독 · 진통 · 치통 · 편도선염 ▶**약리 작용** 혈압 강하 작용 ▶**이용** 숙취나 육류를 먹고 체했을 때 열매 5g을 달여서 먹는다. 요통에는 과핵 5g을 달여서 먹는다.

▶제철 음식 만들기

· 식용(꽃·익은 열매)·약용(덜 익은 열매껍질)

· 가을에 익은 열매를 생으로 먹는다.

· 꽃망울은 향신료로 쓴다.

▶차 만들기

· 가을에 열매를 따서 잘라서 끓는 물에 타서 우려내어 먹는다.

· 5~6월에 꽃을 따서 찻잔에 넣고 뜨거운 물을 부어 1~2분 후에 꿀을 타서 마신다.

▶발효액 만들기

· 가을에 익은 유자 열매를 따서 용기에 넣고 재료의 양만큼 설탕을 붓고 100일 정도 발효시킨 후에 발효액 1에 찬물 3을 희석해서 음용한다.

▶약술 만들기

· 가을에 잘 익은 열매를 따서 2등분하여 용기에 넣고 19도의 소주를 부어 밀봉하여 3개월 후에 마신다.

▶약초 만들기

· 가을에 줄기를, 겨울에 뿌리를 캐어 햇볕에 말려 쓴다.

▶유자청 만들기

· 꿀에 유자를 담가 15일 후에 먹는다.

▶금기

· 신맛이 강해 한꺼번에 많이 먹지 않는다.

▶식초 만들기

· 유자 90%+설탕120%+이스트 2%를 용기에 넣고 한 달 후에 식초를 만들어 요리에 넣거나 찬물 3을 희석해서 음용한다.

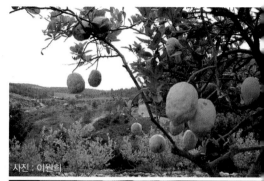

사진 : 이원희

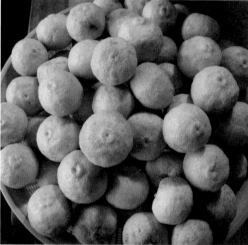

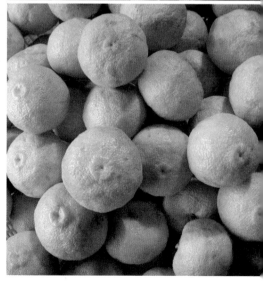

불면증·대하증·당뇨병에 효능이 있는
자두나무 *Prunus salicina*

생약명 이핵인(李核仁)—씨, 이자(李根)—뿌리를 말린 것
이명 이수·자도나무·오얏나무·이근백과·이핵인
분포 전국 각지의 인가 부근 과수 재배

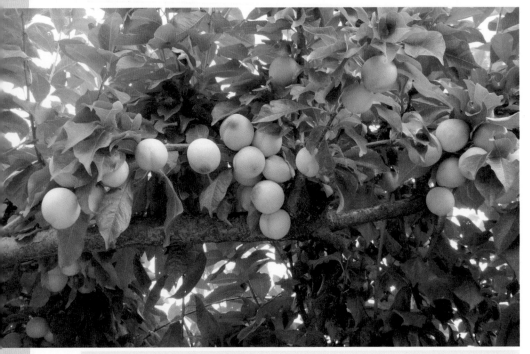

형태 • 자두나무는 장미과의 낙엽활엽교목으로 높이는 5～10m 정도이고, 잎은 어긋나고 긴 달걀 모양 또는 타원의 모양이고 끝이 뾰쪽하고 가장자리에 둔한 톱니가 있다. 꽃은 4월에 잎보다 먼저 가지에 흰색으로 피고, 열매는 6～7월에 핵과로 여문다.

자두나무의 자연생은 높이가 약 5m 정도 된다. 씨방과 열매에 털이 없고 꽃이 작은 점이 매실나무와 다르다. 식용·약용·관상용으로 가치가 크다. 방향성이 있다. 열매는 시고 단맛이 있어 생으로 먹거나 잼·주스·건과 등으로 이용된다. 약으로 쓸 때는 탕으로 사용하며, 술에 담가 마신다.

▶한방 뿌리를 말린 것을 '이자(李根)', —씨를 '이핵인(李核仁)'이라 부른다. ▶약성 차며, 쓰다. ▶주요 효능 소화기계·피부염 질환에 효험, 열매(강뇨병·복수·생진), 속씨(해수·타박상·변비), 구내염·기미(주근깨)·대하증·불면증·숙취·식체(술)·편도선염·피부 소양 ▶약리 작용 혈당 강하 작용 ▶이용 당뇨병에는 열매 10g을 달여서 먹는다. 해수에는 씨앗 4～8g을 달여서 먹는다.

산에 있는 약용 나무

식용

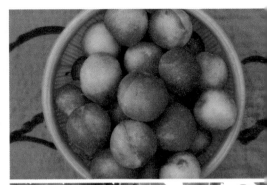

▶제철 음식 만들기

· 식용(익은 열매) · 약용(잎 · 씨)

· 익은 열매를 날것으로 먹는다.

· 익은 열매를 주스로 갈아 먹는다.

▶차 만들기

· 4월에 꽃을 따서 찻잔에 3~4개를 넣고 뜨거운 물을 부어 1~2분 후에 꿀을 타서 마신다.

▶발효액 만들기

· 6~7월에 익은 열매를 따서 2등분하여 용기에 넣고 재료의 양만큼 설탕을 붓고 100일 정도 발효시킨 후에 발효액 1에 찬물 3을 희석해서 음용한다.

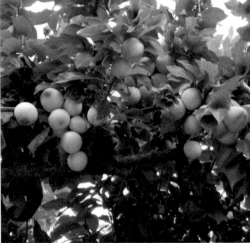

▶약술 만들기

· 6~7월에 익은 열매를 따서 용기에 넣고 19도 의 소주를 부어 밀봉하여 3개월 후에 마신다.

▶약초 만들기

· 6~ 7월에 익은 열매를 따서 과육과 핵각을 제거하고 속씨를 햇볕에 말려 쓴다.

▶금기

· 창출 · 닭고기 · 오리알 · 꿀 · 참새고기 · 노루 고기를 금한다.

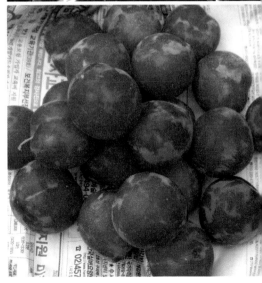

잣나무
Pinus koraiensis

생약명 해송자(海松子)—씨
이명 과송 · 백자목 · 홍송 · 백목 · 오엽송 · 신라송
분포 전국의 산지. 고산 지대

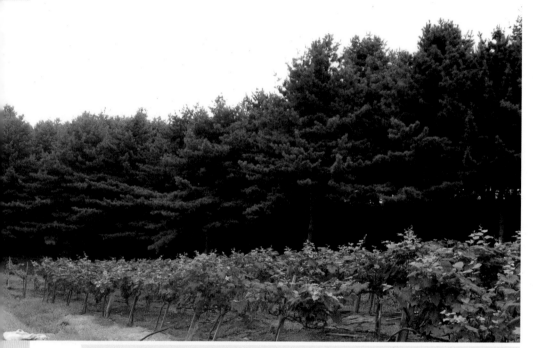

형태 · 잣나무는 소나뭇과의 상록침엽교목으로 높이는 20~30m 정도이고, 잎은 솔잎보다 굵으면서 세모진 바늘잎이 짧은 가지 끝에 5개씩 모여 달린다. 가장자리에 톱니가 있고, 3년 동안 붙어 있다. 꽃은 5월에 암수 한 그루로 새 가지 밑쪽에는 붉은색의 수꽃이, 암꽃 이삭은 달걀 모양의 노란색으로 피고, 열매는 9월에 긴 달걀R꼴 솔방울 같은 구과(毬果)를 맺는데 솔방울보다 크다.

중국에서 신라 때 들어왔다 하여 '신라송', 목재가 붉다 하여 '홍송'이라 부른다. 식용·약용·관상용으로 가치가 크다. 씨(잣)는 식용·약용으로 쓴다. 씨에는 지방유 74%, 단백질 15%가 함유되어 있다. 맛이 고소해서 날것으로 먹거나 각종 요리에 쓴다. 약으로 쓸 때는 탕으로 쓰거나 죽을 쑤어 먹고 잣송이는 술에 담가 마신다.

▶**한방** 씨를 '해송자(海松子)'라 부른다. ▶**약성** 따뜻하며, 달다. ▶**주요 효능** 건강 증진 · 호흡기계 질환에 효험, 중풍 · 자양 강장 · 허약한 체질, 종자(풍비 · 두현 · 조해 · 토혈 · 변비), 뿌리(감기 · 기침 · 천식 · 해열), 고혈압 · 관절통 · 기관지염 · 비만증 · 빈혈증 · 시력 감퇴 · 원기 부족 · 허약 체질 ▶**약리 작용** 혈압 강하 작용 ▶**이용** 자양 강장, 허약한 체질에는 종자 10g을 달여서 먹는다. 중풍에는 잣나무잎 한 묶음과 대파 뿌리 한 묶음을 달여서 먹는다.

산에 있는 약용 나무　식용

▶제철 음식 만들기
- 식용(씨껍질을 벗긴 알갱이) · 약용(씨껍질을 벗긴 알갱이 · 뿌리)
- 씨껍질을 벗긴 알갱이를 날것으로 먹거나 잣죽 · 강정 · 수정과 · 식혜 · 각종 전통차 · 각종 요리에 쓴다.
- 전통 신선로에 잣과 은행을 넣어 먹는다.

▶차 만들기
- 수정과에 잣을 넣어 먹는다.

▶발효액 만들기
- 9월에 솔방울 같은 구과를 따서 용기에 넣고 재료의 양만큼 설탕을 붓고 100일 정도 발효시킨 후에 발효액 1에 찬물 3을 희석해서 음용한다.

▶백자주 만들기
- 9월에 잣송이(솔방울 같은 구과)를 따서 통째로 용기에 넣고 19도의 소주를 부어 밀봉하여 3개월 후에 마신다.

▶백자주(栢子酒) 이야기
- 고려 명종 때 왕의 허약한 체질을 잣술로 치료했다. 궁중에서 고관대작들이 고려 명종 때부터 조선 중엽까지 만드는 방법이 전하고 있다.

▶환 만들기
- 봄에 잣나무순 600g을 구증구포(九蒸九曝) +회화나무꽃 300g을 검게 볶아 꿀에 개어 제분소에서 가루를 내어 환을 만든다.

▶약초 만들기
- 9월에 솔방울 같은 구과를 따서 겉죽을 덮은 실편(實片 비늘조각의 끝이 길게 자라 젖혀진 것)을 제거한 후에 씨를 햇볕에 말린 후 씨껍질을 벗겨 알갱이를 쓴다.
- 연중 내내 뿌리를 수시로 캐어 햇볕에 말려 쓴다.

▶구분
- 잣나무는 5엽송, 소나무는 3엽송이다.

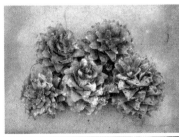

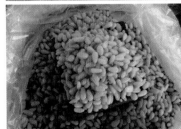

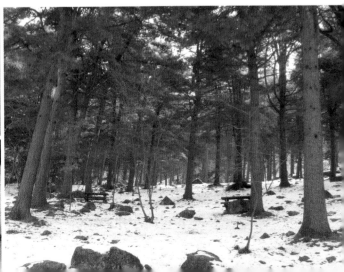

혈액 순환·고혈압·월경 불순에 효능이 있는

진달래 *Rhododendron mucronulatum*

생약명 두견화(杜鵑花)—꽃을 말린 것
이명 만상홍·영산홍
분포 전국의 각지, 산비탈의 양지 또는 반 그늘

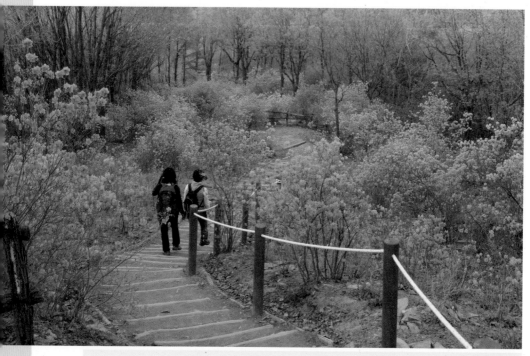

형태 · 진달래는 진달랫과의 낙엽활엽관목으로 높이는 2~3m 정도이고, 잎은 어긋나고 긴 타원형 또는 거꾸로 된 댓잎피침형으로서 양끝이 좁고 가장자리에 톱니가 없다. 꽃은 3~4월에 잎보다 먼저 가지 끝 곁에서 연분홍색으로 피고, 열매는 10월에 원통형의 삭과로 여문다.

진달래는 우리 민족의 정서를 대변하는 꽃이다. 진달래는 먹을 수 있는 꽃이라 하여 '참꽃'·'꽃달래'·'온달래'라 불렸고, '만산홍(滿山紅)' 등 멋진 별명도 있다. 식용·약용·관상용으로 가치가 크다. 꽃잎은 생식하거나 화전을 만들어 만들거나 떡에 넣어 먹는다. 술에 담가 마신다. 한방에서는 진달래꽃을 말려 혈액 순환·기침·신경통·염증에 사용한다.

▶**한방** 꽃을 말린 것을 '두견화(杜鵑花)'라 부른다. ▶**약성** 따뜻하며, 시고, 달다. ▶**주요 효능** 순환계·호흡기·부인과 질환에 효험, 꽃(혈액 순환·고혈압·월경 불순·월경 불통·관절염·신경통·담·기침), 잎과 줄기(화혈·산어·토혈·이질·혈붕·타박상), 당뇨병·타박상 ▶**약리 작용** 해독 작용·혈압 강하 작용·혈당 강하 작용 ▶**이용** 고혈압에는 잎·잔가지·뿌리를 잘게 썰어 말려 1일 20~30g을 달여 먹는다, 혈액 순환에는 꽃 15~20g을 달여서 먹는다.

▶**제철 음식 만들기**
- 식용(꽃) · 약용(꽃 · 잎 · 햇가지 · 뿌리)
- 3~4월에 꽃잎을 따서 꽃술을 떼어 낸 후 생식한다.
- 꽃잎으로 화전 · 부침개 · 떡 · 튀김으로 먹는다.

▶**차 만들기**
- 3~4월에 꽃잎을 따서 꽃술을 떼어 낸 후 찻잔에 3~4개를 넣고 뜨거운 물을 부어 1~2분 후에 꿀을 타서 마신다.

▶**발효액 만들기**
- 꽃(암술과 수술을 제거) · 잎 · 햇가지를 채취하여 용기에 넣고 재료의 양만큼 설탕을 붓고 100일 정도 발효시킨 후에 발효액 1에 찬물 3을 희석해서 음용한다.

▶**약초 만들기**
- 봄에 꽃을 통째로 따서 그늘에 말려 쓴다.

▶**두견주 만들기**
- 3~4월에 꽃잎을 따서 찹쌀밥을 겹겹이 넣어 청주에 담가 밀봉하여 백 일 만에 마신다.

▶**금기**
- 한 번에 많이 먹지 않는다.

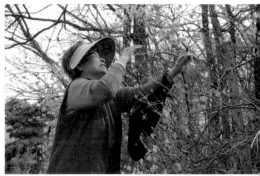

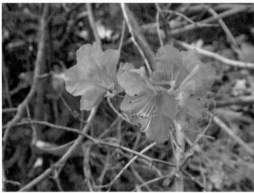

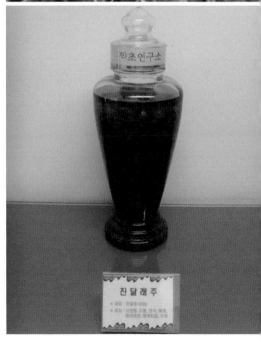

소변 불통·관절염·기관지염에 효능이 있는

찔레나무 *Rosa multiflora*

생약명 영실(營實)—열매를 말린 것
이명 야장미자·가시나무·설널레나무·들장미·
　　야장미·찔레꽃
분포 전국 각지, 산기슭과 골짜기의 양지·개울가

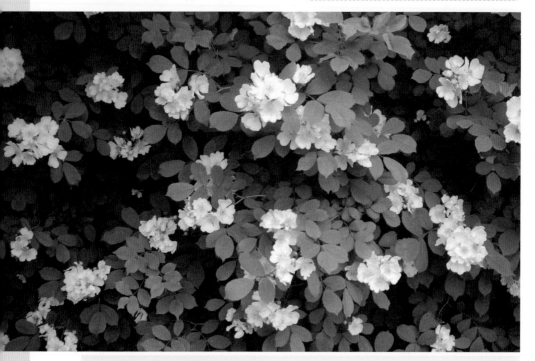

형태 · 찔레나무는 장밋과의 낙엽활엽관목으로 높이는 1~2m 정도이고, 잎은 어긋나고 깃꼴겹잎으로 타원형 또는 달걀꼴로서 끝이 뾰쪽하고 밑은 좁고 가장자리에 잔톱니가 있다. 꽃은 5월에 새 가지 끝에 원추 꽃차례를 이루며 연한 홍색으로 피고, 열매는 9~10월에 둥근 장과로 여문다.

　찔레나무는 식용·약용·관상용·생울타리용으로 가치가 크다. 어린순은 나물로 먹고, 굵은 순은 껍질을 벗겨 날것으로 먹는다. 꽃은 향수의 원료로 쓰고, 한방에서 열매는 약재로 쓴다. 약으로 쓸 때는 탕으로 만들거나 환제 또는 산제로 사용하며, 뿌리껍질은 술에 담가 먹는다.

▶**한방** 열매를 말린 것을 '영실(營實)'이라 부른다. ▶**약성** 서늘하며, 시고, 달다. ▶**주요 효능** 비뇨기·신경계·통승 질환에 효험, 상상 보호·음위증·관질염·기관지염·무좀·변비·복통·부스럼 설사·소변 불통·신장병·옹종·치통 ▶**약리 작용** 향염 작용 ▶**이용** 치통에는 덜 익은 열매를 1회 6g을 달여 복용한다, 무좀과 부스럼에는 전초를 짓찧어 환부에 붙거나 삶아 물로 씻는다.

산에 있는 약용 나무

식용

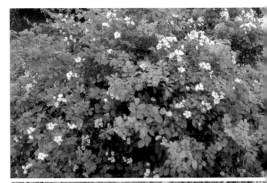

▶**산나물 만들기**
- 봄에 어린순을 채취하여 끓는 물에 살짝 데쳐서 나물로 무쳐 먹는다.

▶**제철 음식 만들기**
- 식용(꽃 · 어린순 · 굵은순) · 약용(열매 · 뿌리껍질)
- 여름에 굵은 순을 채취하여 껍질을 벗겨 내고 생으로 먹는다.

▶**차 만들기**
- 5월에 꽃을 따서 찻잔에 2~3개를 넣고 뜨거운 물을 부어 1~2분 후에 꿀을 타서 마신다.

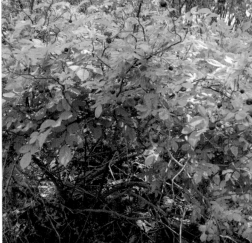

▶**발효액 만들기**
- 여름에 전초를 채취하여 용기에 넣고 재료의 양만큼 설탕을 붓고 100일 정도 발효시킨 후에 발효액 1에 찬물 3을 희석해서 음용한다.

▶**약술 만들기**
- 가을에 뿌리껍질을 캐어 물로 씻고 물기를 뺀 다음 용기에 넣고 19도의 소주를 부어 밀봉하여 3개월 후에 마신다.

▶**약초 만들기**
- 가을에 반 정도 익은 열매를 따서 햇볕에 말려 쓴다.

▶**금기**
- 뿌리껍질로 담근 약술을 과다하게 마시면 설사를 할 수 있다.

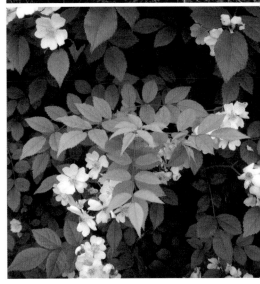

소화 불량 · 당뇨병 · 비만에 효능이 있는

키위 *Actinidia chinensis*

생약명 양다래−익은 열매
이명 양다래 · 참다래 · 중국다래
분포 남해안 섬

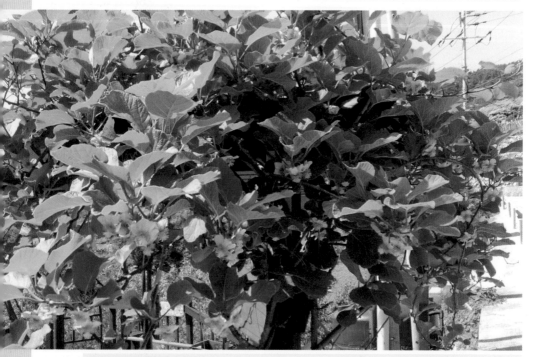

형태 · 키위나무는 다랫나뭇과의 덩굴성 갈잎떨기나무로 길이는 5~7m 정도이고 줄기는 다른 물체를 감거나 기댄다. 잎은 어긋나고 넓은 타원형이며 가장자리에 톱니가 있다. 꽃은 암수 딴 그루로 6~7월에 잎 겨드랑이에서 흰색으로 피고, 열매는 8~10월에 둥근 장과로 여문다.

　키위는 식용 · 약용 · 관상용으로 가치가 크다. 미네랄 · 비타민 · 식이섬유 · 항산화 성분이 풍부하다. 한 개에는 비타민 C가 75mg이 함유되어 있어 하루의 권장량을 채울 수 있다. 키위에 함유되어 있는 '액티니딘(actinidin)'은 소화를 촉진해 위(胃)와 장(腸)에 좋고, 루테인은 노인성 안 질환을 예방해 준다.

▶**한방** 익은 열매를 '양다래'라 부른다. ▶**약성** 평온하며, 달다. ▶**주요 효능** 순환기계 및 소화기계 질환에 효험, 신체 허약 · 소화 불량 · 변비 · 당뇨병 · 고혈압 · 노인성 안질환 · 관절염 · 통풍 · 비만 ▶**약리 작용** 혈압 강하 작용 · 혈당 강하 작용 ▶**이용** 류마티스성 관절염 · 관절통에는 줄기껍질을 채취하여 물에 달여서 하루에 3번 공복에 복용한다. 통풍 · 결석에는 열매로 효소를 담가 물에 희석해서 마신다.

▶산나물 만들기

· 봄에 연한 잎을 따서 끓는 물에 살짝 데쳐서 나물로 무쳐 먹는다.

▶제철 음식 만들기

· 식용(꽃·어린순·열매)·약용(열매)

· 나물 무침·볶음·국거리·즙을 내서 먹거나 샐러드 재료로 쓴다.

· 생으로 먹거나, 육식을 먹은 뒤 후식으로 먹는다.

▶꽃차 만들기

· 6~7월에 꽃을 따서 찻잔에 1개를 넣고 뜨거운 물을 붓고 5분 정도 우려낸 후 마신다.

▶발효액 만들기

· 여름~가을에 익은 열매를 2~4등분하여 용기에 넣고 재료의 양만큼 설탕을 붓고 100일 정도 발효시킨 후에 발효액 1에 찬물 3을 희석해서 음용한다.

▶약초 만들기

· 여름에서 가을 사이에 향기가 나고 손으로 쥐었을 때 탄력이 있는 것을 쓴다.

▶식초 만들기

· 키위 20%+천연 현미식초 80%를 용기에 넣고 한 달 후에 식초를 만들어 요리에 넣거나 찬물 3을 희석해서 음용한다.

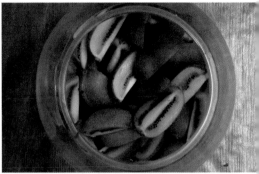

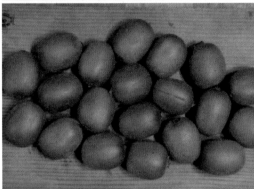

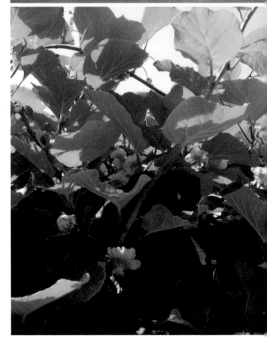

불면증·고혈압·당뇨병에 효능이 있는

차나무
Thea sinensis

생약명 다엽(茶葉)—어린 싹을 말린 것. 다자(茶子)—열매를 말린 것.
이명 아차·고차·아초·차수엽·다수·다엽수·가다·원다·고다·작설·다나무
분포 남부 지방(경사지)·경남·전남

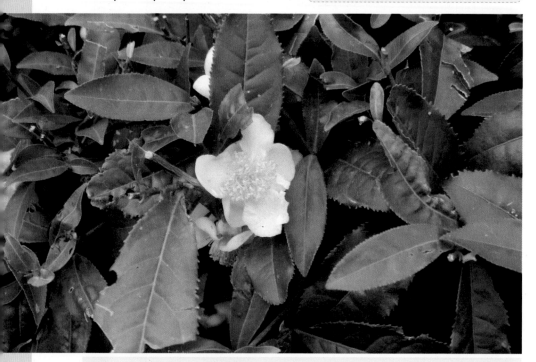

형태 • 차나무는 차나뭇과의 상록활엽관목으로 높이는 2~3m 정도이고, 잎은 어긋나고 긴 타원형으로 가장자리에 둔한 톱니가 있다. 꽃은 10~11월에 잎 겨드랑이나 가지 끝에서 1~3 송이씩 밑을 향해 흰색으로 피고, 열매는 10월에 꽃이 핀 이듬해 둥글게 여문다.

차나무는 식용·약용·관상용·공업용으로 가치가 크다. 조선 시대 허준이 저술한 『동의보감』에 "차를 지속적으로 마시면 심장이 강해지고, 갈증의 해소와 소화를 돕는다"고 기록되어 있다. 식재한 후 3년부터 수확한다. 잎은 연 4회 딴다. 어린순과 잎을 채취하여 차의 원료로 쓴다. 열매에는 방향이 있어 기름을 짜서 쓴다. 약으로 쓸 때는 탕으로 사용하며, 술에 담가 마신다.

▶**한방** 어린싹을 말린 것을 '다엽(茶葉)', 열매를 말린 것을 '다자(茶子)'라 부른다. ▶**약성** 서늘하며, 달고 쓰다. ▶**주요 효능** 순환계 및 소화기계 질환에 효험, 간염·고혈압·구내염·기관지염·당뇨병·불면증·두통·소화 불량·천식·해수·지방간·콜레스테롤 억제 ▶**약리 작용** 혈압 강하 작용·혈당 강하 작용·중추 신경 계통에 작용하여 정신을 흥분시키고 활동을 강화시키며 원기 회복 작용·이뇨 작용·수렴 작용 ▶**이용** 거담·천식에는 열매를 물에 달여 하루에 3번 공복에 복용한다. 원기 회복·두통에는 어린싹을 물에 달여 차(茶)로 마신다.

산에 있는 약용 나무

식용

▶산나물 만들기

· 봄에 어린싹을 채취하여 끓는 물에 살짝 데쳐서 나물로 무쳐 먹는다.

▶제철 음식 만들기

· 식용(꽃·어린 순·열매)·약용(잎·뿌리)
· 열매로 기름을 짜서 요리에 넣는다.
· 어린새싹을 따서 밀가루에 버무려 튀김·부침개로 먹는다.

▶꽃차 만들기

· 10~11월에 꽃을 따서 그늘에서 5일 정도 말려 밀폐 용기에 보관하여 찻잔에 3~5개 정도를 넣고 뜨거운 물을 부어 우려낸 후 마신다.

▶발효액 만들기

· 봄에 잎을 채취하여 마르기 전에 용기에 넣고 재료의 양만큼 설탕을 붓고 100일 정도 발효시킨 후에 발효액 1에 찬물 3을 희석해서 음용한다.

▶약술 만들기

· 가을에 열매를 따서 용기에 넣고 소주(19도)를 부어 밀봉하여 3개월 후에 마신다.

▶녹차 만들기

· 찻잎을 찜통에 넣고 30~40초 동안 찐 다음 선풍기 등을 사용하여 식힌 후 배로(焙爐) 위에 가열된 시루에 담고 손으로 비벼 가면서 가마솥에서 구증구포(九蒸九曝)을 반복하며 채반에 말린다.

▶약초 만들기

· 봄에 어린순, 가을에 열매, 뿌리를 연중 내내 채취하여 그늘에 말려 쓴다.

▶금기

· 지나치게 마시면 몸 안의 체액이 감소되어 잠을 못 이룰 수도 있다.

▶청태전(靑苔錢) 만들기

· 녹차의 어린순을 따서 절구에 넣고 찧어 반죽하여 채반에 넣고 모양을 만들어 엽전처럼 구멍을 내 항아리에 넣고 일정 기간 숙성을 시킨다.

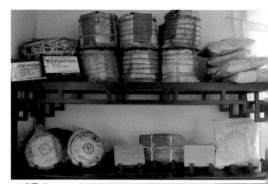
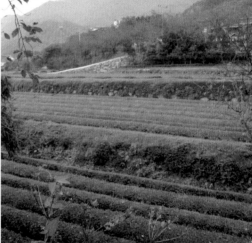
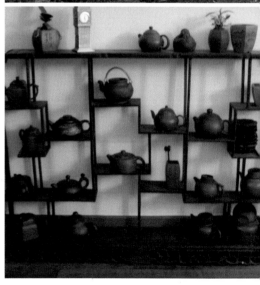

소화 불량·식적 창만·거담에 효능이 있는

탱자나무 *Poncirus trifoliata*

생약명 지각(枳殼)—익은 열매를 말린 것, 지실(枳實)
　　　—덜 익었을 때 2~3조각으로 잘라서 말린 것
이명 지·가길·구귤·동사자
분포 전국 각지, 울타리로 사용

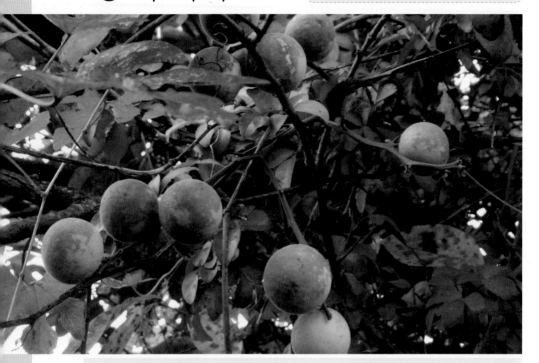

형태 · 탱자나무는 운향과의 낙엽활목관목으로 높이는 2~4m 정도이고, 잎은 어긋나고 3개의 작은 잎으로 구성된 3출 겹잎으로 잎자루에 날개가 있다. 가장자리에 둔한 톱니가 있다. 꽃은 5월에 잎이 나기 전에 줄기 끝과 잎 겨드랑이에 1~2개씩 흰색으로 피고, 열매는 8~9월에 누렇게 둥근 장과로 여문다. 씨앗은 10개 정도 들어 있다.

　탱자나무는 약용·관상용·생울타용으로 가치가 크다. 열매는 향기는 좋으나 먹을 수 없으나 2~3 조각으로 잘라서 말려 약재로 썼다. 약으로 쓸 때는 탕으로 만들거나 환제 또는 산제로 사용하며, 술에 담가 마신다. 묘목은 귤나무 접붙이기의 접본으로 쓴다.

▶**한방** 익은 열매를 말린 것을 '지각(枳殼)', 덜 익었을 때 2~3 조각으로 잘라서 말린 것 '지실(枳實)'이라 부른다. ▶**약성** 지각(서늘하며, 쓰다)·지실(차며, 맵고 시다) ▶**주요 효능** 소화기계·호흡기계 질환에 효험, 거담제·건위·소화 불량·식석 창만·기관지염·편도선염·대하증·변비·복부 팽만·복통·빈혈증·이뇨 ▶**약리 작용** 에탄올 추출물은 여러 암세포의 성장을 억제 ▶**이용** 지통에는 덜 익은 열매 10g을 달여서 먹는다. 소화 불량에는 탱자 열매 10g을 달여서 먹는다.

▶열매의 활용

· 식용(꽃·익은 열매)·약용(녹색의 열매)
· 가을에 익은 열매를 따서 껍질을 말린 후 감초
를 조금 넣고 대용차로 마신다.

▶차 만들기

· 가을에 익은 열매를 따서 반으로 잘라 그늘에
서 말려 용기에 보관한 후 다관이나 주전자에
10g을 넣고 약한 불로 우려낸 후 건더기는 건
져 내고 용기에 담아 냉장고에 보관하여 마신
다.

▶발효액 만들기

· 가을에 익은 열매를 따서 용기에 넣고 재료의
양만큼 설탕을 붓고 100일 정도 발효시킨 후에
발효액 1에 찬물 3을 희석해서 음용한다.

▶약술 만들기

· 가을에 익은 열매를 따서 용기에 넣고 19도의
소주를 부어 밀봉하여 3개월 후에 마신다.

▶약초 만들기

· 가을에 덜 익은 열매를 따서 2~3 조각으로 잘
라서 햇볕에 말려 쓴다.

▶금기

· 임산부, 위가 허약한 사람은 복용을 금한다.

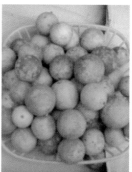
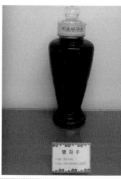
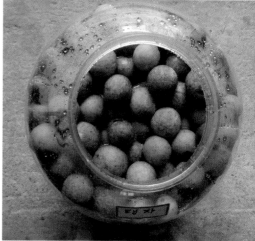
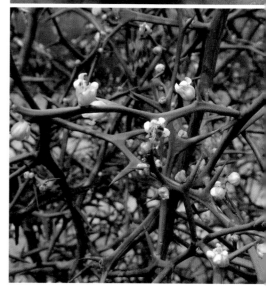

자양 강장·심장 질환·동맥 경화에 효능이 있는

포도나무 *Vitis vinifera*

생약명 포도(葡萄)—자흑색의 열매
이명 산포도(山葡萄)—야생 포도 · 포도 · 포도덩굴 ·
　　멀위 · 영욱
분포 전국의 각지, 밭에 재배

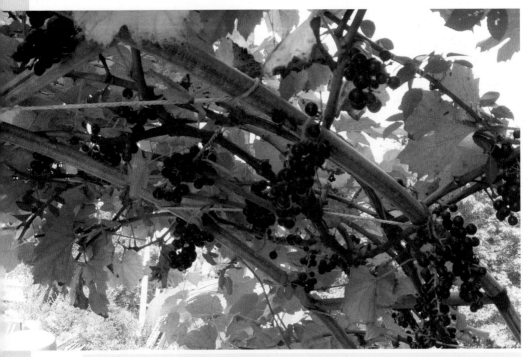

형태 · 포도나무는 포도과의 낙엽활엽덩굴나무로 길이는 6~8m 정도이고 덩굴손으로 다른 물체를 휘감아 기어오른다. 잎은 어긋나고 둥근 심장 모양의 홑잎이고 손바닥처럼 3~5 갈래지고 가장자리에 톱니가 있다. 꽃은 5~6월에 원추 꽃차례를 이루며 작은 송이가 황록색으로 피고, 열매는 8~10월에 둥근 액과로 여문다.

　　포도는 과수로서 세계 1위의 생산량을 보이며 거의 전 세계에서 재배된다. 식용 · 약용 · 관상용으로 가치가 크다. 열매에는 단맛과 신맛이 있어 날로 먹거나 말려서 건포도 · 주스 · 잼으로 가공하여 먹는다. 알칼리식품으로 유기산 · 당분 · 탄수화물 · 비타민 B와 C가 함유되어 있다. 약으로 쓸 때는 탕으로 쓰거나 날것으로 먹거나 술에 담가 마신다.

　　▶**한방** 자흑색의 열매를 '포도(葡萄)', 야생포도를 '산포도(山葡萄)'라 부른다. ▶**약성** 따뜻하며, 달다. ▶**주요 효능** 허약 체질 · 순환기계 질환에 효험, 동맥 경화 · 빈혈 · 식욕 부진 · 당뇨병 · 근골 무력증 · 냉병 · 이뇨 · 피부 소양증 · 허약 체질 · 간기능 회복 · 권태증 ▶**약리 작용** 혈당 강하 작용 ▶**이용** 동맥 경화에는 포도로 효소를 담가 복용한다. 소변 불리 · 이뇨에는 줄기를 달여서 먹는다.

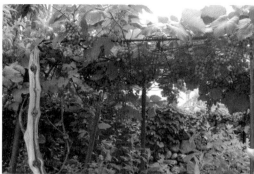

▶포도의 활용

- 식용(익은 열매·씨)·약용(열매·줄기·뿌리)
- 자흑색의 포도송이를 날것으로 먹는다.
- 주스·효소·젤리·건포도·잼으로 가공하여 먹는다.

▶발효액 만들기

- 8~9월에 자흑색의 익을 열매송이를 따서 통째로 용기에 넣고 재료의 양만큼 설탕을 붓고 100일 정도 발효시킨 후에 발효액 1에 찬물 3을 희석해서 음용한다.

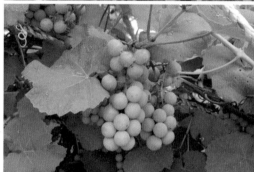

▶약술 만들기

- 8~9월에 자흑색 익은 열매송이를 따서 용기에 넣고 소주(19도)를 부어 밀봉하여 3개월 후에 마신다.

▶약초 만들기

- 연중 내내 줄기 또는 뿌리를 채취하여 적당한 크기로 잘라 햇볕에 말려 쓴다.

▶구분

- 백포도주 : 분홍색이나 황록색으로 익은 포도를 원료로 하여 만든 것
- 적포도주 : 흑색으로 익은 포도를 이용한 것

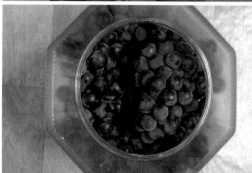

▶금기

- 한꺼번에 많이 먹으면 설사를 한다.

▶식초 만들기

- 포도 80%+설탕 20%+이스트 2%를 용기에 넣고 한 달 후에 식초를 만들어 요리에 넣거나 찬물 3을 희석해서 음용한다.

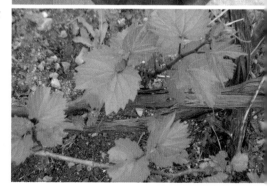

자양 강장·우울증·기관지염에 효능이 있는

호두나무 *Juglans sinensis*

생약명 호도인(胡桃仁)·호도육(胡桃肉)
－익은 씨를 말린 것
이명 호도수·강도·당추자·핵도·호핵
분포 중부 이남, 산기슭·밭둑·마을 근처에 식재

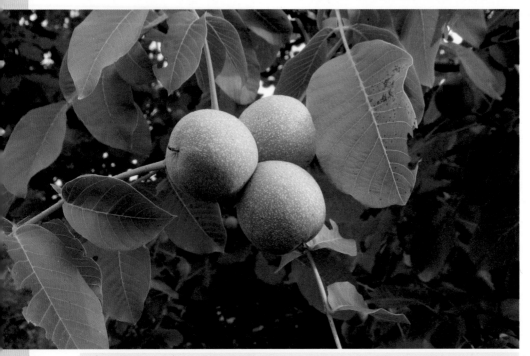

형태 · 호두나무는 가랫나뭇과의 낙엽활엽교목으로 높이는 20m 정도이고, 잎은 어긋나고 5~7개의 깃꼴겹잎이며 작은 잎은 타원형으로 가장자리는 밋밋하거나 뚜렷하지 않은 톱니가 있고 끝은 뾰쪽하다. 꽃은 4~5월에 암수 한 그루로 수꽃은 잎 겨드랑이에서 미상 꽃차례로 암꽃은 1~3개가 수상 꽃차례를 이루며 황갈색으로 피고, 열매는 9월~10월에 둥근 핵과로 여문다.

　호두나무는 식용·약용·공업용으로 가치가 크다. 호두나무씨를 호두라 한다. 식용하거나 약재로 사용한다. 호두 알갱이는 40~50%의 지방유·단백질·탄수화물·칼슘·인·철·카로틴·비타민·미네랄·지방·단백질과 소량의 무기질이 함유되어 있다. 약으로 쓸 때는 껍질을 벗긴 알갱이를 탕으로 사용하거나 술에 담가 마신다.

▶**한방** 익은 씨를 말린 것을 '호도인(胡桃仁)·호도육(胡桃肉)'이라 부른다. ▶**약성** 따뜻하며, 달다. ▶**주요 효능** 피부과 및 호흡기계 질환에 효험, 천식·기관지염·우울증·자양 강장·이뇨·원기 회복·담석증·액취증·요로 결석·요통·피부염·종독·창종 ▶**약리 작용** 살균 작용 ▶**이용** 우울증·불면증에는 매일 날호두 2개를 먹는다. 심장병·자양 강장에는 호두 20개+대추살 20개를 찧어 잘게 부수고 꿀에 넣어 고약처럼 끓여 매회 3숟갈씩 먹는다.

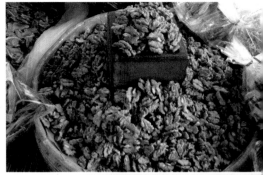

▶호두의 활용
- 식용(속알갱이 열매살) · 약용(속알갱이 열매살)
- 흰쌀에 호두를 넣고 죽을 먹는다.
- 호두 속알갱이로 기름을 짜서 요리에 쓴다.

▶호두죽 만들기
- 호두 10개의 속살과 쌀 1컵을 물에 잘 불려서 함께 섞은 후에 · 이것을 으깨어 물 6컵으로 걸러서 냄비에 담고 끓여서 1컵 분량의 죽으로 만든다.

▶호두유 만들기
1. 호두 속알맹이를 쌀뜸물로 법제하여 호두유를 만든다.
2. 밥솥에 쌀을 적당히 넣고 물을 많이 부어서 끓기 시작하면 호두 알맹이를 보자기에 싸서 밥물에 잠기게 하여 쪄서 말리기를 3번 반복한다.
3. 3번 찐 것을 완전히 건조시켜서 기름집에서 살짝 볶아서 기름을 짠다.

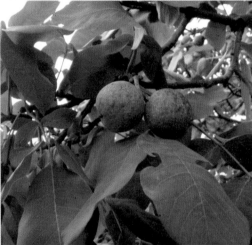

▶약초 만들기
- 9~10월에 열매를 따서 단단한 외피를 깨고 겉 열매살을 제거하고 알맹이를 햇볕에 말려 쓴다.
- 줄기껍질은 수시로 채취하여 그늘에 말려 쓴다.

▶구분
- 국산은 껍질을 쪼개 보면 속살이 노랗게 윤이 난다.
- 수입산은 색깔이 검은 편이다.

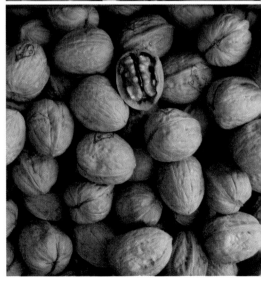

▶주의
- 끈적한 가래와 기침이 나고 숨이 차는 증세에는 쓰지 않는다.

암(대장암·신장암·유방암) 예방과 치료·당뇨병·월경 불순에 효능이 있는

화살나무 *Euonymus alatus*

생약명 귀전우(鬼箭羽)
　　　　－가지에 붙은 날개(코르크질)를 말린 것
이명 참빛나무 · 금목 · 귀전우 · 위모 · 신전목 · 팔수
분포 전국 각지, 산기슭

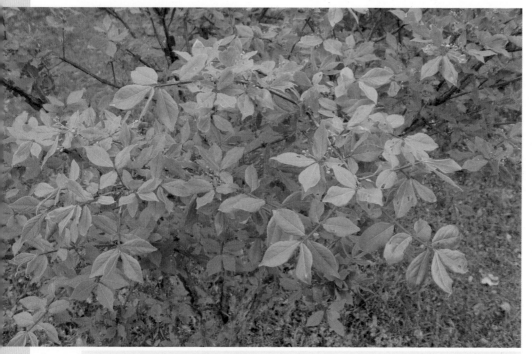

형태 • 화살나무 노박덩굴과의 낙엽활엽관목으로 높이는 1~3m 정도 되고, 잎은 마주 나고 타원형으로 가장자리에 잔톱니가 있다. 꽃은 5~6월에 잎 겨드랑에서 나온 꽃이삭에 취산 꽃차례를 이루며 3송이씩 황록색으로 피고, 열매는 10월에 타원형의 삭과로 여문다.

　　가지에 날개가 달린 모양이 화살과 비슷하다 하여 '화살나무', 참빛과 비슷하다 하여 '참빛나무', 가지의 날개를 태운 재를 가시 박힌 곳에 바르면 가시가 쉽게 빠져 '가시나무'라 부른다. 식용 · 약용 · 관상용으로 가치가 크다. 어린잎은 식용한다. 약으로 쓸 때는 탕으로 쓰거나 또는 환제로 사용하며, 술에 담가 마신다.

▶**한방** 가지에 붙은 날개(코르크질)를 말린 것을 '귀전우(鬼箭羽)'라 부른다. ▶**약성** 차며, 달다. ▶**주요 효능** 통증 질환에 효험, 여러 가지 암(대장암 · 신장암 · 유방암) 예방과 치료 · 당뇨병 · 월경 불순 · 생리통 · 동맥 경화 · 고혈압 · 정신병 · 대하증 ▶**약리 작용** 혈압 강하 작용 · 혈당 강하 작용 ▶**이용** 각종 암에는 날개에 달린 잔가지를 채취하여 1일 20~30g을 달여서 먹는다. 당뇨병에는 잔가지와 뿌리 20~40g을 달여서 먹는다.

▶산나물 만들기

· 봄에 어린순을 따서 살짝 데쳐서 찬물에 우려 낸 후 나물로 무쳐 먹는다.

▶제철 음식 만들기

· 식용(어린 순) · 약용(가지에 붙은 날개)
· 봄에 어린순을 따서 무침, 쌀과 섞어 나물밥 · 된장국 · 볶음으로 먹는다.

▶차 만들기

· 봄에 어린순을 따서 그늘에 말린 후 찻잔에 조 금 넣고 뜨거운 물을 부어 1~2분 후에 꿀을 타 서 마신다.

▶발효액 만들기

· 봄에 어린순을 따서 용기에 넣고 재료의 양만 큼 설탕을 붓고 100일 정도 발효시킨 후에 발 효액 1에 찬물 3을 희석해서 음용한다.

▶약초 만들기

· 연중 수시로 어린 가지에 붙은 날개를 채취하 여 햇볕에 말려 쓴다.

▶금기

· 임산부는 복용을 금한다.

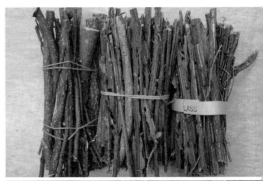

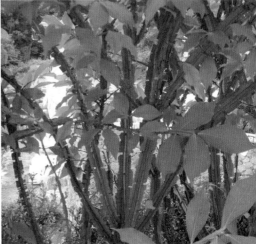

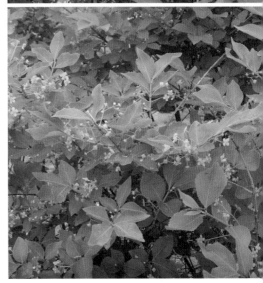

이뇨 · 천식 · 토사곽란에 효험이 있는

돌배나무 *Pyrus pyrifolia*

생약명 이과(梨果)—열매
이명 산돌배 · 이목
분포 중부 이남의 산지

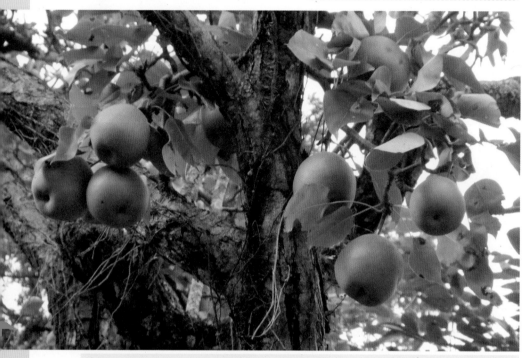

형태 · 돌배나무는 장밋과의 낙엽활엽소교목으로 높이는 10~15m 정도이고, 잎은 어긋나고 달걀꼴로 끝이 길게 뾰쪽하며 가장자리에 바늘 모양의 톱니가 있다. 꽃은 4~5월에 잎과 같이 오판화가 흰색으로 피고, 열매는 9월에 둥글게 다갈색의 핵과로 여문다.

돌배나무는 식용 · 약용 · 밀원용으로 가치가 크다. 열매의 과육에는 돌세포가 들어 있어 먹을 때 그 알갱이가 씹힌다. 당분이 10~14%, 칼륨 · 비타민 C · 수분이 함유되어 있다. 날것으로 먹거나 통조림 · 넥타 · 잼을 만들어 먹는다. 산돌배에는 항산화 물질과 해열 · 이뇨 · 토사곽란의 치료 물질이 들어 있다. 약으로 쓸 때는 주로 날것을 사용하며 술에 담가 마신다.

▶**한방** 열매를 '이과(梨果)'라 부른다. ▶**약성** 따뜻하며, 약간 떫다. ▶**주요 효능** 호흡기계 질환에 효험, 당뇨병 · 고혈압 · 기침 · 천식 · 토사곽란 · 이뇨 · 하혈 · 변비 · 생진 · 윤조 · 청열 ▶**약리 작용** 혈당 강하 작용 · 혈압 강하 작용 · 해열 작용 ▶**이용** 당뇨병에는 생과실을 먹거나 열매껍질과 핵을 제거하고 즙을 내어 먹는다. 기침, 천식에는 잎, 가지 10g을 달여서 먹는다.

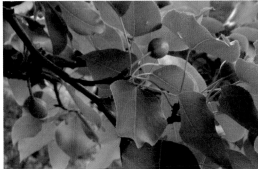

▶돌배의 활용

- 식용(익은 열매) · 약용(열매 · 잎 · 가지)
- 가을에 익은 열매를 따서 날것으로 먹는다.

▶차 만들기

- 4~5월에 꽃을 따서 찻잔에 2~3개를 넣고 뜨거운 물을 부어 1~2분 후에 꿀을 타서 마신다.

▶발효액 만들기

- 가을에 익은 열매를 따서 용기에 넣고 재료의 양만큼 설탕을 붓고 100일 정도 발효시킨 후에 발효액 1에 찬물 3을 희석해서 음용한다.

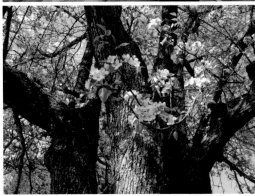

▶약술 만들기

- 가을에 익은 열매를 따서 용기에 넣고 19도의 소주를 부어 밀봉하여 3개월 후에 마신다.

▶약초 만들기

- 잎을 채취하여 그늘에, 가지를 수시로, 가을에 열매를 따서 그늘에 말려 쓴다.

▶금기

- 한꺼번에 많이 먹으면 속이 냉해지기 때문에 임산부는 주의를 요한다.

▶식초 만들기

- 돌배 80%+설탕 15%+누룩 5%를 용기에 넣고 한 달 후에 식초로 만들어 요리에 넣거나 찬물 3을 희석해서 음용한다.

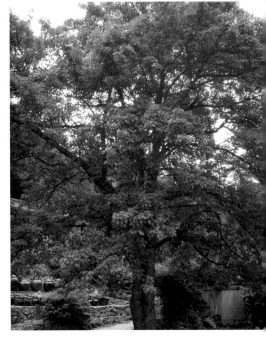

지혈·이뇨·부종에 효능이 있는
산딸나무 *Cornus kousa*

생약명 야여지(野茹枝)—꽃과 잎을 말린 것
이명 박달나무·오목·흑단
분포 경기 이남의 산 숲 속

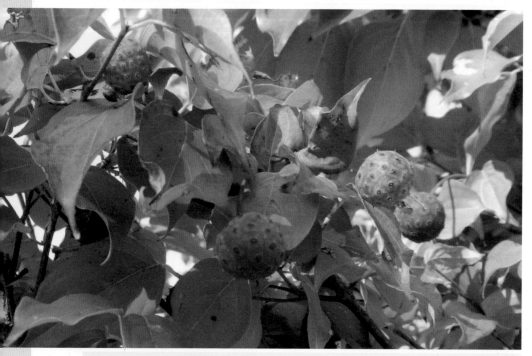

형태 · 산딸나무는 층층나뭇과의 갈잎큰키나무로 높이는 10m 정도이고, 잎은 어긋나고 넓은 달걀 꼴로서 가장자리가 손바닥 모양으로 갈라진다. 끝이 뾰쪽하고 가장자리에 겹톱니가 있다. 꽃은 6월에 잎 겨드랑이나 가지 끝에 오판화로 연한 흰색으로 피고, 열매는 7〜8월에 적색으로 여문다.

　산딸나무 가지 끝에 꽃잎으로 보이는 총포 조각 4장이 짝수로 하트 모양이 십자가 모양을 닮았고 탐스럽고 청아하여 예수님이 십자가에 못 박혀 돌아가실 때 이 나무로 십자가를 만들었다 하여 기독교인들은 성스러운 나무로 여긴다. 식용·약용·관상용으로 가치가 크다. 어린순은 나물로 식용한다. 약으로 쓸 때는 탕으로 사용하며 열매는 술에 담가 마신다.

▶**한방** 꽃과 잎을 말린 것을 '야여지(野茹枝)'라 부른다. ▶**약성** 평온하며, 달다. ▶**주요 효능** 소화기계 질환에 효험, 수렴·지혈·장출혈·혈변·이뇨·부종 ▶**약리 작용** 이뇨 작용 ▶**이용** 지혈에는 꽃과 잎을 10g을 달여서 먹는다. 이뇨, 지혈에는 전초를 짓찧어 환부에 붙인다.

산에 있는 약용 나무

식용

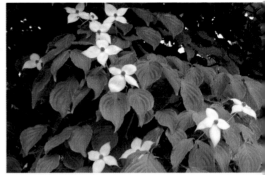

▶산나물 만들기
· 봄에 어린순을 따서 끓는 물에 데쳐서 나물로 무쳐 먹는다.

▶제철 음식 만들기
· 식용(꽃·어린순·열매)·약용(꽃·잎·열매)
· 꽃을 따서 밀가루에 버무려 튀김·부침개로 먹는다.

▶차 만들기
· 6월에 꽃을 따서 찻잔에 1개를 넣고 뜨거운 물을 부어 1~2분 후에 꿀을 타서 마신다.

▶발효액 만들기
· 가을에 익은 열매를 따서 용기에 넣고 재료의 양만큼 설탕을 붓고 100일 정도 발효시킨 후에 발효액 1에 찬물 3을 희석해서 음용한다.

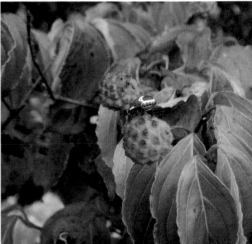

▶약술 만들기
· 가을에 익은 열매를 따서 용기에 넣고 19도의 소주를 부어 밀봉하여 3개월 후에 마신다.

▶약초 만들기
· 여름에 꽃과 잎을 따서 그늘에, 가을에 열매를 따서 햇볕에 말려 쓴다.

▶식초 만들기
· 산딸기 열매 80%+설탕 20%를 용기에 넣고 한 달 후에 식초로 만들어 요리에 넣거나 찬물 3을 희석해서 음용한다.

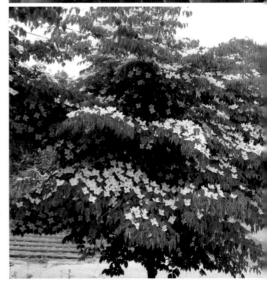

신장병·이뇨·소변 불리에 효능이 있는

아까시나무 *Robinia pseudoacacia*

생약명 자괴화(刺槐花)─꽃을 말린 것.
자괴화엽(刺槐葉)─잎을 말린 것.
자괴근피(刺槐根皮)─줄기와 뿌리를 말린 것
이명 아카시아
분포 전국 각지, 산지

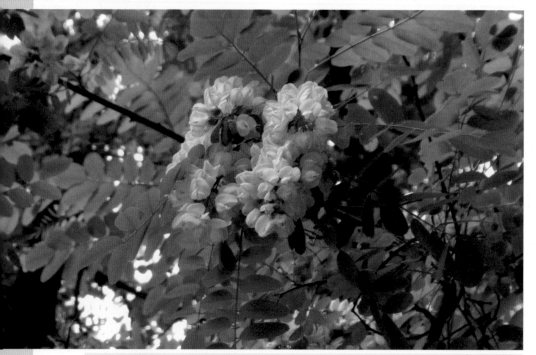

형태 • 아까시나무는 콩과의 갈잎큰키나무로 높이는 10m 정도이고, 잎은 어긋나고 깃 모양의 겹잎이고 작은 잎은 9~19개이고 타원 또는 달걀 모양이고 가장자리는 밋밋하다. 가지에는 가시가 있다. 꽃은 5~6월에 새 가지의 겨드랑이에서 술 모양의 꽃차례가 밑으로 처지며 나비 모양의 흰색으로 피고 열매는 9월에 갈색의 꼬투리로 여문다.

아까시나무는 우리나라 꿀벌이 가장 좋아하는 밀원(蜜源·꿀의 원천이 되는 식물)이다. 2000년대 초반까지만 해도 아까시나무에서 우리나라 꿀 생산량의 70% 이상을 생산했다. 아까시나무 꽃 1개에서 하루 평균 2.2마이크로리터의 꿀이 생산된다. 유백색 꽃송이는 작은 흰 나비를 닮았다. 식용·약용·밀원용·관상용으로 가치가 크다. 꽃에서 꿀 향기가 나서 식용한다. 한방에서 뿌리껍질을 말린 후 변비나 오줌소태에 사용한다. 약으로 쓸 때는 탕으로 사용하며, 술에 담가 마신다.

▶**한방** 뿌리껍질을 말린 것을 "자괴근피(刺槐根皮)", 잎을 말린 것을 "자괴화엽(刺槐葉)", 꽃을 말린 것을 자괴화(刺槐花)라 부른다. ▶**약성** 평온하며, 약간 달다 ▶**주요 효능** 소화기 질환에 효험, 신장병·이뇨·소변 불리·부종·변비·수종 ▶**약리 작용** 이뇨 작용 ▶**이용** 변비에는 뿌리껍질을 달여 복용한다. 소변 불리에는 잎을 달여 복용한다.

산에 있는 약용 나무

식용

▶산나물 만들기

· 봄에 어린잎을 따서 끓는 물에 살짝 데쳐서 나물로 무쳐 먹는다.

▶제철 음식 만들기

· 식용(꽃 · 잎) · 약용(잎 · 뿌리껍질)
· 봄에 꽃을 따서 그냥 먹거나 떡을 해서 먹는다.
· 어린잎을 따서 밀가루에 버무려 튀김 · 부침개로 먹는다.
· 샐러드로 먹고 바비큐 같은 훈제 요리에 쓴다.

▶차 만들기

· 잎을 따서 증기로 쪄서 손으로 비벼 그늘에 말린 후에 찻잔에 조금 넣고 뜨거운 물을 부어 1~2분 후에 꿀을 타서 마신다.

▶발효액 만들기

· 꽃은 5~6월에 꽃송이를 통째로 따서 용기에 넣고 재료의 양만큼 설탕을 붓고 100일 정도 발효시킨 후에 발효액 1에 찬물 3을 희석해서 음용한다.

▶약술 만들기

· 가을에 뿌리껍질을 캐어 물로 씻고 물기를 뺀 다음 용기에 넣고 19도의 소주를 부어 밀봉하여 3개월 후에 마신다.

▶약초 만들기

· 봄에 잎을 가을에 뿌리껍질을 캐어 햇볕에 말려 쓴다.

▶구분

· 아까시나무는 꽃이 피고, 줄기에 가시가 있다.
· 민둥아까시나무는 꽃도 피지 않고 줄기에 가시가 없다.

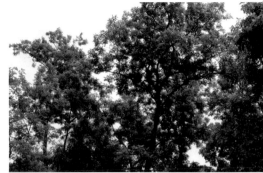
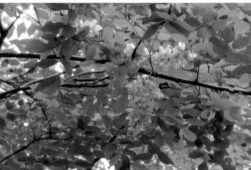
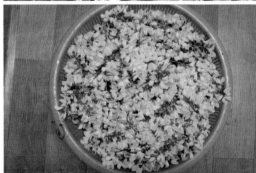
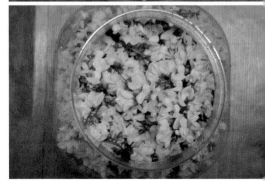

관절염·근육통·피부병에 효능이 있는
누리장나무 *Clerodendron trichotomum*

생약명 취오동(臭梧桐)—어린 가지와 잎을 말린 것
이명 취목 · 취오동 · 취오동자 · 해주상산 · 토아위
분포 중부 이남의 산골짜기

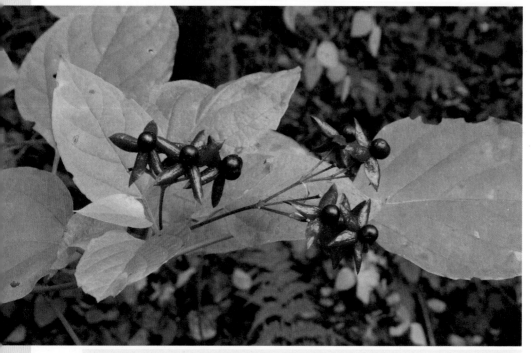

형태 • 누리장나무는 마편초과의 낙엽활엽관목으로 높이는 2m 정도이고, 잎은 마주 나고 달걀꼴로 잎의 끝은 뾰쪽하고 밑은 둥굴며 가장자리는 밋밋하거나 큰 톱니가 있다. 꽃은 새 가지 끝에 취산꽃차례로 8~9월에 홍색으로 피고, 열매는 10월에 하늘색의 둥근 핵과로 여문다.

누리장나무는 어린싹이 나올 때부터 잎에서 누린내가 난다 하여 '향추' 또는 '개똥나무', 오동나무를 닮았지만 냄새가 난다고 하여 '취오동(臭梧桐)'이라 부른다. 식용·약용·관상용으로 가치가 크다. 어린잎을 식용한다. 열매는 염료로 쓴다. 약으로 쓸 때는 탕으로 사용하며 술에 담가 마신다.

▶**한방** 어린 가지와 잎을 말린 것을 '취오동(臭梧桐)'이라 부른다. ▶**약성** 차며, 쓰다. ▶**주요 효능** 신경계 · 순환계 질환에 효험, 관절염 · 옴 · 고혈압 · 반신 불수 · 근육통 · 동맥 경화 · 소염 · 피부병 ▶**약리 작용** 혈압 강하 · 진정 작용 · 신통 작용 ▶**이용** 옴 · 습진 · 무좀 · 등 각종 피부 질환에는 봄부터 가을까지 잎을 채취하여 건조시켜 1일 10~20g이나 생것 40~60g을 달여 먹거나 상처 부위에 짓찧어 바른다. 손발 마비, 근육통에는 말린 잎 15~30g을 달여서 먹는다.

산에 있는 약용 나무

식용

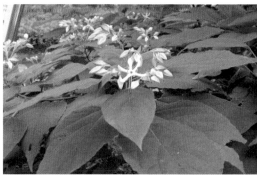

▶산나물 만들기
· 봄~초여름에 부드러운 잎을 따서 살짝 데쳐 찬물로 누린내를 우려낸 후 소금으로 간하여 나물로 무쳐 먹는다.

▶제철 음식 만들기
· 식용(어린순)·약용(꽃·잎·가지·줄기·열매·뿌리)
· 양념 무침·장아찌·묵나물 볶음으로 먹는다.
· 감초 몇 조각을 넣고 끓일 때 뚜껑을 열어 놓으면 누린내가 감소된다.

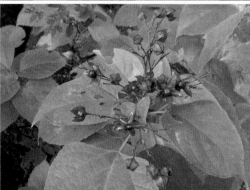

▶꽃차 만들기
· 8월에 꽃을 따서 찻잔에 넣고 뜨거운 물을 부어 1~2분 후에 꿀을 타서 마신다.

▶발효액 만들기
· 봄~초여름에 부드러운 잎을 따서 용기에 넣고 재료의 양만큼 설탕을 붓고 100일 정도 발효시킨 후에 발효액 1에 찬물 3을 희석해서 음용한다.

▶약술 만들기
· 가지와 뿌리를 채취하여 물로 씻고 물기를 뺀 다음 적당한 크기로 잘라 용기에 넣고 19도의 소주를 부어 밀봉하여 3개월 후에 마신다.

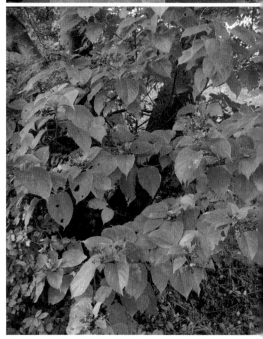

▶약초 만들기
· 봄에 꽃이 피기 전에 잎을, 꽃은 여름에, 가을에 열매를, 가지와 뿌리는 수시로 채취하여 햇볕에 말려 쓴다.

▶금기
· 미량의 독성이 있다.

관절염·당뇨병·염증성 질환에 효능이 있는

인동덩굴
Albizzia japonica

생약명 금은화(金銀花)꽃을 말린 것 ·
　　　　인동등(忍冬藤)─잎이 붙은 덩굴을 말린 것
이명 인동 · 은화 · 금화 · 겨우살이덩굴 · 인동초 ·
　　　겨우살이덩굴 · 농박나무
분포 전국 각지 · 산과 들의 양지바른 곳

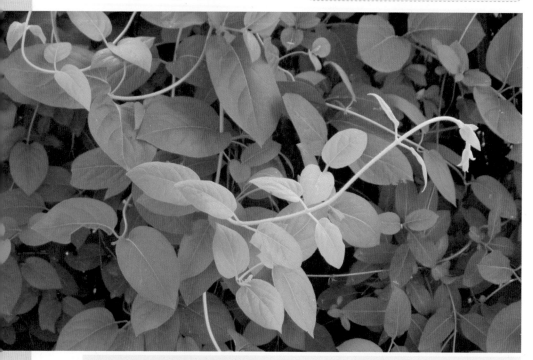

형태 · 인동덩굴은 인동과의 갈잎덩굴나무로 길이는 5m 정도이고, 긴 타원형의 잎이 마주 나며, 가장자리가 밋밋하고 털이 있다. 가지는 붉은 갈색이고 속은 비어 있다. 줄기가 다른 물체를 오른쪽으로 감고 올라간다. 꽃은 5～6월에 잎 겨드랑이에서 2송이씩 흰색으로 피었다가 나중에는 노란색으로 피고, 열매는 9～10월에 검고 둥글게 여문다.

　겨울에 이파리 몇 개로 겨울에도 잘 참고 견딘다 하여 '인동덩굴', 꽃은 '금은화(金銀花)'라 부른다. 식용·약용·밀원용으로 가치가 크다. 잎은 차로 마시고, 잎과 줄기를 인동이라 하여 약재로 쓴다. 모든 염증성 질환과 체내에 쌓인 독을 풀어준다. 종기·부스럼·여드름·습진·땀띠에 좋다. 약으로 쓸 때는 탕으로 사용하며 술에 담가 마신다.

▶**한방** 꽃을 말린 것을 '금은화(金銀花)' 잎이 붙은 덩굴을 말린 것을 '인동등(忍冬藤)'이라 부른다. ▶**약성** 차며, 달다. ▶**주요 효능** 비뇨기 · 운동계 · 소화기 질환에 효험 · 꽃(이질 · 장염 · 종기 · 감기 · 나력 · 중독), 덩굴(근골동통 · 소변 불리 · 황달 · 간염 · 종기), 관절염 · 관절통 · 당뇨병 · 대상포진 · 대장염 · 숙취 · 신부정 · 음부 소양증 · 피부염 · 황달 · 위궤양 ▶**약리 작용** 항균 작용 · 혈당 강하 작용 · 항염증 삭용 · 백혈구의 탐식 작용을 촉진 · 중추신경 계통의 흥분 작용 ▶**이용** 황달 · 간염에는 덩굴 약재를 1회에 4～10g 씩 달여서 복용한다. 어혈 · 종기에는 꽃이나 잎을 말린 약재를 가루 내어 물에 개어서 환부에 바른다.

▶ **산나물 만들기**
· 봄에 어린잎을 채취하여 끓는 물에 살짝 데쳐
  서 나물로 무쳐 먹는다.

▶ **제철 음식 만들기**
· 식용(꽃·잎·줄기) · 약용(잎·줄기)
· 줄기와 뿌리는 조청, 식혜를 만들어 먹는다.
· 꽃을 따서 밀가루에 버무려 튀김·부침개로 먹
  는다.

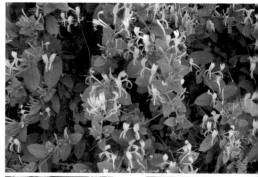

▶ **꽃차 만들기**
· 5~6월에 꽃을 따서 암술과 수술을 제거하고
  그늘에 말려 방습제를 넣은 밀폐 용기에 보관
  하여 찻잔에 3송이를 넣고 뜨거운 물을 부어
  2~3분간 우려 낸 후 마신다.

▶ **발효액 만들기**
· 봄에 어린잎을 채취하여 마르기 전에 용기에
  넣고 재료의 양만큼 설탕을 붓고 100일 정도
  발효시킨 후에 발효액 1에 찬물 3을 희석해서
  음용한다.

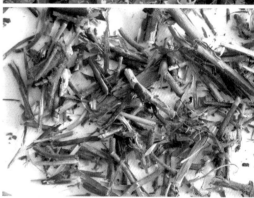

▶ **약술 만들기**
· 가을에 열매를 채취하여 용기에 넣고 소주 19
  도를 부어 밀봉하여 3개월 후에 마신다.

▶ **약초 만들기**
· 꽃을 6~7월에 채취하여 그늘에 말려 쓴다.
· 가을에 잎과 줄기를 채취하여 햇볕에 말려 쓴
  다.

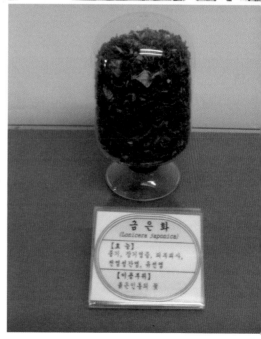

암 · 고혈압 · 당뇨에 효능이 있는

꾸지뽕나무 *Cudrania tricuspidata*

생약명 자목(柘木)—뿌리를 말린 것
이명 돌뽕나무 · 활뽕나무 · 가시뽕나무 · 상자
분포 산기슭의 양지, 마을 부근

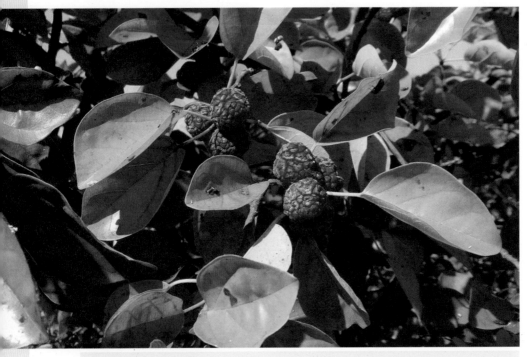

형태 · 꾸지뽕나무는 뽕나뭇과의 낙엽활엽소교목으로 높이는 8m 정도이고, 잎은 3갈래로 갈리진 것은 끝이 둔하고 밑이 둥글다. 달걀꼴인 것은 밑이 둥글고 가장자리가 밋밋하다. 꽃은 암수 딴 그루로 5~6월에 두상 꽃차례를 이루며 연노란색으로 피고, 열매는 9~10월에 둥글게 적색의 수과로 여문다.

꾸지뽕나무는 식용 · 약용 · 공업용으로 가치가 크다. 잎 · 줄기 · 열매 · 뿌리 모두를 식용과 약초로 쓴다. 조선 시대 허준이 저술한 『동의보감』, 중국 이시진이 저술한 『본초강목』 · 『식물본초』 · 『생초약성비요』 · 『전통 의서』에 그 효능이 기록되어 있다. 꾸지뽕에는 식물의 자기 방어 물질인 플라보노이드가 함유되어 있어 면역력과 강력한 항균 및 항염 효과가 있다. 약으로 쓸 때는 탕으로 사용하며 술에 담가 마신다.

▶**한방** 뿌리를 말린 것을 '자목(柘木)'이라 부른다. ▶**약성** 평온하며, 달다. ▶**주요 효능** 운동계 및 순환계 질환에 효험, 암 · 면역력 강화 · 당뇨병 · 고혈압 · 강장 보호 · 관절통 · 요통 · 타박상 · 진통 · 해열 ▶**약리 작용** 혈압 강하 작용, 혈당 강하 작용 ▶**이용** 고혈압, 당뇨병에는 잎 · 줄기 · 뿌리를 달여 복용한다. 위암 · 식도암에는 뿌리 속 껍질 40g을 식초에 담근 후에 하루에 3번 복용한다. 습진에는 잎을 채취하여 물에 달인 물을 환부에 바른다.

산에 있는 약용 나무

약용

▶산나물 만들기

- 봄에 부드러운 잎을 따서 끓는 물에 살짝 데쳐서 나물로 무쳐 먹는다.

▶제철 음식 만들기

- 식용(잎·열매·가지·뿌리)·약용(잎·열매·가지·뿌리)
- 가을에 익은 열매를 생으로 먹거나 밥에 넣어 먹는다.
- 잎을 따서 갈아 즙을 내어 수제비·국수·부침개 등으로 먹는다.
- 봄에 부드러운 잎을 따서 깻잎처럼 양념에 재어 60일 후에 장아찌로 먹는다.

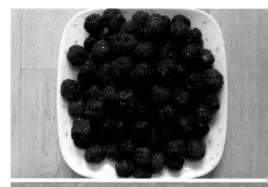

▶차 만들기

- 늦가을 잎이 진 이후나 잔가지를 채취하여 적당한 크기로 잘라 햇볕에 말려 물에 달여 마신다.
- 뿌리는 수시로 캐서 껍질을 벗겨서 햇볕에 말려 물에 달여 마신다.

▶발효액 만들기

- 가을에 열매가 빨갛게 익었을 때 따서 용기에 넣고 재료의 양만큼 설탕을 붓고 100일 정도 발효시킨 후에 발효액 1에 찬물 3을 희석해서 음용한다.

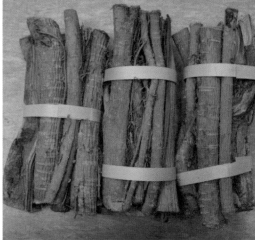

▶꾸지뽕주 만들기

- 수시로 뿌리를 캐서 물로 씻고 물기를 뺀 다음 용기에 넣고 소주(19도)를 부어 밀봉하여 3개월 후에 먹는다. 재탕·삼탕·십탕 이상까지 마신다.

▶약초 만들기

- 봄에 부드러운 잎을 따서 그늘에 말려 쓴다.
- 가지나 뿌리를 수시로 채취하여 적당한 크기로 잘라서 햇볕에 말려 쓴다.
- 가을에 익은 열매를 따서 냉동 보관하여 쓴다.

▶꾸지뽕 육수 만들기

- 꾸지뽕 육수 만들 때는 꾸지뽕(말린 잎·가지·뿌리)+당귀+음나무+두충+대추+오가피+황기 등을 넣고 하루 이상 달인 물로 육수를 만들어 탕과 고기에 재어 먹는다.

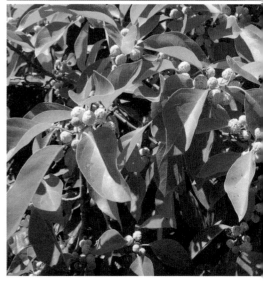

관절염 · 당뇨병 · 간에 효능이 있는

가시오갈피 *Eleutherococcus senticosus*

생약명 자오가(刺五加)
–뿌리 또는 줄기의 껍질을 말린 것
이명 백침 · 자오가피 · 자오가근(刺五加根)
분포 깊은 깊은 산지 해발 500m 이상

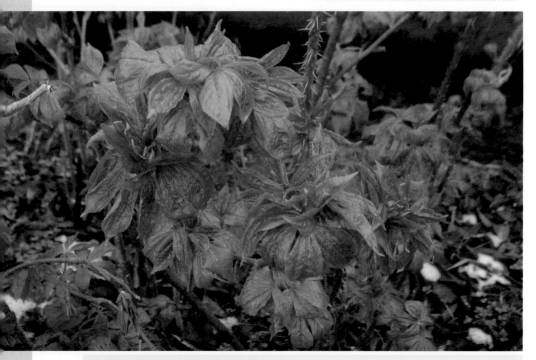

형태 • 가시오갈피는 두릅나뭇과의 낙엽활엽관목으로 높이는 2~3m 정도이고, 잎은 어긋나고 손바닥 모양의 겹잎이고, 잎의 가장자리에 날카로운 톱니가 있다. 잎자루 밑에 솜털 같은 작은 가지가 많다. 꽃은 7월에 가지 끝에 모여 산형화서 자황색으로 피고, 열매는 10월에 둥근 핵과로 여문다.

오갈피(五加皮)의 학명은 아칸토파낙스(Acanthopanax)다. 만병을 치료하는 '가시나무'라는 뜻이다. 식용 · 약용 · 관상용으로 가치가 크다. 꽃 · 잎 · 열매 · 줄기 · 뿌리 모두를 쓴다. 조선 시대 허준이 저술한 『동의보감』에 오가피를 '삼(蔘)' 중에서도 으뜸이라 하여 '천삼(天蔘)'이라 했고, 중국의 이시진이 저술한 『본초강목』에 "한 줌의 오가피를 얻으니 한 수레의 "황금을 얻는 것보다 낫다"라고 기록되어 있다. 약으로 쓸 때는 탕으로 그리고 산제 또는 환제로 쓰며, 술에 담가 마신다.

▶**한방** 뿌리 또는 줄기의 껍질을 말린 것을 '자오가(刺五加)'라 부른다. ▶**약성** 따뜻하며, 맵고, 쓰다. ▶**주요 효능** 순환계 · 신경계 · 운동계 질환에 효험, 신체 허약 · 면역 · 당뇨병 · 동맥 경화 · 저혈압 · 관절염 · 요통 · 심근염 · 신경통 · 위암 · 악성 종양 · 육체적 피로 ▶**약리 작용** 혈당 강하 작용 ▶**이용** 관절염 · 요통에는 말린 약재를 5~10g 물에 달여서 하루 3번 나누어 복용한다. 노화 방지 · 면역력 증강에는 봄에는 잎, 가을에 열매로 효소를 만들어 장복한다.

산에 있는 약용 나무

약용

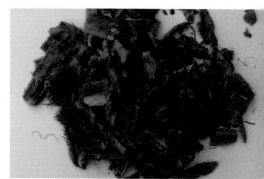

▶산나물 만들기
- 봄에 어린순을 따서 끓는 물에 살짝 데쳐서 나물로 무쳐 먹는다.

▶제철 음식 만들기
- 식용(꽃·잎·가지·열매·뿌리)·약용(줄기·뿌리)
- 봄에 어린순을 따서 쌈장·장아찌로 먹는다.
- 잔가지로 닭을 삶을 때 넣어 먹거나 각종 육수를 만들 때 쓴다.

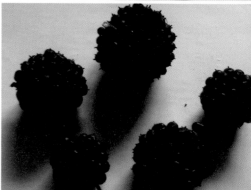

▶발효액 만들기
- 봄가을에 검은 열매를 따서 이물질을 제거한 후 마르기 전에 용기에 넣고 재료의 양만큼 설탕을 붓고 100일 정도 발효시킨 후에 발효액 1에 찬물 3을 희석해서 음용한다.

▶가시오갈피 열매주 만들기
- 가을에 검은 열매를 따서 체반에 펼쳐 놓고 물을 뿌려 씻고 이물질을 제거한 후 묽기가 빠지면 용기에 넣고 소주(19도)를 부어 밀봉하여 1개월 후에 마신다.

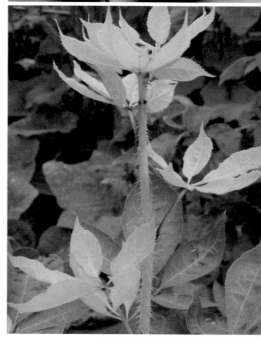

▶약초 만들기
- 봄부터 초여름까지 잎·뿌리껍질 또는 줄기껍질을 벗겨 햇볕에 말려 쓴다.

▶구분
- 가시오갈피는 잎의 가장자리에와 가지에 날카로운 가시가 있다.
- 일반 오가피는 잎의 가장자리가 밋밋하고 줄기에는 가시가 띄엄띄엄 있다.

▶금기
- 고혈압이나 심장병 환자는 장복을 하지 않는다.

▶식초 만들기
- 가시오갈피 열매 90%+설탕 10%+이스트 2%을 용기에 넣고 한 달 후에 식초를 만들어 요리에 넣거나 찬물 3을 희석해서 음용한다.

강장 보호·관절염·당뇨병에 효능이 있는

섬오가피 *Acanthopanax koreanum*

생약명 오가피(五加皮)─줄기와 뿌리를 말린 것
이명 남오가피
분포 제주도, 산과 들의 습지

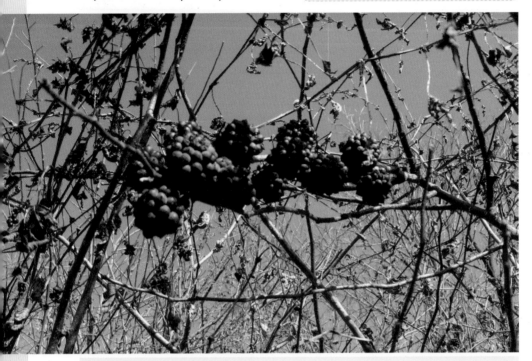

형태 · 섬오가피는 두릅나뭇과의 낙엽활엽관목으로 높이는 2~5m 정도이고, 잎은 어긋나고 3~5개의 작은 잎으로 구성된 손바닥 모양의 겹잎이다. 작은 잎은 달걀형 또는 거꾸로 된 댓잎피침형이며 가장자리에 뾰쪽한 톱니가 있다. 꽃은 7~8월에 가지 끝에 산형 꽃차례로 녹색으로 피고, 열매는 10월에 검은색으로 편평한 장과가 여문다.

섬오가피는 우리나라 특산종으로 제주도에서 자란다. 식용·약용·관상용으로 가치가 크다. 어린잎은 나물로 먹는다. 방향성이 있어 향기가 난다. 섬오가피 뿌리에는 아스피린의 5배나 되는 소염 진통 성분이 있다. 약으로 쓸 때는 탕으로 쓰거나 산제 또는 환제로 사용한다. 열매는 술에 담가서 마신다.

▶**한방** 줄기와 뿌리를 말린 것을 '오가피(五加皮)'라 부른다. ▶**약성** 따뜻하며, 맵다. ▶**주요 효능** 운동계·통증 질환에 효험, 강장 보호·류머티즘·요통·진통·중풍·창종·관절염·타박상·고혈압·당뇨병 ▶**약리 작용** 혈당 강하 작용·진통 작용·혈압 강하 작용 ▶**이용** 요통·류머티즘에는 줄기와 뿌리를 채취하여 물에 달여 복용한다. 타박상에는 잎을 따서 짓찧어 환부에 붙인다.

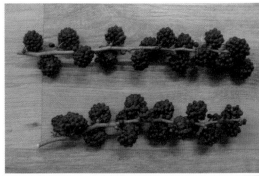

▶산나물 만들기

· 봄에 어린순을 따서 끓는 물에 살짝 데쳐서 나물로 무쳐 먹는다.

▶제철 음식 만들기

· 식용(어린순 · 가지 · 열매 · 뿌리), 약용(가지 · 뿌리)
· 튀김 · 샐러드 · 된장찌개 · 쌈 · 장아찌로 먹는다.

▶차 만들기

· 봄에 어린순을 따서 그늘에 말린 후 찻잔에 조금 넣고 뜨거운 물을 부어 1~2분 후에 꿀을 타서 마신다.

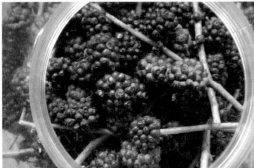

▶발효액 만들기

· 가을에 검게 익은 열매를 따서 적당한 크기로 잘라 용기에 넣고 재료의 양만큼 설탕을 붓고 100일 정도 발효시킨 후에 발효액 1에 찬물 3을 희석해서 음용한다.

▶약술 만들기

· 가을에 검게 익은 열매를 따서 적당한 크기로 잘라 용기에 넣고 19도의 소주를 부어 밀봉하여 3개월 후에 마신다.

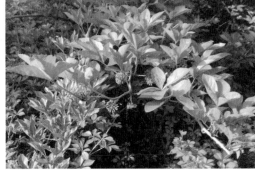

▶약초 만들기

· 연중 가지와 뿌리를 채취하여 햇볕에 말려 쓴다.

▶금기

· 복용 중에 현삼을 금한다.

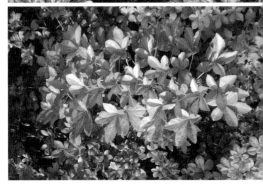

관절염·당뇨병·근골 강화에 효능이 있는

오가피 *Acanthopanax sessiliflorus*

생약명 오가피(五加皮)─줄기와 뿌리를 말린 것
이명 자오가(刺五加)·남오가피·추풍사
분포 전국 각지, 깊은 산골짜기의 반그늘

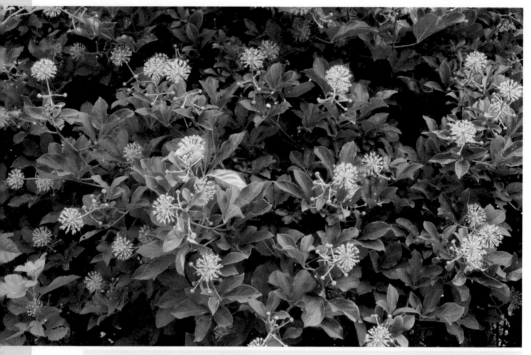

형태 · 오가피나무는 두릅나뭇과의 낙엽활엽관목으로 높이는 3∼4m 정도이고, 잎은 어긋나고 손바닥 모양의 겹잎이다. 작은 잎은 3∼5개이며 달걀꼴을 닮은 타원형으로 끝이 점차 뾰쪽해지고 가장자리에 자잘한 겹톱니가 있다. 꽃은 8∼9월에 가지 끝에 산형 꽃차례의 자주색으로 피고, 열매는 10월에 편평한 타원형의 핵과로 여문다.

　　조선 시대 허준이 저술한 『동의보감』에 "오가피를 하늘의 선약(仙藥)", 중국 이시진이 저술한 『본초강목』에 "한 줌의 오가피를 얻으니 한 수레의 황금을 얻는 것보다 낫다"고 기록되어 있다. 식용·약용·관상용으로 가치가 크다. 어린순은 나물로 먹는다. 꽃·잎·줄기·열매·뿌리 모두 먹는다. 면역력을 강화해 주는 리그산(Lysine)과 관절염에 좋은 시안노사이드(Cyanoside) 배당체가 함유되어 있다.

▶**한방** 줄기와 뿌리를 말린 것을 '오가피(五加皮)'라 부른다. ▶**약성** 따뜻하며, 맵다. ▶**주요 효능** 순환계·신경계·운동계 질환에 효험, 강근골·보간신(補肝腎)·강장 보호·관절염·당뇨병·동맥 경화·진통·암·근골 강화·치통 ▶**약리 작용** 혈당 강하 작용·혈압 강하 작용·해열 작용·진통 작용 ▶**이용** 당뇨병에는 줄기와 뿌리 20g을 달여서 먹는다. 잦은 피로에는 줄기와 뿌리 20g을 달여서 먹는다. 무릎 통증과 요통에는 열매로 오가피주를 만들어 먹는다.

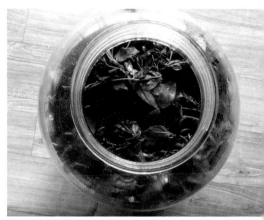

▶산나물 만들기
· 봄에 어린순을 따서 끓는 물에 살짝 데쳐서 나물로 무쳐 먹는다.

▶제철 음식 만들기
· 식용(꽃·어린순·줄기·열매·뿌리) · 약용(열매·줄기·뿌리)
· 볶음 · 샐러드 · 장아찌 · 쌈으로 먹는다.
· 오가피+꾸지뽕+감초+대추+오가피줄기를 배합하여 육수를 만들어 요리에 쓴다.
· 영양밥(오가피+밤+은행+대추+감초+황기) 넣어 먹는다.

▶차 만들기
· 봄에 어린싹을 채취하여 그늘에서 말려서 다관이나 주전자에 넣고 끓여서 건더기는 건져 내고 국물만 용기에 담아 냉장고에 보관하여 먹는다.
· 줄기나 뿌리를 잘게 썰어 햇볕에 말려서 다관이나 주전자에 넣고 끓여서 건더기는 건져 내고 국물만 냉장고에 보관하여 먹는다.

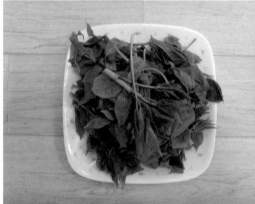

▶발효액 만들기
· 봄에 잎, 가을에 검게 익은 열매를 용기에 넣고 재료의 양만큼 설탕을 붓고 100일 정도 발효시킨 후에 발효액 1에 찬물 3을 희석해서 음용한다.

▶약술 만들기
· 10월에 검게 익은 열매를 채취하여 용기에 넣고 19도의 소주를 부어 밀봉하여 3개월 후에 마신다.

▶약초 만들기
· 잎 · 열매 · 줄기 · 뿌리를 수시로 채취하여 적당한 크기로 잘라서 햇볕에 말려 쓴다.

▶금기
· 복용 중 현삼은 금한다.

▶식초 만들기
· 오가피 열매 90%+설탕 10%+이스트 2%를 용기에 넣고 한 달 후에 식초를 만들어 요리에 넣거나 찬물 3을 희석해서 음용한다.

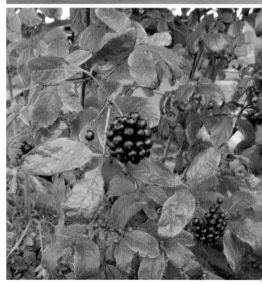

비염 · 천식 · 기관지염에 효능이 있는

마가목
Sorbus commixta

생약명 정공피(丁公皮)—줄기를 말린 것 ·
천산화추(天山花楸)—씨를 말린 것 ·
마아피(馬牙皮)—나무껍질을 말린 것
이명 마아목·당마가목·백화화추·산화추·일본화추·접화추
분포 강원 · 경기 이남 · 산지

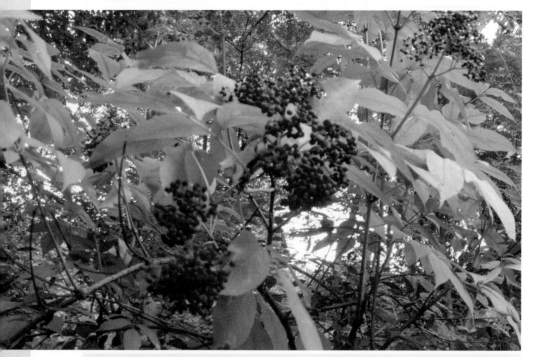

형태 • 마가목은 장밋과의 낙엽활엽소교목으로 높이는 6~8m 정도이고, 잎은 어긋나고 9~13개의 작은 잎으로 구성된 깃꼴겹잎이며 가장자리에 톱니가 있다. 꽃은 5~6월에 가지 끝에 겹산방의 꽃차례를 이루며 흰색으로 피고, 열매는 9~10월에 둥근 이과로 여문다.

이른 봄에 싹이 틀 때 말의 이빨과 같고 줄기껍질이 말가죽을 닮아 '마가목(馬加木)'이라 부른다. 식용 · 약용 · 관상용으로 가치가 크다. 어린순은 식용한다. 꽃 · 잎 · 줄기 · 뿌리껍질 · 열매 모두를 쓴다. 한방에서 천식 · 기관지염 · 비염 · 잦은 기침 · 관절염에 다른 약재와 함께 처방한다. 약으로 쓸 때는 탕으로 사용하며, 술에 담가 마신다.

▶**한방** 줄기를 말린 것을 '정공피(丁公皮)' · 씨를 말린 것을 '천산화추(天山花楸)' · 나무껍질을 말린 것을 마아피(馬牙皮)라 부른다. ▶**약성** 평온하며, 맵고, 쓰고 시다. ▶**주요 효능** 신경계 · 운동계 · 호흡기 질환에 효험, 기관지염 · 기침 · 해수 · 천식 · 거담 · 신체 허약 · 요슬산통 · 위염 · 백발 치료 · 관상동맥 질환 · 동맥 경화 · 방광염 · 소갈증 · 폐결핵 · 정력 강화 · 수종 ▶**약리 작용** 항염 작용 · 진해 · 거담 작용 ▶**이용** 천식에는 가지를 채취하여 적당한 크기로 잘라 물에 달여 하루에 3번 공복에 복용한다. 잦은 기침에는 가을에 성숙된 열매를 따서 효소를 만들어 공복에 수시로 먹는다.

▶**산나물 만들기**

· 봄에 어린순을 채취하여 끓는 물에 살짝 데쳐 나물로 무쳐 먹는다.

▶**제철 음식 만들기**

· 식용(꽃 · 어린순 · 열매 · 가지) · 약용(줄기 · 씨)
· 볶음 · 쌈 · 국거리로 먹는다.

▶**발효액 만들기**

· 가을에 익은 열매를 따서 용기에 넣고 재료의 양만큼 설탕을 붓고 100일 정도 발효시킨 후에 발효액 1에 찬물 3을 희석해서 음용한다.

▶**마가목주 만들기**

· 가을에 익은 열매를 따서 용기에 넣고 소주(19도)를 부어 밀봉하여 3개월 후에 마신다.

▶**약초 만들기**

· 가을에 익은 열매를 따서 햇볕에 말려 쓴다.

▶**식초 만들기**

· 마가목 열매 50%+편연 현미식초50%+이스트 2%을 용기에 넣고 한 달 후에 식초를 만들어 요리에 넣거나 찬물 3을 희석해서 음용한다.

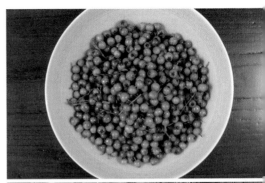

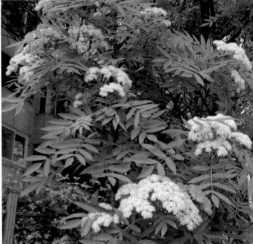

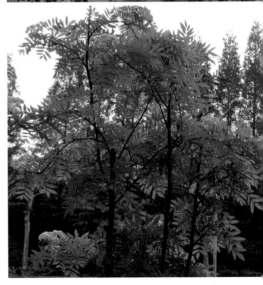

간경화·복수(간)·요도염에 효능이 있는
개오동나무 *Catalpa ovata*

생약명 재백피(梓白皮)–뿌리껍질을 말린 것,
재엽(梓葉)–잎을 말린 것, 재실(梓實)
–열매를 말린 것, 재복(梓木)–줄기를 말린 것
이명 노나무·재수·향오동·칠사·칠저·목각두·개오동
분포 야산, 마을 부근

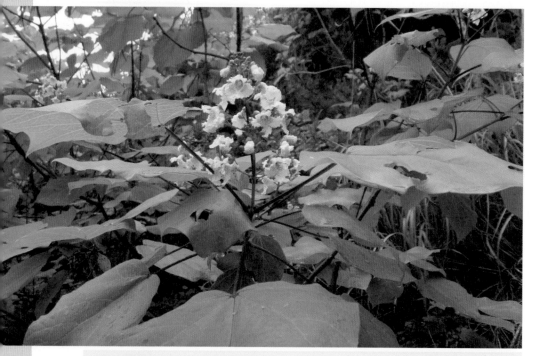

형태 • 개오동나무는 능소화과의 낙엽활엽교목으로 높이는 10~20m 정도이고, 잎은 마주 나고 넓은 달걀 모양이며 잎자루는 자줏빛을 띤다. 꽃은 6~7월에 가지 끝에 모여 노란빛을 띤 흰색으로 피고, 열매는 10월에 긴 선형 삭과로 여문다.

개오동나무 열매가 노인의 수염처럼 길게 늘어진다 하여 '노끈나무', 노인을 비유하여 '노나무', 오동나무와 닮아 '취오동'이라 부른다. 식용·약용으로 가치가 크다. 배당체에는 시리진과 파울로우진 등의 성분이 함유되어 있어 종기를 완화하여 준다. 약으로 쓸 때는 나무껍질은 탕으로 만들고, 열매는 산제 또는 환제로 사용한다.

▶**한방** 뿌리껍질을 말린 것을 '재백피(梓白皮)', 잎을 말린 것을 '재엽(梓葉)', 열매를 말린 것을 '재실(梓實)', 줄기를 말린 것을 '재목(梓木)'이라 부른다. ▶**약성** 평온하며, 달다. ▶**주요 효능** 간·비뇨기·순환계 질환에 효험. 잎(피부 가려움증·소아장열·종독·피부소양증·화상), 열매(만성 신염·부종·소백뇨·요도염·이뇨), 수피(간경화·황달·간염·반위·고혈압), 가지(수족 통풍·곽란으로 토하지 않고 내려가지 않는 증상) ▶**약리 작용** 혈압 강하 작용 ▶**이용** 간염·간에 복수가 찰 때는 줄기 껍질에 굼벵이를 넣고 물에 달여 하루 3번 일주일 이상 하루 3번 복용한다. 만성 신염·부종에는 말린 열매를 하루 5~10g을 물에 달여 복용한다.

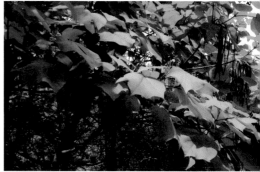

▶개오동나무 활용

- 식용(꽃, 어린순), 약용(잎·줄기·열매·뿌리껍질)
- 봄에 막 나온 새싹을 따서 밀가루에 버무려 튀김·부침개로 먹는다.
- 줄기+오가피+꾸지뽕+감초+대추를 배합하여 육수를 만들어 음식 요리에 쓴다.

▶꽃차 만들기

- 6~7월에 꽃을 따서 바람이 잘 통하는 그늘에서 말려 밀폐 용기에 보관하고 찻잔에 2~3송이를 넣고 뜨거운 물로 우려낸 후 마신다.

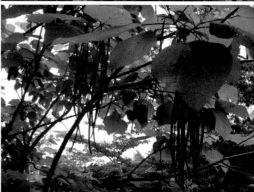

▶약술 만들기

- 가을에 익은 열매를 따서 용기에 넣고 소주 19도를 부어 밀봉하여 3개월 후에 먹는다.

▶발효액 만들기

- 가을에 익은 열매를 따서 용기에 넣고 재료의 양만큼 설탕을 붓고 100일 정도 발효시킨 후에 발효액 1에 찬물 3을 희석해서 음용한다.

▶약초 만들기

- 가을에 열매가 익었을 때 따서 햇볕에 말려 쓴다.
- 가을부터 이른 봄 사이에 잎, 뿌리껍질, 줄기를 채취하여 잘게 썬 후 햇볕에 말린다.

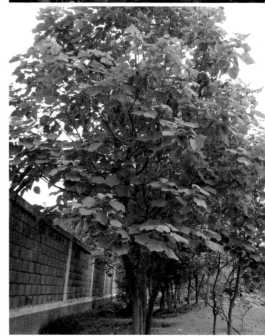

고혈압 · 당뇨병 · 정력에 효능이 있는

구기자나무 *Lycium chinense*

생약명 구기자(枸杞子)-익은 열매를 말린 것 · 지골피(地骨皮)
—뿌리껍질을 말린 것, 구기엽(枸杞葉)-잎을 말린 것
이명 지골자 · 적보 · 청정자 · 천정자 · 선인장 ·
구기 · 구기묘 · 지선 · 구계 · 고기 · 각로
분포 전국 각지, 마을 근처 재배

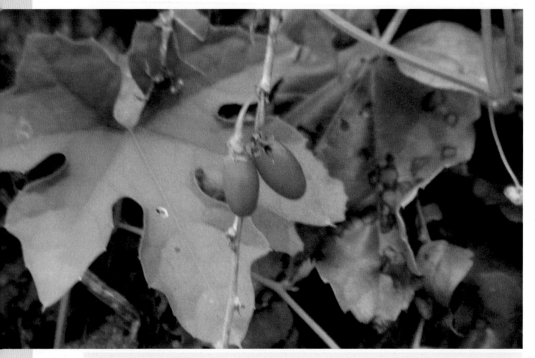

형태 · 구기자나무는 가짓과의 낙엽활엽관목으로 높이는 1~2m 정도이고, 잎은 어긋나고 위쪽에서 3~6개씩 뭉쳐 난다. 달걀꼴로 털은 없고 끝이 뾰쪽하고 가장자리는 밋밋하다. 줄기는 다른 물체에 기대어 비스듬히 서고 끝이 늘어 진다. 꽃은 6~9월에 잎 겨드랑이에 1~4송이씩 자주색 종 모양으로 피고, 열매는 8~9월에 타원형의 장과로 여문다.

중국 『전통 의서』에 "구기자를 매일 상복하면 병약자가 건강해지고 정력이 증강되고 불로장수(不老長壽)의 선약(仙藥)"으로 기록되어 있다. 고서에서 열매의 모양과 색깔이 예쁘고 작아서 '괴좃나무', 늙지 않게 한다 하여 '각로(却老)'라 부른다. 식용 · 약용 · 관상용으로 가치가 크다. 어린잎은 나물로 먹고, 차를 달여 마신다. 약으로 쓸 때는 탕으로 사용하며, 술에 담가 마신다.

▶**한방** 익은 열매를 말린 것을 "구기자(枸杞子)" · 뿌리껍질을 말린 것을 "지골피(地骨皮)" · 잎을 말린 것을 "구기엽(枸杞葉)이라 부른다. ▶**약성** 평온하며, 달다. ▶**주요 효능** 면역력 · 신진대사 · 신경계 질환에 효험, 열매는 당뇨병 · 음위증 · 요통 · 오슬무력 · 마른 기침, 뿌리껍질은 기침 · 고혈압 · 토혈 · 혈뇨 · 결핵 ▶**약리 작용** 혈낭 강하 작용 · 혈입 강하 작용 ▶**이용** 당뇨병에는 가지를 채취하여 잘게 썰어서 물에 달여서 차로 수시로 마신다. 몸이 허약할 때는 열매 10g+황정 뿌리 10g을 물에 달여서 수시로 장복한다. 치통에는 뿌리 한줌에 식초를 넣고 달인 물로 입 안에서 가글을 한다.

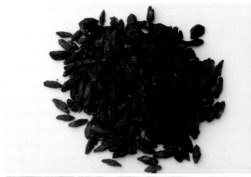

▶ 산나물 만들기

- 봄에 어린싹을 따서 끓는 물에 살짝 데쳐서 나물로 무쳐 먹는다.

▶ 제철 음식 만들기

- 식용(꽃 · 어린순 · 열매) · **약용**(잎 · 열매 · 뿌리껍질)
- 봄에 어린싹을 소금물에 담가 두었다가 잘게 썰어 소금으로 간을 한 다음에 쌀과 섞어 나물밥을 짓는다.
- 잎과 열매로 나물무침 · 튀김 · 부침개 · 식혜 · 죽으로 먹는다.
- 생잎을 즙을 내서 녹즙으로 먹는다.

▶ 차 만들기

- 구기자 10g+오미자 3g을 물 500ml에 넣고 달여 마신다.

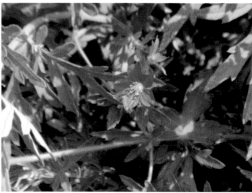

▶ 발효액 만들기

- 봄에는 잎을 따서 용기에 넣고 재료의 양만큼 설탕을 붓고 100일 정도 발효시킨 후에 발효액 1에 찬물 3을 희석해서 음용한다.

▶ 구기자주 만들기

- 가을에 익은 열매를 따서 용기에 넣고 소주(19도)를 부어 밀봉하여 3개월 후에 마신다.

▶ 구분

- 봄에 나오는 잎은 천정초(天精草), 여름꽃은 장생초(長生草), 겨울의 뿌리는 지골피(地骨皮)라 부른다.

▶ 약초 만들기

- 봄 또는 가을에 뿌리를 캐서 물에 씻고 껍질을 벗겨 감초탕에 담가 썰어서 햇볕에 말려 쓴다.
- 가을에 익은 열매를 따서 햇볕에 말려 쓴다.

▶ 금기

- 위장이 약하거나 설사를 자주 하는 사람은 먹지 않는다.

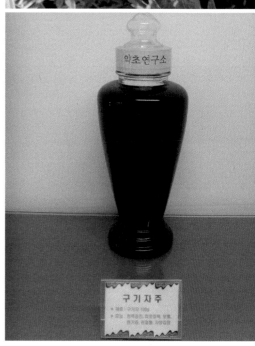

간염·숙취·간 질환에 효능이 있는

벌나무
Acertegonentpsum

생약명 청해축(靑楷槭)—잎과 줄기를 말린 것
이명 산겨릅나무·산청목
분포 중부 이남·충남 계룡산·전남 백운산

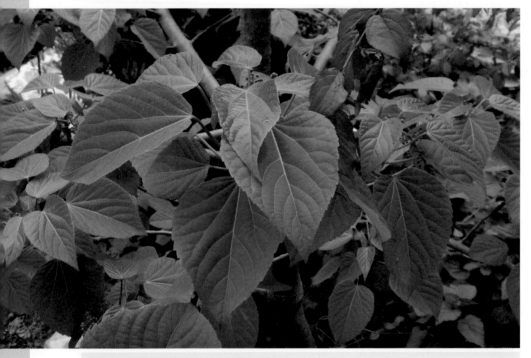

형태 • 벌나무는 단풍나뭇과의 낙엽활엽교목으로 높이는 10~15m 정도이고, 잎은 넓고 어린 줄기는 연한 녹색이고 줄기가 매우 연하여 잘 부러진다. 꽃은 5~7월에 연한 황록색으로 피고, 열매는 9~10월에 시과로 여문다.

벌나무에 벌이 많이 찾는다 하여 '벌나무', '봉목', 늘 푸르다 하여 '산청목' 또는 '산겨릅나무'라 부른다. 줄기가 늘 푸르고 독특한 향이 난다. 식용·약용·관상으로 가치가 크다. 어린순은 나물로 먹는다. 약으로 쓸 때는 탕으로 사용하며, 술에 담가 마신다.

▶한방 잎과 줄기를 말린 것을 '청해축(靑楷槭)'이라 부른다. ▶약성 서늘하며, 쓰다. ▶주요 효능 질환에 효험, 간 질환·간염·황달·숙취·신체 허약·자양 강장·종기 하상 ▶약리 작용 지혈 작용 ▶이용 간 질환에는 가지를 달인 물을 먹었다. 알레르기에는 잎을 짓찧어 환부에 붙인다. 몸이 냉한 사람은 탕에 우려 낸 물로 목욕을 한다.

▶산나물 만들기

· 봄에 막 나온 어린순을 따서 끓는 물에 살짝 데
  쳐서 나물로 무쳐 먹는다.

▶제철 음식 만들기

· 식용(어린순 · 줄기) · 약용(줄기껍질)
· 줄기+오가피+꾸지뽕+감초+대추를 배합하여
  육수를 만들어 요리에 쓴다.

▶차 만들기

· 가을에 잔가지를 채취하여 적당한 크기로 잘라
  햇볕에 말려 물에 달여 마신다.

▶발효액 만들기

· 봄에는 잎을 따서 용기에 넣고 재료의 양만큼
  설탕을 붓고 100일 정도 발효시킨 후에 발효액
  1에 찬물 3을 희석해서 음용한다.

▶약술 만들기

· 가지와 줄기를 채취하여 적당한 크기로 잘라
  용기에 넣고 19도의 소주를 부어 밀봉하여 3개
  월 후에 마신다.

▶약초 만들기

· 연중 내내 가지와 줄기를 채취하여 적당한 크
  기로 잘라 햇볕에 말려 쓴다.

▶금기

· 경상대학교 건강과학원에서 4주간 암에 걸린
  쥐에게 생리식염수만을 먹인 후 종양이 더 커
  진 것으로 확인되었다. 마치 벌나무가 헛개나
  무처럼 간에 좋은 것으로 알려져 있지만 실험
  결과 그렇지 않았기 때문에 주의를 요한다.

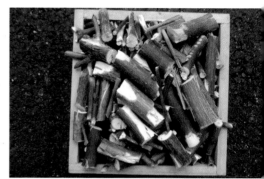

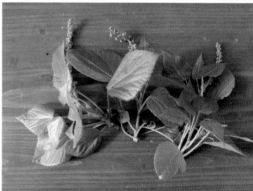

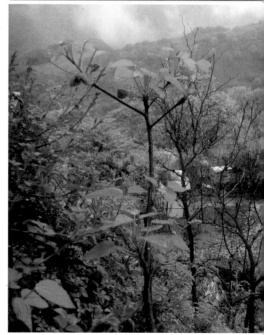

당뇨병·진통·순환기 질환에 효능이 있는

황칠나무 *Dendropanax morbifera Lev.*

생약명 풍하이(楓荷梨)—뿌리줄기를 말린 것·
황칠(黃漆)—수액
이명 황제목·수삼·압각목·노란옻나무·황칠목·금계자
분포 제주도·남부 지방 경남·전남 등지의 섬지방
산기슭

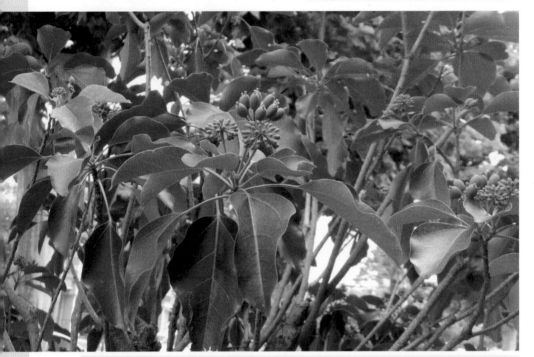

형태 · 황칠나무는 두릅나뭇과의 상록활엽교목으로 높이는 15m 정도이고, 잎은 어긋나고 난형 또는 타원형이며 가장자리는 밋밋하다. 꽃은 6월에 가지 끝에 1개씩 녹황색으로 피고, 열매는 10월에 타원형의 핵과로 여문다.

예로부터 '옻칠 천 년·황칠 만 년'이라는 말이 있듯이 신(神)이나 황제의 옷인 곤룡포·용상·나전칠기 등에 헌정품으로 사용했다. 고려 시대에는 옻칠보다 황칠이 우수해 불상·나전칠기에 사용했다. 식용·약용·공업용·관상용으로 가치가 크다. 황칠은 옻칠과 같이 나무에 상처를 내어 수액을 받아 사용한다. 약으로 쓸 때는 탕으로 사용하며, 술에 담가 마신다.

▶**한방** 뿌리줄기를 말린 것을 '풍하이(楓荷梨)'라 부른다. ▶**약성** 따뜻하며, 맵고 쓰다. ▶**주요 효능** 간경·소화기·순환계 질환에 효험, 자양 강장·당뇨병·고혈압·신경통·편두통·월경 불순·면역증강·변비·우울증 ▶**약리 작용** 혈혈압 강하 작용·혈당 강하 작용 ▶**이용** 간 질환·간염에는 뿌리 30g을 달여 식후 2~3회 복용한다. 변비에는 잎을 달여 복용한다.

▶산나물 만들기

· 봄에 어린순을 채취하여 끓는 물에 살짝 데쳐
서 나물로 무쳐 먹는다.

▶제철 음식 만들기

· 식용(잎 · 열매 · 뿌리) · 약용(잎 · 수피 · 뿌리줄기)
· 어린순을 따서 밀가루에 버무려 튀김 · 부침개
로 먹는다.

▶차 만들기

· 봄에 새순을 따서 그늘에 말려 물에 우려내어
마신다.

▶발효액 만들기

· 가을에 익은 열매를 따서 용기에 넣고 재료의
양만큼 설탕을 붓고 100일 정도 발효시킨 후에
발효액 1에 찬물 3을 희석해서 음용한다.

▶수액 받기

· 음력 6월에 나무줄기에 칼로 흠집을 내서 받는
다.
· 처음에는 우윳빛이지만 공기 중에 산화되면서
황색으로 변한다.

▶약초 만들기

· 약초로 쓸 때는 줄기와 뿌리를 캐서 햇볕에 말
린다.

▶금기

· 임산부는 복용을 금한다.
· 닭백숙을 먹을 때 가려움증의 부작용이 나타날
수 있다.

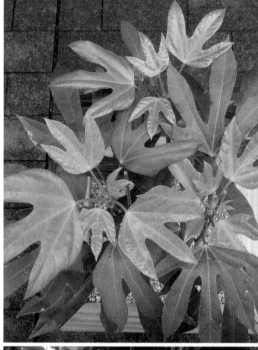

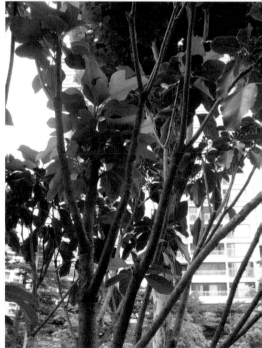

기관지염 · 천식 · 통풍에 효능이 있는

돌복숭아 *Prunus persica*

생약명 도인(桃仁)—씨알를 말린 것 ·
　　　도화(桃花)—꽃을 말린 것
이명 개복숭아 · 산복숭아 · 복사나무
분포 산이나 들

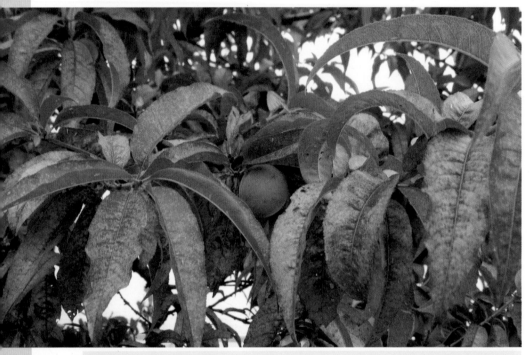

형태 · 돌복숭아는 장밋과의 갈잎중키나무로 높이는 3∼5m 정도이고, 잎은 어긋나고 피침형이며 가장자리에 톱니가 있다. 꽃은 잎이 나기 전인 4∼5월에 잎 겨드랑이에 1∼2송이씩 달리며 홍색 또는 흰색으로 피고, 열매는 8∼9월에 7∼8월에 핵과로 여문다.

돌복숭아나무는 흔히 '개복숭아'라고 불리는 '돌복숭아'의 정식 이름은 '복사나무'이다. 조선 시대 『향약집성방』의 〈신선방〉에 "복숭아나무진을 오래 먹으면 신선처럼 된다"고 기록되어 있다. 토종 돌복숭아는 과육이 단단하고 신맛이 나기 때문에 먹을 수없으나 효소나 술에 담가 먹는다. 야생 돌복숭아진은 폐를 비롯한 오장 육부에 좋다.

▶**한방** 씨를 말린 것을 '도인(桃仁)' · 꽃을 말린 것을 '도화(桃花)'라 부른다. ▶**약성** 따뜻하며, 약간 달다. ▶**주요 효능** 통증, 피부과 질환에 효험, 기침 · 천식 · 기관지염, 꽃(냉증), 진(위하수 · 오장육부 · 부종 · 신장병 · 소변 불통) ▶**약리 작용** 항염 작용 ▶**이용** 위가 처지는 위하수에는 진을 가루 내어 복용한다. 잦은 기침 · 천식에는 속씨를 술에 담가 잠들기 전에 소주잔으로 한두 잔 마신다.

▶돌복숭아 활용

- 식용(꽃 · 열매 · 속씨) · 약용(속씨)
- 돌복숭아의 과육만을 설탕에 버무려 두면 추출물이 빠져 나오면 쪼글쪼글해질 때 건져 내서 고추장에 버무려 100일 이상 숙성시켜 장아찌로 먹는다
- 속씨를 노랗게 볶아 죽을 끓여 먹는다.

▶꽃차 만들기

- 4~5월에 꽃을 따서 그늘에 말려 3~5송이를 찻잔에 넣고 뜨거운 물을 부어 2~3분에 향이 우러나면 마신다.

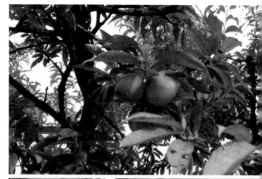

▶발효액 만들기

- 여름에 잘 익은 열매를 따서 용기에 넣고 재료의 양만큼 설탕을 붓고 100일 정도 발효시킨 후에 발효액 1에 찬물 3을 희석해서 음용한다.

▶환 만들기

- 속씨를 가루를 내어 꿀을 배합하여 환으로 만든다.

▶돌복숭아주 만들기

- 여름에 잘 익은 열매를 따서 소주(19도)를 붓고 밀봉하여 3개월 후에 마신다.

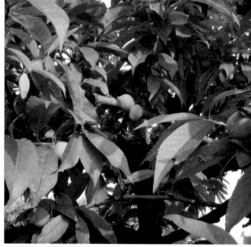

▶약초 만들기

- 여름에 잘 익은 열매를 따서 과육을 제거한 후에 씨를 분리하여 햇볕에 말린다.

▶돌복숭아꽃 화장수 만들기

- 돌복숭아꽃을 용기에 넣고 소주 19도를 부어 밀봉하여 2달 후에 물에 타서 2~3개월 꾸준히 세수를 하면 기미 · 주근깨 · 여드름 같은 것이 없어지고 살결에 윤이 난다.

▶금기

- 임산부는 쓰지 않는다.

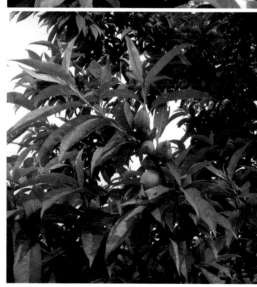

피부소양증 · 종기 · 암에 효능이 있는

느릅나무 *Ulmus davidinna var. japonica*

생약명 유근피(楡根皮) · 유백피(楡白皮)
　　　－뿌리껍질을 말린 것, 낭유피, 낭유경엽
이명 뚝나무 · 춘유 · 추유피 · 분유 · 가유
분포 산기슭의 골짜기

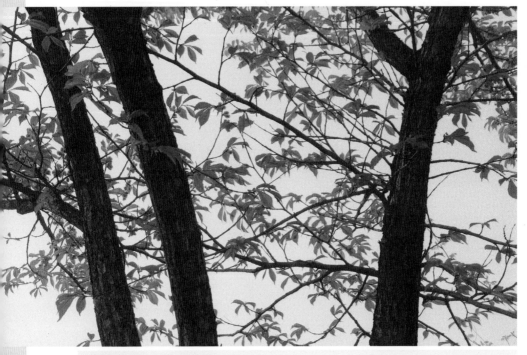

형태 · 느릅나무는 느릅나뭇과의 낙엽활엽교목으로 높이는 20~30m 정도이고, 잎은 어긋나고 긴 타원형이며, 양면에 털이 있고 가장자리에 예리한 겹톱니가 있다. 꽃은 3~5월에 잎보다 먼저 다발을 이루며 가지 끝에서 녹색으로 피고, 열매는 4~6월에 타원형의 시과로 여문다.

느릅나무는 옛날에 사용한 얇은 동전과 닮아 '유전(楡錢)', 또는 '유협전(楡莢錢)'이라 부른다. 식용 · 약용 · 관상용으로 가치가 크다. 어린잎은 식용하고 나무껍질은 약용한다. 최근 동물 실험에서 위암 · 폐암에 80%의 항암 효능이 있는 것으로 밝혀졌다. 약으로 쓸 때는 탕으로 사용하거나 산제 또는 환제로 사용한다. 외상에 짓찧어 붙인다.

▶**한방** 뿌리껍질을 말린 것을 '유근피(楡根皮) · 유백피(楡白皮)'라 부른다. ▶**약성** 평온하며, 달다. ▶**주요 효능** 호흡기 및 순환계 질환에 효험, 뿌리껍질은 암 · 종기 · 종창 · 옹종 · 화상 · 요통 · 간염 · 근골 동통 · 인후염 · 장염 · 해수 · 천식 · 타박상 · 토혈, 열매는 회충 · 요충 · 촌충 · 기생충 · 피부소양증 ▶**약리 작용** 항암 작용 ▶**이용** 위암에는 느릅나무+오동나무 약재를 각각 20g씩에 달여서 복용한다. 종기 · 옹종 · 화상에는 생뿌리껍질을 짓찧어 즙을 환부에 붙인다.

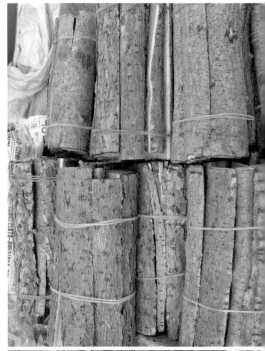

▶ **산나물 만들기**
· 봄에 어린잎을 채취하여 끓는 물에 살짝 데쳐서 나물로 무쳐 먹는다.

▶ **제철 음식 만들기**
· 식용(어린 잎 · 뿌리껍질) · 약용(열매 · 뿌리껍질)
· 봄에 어린잎을 따서 된장국에 넣어 먹는다.
· 잎을 따서 밀가루나 콩가루에 버무려 옥수수와 섞어 수제비 · 국수를 만들어 먹는다.
· 열매를 따서 장을 담근다.

▶ **유근피차 만들기**
· 유근피 20g을 물 600ml에 넣고 30분 정도 끈적끈적해질 때까지 달인 후 3번에 나누어 마신다.

▶ **발효액 만들기**
· 뿌리껍질을 캐어 물로 씻고 물기를 뺀 다음 겉껍질을 벗겨 내고 적당한 크기로 잘라 용기에 넣고 재료의 양만큼 설탕을 붓고 100일 정도 발효시킨 후에 발효액 1에 찬물 3을 희석해서 음용한다.

▶ **유백피주 만들기**
· 줄기껍질을 수시로 채취하여 적당한 크기로 잘라 용기에 넣고 소주(19도)를 부어 밀봉하여 3개월 후에 마신다.

▶ **약초 만들기**
· 봄부터 여름 사이에 뿌리를 캐서 물로 씻고 껍질을 벗겨서 겉껍질을 제거하고 햇볕에 말려 쓴다.

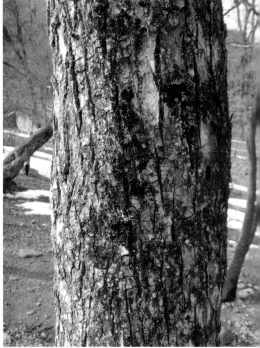

위장병 · 신장병 · 당뇨에 효능이 있는

다래나무 *Actindia arguta Planchon*

생약명 미후리(獼猴梨) · 미후도(獼猴桃)—열매를 말린
것 · 목천료(木天蓼)—충영(나무벌레의 혹)
이명 개다래 · 참다래 · 섬다래나무 · 쥐다래나무 ·
귀도 · 등리 · 등천료
분포 전국 각지, 깊은 산지

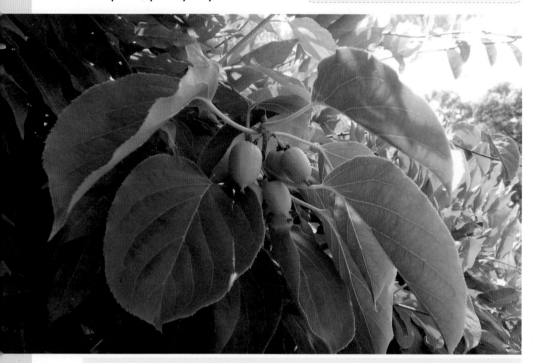

형태 · 다래나무는 다래나뭇과의 덩굴성 갈잎떨기나무로 길이는 5~10m 정도이고, 타원형의 잎은 어긋나고 넓은 타원형이며 가장자리에 날카로운 톱니가 있고, 줄기는 다른 물채를 감거나 기댄다. 꽃은 암수 딴 그루로 5~6월에 잎 겨드랑이에 모여 3~6송이 모여 흰색으로 피고, 열매는 9~10월에 타원형이나 불규칙한 타원형의 황록색 원형의 장과로 여문다.

　다래나무는 원숭이 '미(獼)'에 '후(猴)' 자를 써서 '미후도', '미후리(獼猴梨)'라 부른다. 우리나라에는 참다래 · 개다래 · 쥐다래 · 섬다래 등이 있다. 조선 시대 허준이 저술한 『동의보감』에 "다래나무는 심한 갈증과 가슴이 답답하고 열이 나는 것을 멎게 한다"고 기록되어 있다. 식용 · 약용으로 가치가 크다. 어린잎은 나물로 먹는다. 열매는 맛이 달아 생식하거나 과실주 · 과즙 · 잼으로 먹는다.

▶**한방** 열매를 말린 것을 '미후리(獼猴梨)' · 미후도(獼猴桃)' · 충영(나무벌레의 혹)을 '목천료(木天蓼)'라 부른다. ▶**약성** 평온하며, 약간 떫다. ▶**주요 효능** 소화기 및 호흡기 질환에 효험, 잎(소화불량 · 황달 · 류마티스 관절통 · 구토 · 당뇨병), 열매(요통 · 석림), 뿌리(이뇨 · 통경), 충영(수족 냉증 · 요통 · 류마티스 · 신경통 · 통풍), 수액(위장병 · 신장병) ▶**약리 작용** 혈압 강하 작용 ▶**이용** 류마티스성 관절염 · 관절통에는 다래나무 껍질을 채취하여 물에 달여서 하루에 3번 공복에 복용한다. 통풍, 결석에는 열매로 효소를 담가 물에 희석해서 마신다. 당뇨병에는 줄기를 물에 달여 복용한다.

▶산나물 만들기

· 봄에 연한 잎을 따서 끓는 물에 살짝 데쳐서 나물로 무쳐 먹는다.

▶제철 음식 만들기

· 식용(꽃 · 어린순 · 열매 · 수액) · **약용**(열매 · 충영)
· 봄에 잎을 채취하여 나물 무침 · 볶음 · 국거리 · 간장에 재어 장아찌로 먹는다.
· 매운탕을 끓일 때 육수로 쓴다.

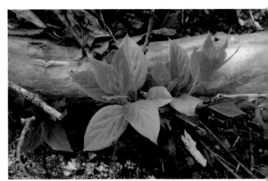

▶꽃차 만들기

· 5~6월에 꽃봉오리를 따서 찻잔에 넣어 뜨거운 물을 붓고 5분 정도 우려낸 후 마신다.

▶발효액 만들기

· 봄에는 잎을 채취하여 마르기 전에 용기에 넣고 재료의 양만큼 설탕을 붓고 100일 정도 발효시킨 후에 발효액 1에 찬물 3을 희석해서 음용한다.

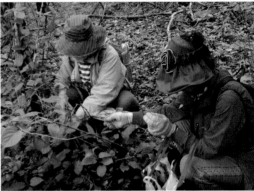

▶약술 만들기

· 가을에 충영을 따서 물로 씻고 물기를 뺀 다음 용기에 넣고 소주(19도)를 부어 밀봉하여 3개월 후에 마신다.

▶약초 만들기

· 가을에 열매가 익으면 채취하여 햇볕에 말린다.
· 봄부터 가을 사이에 뿌리를 캐서 햇볕에 말려 쓴다.
· 가을에 충영을 따서 끓는 물에 한 번 데친 후 햇볕에 말린다.

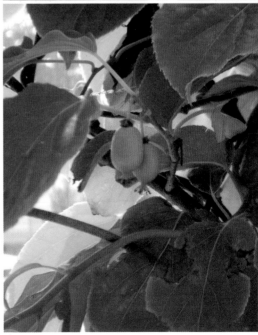

▶다래 수액 받기

· 경칩을 전후해서 다래나무 밑동에 구멍을 내고 호스를 꽂아 받는다.
· 상온에서는 쉽게 변하기 때문에 바로 냉동 보관한다.

▶금기

· 비위가 약한 사람, 설사를 하는 사람, 냉한 사람은 복용을 금한다.

숙취·당뇨병·여성 갱년기에 효능이 있는

칡 *Pueraria thunbergiana*

생약명 갈근(葛根)-뿌리를 말린 것,
갈화(葛花)-개화하기 전의 꽃을 말린 것,
"갈등(葛藤)"-줄기를 말린 것
이명 갈등·갈화·갈마·칡덩굴
분포 산기슭의 양지

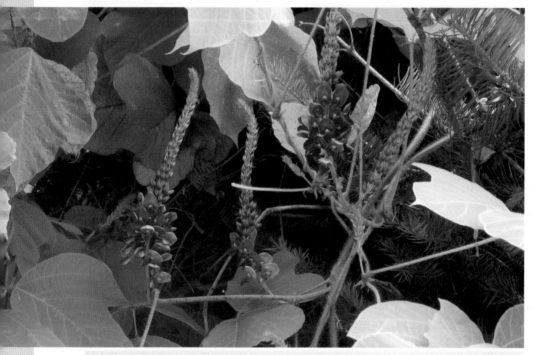

형태 • 칡은 콩과의 갈잎덩굴나무로 길이는 10m 이상이고, 잎은 어긋나고, 잎자루가 길고 3개의 작은잎이 달린다. 줄기는 다른 물체를 감고 올라간다. 꽃은 8월에 잎 겨드랑이에 붉은빛이 도은 보라색으로 피고, 열매는 9~10월에 길쭉한 꼬투리의 협과(莢果)로 여문다.

칡에는 석류에 함유되어 있는 여성호르몬인 에스트로겐이 580배가 들어 있어 여성 갱년기에 좋다. 중국 이시진이 저술한 『본초강목』에 "갈근(葛根)은 술독을 풀어주고, 갈꽃(葛花)은 장풍(腸風)을 다스린다"고 기록되어 있다. 식용·약용으로 가치가 크다. 어린 잎은 나물로 먹고, 뿌리로 만든 녹말을 갈분(葛粉)은 떡이나 과자를 만들어 먹는다. 약으로 쓸 때는 탕으로 쓰거나 생즙을 내어 사용하며, 술에 담가 마신다.

▶**한방** 뿌리를 말린 것을 '갈근(葛根)', 줄기를 말린 것을 '갈등(葛藤)', 개화하기 전의 꽃을 말린 것을 '갈화(葛花)'라 부른다. ▶**약성** 평온하며, 달고, 약간 맵다. ▶**주요 효능** 소화기·신경계·순환계 질환에 효험, 숙취·여성 갱년기·당뇨병·위궤양·식욕 부진·고혈압 ▶**약리 작용** 혈당 강하 작용·관상 동맥 확장 작용·뇌혈관 개선 작용·혈압 강하 작용·해열 작용·경련 완화 작용 ▶**민간** 숙취 제거에는 칡꽃 20g+귤껍질 10g+ 생강 10g을 달여서 마신다. 소화 불량에는 이른 봄에 싹이 나올 때 채취하여 그늘에 말려 두었다가 달여 마신다.

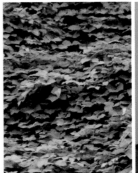
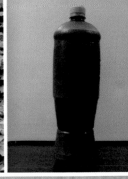

▶ 산나물 만들기
- 봄에 어린잎을 따서 끓는 물에 살짝 데쳐서 나물을 무쳐 먹는다.

▶ 제철 음식 만들기
- 식용(꽃 · 잎 · 뿌리) · 약용(꽃 · 뿌리)
- 묵 · 죽(粥) · 국수 · 다식(茶食) · 엿으로 먹는다.
- 봄에 어린잎을 채취하여 깻잎처럼 간장에 재어 장아찌로 먹는다.

▶ 꽃차 만들기
- 8월에 꽃이 2/3 정도 피었을 때 따서 바람이 잘 통하는 그늘에서 말려 밀폐 용기에 보관하여 찻잔에 1~2개를 넣고 뜨거운 물을 부어 2~3분간 우려낸다.
- 꽃을 가루를 만들어 찻잔에 넣고 따뜻한 물을 부어 우려낸 후 마신다.

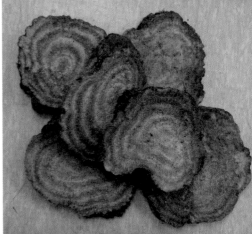

▶ 발효액 만들기
- 봄에 어린순을 채취하여 용기나 용기에 넣고 재료의 양만큼 설탕을 붓고 100일 정도 발효시킨 후에 발효액 1에 찬물 3을 희석해서 음용한다.

▶ 약술 만들기
- 가을 또는 봄에 뿌리를 캐서 하룻밤 소금물에 담근 후 겉껍질을 벗긴 다음 잘게 쪼개어 물에 씻고 물기를 뺀 다음 용기에 넣고 소주(19도)를 부어 밀봉하여 3개월 후에 마신다.

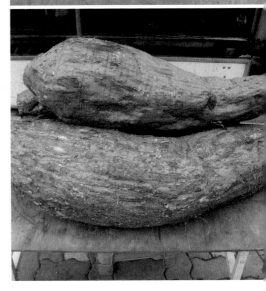

▶ 약초 만들기
- 가을 또는 봄에 뿌리를 캐서 하룻밤 소금물에 담근 후 겉껍질을 벗긴 다음 잘게 쪼개어 햇볕에 말려 쓴다.

▶ 금기
- 복용 중에 살구씨를 금한다.
- 산에서 대변을 보고 칡잎으로 밑을 닦으면 치질에 걸린다.

이뇨·류머티즘·허약 체질에 효능이 있는

닥나무 *Broussonetia Kazinoki*

생약명 저실자(楮實子)—열매를 말린 것, 저엽(楮葉)—잎을 말린 것, 저백피(楮白皮)—줄기를 말린 것, 저경(楮莖)—가지를 말린 것
이명 딱나무 · 구피마 · 곡실 · 곡조 · 저상
분포 전국의 각지, 양지바른 산기슭

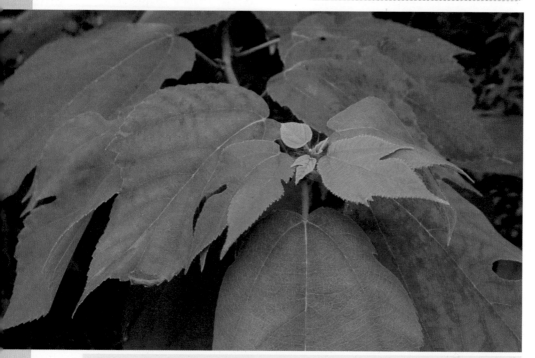

형태 • 닥나무는 뽕나뭇과의 낙엽활엽관목으로 높이는 2~5m 정도이고, 잎은 어긋나는데 간혹 마주나기도 한다. 길쭉한 달걀꼴로 끝은 뾰쪽하고 밑은 둥글고 가장자리에 날카로운 톱니가 있다. 꽃은 암수 한 그루로 5월에 둥근 꽃차례를 이루며 위쪽에 잎 겨드랑이에서 암꽃은 2~4 잎과 같이, 수꽃은 어린 가지에 피고, 열매는 9~10월에 붉은빛 둥근 핵과로 여문다.

닥나무의 줄기를 꺾으면 딱 하고 소리가 나기 때문에 사람들은 생(生)을 마감할 때 자기 이름을 부른다 하여 '딱나무', 옛날에 제지 원료로 사용했다 하여 '저포'라 부른다. 조선 시대에 이 나무로 종이를 만들었다. 전주 한지가 유명한다. 제지 원료로 식용 · 약용 · 공업용으로 가치가 크다. 어린잎은 식용한다. 약으로 쓸 때는 탕으로 사용하며, 술에 담가 마신다.

▶**한방** 열매를 말린 것을 '저실자(楮實子)', 잎을 말린 것을 '저엽(楮葉)', 줄기를 말린 것을 '저백피(楮白皮)', 가지를 말린 것을 '저경(楮莖)'이라 부른다. ▶**약성** 차며, 달다. ▶**주요 효능** 소화기 질환에 효험, 잎(이뇨), 열매(중풍), 뿌리껍질(거풍 · 이뇨 · 활혈 · 류머티즘 · 타박상 · 부종 · 피부염), 강장 보호 · 강정제 · 안질 · 허약 체질 ▶**약리 작용** 이뇨 작용 ▶**이용** 이뇨에는 잎 5g을 달여 먹는다. 부종에는 뿌리껍질 10g을 달여서 먹는다.

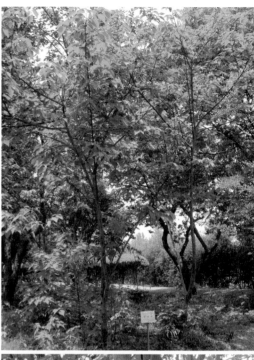

▶산나물 만들기
· 봄에 어린잎을 채취하여 끓은 물에 살짝 데쳐서 나물로 무쳐 먹는다.

▶제철 음식 만들기
· 식용(잎 · 가지 · 뿌리껍질) · 약용(잎 · 가지 · 씨 · 뿌리껍질)
· 봄에 막 나온 새싹을 따서 볶음 · 쌈 · 샐러드 · 국거리로 먹는다.

▶차 만들기
· 봄에 어린잎을 채취하여 말린 후 찻잔에 조금 넣고 뜨거운 물을 부어 1~2분 후에 꿀을 타서 마신다.

▶발효액 만들기
· 봄에 어린 잎을 채취하여 용기에 넣고 재료의 양만큼 설탕을 붓고 100일 정도 발효시킨 후에 발효액 1에 찬물 3을 희석해서 음용한다.

▶약술 만들기
· 가을에 익은 열매를 따서 용기에 넣고 19도의 소주를 부어 밀봉하여 3개월 후에 마신다.

▶약초 만들기
· 가을에 열매를 채취하여 햇볕에 말려 쓴다.
· 연중 수시로 가지와 줄기 · 뿌리껍질을 수시로 채취하여 햇볕에 말려 쓴다.

▶동속 약초
· 꾸지나무 · 애기닥나무의 열매.

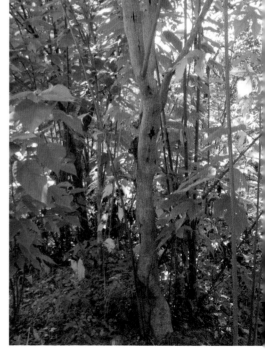

근육통·근골 동통·근골 허약에 효능이 있는

두충나무 *Eucommia ulmoides*

생약명 두충(杜冲)─줄기와 껍질을 말린 것,
두충실(杜冲實)─ 씨,
두충엽(杜冲葉)─잎을 말린 것
이명 사선목·사금목·옥사피·두중·목면·사면피
분포 중남부 지방, 산지

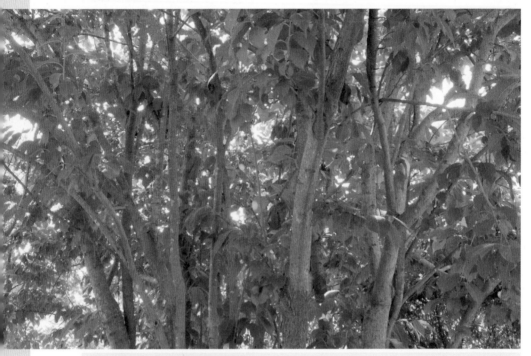

형태 · 두충나무는 두충과의 낙엽활엽교목으로 높이는 8~10m 정도이고, 잎은 어긋나고 타원형으로 끝이 좁고 뾰쪽하고 날카로운 톱니가 있다. 꽃은 암수 딴 그루로 4~5월에 오래 묵은 나무의 잎 겨드랑에서 엷은 녹색의 잔꽃이 피는데 꽃잎은 없다. 수꽃은 적갈색으로 암꽃은 새 가지 밑에 핀다. 열매는 9월에 긴 타원형의 편평한 열매로 여문다.

　중국의 두충이 이 나무로 약을 지어 먹은 후 득도를 했다 하여 '두충'이라는 이름이 붙여졌다. 잎과 가지와 나무껍질을 천천히 잡아당기면 가는 실오라기처럼 생긴 은빛의 섬유질이 떨어지지 않고 붙어 있다. 식용·약용·관상용으로 가치가 크다. 한방에서 나무껍질을 말린 것을 주로 근육통·근골통·근골 허약에 사용한다. 약으로 쓸 때는 탕으로 사용하며, 술에 담가 마신다.

▶**한방** 줄기와 껍질을 말린 것을 '두충(杜冲)', 씨를 '두충실(杜冲實)', 잎을 말린 것을 '두충엽(杜冲葉)'이라 부른다. ▶**약성** 따뜻하며, 달고, 약간 맵다. ▶**주요 효능** 비뇨기·신경계·운동계 질환에 효험, 근육통·근골동통·근골 위약·고혈압·동맥 경화·진통·관절통·요통·유산 방지·기력 회복·정력 증강·이뇨·비만증·소변 불통·신경통 ▶**약리 작용** 혈압 강하 작용 ▶**이용** 고혈압에는 껍질을 볶아 1일 20g을 먹는다. 관절통·요통에는 껍질을 말려 50~60g을 달여 먹거나 두충주를 만들어 먹는다.

▶ **산나물 만들기**
· 봄에 어린잎을 따서 끓는 물에 살짝 데쳐서 나물로 무쳐 먹는다.

▶ **제철 음식 만들기**
· 식용(잎 · 껍질(중간 · 속) · 잔가지) · 약용(15년 이상된 나무껍질)
· 두충+오가피+꾸지뽕+감초를 배합하여 육수로 만들어 요리에 쓴다.

▶ **차 만들기**
· 봄에 잎을 가을에 두충을 채취하여 다관이나 주전자에 두충 20g을 넣고 약한 불로 끓여서 건더기를 체로 걸러 내고 국물은 식힌 후에 용기에 담아 냉장고에 보관하여 먹는다.

▶ **발효액 만들기**
· 봄에 어린잎을 따서 용기에 넣고 재료의 양만큼 설탕을 붓고 100일 정도 발효시킨 후에 발효액 1에 찬물 3을 희석해서 음용한다.

▶ **약술 만들기**
· 가을에 15년 이상 된 나무껍질을 채취하여 용기에 넣고 19도의 소주를 부어 밀봉하여 3개월 후에 마신다.

▶ **약초 만들기**
· 봄~여름 사이에 나무껍질을 채취하여 겉껍질을 벗겨 내고 햇볕에 말려서 쓴다.
· 잎과 껍질을 그대로 솥에 찐 다음 말려 달이거나 약재로 쓰려면 반드시 섬유질을 끊어 주어야 한다.

▶ **금기**
· 기가 허약한 사람은 복용을 금한다.

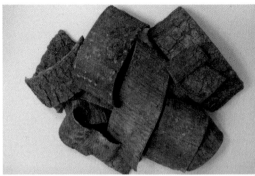

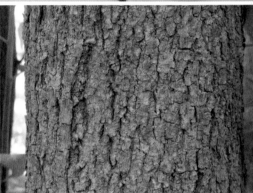

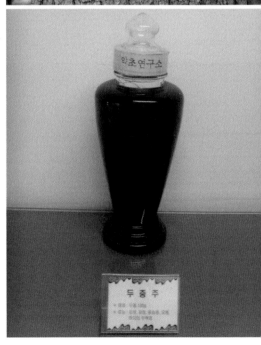

구내염 · 부종 · 이뇨에 효능이 있는

등나무 *Wistaria floribunda*

생약명 등(藤)–줄기를 말린 것
이명 등목 · 자등 · 참등
분포 전국 각지, 산과 들의 낮은 지대

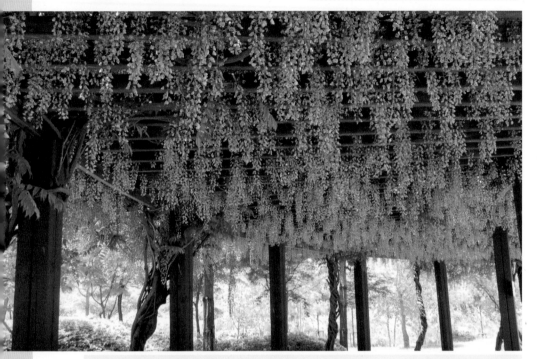

형태 • 등나무는 콩과의 낙엽활엽덩굴나무로 높이는 10m 정도이고, 잎은 어긋나고 11~19개의 작은 잎으로 구성된 1회 홀수 깃꼴겹잎으로 달걀을 닮은 타원형 또는 달을 닮은 긴 타원형으로 끝이 뾰족하고 가장자리가 밋밋하다. 꽃은 5월에 잎과 함께 꽃대에 꽃차례를 이루며 연한 자주색 또는 흰색으로 피고, 열매는 9월에 꼬투리가 달려 협과로 여문다.

등나무의 줄기는 오른쪽으로, 칡은 왼쪽으로 감으면서 올라간다. 식용 · 약용 · 관상용 · 밀원용 · 사료용 · 세공제로 가치가 크다. 꽃을 날것으로 먹는다. 약으로 쓸 때는 탕으로 사용한다. 외상에는 등나무 달인 물로 씻는다.

▶**한방** 줄기를 말린 것을 '등(藤)'이라 부른다. ▶**약성** 차며, 쓰다. ▶**주요 효능** 이뇨 질환에 효험, 구내염 · 소변 불통 · 악성 종양 · 자궁근종 · 치주염 · 이뇨 · 부종 ▶**약리 작용** 이뇨 작용 ▶**이용** 구내염에는 꽃을 달인 물로 가글을 한다. 소변 불통에는 줄기 2~6g을 물에 달여 복용한다.

▶**등나무의 활용**
· 식용(꽃 · 열매) · **약용**(잔가지 · 줄기 · 씨)
· 5월에 꽃을 따서 날것으로 먹는다.
· 꽃을 따서 말가루로 버무려 튀김 · 부침개로 먹
  는다.

▶**차 만들기**
· 5월에 꽃을 따서 햇볕에 말린 후 찻잔에 조금
  넣고 뜨거운 물을 부어 1~2분 후에 꿀을 타서
  마신다.

▶**발효액 만들기**
· 5월에 꽃을 따서 통째로 용기에 넣고 재료의
  양만큼 설탕을 붓고 100일 정도 발효시킨 후에
  발효액 1에 찬물 3을 희석해서 음용한다.

▶**약술 만들기**
· 연중 잔가지와 줄기를 채취하여 적당한 크기로
  잘라 용기에 넣고 19도의 소주를 부어 밀봉하
  여 3개월 후에 마신다.

▶**약초 만들기**
· 10월에 잔가지 · 줄기 · 씨를 채취하여 햇볕에
  말려 쓴다.

▶**금기**
· 해롭지는 않으나 치유되는 대로 중단한다.

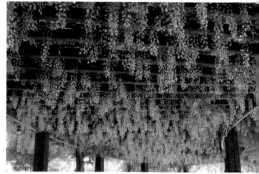
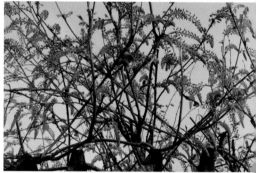
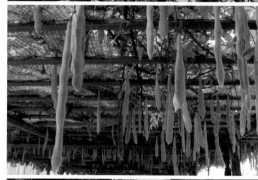
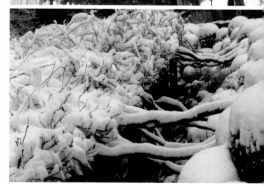

근육통·타박상·골절상에 효능이 있는
딱총나무 *Sambucus williamsii Hance var. coreana Nakia*

생약명 접골목(接骨木)—줄기와 가지를 말린 것, 접골엽(接骨葉)—잎을 말린 것, 접골목근(接骨木根)—뿌리를 말린 것
이명 개똥나무 · 말오줌나무 · 오른재나무 · 지렁쿠나무 · 덧나무
분포 산골짜기

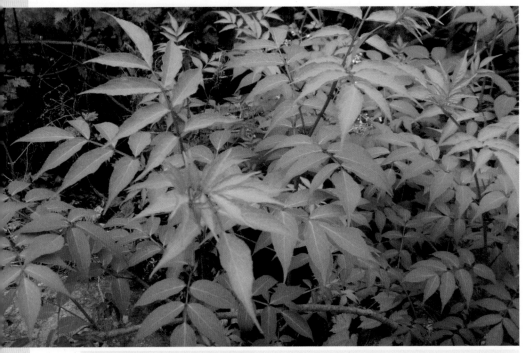

형태 • 딱총나무는 인동과의 갈잎떨기나무로 높이는 3~5m 정도이고, 잎은 마주 나고 깃꼴겹잎이며 작은 잎은 양끝이 뾰쪽한 피침형이고 가장자리에 톱니가 있다. 꽃은 암수 딴 그루로 5~월에 가지 끝에 연한 황색 또는 연녹색으로 피고, 열매는 9~10월에 둥근 핵과로 여문다.

딱총나무의 가지를 꺾으면 딱 하고 총소리가 나기 때문에 '딱총나무', 대보름에 어린 아이들이 딱총을 만드는 데 썼기 때문에 '딱총', 뼈를 붙여 준다 하여 '접골목(接骨木)'이라 부른다. 식용 · 약용 · 공업용으로 가치가 크다. 어린잎은 식용한다. 최근 약리 실험에서 골절상을 입었을 때 골질의 접합을 촉진시키는 것으로 밝혀졌다.

▶**한방** 줄기와 가지를 말린 것을 '접골목(接骨木)', 잎을 말린 것을 '접골엽(接骨葉)', 뿌리를 말린 것을 '접골목근(接骨木根)'이라 부른다. ▶**약성** 평온하며, 달고 쓰다. ▶**주요 효능** 운동계 및 신경계 질환에 효험, 골절 · 근골동통 · 요통 · 관절염 · 신장염 · 각기 · 수종 · 타박상에 의한 종통 · 마비 · 근육통 · 사지동통 ▶**이용** 골절 · 근골동통에는 말린 약재를 1회 4~6g씩 달여 복용한다. 타박상에 의한 종통에는 잎을 채취하여 짓찧어 환부에 붙인다.

산에 있는 약용 나무

약용

▶산나물 만들기

· 봄에 어린잎을 채취하여 끓는 물에 살짝 데쳐서 나물로 무쳐 먹는다.

▶제철 음식 만들기

· 식용(꽃·어린순·열매)·약용(가지·줄기·뿌리)
· 봄에 어린잎을 그대로 기름에 튀겨 먹는다.
· 볶음·쌈·국거리로 먹는다.

▶꽃차 만들기

· 5월에 꽃을 따서 설탕에 재어 15일 정도 그늘진 곳에서 숙성시킨 후 찻잔에 한 스푼을 넣고 뜨거운 물을 부어 마신다.

▶발효액 만들기

· 봄에 꽃이 피기 전에 잎을 따서 용기에 넣고 재료의 양만큼 설탕을 붓고 100일 정도 발효시킨 후에 발효액 1에 찬물 3을 희석해서 음용한다.

▶약술 만들기

· 가을에 익은 흑홍색의 열매를 따서 용기에 넣고 소주(19도)를 부어 밀봉하여 3개월 후에 마신다.

▶약초 만들기

· 연중 수시로 가지를 채취하여 껍질째 햇볕에 말려 쓴다.

▶동속 약초

· 당딱총나무·덧나무·말오줌나무

▶금기

· 임산부는 복용을 금한다.

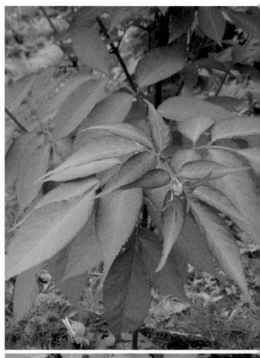

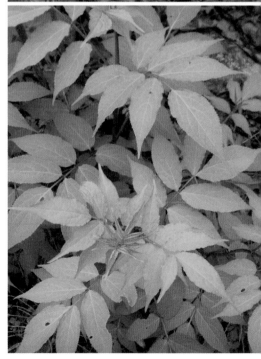

식체 · 위염 · 소화 불량에 효능이 있는

라일락 *Syringa vulgaris*

생약명 자정향(紫丁香)─꽃을 말린 것
이명 서양수수꽃다리
분포 전국 각지, 공원 또는 정원에 식재

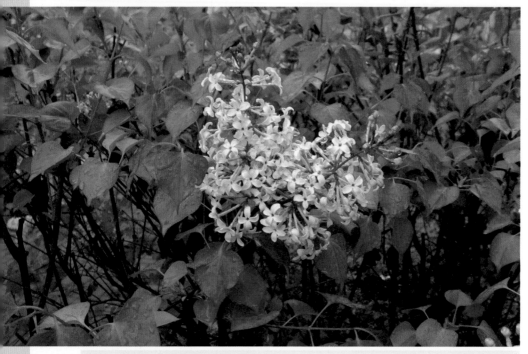

형태 · 라일락은 물푸레나뭇과의 낙엽활엽관목으로 높이는 5m 정도이고, 잎은 마주 나고 잎자루가 있으며 삼각 모양의 달걀꼴로 끝이 뾰쪽해지고 가장자리는 밋밋하다. 꽃은 4~5월에 묵은 가지의 끝 부분에 2개의 꽃눈이 생겨 총상 꽃차례를 이루며 흰색 · 적색 · 적자색 · 청색 등 다양하게 피고, 열매는 10월에 타원형의 삭과로 여문다.

향기가 좋다 하여 '라일락'이라 부른다. 우리나라에서 많이 재배하는 종류는 흰꽃을 피우는 라일락이다. 향기가 좋아 약용 · 관상용으로 가치가 크다. 꽃은 향료로 쓰고 약으로 쓸 때는 탕으로 사용한다. 꽃은 차로 먹는다.

▶**한방** 꽃을 말린 것을 '자정향(紫丁香)'이라 부른다. ▶**약성** 차며, 약간 맵다. ▶**주요 효능** 위장 질환에 효험, 소화 불량 · 식체 · 위염 · 속쓰림 · 식적 창만 · 소변 불통 · 이뇨 · 피부소양증 ▶**약리 작용** 이뇨 작용 ▶**이용** 소화 불량에는 말린 꽃 4~6g을 물에 달여 복용한다. 피부소양증에는 잎을 따서 짓찧어 환부에 붙인다.

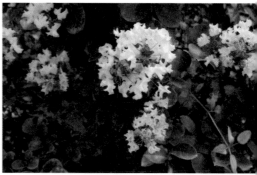

▶ **산나물 만들기**
· 봄에 어린순을 따서 끓는 물에 살짝 데쳐서 나물로 무쳐 먹는다.

▶ **제철 음식 만들기**
· 식용(꽃 · 어린잎) · 약용(꽃)
· 봄에 꽃을 따서 밀가루에 버무려 튀김 · 부침개로 먹는다.

▶ **차 만들기**
· 4~5월에 꽃을 따서 그늘에 말린 후 찻잔에 넣고 조금 뜨거운 물을 부어 1~2분 후에 꿀을 타서 마신다.

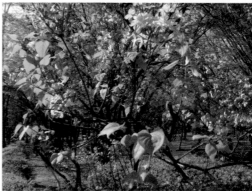

▶ **발효액 만들기**
· 4~5월에 꽃을 따서 용기에 넣고 재료의 양만큼 설탕을 붓고 100일 정도 발효시킨 후에 발효액 1에 찬물 3을 희석해서 음용한다.

▶ **약초 만들기**
· 4~5월에 꽃을 따서 그늘에 말려 쓴다.

▶ **동속 약초**
· 수수꽃다리 · 정향나무

▶ **금기**
· 치유되는 대로 중단한다.

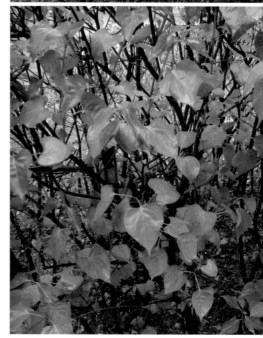

어혈·월경 불통·대하증에 효능이 있는

해당화 *Rosa rugosa Thunberg*

생약명 매괴화(玫瑰花)—꽃을 말린 것,
매괴근(玫瑰根)—뿌리를 말린 것
이명 필두화·때찔레·매괴·적장미·해당나무·
수화·월계
분포 전국 각지, 바닷가 모래땅과 산기슭

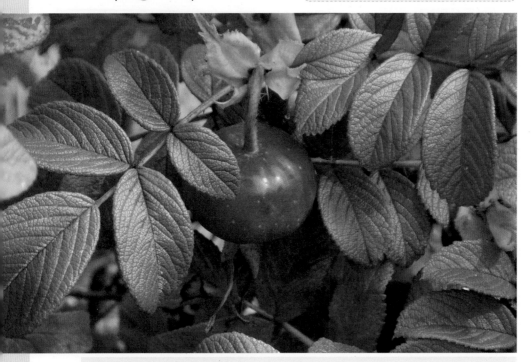

형태 · 해당화는 장밋과의 낙엽활엽관목으로 높이는 50~1.5m 정도이고, 잎은 어긋나고 5~9개의 작은 잎으로 구성되는 홀수 깃꼴겹잎이다. 작은 잎은 두텁고 타원형으로 가장자리에 잔톱니가 있다. 꽃은 5~7월에 새로 나온 가지 끝에 분홍색 또는 홍자색으로 피고, 열매는 8월에 황적색의 둥근 수과로 여문다.

바닷가(海) 모래땅에서 잘 자란다 하여 '해당화(海棠花)'라 부른다. 식용·약용·관상용·밀원용·공업용으로 가치가 크다. 어린순은 나물로 먹는다. 꽃은 향수의 원료로 쓰고, 열매는 식용 또는 약으로 쓰고, 뿌리는 염료로 쓴다.

▶**한방** 꽃을 말린 것을 '매괴화(玫瑰花)', 뿌리를 말린 것을 '매괴근(玫瑰根)'이라 부른다. ▶**약성** 따뜻하며, 달고, 약간 쓰다. ▶**주요 효능** 혈증·운동계·부인과 질환에 효험, 당뇨병·어혈·불면증·빈혈·저혈압·월경 불통·대하증·토혈·관절염 ▶**약리 작용** 해독 작용, 혈당 강하 작용 ▶**이용** 당뇨병에는 뿌리 6g을 달여서 먹는다. 불면증과 저혈압에는 열매를 술에 담가 취침 전에 1~2잔을 마신다.

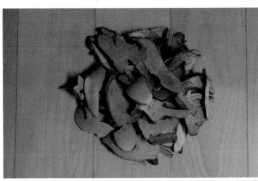

▶산나물 만들기
- 봄에 어린순을 따서 끓는 물에 살짝 데쳐서 나물로 무쳐 먹는다.

▶제철 음식 만들기
- 식용(꽃봉오리·어린순·열매)·약용(꽃봉오리·열매·뿌리)
- 볶음·샐러드·쌈·국거리으로 먹는다.

▶차 만들기
- 5~7월에 꽃이 피기 전에 봉오리를 따서 꽃자루와 꽃받침을 제거한 후에 그늘에서 말린 후 찻잔에 조금 넣고 뜨거운 물을 부어 1~2분 후에 꿀을 타서 마신다.

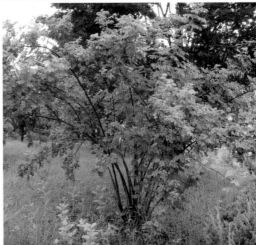

▶발효액 만들기
- 여름에 익은 열매를 따서 용기에 넣고 재료의 양만큼 설탕을 붓고 100일 정도 발효시킨 후에 발효액 1에 찬물 3을 희석해서 음용한다.

▶약술 만들기
- 여름에 익은 열매를 따서 용기에 넣고 19도의 소주를 부어 밀봉하여 3개월 후에 마신다.

▶약초 만들기
- 5~7월에 꽃이 피기 전에 꽃봉오리를 따서 꽃자루와 꽃받침을 제거한 후에 그늘에서 말려 쓴다.

▶동속 약초
- 민해당화·개해당화·만첩해당화

▶금기
- 산림청 보호 산야초이다.

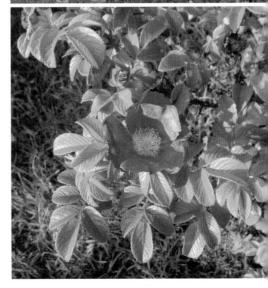

배색증 · 축농증 · 비염에 효능이 있는
목련 *Magnolia kobus*

생약명 신이(辛夷)—피지 않은 꽃봉오리를 말린 것 · 목란피(木蘭皮)—나무껍질
이명 보춘화 · 신치 · 모란 · 근설영춘 · 옥란 · 목란 · 옥수 · 향린
분포 전국 각지, 습윤한 곳의 양지

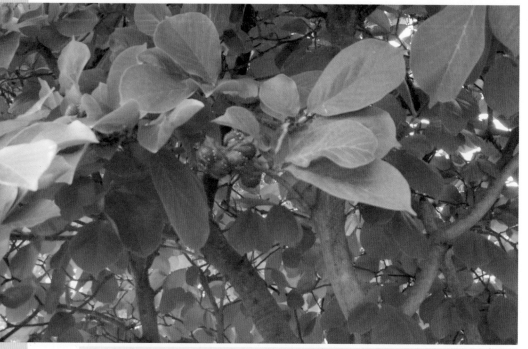

형태 · 목련은 목련과의 낙엽활엽교목으로 높이는 10m 정도이고, 잎은 어긋나고 잎자루는 위로 올라 갈수록 짧아진다. 꽃은 4월 중순에 잎이 돋기 전에 흰색으로 피고, 열매는 9~10월에 원통형의 분과 로 여문다.

꽃눈이 붓을 닮아 '목필(木筆)', 꽃봉오리가 피려고 할 때 끝이 북녘을 향한다 하여 '북향화(北向花)', 꽃 하나하나가 옥돌 같다 하여 '옥수(玉樹)', 꽃에 향기가 있다 하여 '향린(香鱗)', 꽃이 옥처럼 생겼다 하여 '옥란(玉蘭)', 향기가 나는 난초라 하여 '목란(木蘭)', 눈이 오는데도 봄을 부른다 하여 '근설영춘(近雪迎春)'이라 부른다. 식용 · 약용 · 관상 용 · 공업용으로 가치가 크다. 꽃은 차로 먹고, 한방에서 신이(辛夷)를 약재로 비염 · 부비동염 · 과민성 비염에 쓴다.

▶**한방** 피지 않은 꽃봉오리를 말린 것을 '신이(辛夷)' · 나무껍질을 '목란피(木蘭皮)'라 부른다. ▶**약 성** 서늘하며, 맵다. ▶**주요 효능** 신경계 · 순환계 · 이비인후과 질환에 효험, 비염 · 축농증 · 비색 증 · 비창 · 치통 · 타박상 · 고혈압 · 거담 · 두통 · 발모제 · 소염재 ▶**약리 작용** 혈압 강하 작용 · 소염 작 용 · 비염에 수렴 작용 · 진통 작용 · 진정 작용 ▶**이용** 비염 · 축농증에는 꽃봉오리 4~6g을 물에 달여 하 루 3번 나누어 복용한다. 복통에 꽃을 달여 먹었고, 불임을 예방하기 위해 산모가 목련꽃을 달여 먹었다.

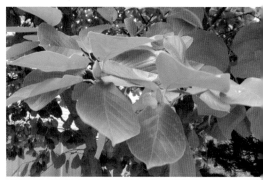

▶목련의 활용

· 식용(꽃)·약용(개화 전의 꽃봉오리)

· 꽃을 따서 밀가루에 버무려 튀김·부침개로 먹
거나 따뜻한 물에 넣고 우려낸 후 차로 마신다.

▶꽃차 만들기

· 4월에 활짝 핀 꽃을 따서 깨끗이 손질하여 설
탕에 겹겹이 재어 15일 후에 마신다.

· 4월에 꽃봉오리를 따서 소금물에 겉을 살짝 담
갔다가 물기를 닦고 말려 찻잔에 꽃잎 1~2장
을 넣고 끓는 물을 부어 우려낸 후 마신다.

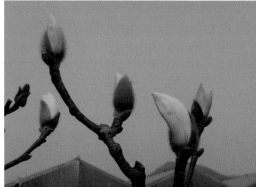

▶발효액 만들기

· 봄에 활짝 핀 꽃을 따서 용기에 넣고 재료의 양
만큼 설탕을 붓고 100일 정도 발효시킨 후에
발효액 1에 찬물 3을 희석해서 음용한다.

▶약술 만들기

· 봄에 꽃이 피지 않는 꽃봉오리를 따서 용기에
넣고 소주(19도)를 부어 밀봉하여 3개월 후에
마신다.

▶환 만들기

· 봄에 꽃이 피지 않는 꽃봉오리를 따서 햇볕에
말린 후에 가루를 내어 찹쌀과 배합하여 만든
다.

▶약초 만들기

· 겨울이나 이른 봄에 개화 직전의 꽃봉오리를
따서 햇볕에 말려 쓴다.

· 꽃이 활짝 피었을 때 채취하여 그늘에 말려 쓴
다.

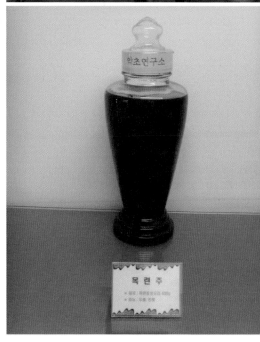

▶금기

· 수피와 나무껍질 속에는 사리시보린의 유독이
있다.

· 복용 중에 황기·석곡·황련은 금한다.

당뇨병 · 피부염 · 위염에 효능이 있는

무궁화 *Hibiscus syriacus*

생약명 목근피(木槿皮)-가지와 뿌리 껍질을 말린 것.
목근화(木槿花)-꽃을 말린 것
이명 목근 · 순화 · 근화 · 목근 · 순영 · 번리초
분포 중부 이남

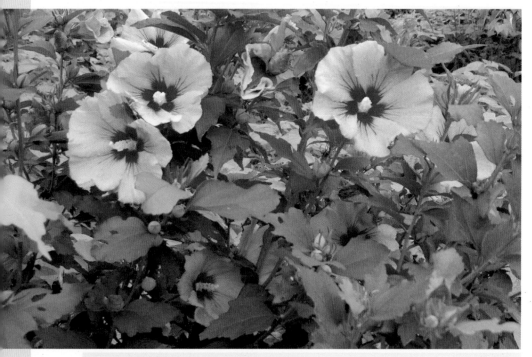

형태 • 무궁화는 아욱과의 낙엽활엽관목으로 높이는 3~4m 정도이고, 잎은 어긋나고 잎몸은 마름모를 닮은 달걀꼴이고 가장자리에 불규칙한 톱니가 있다. 꽃은 7~8월에 새로 자란 가지의 잎 겨드랑이에서 1개씩 피고, 열매는 10월에 타원형의 삭과로 여문다.

우리나라 국화인 무궁화(無窮花)는 7월부터 10월까지 100여 일 간 계속 화려하게 끊임없이 피어나므로 '무궁화'란 이름을 갖게 되었다. 홑꽃은 새벽에 피고 저녁에는 시든다. 식용 · 약용 · 관상용 · 생울타리용 · 가로수로 가치가 크다. 어린순을 식용한다. 약으로 쓸 때는 탕으로 사용한다.

▶**한방** 가지와 뿌리 껍질을 말린 것을 '목근피(木槿皮)-꽃을 말린 것, 목근화(木槿花)'라 부른다. ▶**약성** 목근피(서늘하고, 달고, 쓰다) · 목근화(달고 쓰고, 차갑다) ▶**주요 효능** 부인과 · 순환계 · 피부관 질환에 효험, 줄기 및 뿌리껍질(당뇨병 · 심번 불면 · 치질 · 탈항), 잎(해열 · 적백적리 · 적체), 꽃(해열 · 살충 · 피부염 · 이질), 대하증 · 기관지염 · 비염 · 원형탈모증 · 위산과다증 · 위염 · 인후염 · 장염 · 천식 ▶**약리 작용** 항균 작용 · 해독 작용 · 혈당 강하 작용 · 이질균의 발육 억제 작용 · 살충 작용 ▶**이용** 세균성이질에는 꽃을 가루 내어 2~4g을 먹는다. 심번 불면에는 줄기 껍질 또는 뿌리 껍질 10g을 달여서 먹는다.

▶**산나물 만들기**
 · 5월에 어린순을 따서 끓는 물에 살짝 데쳐서
  나물로 무쳐 먹는다.

▶**제철 음식 만들기**
 · 식용(반쯤 벌어진 꽃봉오리 · 어린순) · 약용(가지 및
  껍질)
 · 볶음 · 국거리 · 된장찌개로 먹는다.

▶**차 만들기**
 · 5월에 어린순을 채취하여 그늘에 말린 후 찻
  잔에 조금 넣고 뜨거운 물을 부어 1~2분 후에
  꿀을 타서 마신다.

▶**발효액 만들기**
 · 5월에 어린순을 채취하여 용기에 넣고 재료의
  양만큼 설탕을 붓고 100일 정도 발효시킨 후에
  발효액 1에 찬물 3을 희석해서 음용한다.

▶**약술 만들기**
 · 4~6월에 뿌리를 캐어 물로 씻고 물기를 뺀 다
  음 용기에 넣고 19도의 소주를 부어 밀봉하여
  3개월 후에 마신다.

▶**약초 만들기**
 · 늦은 봄에 잎을 따서 그늘에 말려 쓴다.
 · 4~6월에 가지와 뿌리를 채취하여 햇볕에 말
  려 쓴다.

▶**장아찌 만들기**
 · 5월에 어린순을 따서 된장에 박아 60일 후에
  장아찌로 먹는다.

▶**금기**
 · 해롭지는 않으나 병이 치유되는 대로 중단한
  다.

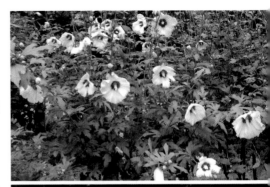
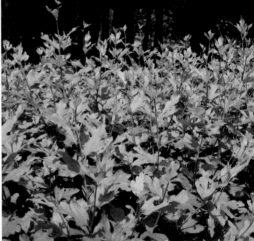
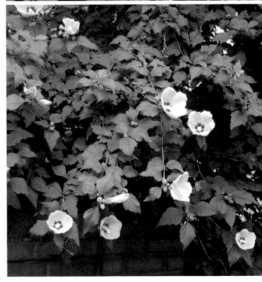

무화과나무 *Ficus carica*

암·종기·변비에 효능에 있는

생약명 무화과(無花果)–열매와 잎을 말린 것
이명 무화·영일과·우담발·문선과·품선과
분포 경기 이남, 인가 부근 식재

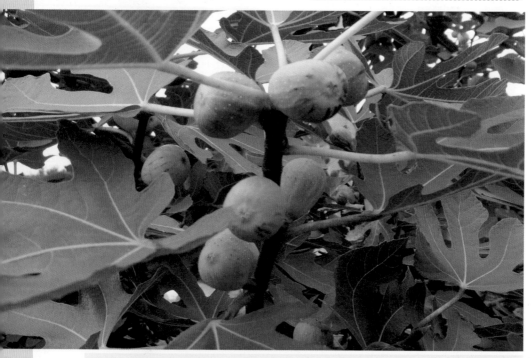

형태 · 무화과나무는 뽕나뭇과의 낙엽활엽관목으로 높이는 3~4m 정도이고, 잎은 어긋나고 달걀꼴이고 손바닥처럼 3~5갈래로 갈라지고 가장자리에 물결 모양의 톱니가 있다. 꽃은 암수 딴 그루로 6~7월에 잎 겨드랑이에서 꽃턱이 항아리 모양으로 비대해져 그 안쪽에 흰색의 작은 꽃이 빽빽이 달리면서 은두 꽃차례를 이룬다. 열매는 8~10월에 달걀 모양으로 여문다.

꽃이 열매 속에서 꽃이 핀다 하여 '무화과(無花果)', 하늘에 있는 생명의 열매라 하여 '천생자(天生子)'라 부른다. 식용·약용·관상용으로 가치가 크다. 열매를 생식하거나 건과·잼·와인 등을 만들어 먹는다. 열매의 배당체에는 피신(ficin)은 소화를 촉진한다. 식이섬유·칼슘·칼륨 등이 함유되어 있다. 약으로 쓸 때는 잎을 탕으로 사용한다. 한방에서 장염·이질·변비·치질·치창(痔瘡)·종기에 사용한다.

▶**한방** 열매와 잎을 말린 것을 '무화과(無花果)'라 부른다. ▶**약성** 평온하며, 달다. ▶**주요 효능** 피부과·소화기·순환계 질환에 효험, 암(위암)·종기·옹창·장염·이질·변비·주근깨·담석증·류머티즘·무좀·사마귀·식욕 부진·인후염·협심증·대장염 ▶**약리 작용** 항암 작용·미숙한 열매는 육종·성선암·골수성 백혈병·림프 육종에 억제 작용 ▶**이용** 신경통·류머티즘에는 잎이나 가지를 목욕제로 쓴다. 종기·치질에는 열매를 짓찧어 환부에 붙이고, 사마귀에는 하얀 즙을 바른다.

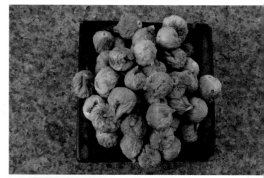

▶ 산나물 만들기
- 봄에 어린순을 따서 끓는 물에 살짝 쳐서 나물로 무쳐 먹는다.

▶ 제철 음식 만들기
- 식용(어린순 · 익은 열매) · 약용(잎 · 열매)
- 익은 열매를 고기에 넣어 연육제로 쓰고, 간식 · 잼 · 즙 · 양갱으로 먹는다.
- 익은 열매를 딴 후 이틀만 지나면 물러지기 때문에 날것으로 먹는다.
- 햇볕에 말려서 곶감처럼 만들어 먹는다.
- 껍질을 벗긴 무화과는 냉동실에 얼려 두었다가 숟가락으로 떠 먹거나 우유나 요구르트를 넣어 셔벗을 만들어 먹는다.

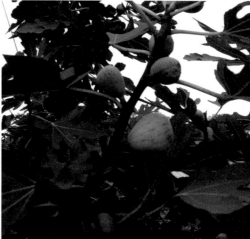

▶ 발효액 만들기
- 8~10월에 익은 열매를 따서 4등분으로 잘라 용기에 넣고 재료의 양만큼 설탕을 붓고 100일 정도 발효시킨 후에 발효액 1에 찬물 3을 희석해서 음용한다.

▶ 약초 만들기
- 7~9월에 잎을 채취하여 햇볕에 말려 쓴다.
- 여름에 익은 열매를 따서 햇볕에 말려 쓴다.

▶ 고약(膏藥) 만들기
- 8~10월에 익은 열매를 따서 약한 불로 걸쭉할 때까지 볶아 만든다.

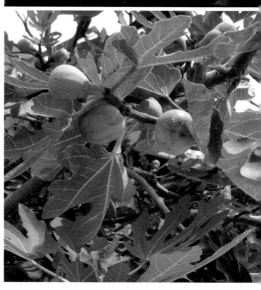

▶ 구분
- 하과(夏果) : 지난해에 달린 어린 열매가 월동하며 7월경 성숙한 것
- 추과(秋果) : 새로 난 가지에 달려 그해 8~10월에 성숙한 것

▶ 주의
- 유액을 쓸 때 환부 이외의 피부에 피부염이나 풀독 감염 · 가려움이 생길 수 있다.

월경 불순·대하증·신경통에 효능이 있는

박태기나무
Cercis chinensis

생약명 자형피(紫荊皮)─가지를 말린 것
이명 육홍 · 구슬꽃나무 · 자형목
분포 전국 각지

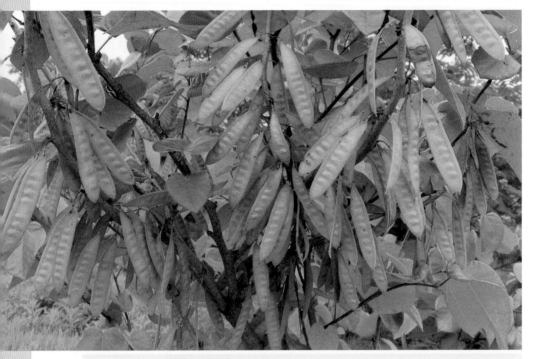

형태 • 박태기나무는 콩과의 낙엽활엽관목으로 높이는 5m 정도이고, 잎은 어긋나고 가죽질 심장형으로서 가장자리가 뾰쪽하고 밋밋하다. 꽃은 4월 하순경에 잎보다 먼저 작은 꽃차례를 이루며 자홍색으로 피고, 열매는 8∼9월에 꼬투리가 달린 갈색으로 편평하고 긴 선 모양의 타원형의 협과로 여문다.

줄기와 가지에 다닥다닥 꽃이 피는 모습이 마치 밥알이 붙은 주걱처럼 보인다 하여 '밥풀때기나무', 예수를 팔은 가룟 유다가 목매어 죽었다 하여 "죄인이 목맨 나무"라 부른다. 식용 · 약용 · 관상용으로 가치가 크다. 어린순을 날로 먹고, 꽃은 차로 먹는다. 약으로 쓸 때는 탕으로 사용한다.

▶**한방** 가지를 말린 것을 '자형피(紫荊皮)'라 부른다. ▶**약성** 평온하며, 쓰다. ▶**주요 효능** 부인과 · 신경계 질환에 효험, 줄기껍질(월경 불순 · 월경통 · 인후통 · 소종 · 통경 · 해독), 줄기(심복통 · 천식 · 지통), 대하증 · 산후 복통 · 신경통 · 옹종 · 타박상 ▶**약리 작용** 항바이러스 작용 · 항균 작용 ▶**이용** 월경통에는 줄기껍질 10g을 달여서 먹는다. 통증에는 줄기 8g을 달여서 먹는다.

▶산나물 만들기
· 5월에 어린순을 따서 끓는 물에 살짝 데쳐서 나물로 무쳐 먹는다.

▶제철 음식 만들기
· 식용(꽃 · 어린 순) · 약용(나무 껍질)
· 볶음 · 국거리 · 된장찌개로 먹는다.

▶차 만들기
· 4월에 꽃을 따서 햇볕에 말린 후 찻잔에 조금 넣고 뜨거운 물을 부어 1~2분 후에 꿀을 타서 마신다.

▶발효액 만들기
· 5월에 어린순을 따서 용기에 넣고 재료의 양만큼 설탕을 붓고 100일 정도 발효시킨 후에 발효액 1에 찬물 3을 희석해서 음용한다.

▶약술 만들기
· 7~8월에 나무껍질을 채취하여 적당한 크기로 잘라 용기에 넣고 19도의 소주를 부어 밀봉하여 3개월 후에 마신다.

▶약초 만들기
· 7~8월에 나무껍질을 햇볕에 말려 쓴다.

▶금기
· 해롭지는 않으나 병이 치유되는 대로 중단한다.

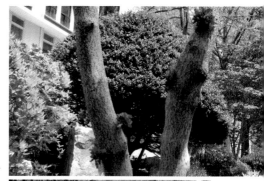
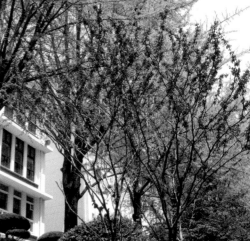
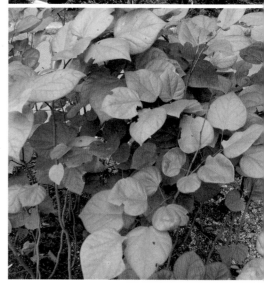

배롱나무 *Lagerstroemila indica*

대하증·월경 불순·위염에 효능이 있는

생약명 자미화(紫微花)—꽃을 말린 것,
자미근(紫微根)—뿌리를 말린 것
이명 자미엽·파양수·후랑달수·간질나무·
만당화·패양수
분포 중부 이남

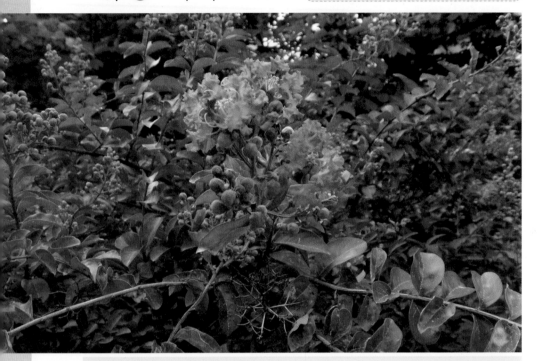

형태 · 배롱나무는 부처꽃과의 낙엽활엽소교목으로 높이는 5~8m 정도이고, 잎은 다소 가죽질의 두터운 잎이 마주 나고 타원형으로 끝이 뾰쪽하고 가장자리가 밋밋하다. 꽃은 7~9월에 가지 끝에 원추 꽃차례를 이루며 담홍색, 연한 보라색, 흰색으로 피고, 열매는 다음해 10월경에 타원형 또는 구형의 삭과로 여문다.

꽃이 100일 동안 핀다 하여 '백일홍(百日紅)', 줄기가 매끄러워서 원숭이도 오르기 어렵다 하여 '원숭이미끄럼나무', 줄기의 하얀 무늬를 손톱으로 긁으면 그 부근의 가지부터 잎까지 간지럼을 타는 듯 움직인다 하여 '간지럼나무'라 부른다. 식용·약용·관상용으로 가치가 크다. 꽃을 식용한다. 약으로 쓸 때는 주로 탕으로 사용한다.

▶**한방** 꽃을 말린 것을 '자미화(紫微花)', 뿌리를 말린 것을 '자미근(紫微根)'이라 부른다. ▶**약성** 따뜻하며, 닭, 짜다. ▶**주요 효능** 부인과·순환계 질환에 효험, 꽃(기침·혈붕·태독), 뿌리(치통·이질·설사·혈액 순환), 잎(이질·습진), 대하증·불임증·월경 불순·위염 ▶**약리 작용** 항진균 작용 ▶**이용** 기침에는 꽃 10g을 달여서 먹는다. 치통에는 뿌리 10g을 달여서 먹는다.

산에 있는 약용 나무

약용

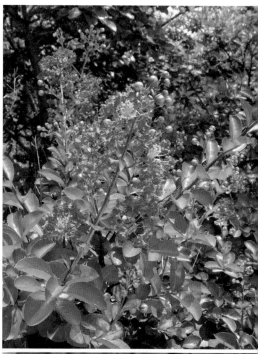

▶ 산나물 만들기
· 봄에 막 나온 새싹을 따서 끓는 물에 살짝 데쳐서 나물로 무쳐 먹는다.

▶ 제철 음식 만들기
· 식용(꽃) · 약용(꽃 · 잎 · 뿌리)
· 수시로 나무 줄기를 채취하여 오가피 · 꾸지뽕, 감초+대추+배롱나무 뿌리를 배합하여 육수를 만들어 요리에 쓴다.

▶ 차 만들기
· 7~9월에 꽃이 완전히 핀 꽃봉오리를 따서 말린 후 찻잔에 조금 넣고 뜨거운 물을 부어 1~2분 후에 꿀을 타서 마신다.

▶ 발효액 만들기
· 7~9월에 꽃이 완전히 핀 꽃봉오리를 따서 용기에 넣고 재료의 양만큼 설탕을 붓고 100일 정도 발효시킨 후에 발효액 1에 찬물 3을 희석해서 음용한다.

▶ 약술 만들기
· 뿌리를 수시로 캐서 물로 씻고 물기를 뺀 다음 적당한 크기로 잘라 용기에 넣고 19도의 소주를 부어 밀봉하여 3개월 후에 마신다.

▶ 약초 만들기
· 7~9월에 꽃이 완전히 핀 꽃봉오리를, 잎과 뿌리를 수시로 채취하여 햇볕에 말려 쓴다.

▶ 금기
· 해롭지는 않으나 한꺼번에 많이 쓰지 않는다.

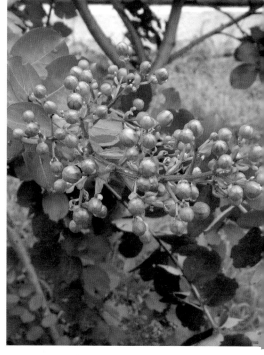

월경불순·뇌졸중·이뇨에 효능이 있는

이팝나무 *Chionanthus retusus*

생약명 탄율수(炭栗樹)—열매를 말린 것
이명 이밥 · 입하목 · 뺏나무,
분포 전국 각지, 경기도 · 제주도 · 경남 · 전북 · 충남

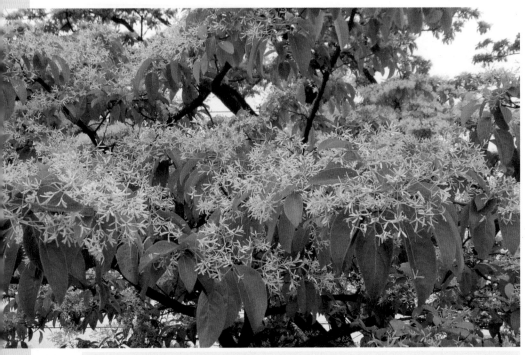

형태 • 이팝나무는 물푸레나뭇과의 낙엽활엽교목으로 높이는 25m 정도이고, 잎은 마주 나고, 타원형 또는 달걀형, 첨두, 무단형, 넓은 예형으로 가장자리는 밋밋하다. 꽃은 5~6월에 암수 딴 그루로 세 가지에 흰꽃으로 피고, 열매는 9~10월 검은색의 핵과로 여문다.

이팝나무꽃이 만발할 때 사발에 담긴 쌀밥(이밥)처럼 보여 '이팝나무', 전라북도 일부 지방에서는 24절기 중 입하 때 꽃이 핀다 하여 '입하목(人夏木)', 어청도 사람들은 '뺏나무', 중국이나 일본에서 잎을 차(茶) 대용으로 쓰기 때문에 '다엽수(茶葉樹)'라 부른다. 식용 · 약용 · 관상용으로 가치가 크다. 꽃은 차로, 어린잎은 나물로, 열매는 술에 담가 먹는다. 한방에서는 열매로 기력이 감퇴하여 일어나는 수족 마비와 이뇨제로 사용한다.

▶**한방** 열매를 말린 것을 '탄율수(炭栗樹)'라 부른다. ▶**약성** 서늘하며, 쓰고, 시다. ▶**주요 효능** 통증 · 부인병 질환에 효험, 뇌졸중 · 수족 마비 · 근골 위약 · 이뇨 · 부종 · 소변 불통 · 월경 불순 · 생리통 · 혈액 순환 ▶**약리 작용** 이뇨 작용 ▶**이용** 수족 마비에는 열매 2~4g을 물에 달여 복용한다. 이뇨와 부종에는 잎 3g을 물에 달여 복용한다.

산에 있는 약용 나무

약용

▶산나물 만들기
· 봄에 잎을 따서 끓는 물에 살짝 데쳐서 나물로 무쳐 먹는다.

▶제철 음식 만들기
· 식용(꽃·잎·열매)·약용(열매)
· 볶음·샐러드·쌈·국거리로 먹는다.

▶차 만들기
· 모내기가 한창일 때 잎을 따서 손으로 비벼서 차로 마신다.
· 5~6월에 꽃을 따서 찻잔에 3~5개를 넣고 뜨거운 물을 부어 1~2분 후에 꿀을 타서 마신다.

▶발효액 만들기
· 봄에 잎을 따서 용기에 넣고 재료의 양만큼 설탕을 붓고 100일 정도 발효시킨 후에 발효액 1에 찬물 3을 희석해서 음용한다.

▶약술 만들기
· 가을에 검게 익은 열매를 따서 용기에 넣고 19도의 소주를 부어 밀봉하여 3개월 후에 마신다.

▶약초 만들기
· 가을에 검게 익은 열매를 따서 햇볕에 말려 쓴다.

▶구분
· 우리나라 특산종으로 제주도에서 자라는 긴잎이팝나무가 있다.

▶금기
· 해롭지는 않으나 치유되면 중단한다.

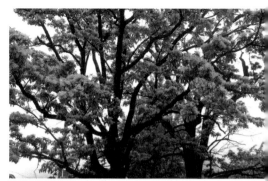
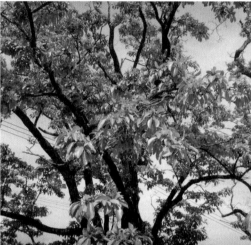
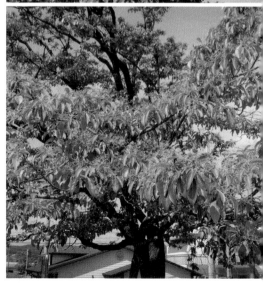

피부소양증·대하증·당뇨병에 효능이 있는

벚나무 *Prunus serrulata var. spontanea*

생약명 화피(樺皮)—가지의 껍질을 말린 것
이명 개벚나무·왕벚나무·산앵도
분포 전국 각지, 산지·마을 부근·길가에 식재

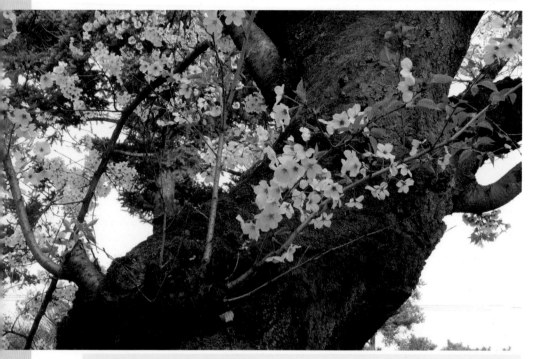

형태 · 벚나무는 장밋과의 낙엽활엽교목으로 높이는 6~20m 정도이고, 잎은 어긋나고 달걀꼴로서 끝이 급하게 뾰족해지고 가장자리에 잔톱니가 있다. 꽃은 4~5월에 잎보다 먼저 잎 겨드랑이에 달려 총상 꽃차례를 이루며 분홍색 또는 흰색으로 피고, 열매는 6~7월에 둥글게 흑색으로 여문다.

벚꽃은 동시에 피었다가 일주일 안에 한꺼번에 모두 떨어지기 때문에 단결력과 희생 정신의 표상을 상징한다. 꽃에는 방향성이 있어 벚꽃길을 산책하면 머리가 맑아진다. 식용·약용·관상용으로 가치가 크다. 열매를 식용한다. 약으로 쓸 때는 주로 탕으로 사용하며, 술에 담가 마신다.

▶**한방** 가지의 껍질을 말린 것을 '화피(樺皮)'라 부른다. ▶**약성** 차며, 쓰다. ▶**주요 효능** 피부과·호흡기 질환에 효험, 열매(당뇨병·복수·생진), 속씨(해수·타박상·변비), 대하증·무좀·부종·식체(과일·어류)·심장병·어혈·중독(과일 중독)·진통·치은염·치통·피부소양증 ▶**약리 작용** 혈당 강하 작용·해독 작용 ▶**이용** 변비에는 속씨 4~8g을 달여서 먹는다. 피부소양증에는 약재를 달인 물로 환부를 여러 번 닦아 낸다.

산에 있는 약용 나무

약용

▶벚나무 열매의 활용
- 식용(검게 익은 열매) · 약용(나무껍질)
- 6~7월에 검게 익은 열매를 따서 날것으로 먹는다.

▶차 만들기
- 4~5월에 꽃을 따서 그늘에 말린 후 찻잔에 조금 넣고 뜨거운 물을 부어 1~2분 후에 꿀을 타서 마신다.

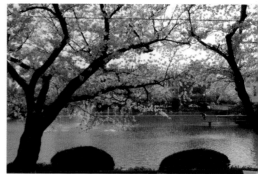

▶발효액 만들기
- 6~7월에 검게 익은 열매를 따서 용기에 넣고 재료의 양만큼 설탕을 붓고 100일 정도 발효시킨 후에 발효액 1에 찬물 3을 희석해서 음용한다.

▶약술 만들기
- 6~7월에 검게 익은 열매를 따서 용기에 넣고 19도의 소주를 부어 밀봉하여 3개월 후에 마신다.

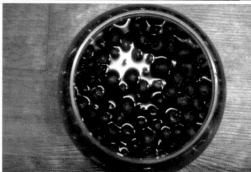

▶약초 만들기
- 6~7월에 검게 익은 열매를 따서 과육과 핵각(核殼)을 제거하고 속씨를 취하여 햇볕에 말려 쓴다.
- 봄부터 가을 사이에 가지를 잘라 껍질을 벗겨내고 햇볕에 말려 쓴다.

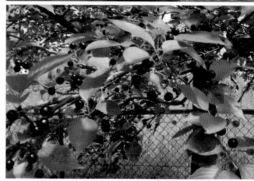

▶왕벚나무 자생지
- 제주도에 선교사로 온 프랑스 타게 신부는 1908년 4월 15일 한라산 북쪽 관음사(觀音寺) 부근의 숲 속에서 왕벚나무를 발견하여 1912년 독일인 식물학자 퀘흐네(koehne)에 의해 세계 학계에 정식으로 학명이 등록시켜 제주도가 왕벚나무 자생지임을 알렸다.

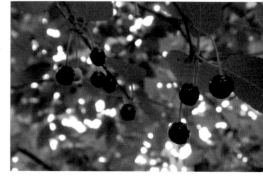

야뇨증·월경 불순·당뇨병에 효능이 있는

비자나무 *Torreya nucifera*

생약명 비파엽(枇杷葉)-잎을 말린 것,
비자(榧子)-익은 씨를 말린 것
이명 비화·적과·옥산과
분포 내장산 이남

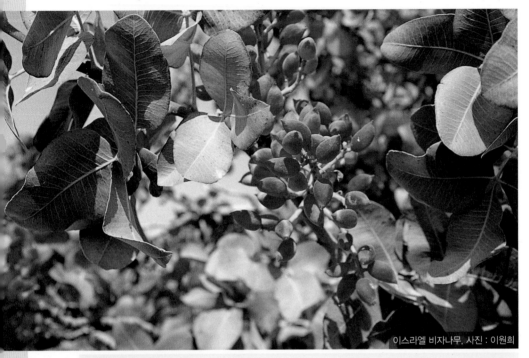

이스라엘 비자나무, 사진 : 이원희

형태 · 비자나무는 주목과의 상록침엽교목으로 높이는 20m 정도이고, 잎은 마주 나고 가죽질로 끝이 뾰쪽하여 가시 같으며 깃 모양으로 2줄로 배열하여 달린다. 꽃은 4월에 암수 딴 그루로 수꽃은 잎 겨드랑이에 암꽃은 가지 끝에 흰색으로 피고, 열매는 다음해 9~10월에 타원형의 이과로 여문다.

바늘잎이 좌우로 줄처럼 달린 모양이 한자의 아닐 비(非) 자를 닮았다 하여 '비자(榧子)'라 부른다. 열매껍질이 벌어지는 소리를 들으면 행운이 찾아온다고 믿어 달밤에 연인들이 비자나무 아래서 만났다. 식용·약용·관상용·공업용·등화용으로 가치가 크다. 열매로 기름을 짠다. 나무에 향기가 있다. 약으로 쓸 때는 탕으로 사용하며 술에 담가 마신다.

▶**한방** 잎을 말린 것을 '비파엽(枇杷葉)', 익은 씨를 말린 것을 '비자(榧子)'라 부른다. ▶**약성** 평평온하며, 달고, 떫다. ▶**주요 효능** 소화기 질환에 효험, 잎(항암·당뇨병·거담·진해), 씨앗(촌충 제거·기생충에 의한 복통·살충), 뿌리(류머티즘에 의한 종통), 꽃(수종·치질), 구충(촌충·십이지장충), 변비·야뇨증·월경 불순 ▶**약리 작용** 항암 작용·혈당 강하 억제 작용 ▶**이용** 기생충에 의한 복통에는 열매 10g을 달여서 먹는다. 각종 암에는 열매, 뿌리껍질, 또는 꽃 10g을 달여서 먹는다.

▶비자나무 열매의 활용

- 식용(익은 열매) · 약용(꽃 · 잎 · 씨앗 · 뿌리껍질)
- 봄에 막 나온 새싹을 따서 손으로 비벼서 그늘에 말린 후 차로 마신다.
- 가을에 익은 열매를 따서 기름을 짜서 먹는다.

▶차 만들기

- 4월에 꽃을 따서 그늘에 말린 후 찻잔에 조금 넣고 뜨거운 물을 부어 1~2분 후에 꿀을 타서 마신다.

▶발효액 만들기

- 가을에 익은 열매를 따서 2등분하여 용기에 넣고 재료의 양만큼 설탕을 붓고 100일 정도 발효시킨 후에 발효액 1에 찬물 3을 희석해서 음용한다.

▶약술 만들기

- 가을에 익은 열매를 따서 용기에 넣고 19도의 소주를 부어 밀봉하여 3개월 후에 마신다.

▶약초 만들기

- 꽃은 4월에 · 가을에 익은 열매를, 뿌리껍질은 수시로 채취하여 햇볕에 말려 쓴다.

▶금기

- 해롭지는 않으나 병이 치유되는 대로 복용을 중단한다.

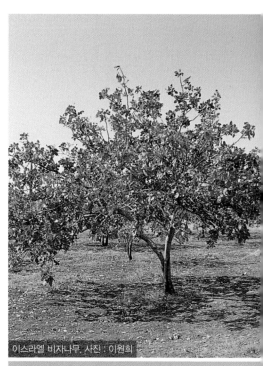

이스라엘 비자나무. 사진 : 이원희

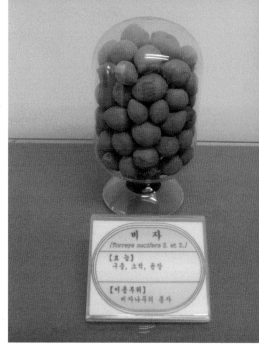

비 자
(Torreya nucifera S. et Z.)
【효 능】
구충, 소화, 윤장
【이용부위】
비자나무의 종자

신경통 · 관절염 · 진통에 효능이 있는

사철나무 *Euonymus japonica*

생약명 화두충(和杜沖)—나무껍질과 뿌리를 말린 것,
왜두충(倭杜沖)—껍질을 벗겨 말린 것
이명 개동굴나무 · 겨우살이나무 · 동청 · 동청목
분포 전국 각지, 해안가 산기슭 · 인가 부근에 식재

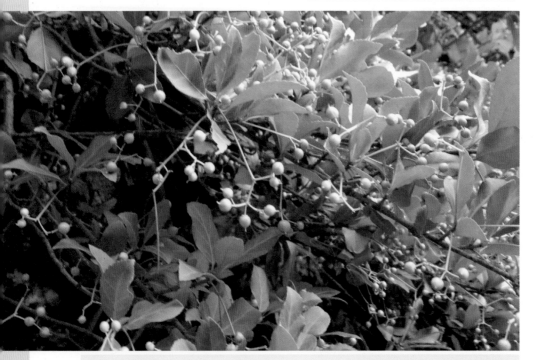

형태 · 사철나무는 노박덩굴과의 상록활엽관목으로 높이는 2~3m 정도이고, 잎은 마주 나고 가죽질이며 타원형으로 가장자리에 둔한 톱니가 있다. 꽃은 6~7월에 잎 겨드랑이에서 나온 꽃대 끝에 취산 꽃차례로 달려 빽빽이 황록색으로 피고, 열매는 9~10월에 붉은색으로 둥근 삭과로 여문다.

사철나무는 일 년 내내 푸르름을 간직하고 있기 때문에 '동청(冬靑)'이라 부른다. 식용 · 약용 · 관상용 · 울타리용으로 가치가 크다. 약으로 쓸 때는 주로 탕으로 사용하며 열매를 술에 담가 마신다. 한방에서 나무껍질이나 뿌리를 신경통과 진통제로 쓴다. 두충 대용으로 사용한다.

▶**한방** 나무껍질과 뿌리를 말린 것을 '화두충(和杜沖)'이라 부른다. ▶**약성** 차며, 쓰다. ▶**주요 효능** 운동계 · 신경계 · 순환계 질환에 효험, 원기 부족 · 고혈압 · 신경통 · 요통 · 관절염 · 관절통 · 견비통 · 요통 · 생리통 · 월경 불순 · 소염제 · 진통 ▶**약리 작용** 소염 작용 · 진통 작용 ▶**이용** 생리통 · 월경 불순에는 뿌리 10g을 달여서 먹는다. 관절통 · 신경통에는 뿌리껍질 20g을 달여서 먹는다.

산에 있는 약용 나무

약용

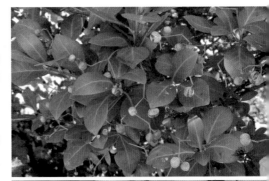

▶ 사철나무의 활용

- 식용(어린싹) · 약용(나무껍질 · 뿌리)
- 오가피+꾸지뽕+감초+대추+사철나무 나무껍
  질 또는 뿌리를 배합하여 육수를 만들어 요리
  에 쓴다.

▶ 차 만들기

- 6~7월에 꽃을 따서 그늘에 말린 후 찻잔에 조금 넣
  고 뜨거운 물을 부어 1~2분 후에 꿀을 타서 마신다.

▶ 발효액 만들기

- 9~10월에 열매를 따서 용기에 넣고 재료의 양
  만큼 설탕을 붓고 100일 정도 발효시킨 후에
  발효액 1에 찬물 3을 희석해서 음용한다.

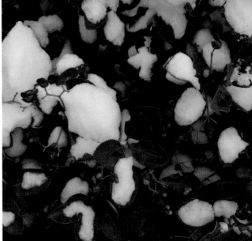

▶ 약술 만들기

- 연중 수시로 나무껍질, 뿌리를 채취하여 물로 씻고
  물기를 뺀 다음 적당한 크기로 잘라 용기에 넣고
  19도의 소주를 부어 밀봉하여 3개월 후에 마신다.

▶ 약초 만들기

- 연중 수시로 나무껍질, 뿌리를 채취하여 햇볕
  에 말려 쓴다.

▶ 구분

- 긴잎사철나무 : 잎의 길이는 6~9cm, 너비는
  2~3.5cm 정도된다.
- 흰점사철나무 : 잎에 흰색 줄이 있다.
- 은태사철나무 : 잎에 노란색 반점이 있다.
- 금사철나무 : 잎의 가장자리에 노란색이 있다.
- 황록사철나무 : 잎에 노란색과 녹색 반점이 있다.

▶ 줄사철나무 천연기념물

- 전북 진안 마이산에는 1900년 초 이갑룡 처사
  가 세운 신비의 탑사와 천연기념물 380호인 줄
  사철나무 군락이 있다. 줄기에서 뿌리를 내리
  고 뿌리가 바위나 나무를 기어오르고 깎아지른
  듯한 절벽에 붙어서 자라는 진귀한 나무로 높
  이가 3~7m, 둘레는 6~38cm 정도로 탑 부근
  과 은수사 안에 20여 그루가 자생하고 있다.

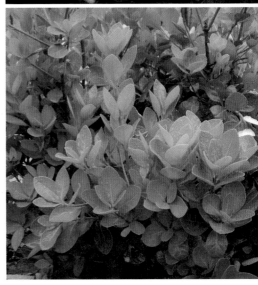

식체·장염·소화기 질환에 효능이 있는

산사나무 *Crataegus pinnatitida*

생약명 산사자(山査子)-익은 열매를 말린 것
이명 당구자·산리홍·산사자·산조홍·홍자과·
야광나무·동배·뚱광나무·이광나무·
아가위나무·찔광이
분포 전국 각지, 산지·꼴짜기 마을 부근

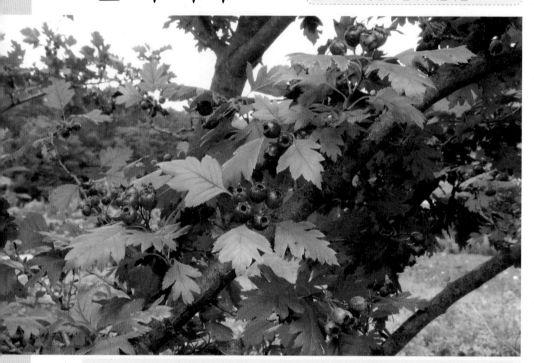

형태 • 산사나무는 장밋과의 낙엽활엽소교목으로 높이는 6~7m 정도이고, 잎은 어긋나고 넓은 달걀 모양이고 깃 모양으로 갈라지고 가장자리에 불규칙하고 뽀쪽한 톱니가 있다. 꽃은 5월에 가지 끝에 산방 꽃차례로 흰색으로 피고, 열매는 9~10월에 붉게 둥근 이과로 여문다.

산사나무 열매가 작은 배(梨)처럼 생겼다 하여 '아가위나무', 작은 당구공 같다 하여 '당구자(棠毬子)', 호젓한 산길에 붉은 열매가 달린다 하여 '산리홍(山裏紅)'이라 부른다. 식용·약용·관상수·정원수·조경수로 가치가 크다. 열매는 그대로 먹거나 화채로 먹는다. 약으로 쓸 때는 탕으로 사용하거나 산제 또는 환제로 사용하며 술에 담가 마신다.

▶**한방** 익은 열매를 말린 것을 '산사자(山査子)'라 부른다. ▶**약성** 약간 따뜻하며, 시고 달다. ▶**주요 효능** 통증·순환기계·소화기계 질환에 효험, 소화 불량·고혈압·동맥 경화·심장병·고지혈증·고지방혈증·이질·식체·장염·요통·월경통·진통·복부 팽만·복통·어혈·현기증·갈증 ▶**약리 작용** 혈압 강하 작용 ▶**이용** 소화 불량·고기를 먹고 체했을 때에는 열매를 먹었다. 고혈압·동맥 경화에는 말린 약재를 1회 2~5g씩 달여 복용한다.

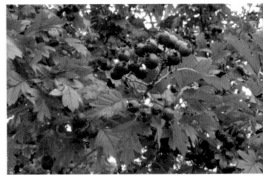

▶제철 음식 만들기
- 식용(꽃 · 열매) · 약용(열매)
- 열매로 만든 산사죽 · 산사탕 · 산사병을 만들어 먹는다.
- 고기를 먹고 난 후에 산사 열매를 후식으로 먹는다.

▶차 만들기
- 9~10월에 익은 열매를 따서 그대로 물에 달여 먹거나, 압착을 하여 햇볕에 말린 후 물에 달여 마신다.

▶발효액 만들기
- 9~10월에 열매를 따서 용기에 넣고 재료의 양만큼 설탕을 붓고 100일 정도 발효시킨 후에 발효액 1에 찬물 3을 희석해서 음용한다.

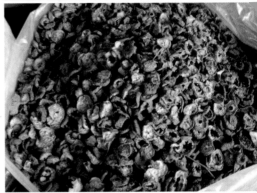

▶약술 만들기
- 9~10월에 익은 열매를 따서 용기에 넣고 소주(19도)를 부어 밀봉하여 3개월 후에 마신다.

▶약초 만들기
- 9~10월에 익은 열매를 따서 햇볕에 말려 쓴다.

▶금기
- 비위가 약한 사람, 생것을 많이 먹으면 치아(齒牙)가 상한다.

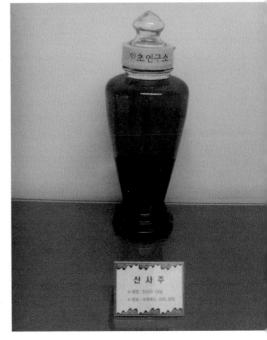

자양 강장 · 부종 · 이명에 효능이 있는
산수유나무 *Cornus officinalis*

생약명 산수유(山茱萸) · 삭조(石棗)—열매를 말린 것
이명 춘황금화 · 산채황 · 실조아수 · 산대추나무 · 멧대추나무 · 촉조 · 계족
분포 중부 이남, 산기슭이나 인가 부근

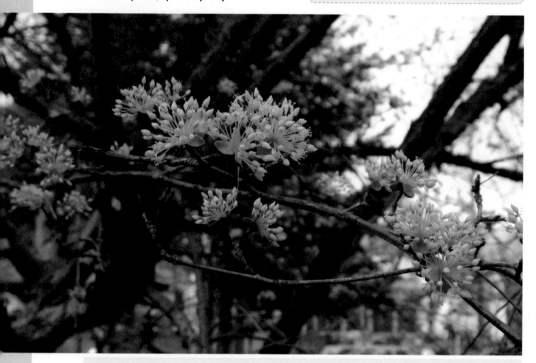

형태 · 산수유나무는 층층나뭇과의 낙엽활엽소교목으로 높이는 4~7m 정도이고 잎은 마주 나고 달걀 모양이며 가장자리는 밋밋하다. 꽃은 양성화로 3~4월에 잎보다 먼저 사판화 20~30개가 산형꽃차례를 이루어 노란색으로 피고, 열매는 10~11월에 타원형의 핵과로 여문다.

산수유나무 한 그루로 자식을 대학에 보낼 수 있다 하여 '대학나무(大學木)', 대추씨를 닮았다 하여 '석조(石棗)', 산에서 자라는 열매가 대추처럼 생겼다 하여 '산대추'라 부른다. 식용 · 약용 · 관상용 · 공업용으로 가치가 크다. 열매는 차로 먹는다. 약으로 쓸 때는 탕으로 쓰거나 산제 또는 환제로 쓴다. 술에 담가 마신다.

▶**한방** 열매를 말린 것을 "산수유(山茱萸) · 삭조(石棗)"라 부른다. ▶**약성** 약산 따뜻하며, 시고, 떫다. ▶**주요 효능** 자양 강장 · 신경기계 · 신장에 질환에 효험 · 원기 부족 · 부종 · 빈뇨 · 이명 · 요슬산통 · 현훈 · 유정 · 월경 과다 · 식은땀 · 기관지염 · 소변 불통 · 양기 부족 · 요실금 · 전립선염 · 자양 강장 · 음위 ▶**약리 작용** 항균 작용 · 혈압 강하 작용 · 부교감신경 흥분 작용 ▶**이용** 남성의 전립성염이나 여성의 요실금에는 빨갛게 익은 열매를 따서 씨를 제거한 후에 물에 달여 차(茶)로 마신다. 원기 회복 · 자양 강장에는 열매로 술에 담가 식후에 조금씩 마신다.

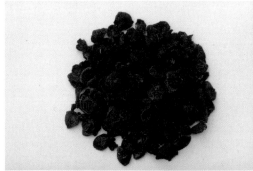

▶산수유 열매의 활용

- 식용(꽃·씨를 제거한 익은 열매)·약용(씨를 제거한 익은 열매)
- 미성숙한 열매는 신맛과 떫은맛이 있어 먹을 수 없다.
- 익은 열매를 따서 씨를 제거한 후에 끓는 물에 살짝 데쳐서 햇볕에 밥이나 부침개에 넣어 먹는다.
- 밥·부침개로 먹는다.

▶꽃차 만들기

- 3~4월에 꽃을 따서 소금물에 씻어 그늘에서 말려 밀폐 용기에 넣어 보관하여 찻잔에 3~5 송이를 넣고 끓는 물을 부어 우려낸 후 마신다.

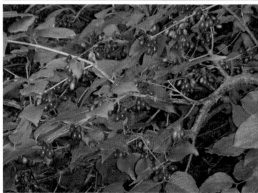

▶발효액 만들기

- 늦은 가을에 빨갛게 익은 열매를 따서 꼭지를 떼어 내고 씨를 제거한 후에 용기에 넣고 재료의 양만큼 설탕을 붓고 100일 정도 발효시킨 후에 발효액 1에 찬물 3을 희석해서 음용한다.

▶산수유주 만들기

- 늦가을에 빨갛게 익은 열매를 따서 꼭지를 떼어 내고 씨를 제거한 후에 용기에 넣고 19도의 소주를 부어 밀봉하여 2개월 후에 마신다.

▶약초 만들기

- 가을에 익은 열매를 따서 씨를 제거하고 햇볕에 말려 쓴다.

▶금기

- 씨에 독이 있기 때문에 제거한 후에 먹는다.
- 복용 중에 도라지와 황기는 금한다.

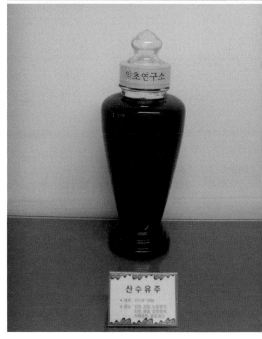

해열 · 대하증 · 어혈에 효능이 있는

조팝나무 *Spiraea prunifolia for. simpliciflora*

생약명 목상산(木常山)—뿌리를 말린 것
이명 설유화 · 수선국 · 소엽화 · 계노초 · 압뇨초
분포 전국 각지, 양지바른 산기슭

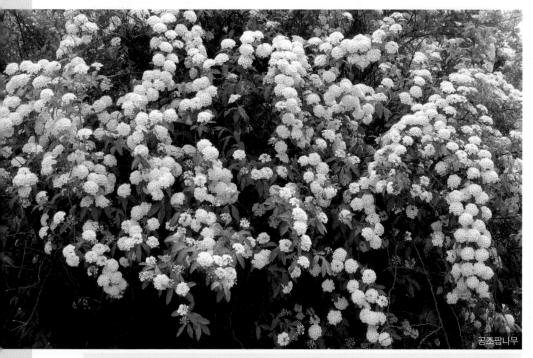

공조팝나무

형태 · 조팝나무는 장밋과의 낙엽활엽관목으로 높이는 1~2m 정도이고, 잎은 어긋나고 타원형으로 가장자리에 잔톱니가 있고 끝이 뾰쪽하다. 꽃은 4~5월에 위쪽의 짧은 가지에 4~6개씩 산형 꽃차례로 흰색으로 피고, 열매는 9월에 털이 없는 골돌로 여문다.

　꽃이 만발한 모양이 마치 튀긴 좁쌀처럼 생겼다 하여 '조팝나무'라 이름이 붙여졌다. 지난해 나온 가지에서 생긴 위쪽의 짧은 곁가지에는 모두 꽃이 핀다. 식용 · 약용 · 밀원용 · 관상용으로 기치가 크다. 어린순은 나물로 먹는다. 약으로 쓸 때는 탕으로 사용한다.

▶**한방** 뿌리를 말린 것을 '목상산(木常山)'이라 부른다. ▶**약성** 차며, 시고, 쓰고, 맵다. ▶**주요 효능** 열증 질환에 효험, 감기 · 대하증 · 어혈 · 학질 · 해열 · 인후종통 · 신경통 · 설사 ▶**약리 작용** 항염 작용 ▶**이용** 설사 · 대하에는 뿌리 30g를 달여서 먹는다. 어혈에는 잎을 짓찧어 환부에 붙인다.

산에 있는 약용 나무

약용

▶산나물 만들기
· 봄에 어린순을 따서 쓴맛을 제거한 후에 끓는 물에 살짝 데쳐서 나물로 무쳐 먹는다.

▶제철 음식 만들기
· 식용(꽃·어린순)·약용(잎·뿌리)
· 볶음·샐러드·된장찌개로 먹는다.

▶차 만들기
· 4~5월에 꽃을 따서 찻잔에 넣고 조금 뜨거운 물을 부어 1~2분 후에 꿀을 타서 마신다.

▶발효액 만들기
· 봄에 어린순을 따서 용기에 넣고 재료의 양만큼 설탕을 붓고 100일 정도 발효시킨 후에 발효액 1에 찬물 3을 희석해서 음용한다.

▶약술 만들기
· 연중 나무줄기를 채취하여 적당한 크기로 잘라 용기에 넣고 19도의 소주를 부어 밀봉하여 3개월 후에 마신다.

▶약초 만들기
· 봄에 잎을 따서 쓰고, 가을에 뿌리를 캐어 햇볕에 말려서 쓴다.

▶금기
· 해롭지는 않으나 치유되는 대로 중단한다.

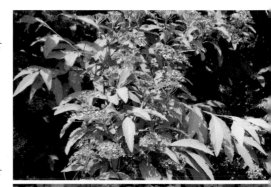
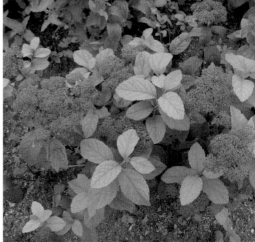
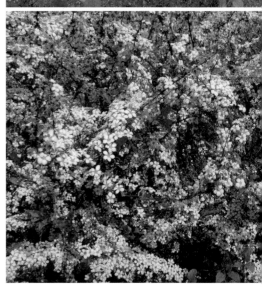

기침 · 해수 · 천식에 효능이 있는

산초나무 *Zanthoxylum schinifolium*

생약명 산초(山椒)—열매껍질을 말린 것
이명 분지나무 · 화초 · 대초 · 남초 · 야초 · 진초 ·
    척초 · 상초
분포 전국 각지, 산기슭 양지

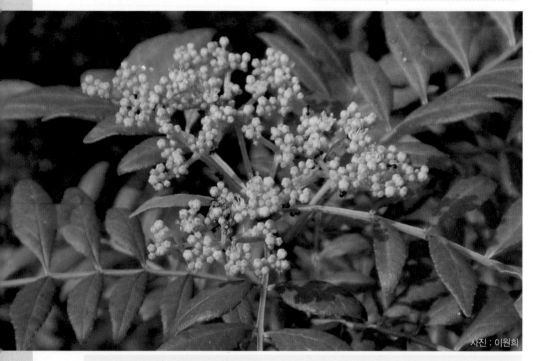

사진 : 이원희

형태 · 산초나무는 운향과의 낙엽활엽관목으로 높이는 2~3m 정도이고, 잎은 어긋나고 13~21개의 작은 잎으로 구성된 1회 홀수 깃꼴겹잎이다. 가장자리에 물결 모양의 잔톱니가 있다. 꽃은 7~8월에 가지 끝에 산방 꽃차례로 황록색으로 피고, 열매는 9~10월에 둥근 삭과로 여문다.

산초나무는 줄기의 껍질 · 열매 · 잎에서 매운맛과 독특한 향기가 나기 때문에 산에서 나는 후추라 하여 '산초(山椒)'라 부른다. 식용 · 약용 · 관상용으로 가치가 크다. 잎은 국에 넣어 먹고, 열매로 기름을 짜고 향신료와 장아찌로 먹는다. 약으로 쓸 때는 탕으로 쓰거나 산제로 사용하며, 술에 담가 마신다.

▶**한방** 열매껍질을 말린 것을 '산초(山椒)'라 부른다. ▶**약성** 따뜻하며, 맵다. ▶**주요 효능** 건위제 · 통증 질환에 효험, 기침 · 해수 · 소화 불량 · 위하수 · 구토 · 설사 · 이질 · 치통 · 음부 소양증 · 유선염 · 종기 · 타박상 · 편도선염 ▶**약리 작용** 진통 작용 ▶**이용** 기관지염에는 산초나무 열매껍질 10개+귤껍질 4g+소엽 4g+생강 3쪽을 1회 용량으로 하여 물에 달여서 하루 3번 공복에 복용한다. 음부 소양증에는 가지를 채취하여 적당한 크기로 잘라 물에 달여 환부에 붙인다.

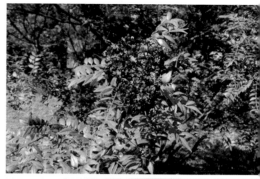

▶산나물 만들기

· 봄에 잎을 채취하여 끓는 물에 살짝 데쳐서 나물로 무쳐 먹는다.

▶제철 음식 만들기

· 식용(꽃 · 잎 · 열매) · 약용(열매껍질 · 씨)
· 가을에 열매가 익어 갈라질 무렵에 따서 햇볕에 말려 가루를 내어 추어탕이나 생선독과 비린내를 제거하고 맛을 내는 데 쓴다.
· 국 · 향미료 · 간장에 식초를 절여 반찬으로 먹는다.
· 열매로 기름을 짜서 쓴다.
· 봄에 잎을 따서 간장에 재어 30일 후에 장아찌로 먹는다.

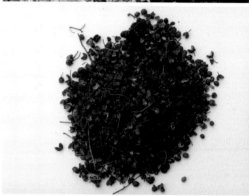

▶약술 만들기

· 10월에 열매가 익어 갈라질 무렵에 따서 씨를 취하여 용기에 넣고 소주 19도를 부어 밀봉하여 3개월 후에 마신다.

▶약초 만들기

· 가을에 열매가 익어 갈라질 무렵에 채취하여 씨를 제거하고 햇볕에 말려 쓴다.

▶산초 기름 만들기

· 10월에 익은 열매의 씨로 기름을 짠다.

▶구분

· 산초나무 : 가시가 어긋나며, 작은 잎은 긴 타원형이고 드문드문 둔한 톱니가 있다.
· 초피나무 : 가시가 마주 나고, 잎 중앙부에 옅은 황록색의 반점이 있다.

▶식초 만들기

· 산초 열매 90%+설탕 10%+이스트 2%을 용기에 넣고 한 달 후에 식초를 만들어 요리에 넣거나 찬물 3을 희석해서 음용한다.

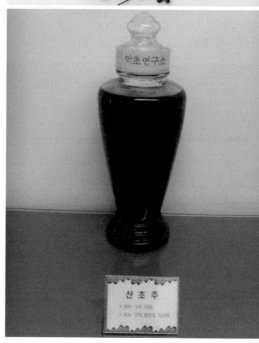

이뇨 · 진통 · 해수에 효능이 있는

초피나무 *Zanthoxylum piperitum*

생약명 산초(山椒)—열매껍질을 말린 것
이명 제피나무 · 조피나무
분포 전국 각지, 산중턱

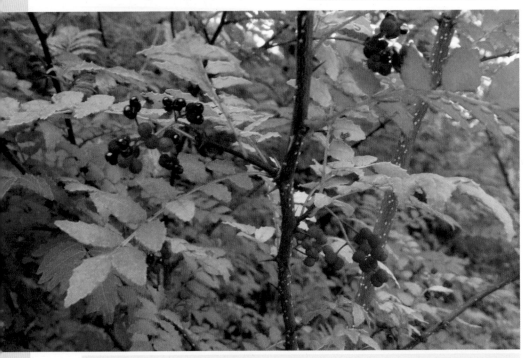

형태 · 초피나무는 운향과의 낙엽활엽관목으로 높이는 3~7m 정도이고, 잎은 어긋나고, 9~23개의 작은 잎으로 구성된 홀수 1회 깃꼴겹잎이다. 가장자리에 둔한 톱니가 있다. 꽃은 5~6월에 잎 겨드랑이에서 총상 꽃차례를 이루며 황록색으로 피고, 열매는 9월에 적갈색의 삭과로 여문다. 흑색의 씨앗이 들어 있다.

초피나무의 열매껍질에서 향기가 나기 때문에 '산초' 또는 '초피'라 부른다. 열매에 정유 성분이 있다. 천(川)에서 물고기를 잡을 때 잎 · 줄기 · 열매를 짓찧어서 물에 푼다. 식용 · 약용 · 관상용으로 가치가 크다. 잎을 식용하고 열매로 추어탕이나 생선 요리에 독성과 비린내를 없애는 향신료로 쓴다. 약으로 쓸 때는 탕으로 쓰거나 산제 또는 환제로 사용하며, 술에 담가 마신다.

▶**한방** 열매껍질을 말린 것을 '산초(山椒)'라 부른다. ▶**약성** 따뜻하며, 맵다. ▶**주요 효능** 소화기계 · 호흡기계 질환에 효험, 어독 · 살충 · 해독 · 소염 · 이뇨 · 향신료 · 지통 · 소화 불량 · 음부 소양증 · 해수 · 대머리 · 진통 · 치통 · 해수 ▶**약리 작용** 진통 작용 · 해독 작용 ▶**이용** 생선 독(毒)에 중독되었을 때 잎이나 열매 5g을 달여서 먹는다. 축농증에는 열매 과피(果皮) 5g을 달여서 쓴다.

▶산나물 만들기

- 봄에 잎을 채취하여 끓는 물에 살짝 데쳐서 나물로 무쳐 먹는다.

▶제철 음식 만들기

- 식용(잎·열매·줄기·열매껍질·뿌리)·약용(열매껍질)
- 봄~가을까지 잎을 따서 그늘에 말려 가루를 내어 국·생선조림·찜·된장찌개 양념·장아찌·쌈·부침개로 먹는다.
- 추어탕·김치·생선의 양념으로 먹는다.
- 열매로 기름을 짜서 쓴다.

▶차 만들기

- 초가을에 열매를 따서 그늘에 말린 후 찻잔에 조금 넣고 뜨거운 물을 부어 1~2분 후에 꿀을 타서 마신다.

▶발효액 만들기

- 봄~가을까지 잎을 따서 용기에 넣고 설탕을 녹인 시럽 30%를 부어 100일 정도 발효시킨다.

▶약술 만들기

- 초가을에 열매를 따서 용기에 넣고 19도의 소주를 부어 밀봉하여 3개월 후에 마신다.

▶환 만들기

- 초가을에 열매를 채취하여 가루 내어 찹쌀로 배합하여 환을 만든다.

▶약초 만들기

- 봄에 잎을, 가을에 열매를 따서 과피와 씨앗을 분리하거나 함께 가루 내어 쓴다.

▶초피나무 산초나무 구분

- 초피나무 : 가시가 서로 마주 난다.
- 산초나무 : 가시가 어긋난다.

▶금기

- 초피나무에는 경련을 일으키는 성분이 있다.

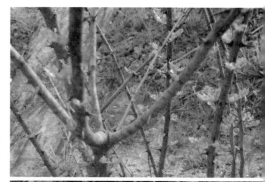
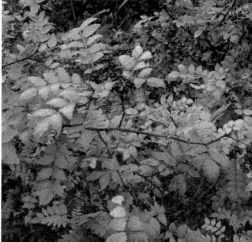
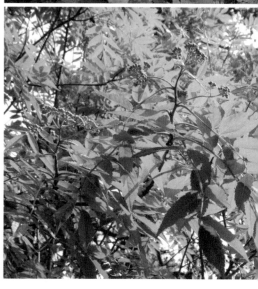

신경통·타박상·여성 산후통에 효능이 있는

생강나무 *Lindera obtusiloba*

생약명 삼찬풍(三鑽風)─나무껍질을 말린 것·단향매(檀香梅)·황매목(黃梅木)─줄기의 잔가지를 말린 것
이명 개동백·산동백·남매·새앙나무·생나무·아위나무
분포 산기슭 양지쪽

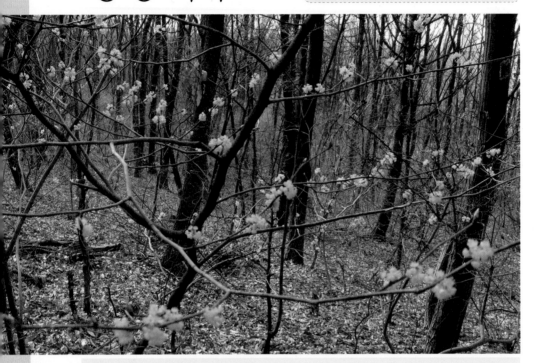

형태 • 생강나무는 녹나뭇과의 낙엽활엽관목 또는 소교목으로 높이는 3~5m 정도이고, 잎은 어긋나고, 윗부분이 3~5갈래로 둔하게 갈라지고, 뒷면에 털이 있고 가장자리는 밋밋하다. 꽃은 3월에 암수 딴 그루이며 잎이 나기 전에 잎 겨드랑이서 나온 짧은 꽃대에 작은 꽃들이 모여 산형 꽃차례를 이루며 노란색으로 피고, 열매는 9월에 둥글고 녹색에서 붉은색으로 변했다가 검은색으로 여문다.

생강나무 가지를 자르거나 잎을 손으로 비비면 생강(生薑) 냄새와 비슷하여 '생강나무', 어린싹이 참새의 혓바닥을 닮았다 하여 '작설차(雀舌茶)'라 부른다. 조선 시대 사대부의 부인이나 이름난 기생(妓生)들은 검은 열매로 기름을 짜서 머릿기름으로 썼다. 식용·약용·관상용으로 가치가 크다. 어린싹은 차로 마신다. 열매에는 60%의 유지(油脂)가 들어 있어 기름을 짠다. 약으로 쓸 때는 주로 탕으로 사용한다.

▶**한방** 나무껍질을 말린 것을 '삼찬풍(三鑽風)'·줄기의 잔가지를 말린 것을 '단향매(檀香梅)·황매목(黃梅木)'이라 부른다. ▶**약성** 따뜻하며 맵다. ▶**주요 효능** 신경계 및 순환기계 질환에 효험, 오한·복통·신경통·타박상·염좌·어혈·산후통·뼈마디가 쑤실 때·어혈 동통·해열·통증·중독증 ▶**약리 작용** 진통 작용 ▶**이용** 어혈 종통·타박상에 잎을 따서 짓찧어 환부에 붙인다. 복통·신경통·산후통에는 잎과 잔가지를 채취하여 물에 달여 하루에 3번 일주일 정도 복용한다.

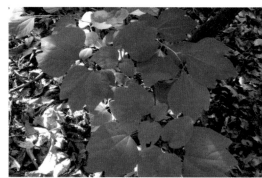

▶산나물 만들기

- 봄에 어린싹을 채취하여 쌈이나 끓는 물에 살짝 데쳐서 나물로 무쳐 먹는다.

▶제철 음식 만들기

- 식용(꽃·어린싹·잎·가지)·약용(잔가지·나무껍질)
- 튀김·전으로 먹는다.
- 새순에 찹쌀가루를 기름에 튀겨 부각으로 먹는다.
- 검은 열매를 갈아서 음식의 향신료로 사용한다.
- 봄에 잎을 따서 깻잎처럼 간장에 재어 살짝 데쳐서 바로 먹거나 잎을 따서 포개어 고추장이나 된장에 박아 두었다가 60일 후에 장아찌로 먹는다.
- 연한 잎을 따서 음지에 말린 뒤에 찹쌀가루를 묻혀 기름에 튀긴다.

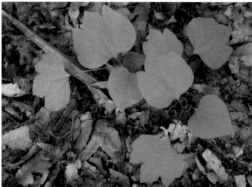

▶꽃차 만들기

- 3월에 꽃을 따서 깨끗하게 손질하여 그늘에서 말려 밀폐 용기에 보관하여 찻잔에 3~5송이를 넣고 뜨거운 물을 부어 우려 낸 후 마신다.
- 어린싹(新芽)을 따서 그늘에 말려 주전자에 넣고 끓여 꿀을 타서 마신다.

▶발효액 만들기

- 봄부터 여름까지 잎을 따서 마르기 전에 용기에 넣고 재료의 양만큼 설탕을 붓고 100일 정도 발효시킨 후에 발효액 1에 찬물 3을 희석해서 음용한다.

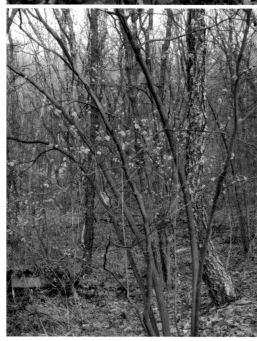

▶약술 만들기

- 가을에 검은 열매를 따서 용기에 넣고 소주(19도)를 부어 밀봉하여 3개월 후에 마신다.

▶약초 만들기

- 연중 내내 수시로 가지를 채취하여 잘게 썰어 햇볕에 말려 쓴다.

▶유사종

- 둥근잎생강나무 : 잎이 전혀 갈라지지 않는 것
- 고로쇠생강나무 : 잎이 5개로 갈라지는 것
- 털생강나무 : 잎의 뒷면에 긴 털이 있는 것

혈전 용해·동맥 경화·중금속의 해독에 효능이 있는

소나무 *Pinus densiflora*

생약명 생송지(生松脂)-정제를 하지 않은 송진·송엽(松葉)· 송침(松針)-솔잎을 말린 것, 송절(松節)-가지와 줄기 를 말린 것, 송화분(松花粉)-송홧가루를 말린 것
이명 솔·솔나무·육송·적송·흑송
분포 전국 각지, 산 속 양지

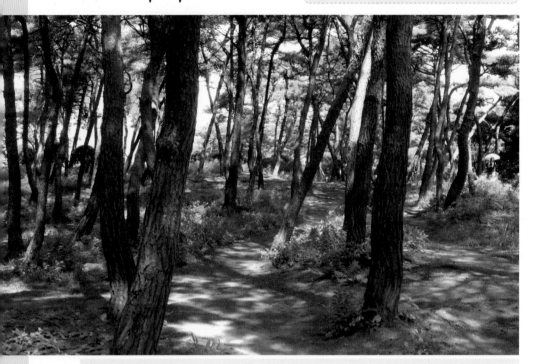

형태 · 소나무는 소나뭇과의 상록침엽교목으로 높이는 20~35m 정도이고, 잎은 바늘 모양이고 짧은 가지 위에 2개씩 뭉쳐 나와 이듬해 가을에 잎과 함께 떨어진다. 꽃은 5월에 암수 한 그루로 피며, 수꽃은 타원형으로 새 가지 밑부분에 노란색으로 피고, 암꽃은 새 가지 끝에 자주색으로 핀다. 열매는 이듬해 9월에 달걀 모양으로 여문다.

소나무에 대한 우리 민족의 사랑은 유별나다. 나무의 이름을 '으뜸'을 뜻하는 '솔'이라 했다. 식용·약용·관상용·정원수·건축재·공업용·신탄재로 가치가 크다. 꽃가루와 잎은 식용하고, 송진은 공업용으로 쓰고, 복령·송이버섯이 난다. 약으로 쓸 때는 탕으로 쓰거나 산제로 사용한다. 잎은 술에 담가 마신다.

▶**한방** 정제를 하지 않은 송진을 '생송지(生松脂)'·솔잎을 말린 것을 '송엽(松葉)·송침(松針)', 가지와 줄기를 말린 것을 '송절(松節)', 송홧가루를 말린 것을 '송화분(松花粉)'이라 부른다. ▶**약성** 따뜻하며, 쓰다. ▶**주요 효능** 신진 대사·소화기계·순환기계 질환에 효험, 고혈압·골절·관절염·동맥 경화·중풍·구완와사·불면증·원기 부족·좌섬요통·타박상·신경통·설사 ▶**약리 작용** 혈압 강하 작용 ▶**이용** 관절염·요통에는 잎 10g+꽃가루 6g을 달여서 복용한다. 치주염·치은염에는 어린 솔방울을 달인 물로 입 안을 수시로 헹군다.

▶소나무의 활용
- 식용(송홧가루·잎·솔방울·복령·송이버섯)·약용(잎·송진·복령)
- 솔잎으로 송편, 속껍질(송기:松肌)을 벗겨 송죽·솔기떡으로 먹는다.
- 송이버섯과 복령을 볶음·전골·육수·찌개로 먹는다.

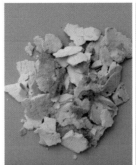
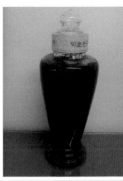

▶솔잎차 만들기
- 5월에 솔잎 새순을 채취하여 3~4cm로 잘라서 설탕을 녹인 시럽을 넣고 끓인 후 술잎이 물에 잠기게 하여 3개월 숙성시킨 후 찻잔에 솔잎 10~15개를 넣고 뜨거운 물을 부어 우려낸 물을 마신다.

▶복령차 만들기
- 소나무 뿌리 근처에서 쇠꼬챙이로 찔러 복령을 캐어 물로 씻은 후 햇볕에서 말린 후 잘게 썰어 다관이나 주전자에 넣고 약한 불로 끓여서 우려 먹거나 쪄서 가루 내어 물에 타서 마신다.

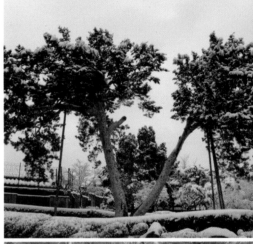

▶발효액 만들기
- 4~5월에 솔잎 새순을 채취하여 마르기 전에 용기에 넣고 재료의 양만큼 설탕을 붓고 100일 정도 발효시킨 후에 발효액 1에 찬물 3을 희석해서 음용한다.

▶약초 만들기
- 5월에 송홧가루를 채취하여 그늘에서 말려 쓴다. 연중 소나무 가지의 관솔 부위나 줄기에서 흘러나온 수지를 채취하여 햇볕에 말려 쓴다.

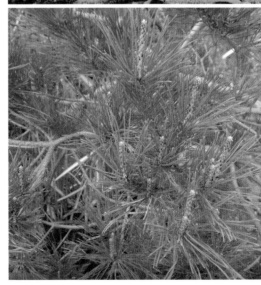

▶송순주 만들기
- 4~5월에 솔잎 새순, 벌어지지 않은 솔방울을 채취하여 물로 씻고 물기를 뺀 다음 용기에 넣고 19도의 소주를 부어 밀봉하여 3개월 후에 마신다.

▶소나무술 구분
- 햇순(송절주·松筍酒)·잎(송엽주·松葉酒)·솔방울(송절주·松實酒)·뿌리(송하주·松下酒)·옹이(송절주·松節酒)

▶금기
- 복령을 먹을 때는 신맛이 있는 것은 먹지 않는다.

암 · 관절염 · 고혈압에 효능이 있는

오동나무 *Paulownia coreana*

생약명 백동피(白桐皮)─뿌리껍질을 말린 것, 동피(桐皮)─나무껍질을 말린 것, 동엽(桐葉)─잎을 말린 것, 포동화─꽃, 포동과─열매, 동목─원목
이명 동피·동엽·오동·오동엽·오동자·오동근·오동유
분포 경기 이남 마을 근처

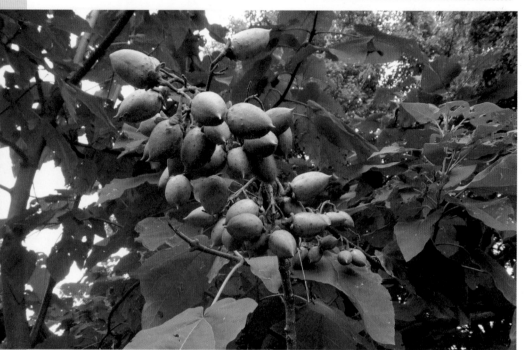

형태 • 오동나무는 현삼과의 낙엽활엽교목으로 높이는 15m 정도 꽃은 5~6월에 자주색으로 피고, 열매는 10월에 둥글며 끝이 뾰쪽하고 삭과로 여문다.

오동나무는 우리나라 특산종이다. 옛 선비는 집 안에 오동나무를 심으면 행운이 온다 하여 뜰에 심어 놓고 달밤에 운치를 즐겼다. 딸을 낳으면 오동나무를 심어 딸이 시집갈 무렵이면 오동나무를 베어서 장롱을 만들어 주었다. 식용 · 약용 · 관상용 · 공업용으로 가치가 크다. 약으로 쓸 때는 주로 탕으로 사용하며 술에 담가 마신다.

▶**한방** 뿌리껍질을 말린 것을 '백동피(白桐皮)', ─나무껍질을 말린 것을 '동피(桐皮)', 잎을 말린 것을 '동엽(桐葉)', 꽃을 말린 것을 '포동화', 열매를 말린 것을 '포동과', 원목을 '동목'이라 부른다. ▶**약성** 차며, 쓰다. ▶**주요 효능** 체증 · 순환기계 질환에 효험, 암 · 관절염 · 수종 · 부종 · 설사 · 복통 · 구충 · 종창 · 사지 마비 동통 · 해독 류머티즘에 의한 동통 · 고혈압 ▶**약리 작용** 암세포의 성장을 억제 · 혈압 강하 작용 ▶**이용** 류머티즘에 의한 동통에는 줄기 껍질 또는 잎 15g을 달여서 먹는다. 암에는 줄기 껍질 또는 잎 15g을 달여서 먹는다.

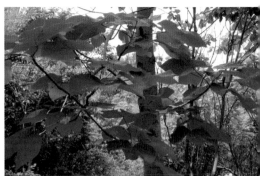

▶산나물 만들기
· 봄에 막 나온 새싹을 따서 끓는 물에 살짝 데쳐서 나물로 무쳐 먹는다.

▶제철 음식 만들기
· 식용(꽃 · 잎 · 열매 · 줄기) · 약용(꽃 · 잎 · 열매 · 줄기 · 원목 · 뿌리)
· 오동나무 수피+오가피+꾸지뽕+감초+대추를 배합하여 육수를 만들어 요리에 쓴다.

▶차 만들기
· 5~6월에 꽃을 따서 그늘에 말린 후 찻잔에 조금 넣고 뜨거운 물을 부어 1~2분 후에 꿀을 타서 마신다.

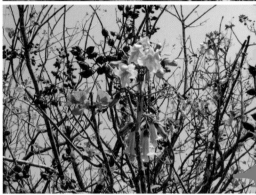

▶발효액 만들기
· 봄에 어린 잎을 따서 용기에 넣고 재료의 양만큼 설탕을 붓고 100일 정도 발효시킨 후에 발효액 1에 찬물 3을 희석해서 유용한다.

▶약술 만들기
· 가을에 열매를 따서 용기에 넣고 19도의 소주를 부어 밀봉하여 3개월 후에 마신다.

▶약초 만들기
· 봄에 어린잎을 따서 그늘에, 가을에 줄기껍질을 따서 햇볕에 말려 쓴다.

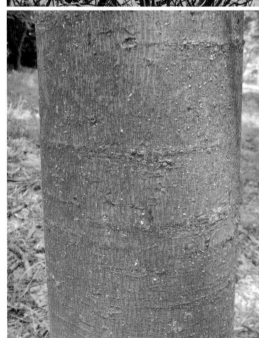

▶구분
· 울릉도가 원산지인 우리나라 특산종인 참오동나무는 잎뒷면에 갈색털이 없고, 꽃에는 자줏빛을 띤 갈색의 털이 있다.

▶금기
· 해롭지는 않으나 병이 치유되는 대로 중단한다.

치통 · 신경통 · 진통에 효능이 있는
능수버들 *Salix pseudo-lasiogyne*

생약명 유지(柳枝)—잔 가지를 말린 것
이명 갯버들 · 수양버들 · 왕버들 · 고리버들 · 유수 ·
  수양 · 수류 · 유서 · 양류
분포 전국 논둑 · 물가 · 들

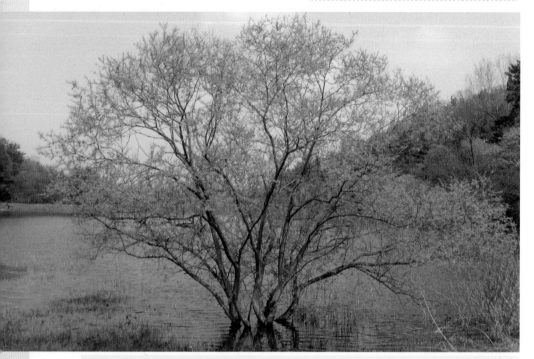

형태 · 능수버들은 버드나뭇과의 낙엽활엽교목으로 높이는 20m 정도이고, 잎은 어긋나고 댓잎피침형으로 양끝이 뾰쪽하고 가장자리에 잔톱니가 있다. 꽃은 암수 딴 그루로 4월에 미상 꽃차례를 이루며 노란색으로 피고, 열매는 여름에 길이 3mm 정도의 삭과로 여문다.

버드나무는 물가나 살기슭, 밭둑 어디서든 잘 자란다. 우리 조상들은 '매화를 선녀(仙女), 벗꽃을 숙녀(淑女), 해당화를 기녀(妓女), 버드나무를 재녀(才女)'라고 비유했다. 식용 · 약용 · 가로수 · 충치수로 가치가 크다. 꽃은 식용하고, 한방에서 열매의 솜털을 지혈제로 쓴다. 아스피린의 원료도 버드나무의 뿌리에서 추출한다. 약으로 쓸 때는 탕으로 사용한다.

▶**한방** 잔 가지를 말린 것을 '유지(柳枝)'라 부른다. ▶**약성** 차며, 쓰다. 주로 호흡기계 질환에 효험 ▶**주요 효능** 비뇨기 · 피부과 · 순환기계 질환에 효험, 가지(이뇨 · 지통 · 류머티즘에 의한 비통 · 소변 불통 · 충치), 줄기껍질(류머티즘 · 지통 · 황달 · 치통), 잎(이뇨 · 청열 · 유선염 · 갑상선종), 뿌리(이수 거풍 · 임병 · 류머티스성 동통), 간염(B형 간염) · 황달 · 소염제 · 신경통 · 옹종 · 진통 · 고혈압 · 해수 · 가래 · 천식 ▶**약리 작용** 소염 작용 · 해열 작용 · 국소 마취 작용 · 진통 작용 · 혈압 강하 작용 ▶**이용** 이뇨에는 가지 30g을 달여서 먹는다. 류머티즘에는 줄기껍질 15g을 달여서 먹는다. 유선염에는 잎 50g을 달여서 먹는다.

산에 있는 약용 나무

약용

▶산나물 만들기

· 봄에 어린싹을 채취하여 끓는 물에 살짝 데쳐서 나물로 무쳐 먹는다.

▶버드나무의 활용

· 식용(꽃·어린순) · 약용(잎·열매·솜털·가지·뿌리)

· 버드나무 가지+오가피+꾸지뽕+감초+대추를 배합하여 육수를 만들어 요리에 쓴다.

▶차 만들기

· 연중 잔가지를 채취하여 잘게 썰어 찻잔에 넣고 뜨거운 물을 부어 1~2분 후에 꿀을 타서 마신다.

▶발효액 만들기

· 봄에 어린싹을 채취하여 용기에 넣고 재료의 양만큼 설탕을 붓고 100일 정도 발효시킨 후에 발효액 1에 찬물 3을 희석해서 음용한다.

▶약초 만들기

· 연중 잎 · 가지 · 줄기 껍질 · 뿌리를 수시로 채취하여 햇볕에 말려 쓴다.

▶아스피린 추출

· 의성 히포크라테스는 임산부가 통증을 호소하면 버들잎을 씹으라고 처방했다.

· 1899년 독일 바이엘사는 버드나무에서 추출물로 상용화된 것이 아스피린이다.

▶금기

· 해롭지는 않으나 병이 치유되는 대로 중단한다.

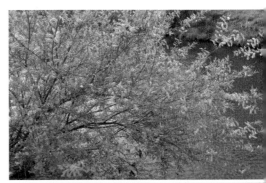

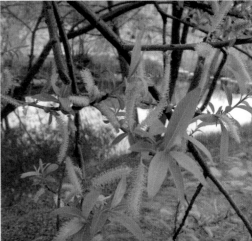

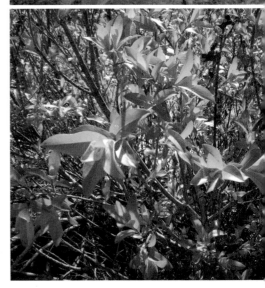

피부 소양증·급성 간염·황달에 효능이 있는

송악 *Hedera rhombea*

생약명 상춘등(賞春藤)—잎과 줄기를 말린 것,
상춘등자(賞春藤子)—열매를 말린 것
이명 담장나무 · 삼각풍 · 토고등
분포 울릉도 이남의 바닷가 · 산기슭

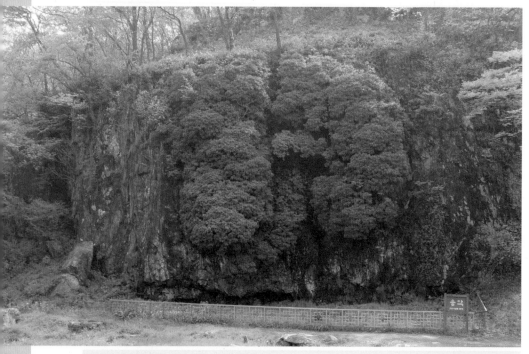

형태 · 송악은 두릅나뭇과의 상록활엽덩굴나무로 길이는 10m 정도이고, 잎은 어긋나고 가죽질에 윤기가 나며 짙은 녹색을 띤다. 끝이 뾰쪽하고 가장자리는 밋밋하며 물결 모양이다. 꽃은 10~11월에 가지 끝에서 산형 꽃차례를 이루며 황록색으로 피고, 열매는 이듬해 겨울 또는 봄에 둥근 핵과로 여문다.

송악을 소가 잘 먹는다 하여 '소밥나무'라 부른다. 가지와 원줄기에서 기근(氣根 · 공기 뿌리)이 나와 자라면서 다른 물체에 붙어 올라간다. 식용 · 약용 · 관상용으로 가치가 크다. 약으로 쓸 때는 탕으로 먹거나 생즙을 만들어 사용한다. 외상에는 달인 물로 환부를 씻는다.

▶**한방** 줄기를 말린 것을 '상춘등(賞春藤)', 열매를 말린 것을 '상춘등자(賞春藤子)'라 부른다.
▶**약성** 서늘하며, 쓰다. ▶**주요 효능** 마비 증세 · 위장병 · 간장병증 질환에 효험, 급성간염 · 관절염 · 안질 · 중풍 · 황달 · 소아(백일해) · 청간 · 비뉵혈 · 피부 소양증 ▶**약리 작용** 항염 작용 ▶**이용** 간염 · 황달에는 잎+뿌리줄기+열매 5~7g을 물에 달여 복용한다. 피부 소양증에는 잎을 짓찧어 즙을 내어 환부에 붙인다.

산에 있는 약용 나무

약용

▶산나물 만들기
- 봄에 막 나온 새싹을 따서 끓는 물에 살짝 데쳐서 나물로 무쳐 먹는다.

▶제철 음식 만들기
- 식용(잎·열매)·약용(잎·열매·뿌리줄기)
- 송악 가지+오가피+꾸지뽕+감초+대추를 배합하여 육수를 만들어 요리에 쓴다.

▶차 만들기
- 겨울 또는 봄에 익은 열매를 따서 햇볕에 말린 후 찻잔에 조금 넣고 뜨거운 물을 부어 1~2분 후에 꿀을 타서 마신다.

▶발효액 만들기
- 가을에 나무줄기를 채취하여 적당한 크기로 잘라 용기에 넣고 재료의 양만큼 설탕을 붓고 100일 정도 발효시킨 후에 발효액 1에 찬물 3을 희석해서 음용한다.

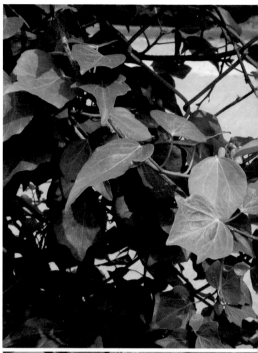

▶약술 만들기
- 겨울 또는 봄에 익은 열매를 따서 용기에 넣고 19도의 소주를 부어 밀봉하여 3개월 후에 마신다.

▶약초 만들기
- 봄에 잎을 따서 그늘에, 겨울에 열매를, 가을에 뿌리줄기를 캐어 햇볕에 말려 쓴다.

▶천연기념물
- 전북 고창 선운사 제367호

▶주의
- 해롭지는 않으나 병이 치유되는 대로 중단한다.

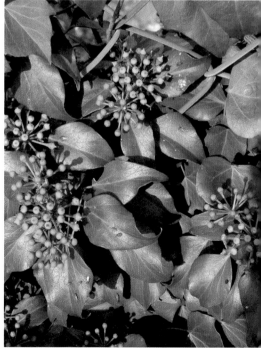

고혈압·심장병·당뇨병에 효능이 있는
수국 *Hydrangea macrophylla for. otaksa*

생약명 팔선화(八仙花)—꽃을 말린 것
이명 분단화·자양화·경화·간판수국,
분포 전국의 각지·절이나 인가 부근 재배

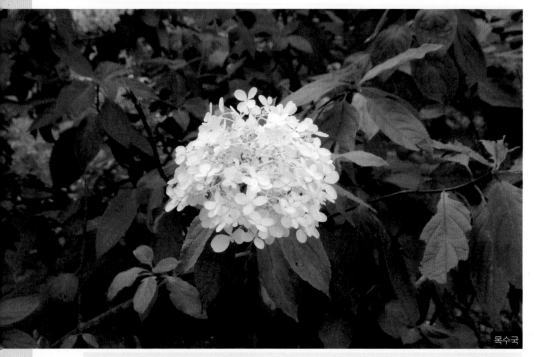

목수국

형태 • 수국은 범의귓과의 낙엽활엽관목으로, 높이는 1m 정도이고, 잎은 마주 나고, 달걀꼴로서 두 껍고 짙은 녹색에 윤기가 나고 끝이 뾰쪽하고 가장자리에 톱니가 있다. 꽃은 6~7월에 줄기 끝에서 산방 꽃차례를 이루며 크고 둥근 두상화 모양으로 피고, 꽃받침잎은 4~5개로 꽃잎 모양이며 열매 씨방이 발달하지 않고 암술이 퇴화하여 열매를 맺지 못한다.

수국은 중부 이북에서는 땅 위로 나온 부분만 겨울에 말라 죽는다. 토양의 산성도 에 따라 꽃 빛깔이 달라지는 특성이 있다. 산성 토양에서는 청색꽃이, 알칼리성 토양 에서는 분홍색 꽃이 핀다. 식용보다는 약용·관상용으로 가치가 크다. 한방에서 꽃 을 말려 해열제로 사용하고 약으로 쓸 때는 주로 탕으로 사용한다.

▶**한방** 꽃을 말린 것을 '팔선화(八仙花)'라 부른다. ▶**약성** 차며, 쓰고, 약간 맵다. ▶**주요 효능** 열 증·비뇨기 질환에 효험, 고혈압·심열량계·심장병·심계 항진·번조·학질·강심제·경련· 당뇨병·방광염 ▶**약리 작용** 항말라리아 작용·혈압 강하 작용·심근 수축 작용·해열 작용 ▶**이 용** 고혈압·당뇨병에는 전초 10g을 불에 달여서 복용한다. 심장병에는 뿌리 4g을 물에 달여서 복 용한다.

산에 있는 약용 나무

약용

▶수국의 활용

- 식용(꽃) · 약용(잎 · 뿌리)
- 오가피+꾸지뽕+감초+대추+수국 뿌리를 배합하여 육수를 만들어 요리에 쓴다.

▶차 만들기

- 6~7월에 꽃을 따서 그늘에 말린 후 찻잔에 조금 넣고 뜨거운 물을 부어 1~2분 후에 꿀을 타서 마신다.

▶발효액 만들기

- 봄에 잎을 따서 용기에 넣고 재료의 양만큼 설탕을 붓고 100일 정도 발효시킨 후에 발효액 1에 찬물 3을 희석해서 음용한다.

▶약술 만들기

- 가을에 뿌리를 캐어 물로 씻고 물기를 뺀 다음 용기에 넣고 19도의 소주를 부어 밀봉하여 3개월 후에 마신다.

▶약초 만들기

- 6~7월에 꽃봉오리를 따서 그늘에, 꽃은 활짝 피었을 때 따서 그늘에 말려 쓴다.

▶금기

- 많이 쓰는 것은 좋지 않다.

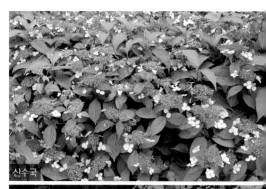

산수국

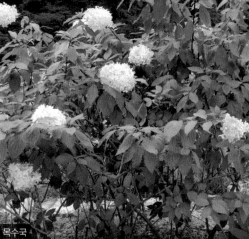

목수국

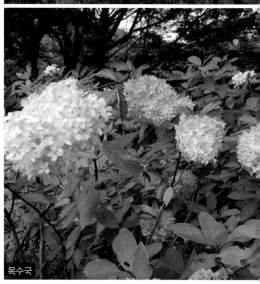

목수국

고혈압 · 해수 · 현훈증에 효능이 있는

싸리 *Lespedeza bicolor*

생약명 형조(形條)—가지를 말린 것,
호지자근(胡枝子根)—뿌리를 말린 것
이명 싸리나무 · 산싸리 · 싸리꽃 · 야화생 · 야합초 ·
소형
분포 전국 각지, 산과 들

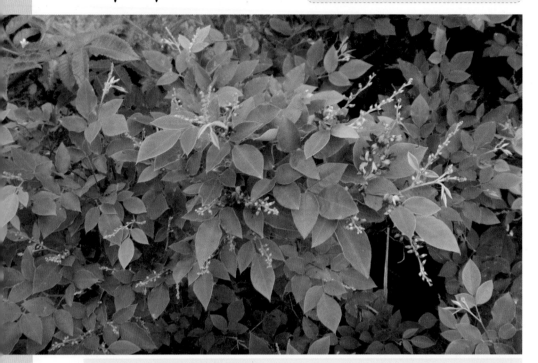

형태 • 싸리는 콩과의 낙엽활엽관목으로 높이는 2~3m 정도이고, 잎은 어긋나고 잎자루에 3개의 작은 잎이 달린 3줄 겹잎이다. 작은 잎은 달걀꼴로서 끝이 둥글고 가장자리는 밋밋하다. 꽃은 7~8월에 잎겨드랑이 또는 가지에 총상 꽃차례를 이루며 자주색이나 붉은 자주색으로 피고, 열매는 10월에 털이 있는 협과로 여문다.

예전에 초가집의 울타리에 낸 출입문을 싸리줄기로 만들었다 하여 '싸리문'이라 부른다. 식용 · 약용 · 밀원용 · 세공제 · 사방용으로 가치가 크다. 꽃과 잎을 식용한다. 줄기에서 벗긴 껍질은 섬유자원으로 쓰고, 한방에서 뿌리는 빈혈에 쓴다. 약으로 쓸 때는 탕으로 사용하며, 술에 담가 마신다.

▶**한방** 가지를 말린 것을 '형조(形條)', 뿌리를 말린 것을 '호지자근(胡枝子根)'이라 부른다. ▶**약성** 평온하며, 달다. ▶**주요 효능** 신장 · 호흡기 질환에 효험, 고혈압 · 두부 백선 · 부종 · 빈혈증 · 사마귀 · 해수 · 해열 · 현훈증 · 백일해 ▶**약리 작용** 혈압 강하 작용 ▶**이용** 고혈압에는 뿌리 8~15g을 물에 달여 복용한다. 두부 백선 · 사마귀에는 잎을 짓찧어 환부에 붙인다.

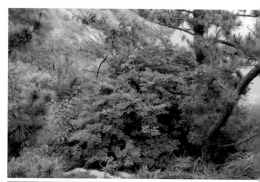

▶산나물 만들기

- 봄에 어린잎을 따서 끓는 물에 살짝 데쳐서 나물로 무쳐 먹는다.

▶제철 음식 만들기

- 식용(꽃·잎)·약용(잎·뿌리)
- 오가피+꾸지뽕+감초+대추+싸리 뿌리를 배합하여 육수를 만들어 요리에 쓴다.

▶차 만들기

- 7~8월에 꽃을 따서 그늘에 말린 후 찻잔에 조금 넣고 뜨거운 물을 부어 1~2분 후에 꿀을 타서 마신다.

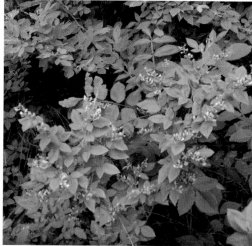

▶발효액 만들기

- 봄에 어린잎을 따서 용기에 넣고 재료의 양만큼 설탕을 붓고 100일 정도 발효시킨 후에 발효 1에 찬물 3을 희석해서 음용한다.

▶약술 만들기

- 가을에 뿌리를 캐어 물로 씻고 물기를 뺀 다음 용기에 넣고 19도의 소주를 부어 밀봉하여 3개월 후에 먹는다.

▶약초 만들기

- 봄에 잎을 그늘에, 가을에 뿌리를 캐어 햇볕에 말려 쓴다.

▶유사종

- 털싸리 : 잎의 뒷면에 털이 많고 회백색이며 바닷가에 흔히 자란다.
- 흰싸리 : 설악산에서 발견되었다.

▶금기

- 해롭지는 않으나 병이 치유되는 대로 중단한다.

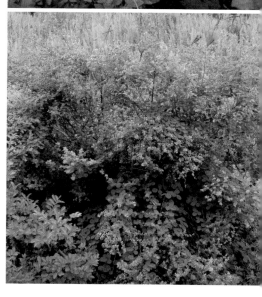

출혈·강장 보호·신체 허약에 효능이 있는

쥐똥나무 *Ligustrum obtusifolium*

생약명 수랍과(水蠟果)—열매를 말린 것
이명 가백당나무 · 수랍목 · 싸리버들 · 유목
분포 전국의 각지, 산기슭

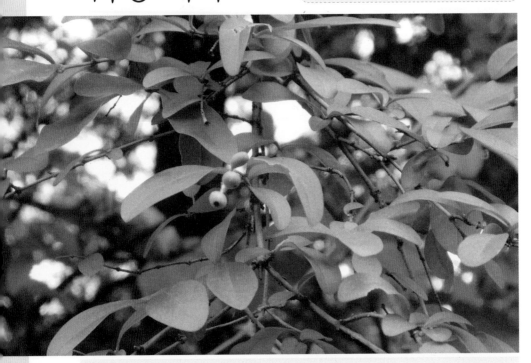

형태 · 쥐똥나무는 물푸레나뭇과의 낙엽활엽관목으로 높이는 2~4m 정도이고, 잎은 마주 나고 긴 타원형으로 끝이 둔하고 밑이 넓게 뾰쪽하며 가장자리가 밋밋하다. 꽃은 5~6월에 가지 끝에서 백색으로 피고, 열매는 10월에 둥근 모양의 흑색으로 여문다.

검게 다 익은 열매가 쥐똥처럼 생겼다 하여 '쥐똥나무'라 부른다. 우리나라가 원산지이다. 식용보다는 약용·관상용·가로수·생울타리용으로 가치가 크다. 한방에서 열매와 나무껍질을 약재로 쓴다. 약으로 쓸 때는 탕으로 쓰거나 술에 담가 마신다.

▶한방 열매를 말린 것을 '수랍과(水蠟果)'라 부른다. ▶약성 평온하며, 달다. ▶주요 효능 자양 강장·열증 질환에 효험, 강장 보호·각기·지혈·신체 허약·자한·토혈·출혈·토혈·혈변·유정증 ▶약리 작용 강장 보호 작용 ▶이용 신체 허약에는 열매 4~6g을 물에 달여 달여 복용한다. 자한(땀)에는 황기와 열매 각각 4~6g을 물에 달여 복용한다.

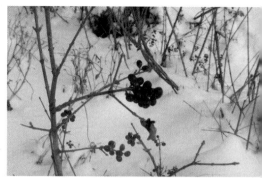

▶산나물 만들기
· 5월에 잎을 따서 끓는 물에 살짝 데쳐서 나물로 무쳐 먹는다.

▶쥐똥나무의 활용
· 식용(꽃·잎·열매)·약용(열매)
· 오가피+꾸지뽕+감초+대추+쥐똥나무 열매를 배합하여 육수를 만들어 요리에 쓴다.

▶차 만들기
· 5~6월에 꽃을 따서 꿀에 재어 15일 후에 찻잔에 조금 넣고 뜨거운 물을 부어 1~2분 후에 꿀을 타서 마신다.

▶발효액 만들기
· 5월에 잎을 따서 용기에 넣고 재료의 양만큼 설탕을 붓고 100일 정도 발효시킨 후에 발효액 1에 찬물 3을 희석해서 음용한다.

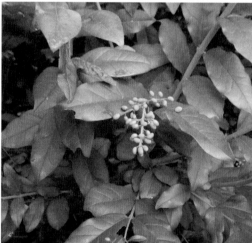

▶약술 만들기
· 가을에 검게 익은 열매를 따서 용기에 넣고 19도의 소주를 부어 밀봉하여 3개월 후에 마신다.

▶약초 만들기
· 가을에 검게 익은 열매를 따서 햇볕에 말려 쓴다.

▶유사종
· 털쥐똥나무 : 2년생 가지에 털이 있고 잎 뒷면 맥 위에 털이 촘촘히 나 있다.
· 얼룩쥐똥나무·청쥐똥나무가 있다.

▶주의
· 해롭지는 않으나 병이 치유되는 대로 중단한다.

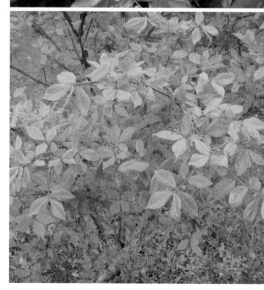

근골동통·골다공증·관절염에 효능이 있는

호랑가시나무 *Ilex cornuta*

생약명 구골엽(枸骨葉)—잎을 말린 것
이명 호랑이발톱나무 · 가시낭이 · 묘아자 · 노호자 ·
구골목 · 구골자 · 산혈단
분포 산기슭 양지

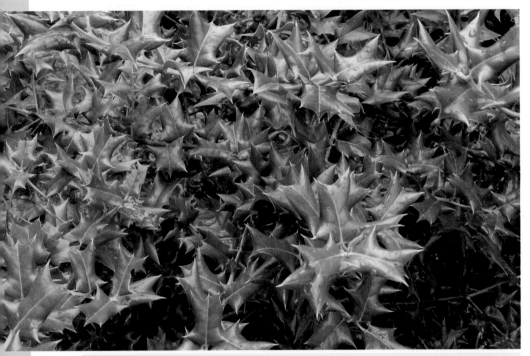

형태 · 호랑가시나무는 감탕나뭇과의 상록활엽관목으로 높이는 2∼3m 정도이고, 잎은 어긋나고 타원 모양의 육각형으로 모서리의 끝이 예리한 가시로 되어 있다. 꽃은 암수 딴 그루로 4∼5월에 잎겨드랑이에 5∼6개씩 모여 산형 꽃차례를 이루며 황록색으로 피고, 열매는 8∼10월에 둥근 핵과로 여문다.

잎끝에 호랑이의 발톱 같은 날카롭고 단단한 가시가 달려 있어 '호랑가시나무', 호랑이가 등이 가려울 때 이 가시로 등을 긁는다 하여 '호랑이등긁기나무', 제주도에서는 가시가 많이 달렸다 하여 '가시낭이', 나무가 단단하고 개뼈처럼 생겼다고 해서 '구골목(狗骨木)'이라 부른다. 식용 · 약용 · 관상용으로 기치가 크다. 약으로 쓸 때는 탕으로 사용하며, 술에 담가 마신다.

▶**한방** 잎을 말린 것을 '구골엽(枸骨葉)'이라 부른다. ▶**약성** 평온하며, 쓰다. ▶**주요 효능** 운동계 및 신경계 질환에 효험, 관절염 · 류머티스 관절염 · 요슬산통 · 타박상 · 해수 · 신경통 · 신경성 두통 · 이명증 · 요통 · 정력 감퇴 · 근골 동통 · 골다공증 · 강정 보호 ▶**약리 작용** 진통 작용 · 항염 작용 ▶**이용** 관절염 · 골다공증에는 잎이나 줄기 20∼30g을 물에 달여 복용한다. 해수 · 천식에는 씨 3∼7g을 물에 달여 하루 3회 나누어 복용한다.

▶**산나물 만들기**
· 봄에 연한 잎을 채취하여 끓는 물에 살짝 데쳐서 나물로 무쳐 먹는다.

▶**제철 음식 만들기**
· 식용(열매) · 약용(씨 · 뿌리)
· 봄에 연한 잎을 따서 밀가루에 버무려 튀김 · 부침개로 먹는다.

▶**꽃차 만들기**
· 4~5월에 꽃을 따서 꽃과 동량의 꿀을 재어 15일 이상 그늘에서 숙성시켜 냉장 보관하여 찻잔에 한 스푼을 넣고 끓는 물을 부어 우려낸 후 마신다.

▶**발효액 만들기**
· 가을에 붉게 익은 열매를 따서 용기에 넣고 재료의 양만큼 설탕을 붓고 100일 정도 발효시킨 후에 발효액 1에 찬물 3을 희석해서 음용한다.

▶**약술 만들기**
· 가을에 붉게 익은 열매를 따서 용기에 넣고 19도(소주)를 부어 밀봉하여 3개월 후에 마신다.

▶**약초 만들기**
· 여름에 잎은 그늘에 · 가을에 씨앗과 뿌리를 채취하여 햇볕에 말려 쓴다.

▶**주의**
· 임신을 원하는 사람은 복용을 금한다.

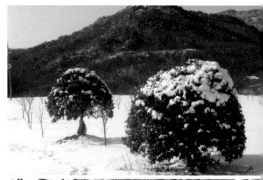

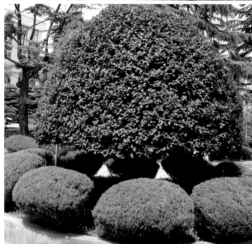

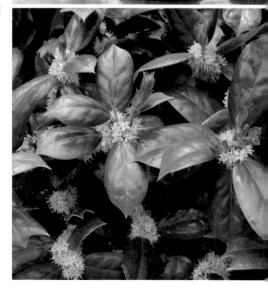

부종·월경 불순·당뇨에 효능이 있는

으름덩굴 *Akebia quinata*

생약명 목통(木通)—줄기를 말린 것, 구월찰(九月札)
—열매를 말린 것, 연복자(燕覆子)—씨
이명 만년등·임하부인·유름·통초·통초자·통초근·
목통실·졸갱이·구월찰(열매)·예지자·연복자(씨)
분포 산기슭·숲 속

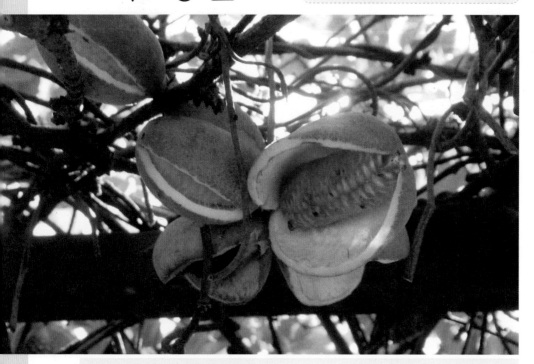

형태 · 으름덩굴은 으름덩굴과의 낙엽활엽덩굴나무로 길이는 6~8m 정도이고, 새 가지 잎은 어긋나고 묵은 가지에서는 모여 나는 손바닥 모양의 겹잎이다. 작은 잎은 타원형으로 5개씩 모여 달려 손바닥 모양을 이루고 가장자리는 밋밋하다. 줄기는 다른 나무를 감고 올라간다. 꽃은 암수 한 그루로 5월에 잎 겨드랑이에서 총상꽃차례를 이루며 수꽃은 작고 많이 피고, 암꽃은 크고 적게 자줏빛을 띠는 갈색으로 피고, 열매는 10월에 길이 6~10cm의 타원형의 장과로 여문다.

산에서 나는 3대 과일은 머루·다래·으름이다. 열매의 줄기가 매달린 것은 남성을 상징하고, 익으면 껍질이 갈라져 가운데가 벌어지는데 그 모양이 여성의 음부(陰部)와 비슷해 '임하 부인'이라 하였다. 식용·약용·관상용으로 가치가 크다. 어린순과 줄기는 차와 나물로 익은 열매의 과육을 먹는다. 검은 씨앗으로 기름을 짠다. 한방에서 뿌리껍질은 목통, 줄기를 통초라 하여 약재로 사용한다.

▶한방 줄기를 말린 것을 '목통(木通)', 열매를 말린 것을 '구월찰(九月札)', 씨를 '연복자(燕覆子)'라 부른다. **▶약성** 평온하며, 쓰다. **▶주요 효능** 부부인과·순환기계·신경기계 질환에 효험, 부종·신경통·관절염·당뇨병·월경 불순·해수·유즙 불통·빈뇨·배뇨 곤란·불면증·이명·진통·창종 **▶약리 작용** 혈당 강하 작용 **▶이용** 당뇨병·급성 신장염에는 말린 약재를 1회 2~6g씩 물에 달여 복용한다. 악창·종기에는 잎을 짓찧어 즙을 환부에 붙인다.

▶산나물 만들기

- 봄에 어린순을 따서 쓴맛을 제거한 후에 끓는 물에 살짝 데쳐서 나물로 무쳐 먹는다.

▶제철 음식 만들기

- 식용(꽃·어린순·가지·열매·씨앗)·약용(줄기·뿌리껍질)
- 볶음·나물무침·국거리로 먹는다.

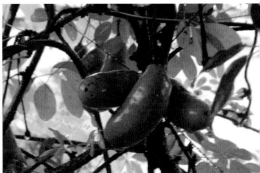

▶꽃차 만들기

- 4~5월에 꽃을 따서 그늘에서 5일 정도 말려 밀폐 용기에 보관하여 찻잔에 3~5개 정도를 넣고 뜨거운 물을 부어 우려 낸 후 마신다.
- 줄기 10g을 물 900ml에 넣고 물이 절반이 될 때까지 끓이다가 감초를 넣어 다시 끓여 하루에 3번 나누어 마신다.

▶발효액 만들기

- 가을에 벌어지지 않은 익은 열매를 따서 적당한 크기로 잘라서 마르기 전에 용기에 넣고 재료의 양만큼 설탕을 붓고 100일 정도 발효시킨 후에 발효액 1에 찬물 3을 희석해서 음용한다.

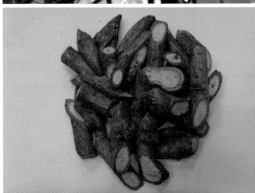

▶약술 만들기

- 가을에 벌어지지 않은 열매를 따서 용기에 넣고 소주(19도)를 부어 밀봉하여 3개월 후에 마신다.

▶약초 만들기

- 봄 또는 가을에 줄기를 잘라 겉껍질을 벗기고 적당한 길이로 잘라 햇볕에 말려 쓴다.

▶금기

- 임산부는 금한다.
- 설사를 하는 사람, 입과 혀가 마르는 사람은 복용을 금한다.

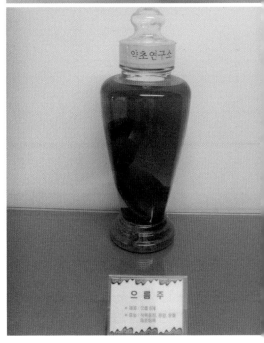

고혈압·혈전 제거·동맥 경화에 효능이 있는

은행나무 *Ginkgo biloba*

생약명 백과(白果)─씨를 말린 것·
백과엽(白果葉)─잎을 말린 것
이명 은행목·압각수·공손수·은빛 살구·처녀의 머
리·백과근·백과엽
분포 전국 각지, 가로수 식재·인가 부근·향교

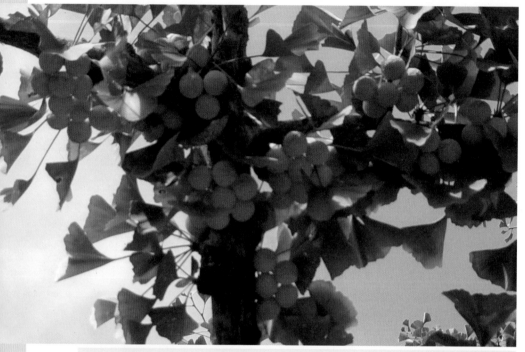

형태 • 은행나무는 은행나뭇과의 낙엽활엽교목으로 높이는 5~10m 정도이고, 잎은 어긋나고 부채
꼴이며 잎맥은 2개씩 달리고, 잎의 가장자리가 밋밋한 것이 많다. 꽃은 암수 딴 그루로 4월에 짧은
가지에 잎과 암수꽃은 미상 꽃차례를 이루며 녹색으로 피고, 열매는 10월에 둥근 핵과로 여문다. 열
매의 겉껍질에서는 역한 냄새가 난다.

중국에서는 살구(杏·행)를 닮고 중과피(中果皮)가 희다(銀·은) 하여 '은행(銀杏)', 잎이
오리발을 닮았다 하여 '압각수(鴨脚樹)', 손자 대(孫子代)에 가서야 열매를 얻는다 하여
'공손수(公孫樹)'라 부른다. 식용·약용·관상용·가로수·방화수로 가치가 크다. 씨
는 껍질을 까서 알갱이를 구워 먹는다. 잎에서 혈액 순환제인 '징코민'을 추출한다.
약으로 쓸 때는 잎과 줄기는 탕으로 사용하고, 가지는 술에 담가 마신다.

▶**한방** 씨를 말린 것을 '백과(白果)'·잎을 말린 것을 '백과엽(白果葉)'이라 부른다. ▶**약성** 평온하며,
달고, 쓰고, 떫다. ▶**주요 효능** 성인병·순환기계·호흡기계 질환에 효험·혈전 용해·심장병·고
혈압·당뇨병·관상동맥 질환·거담·뇌졸중·대하증·말초 혈관 장애·식체·야뇨증·요도염·위
염·종독·치매·협심증·해수·천식 ▶**이용** 고혈압·당뇨병에는 말린 잎을 1회 2~4g씩 달여 복용
한다. 기침, 천식에는 은행알을 굽거나 삶아서 그 즙과 함께 복용한다.

▶은행나무 열매의 활용
- 식용(잎 · 속알갱이 · 가지) · 약용(잎 · 씨)
- 가을에 익은 열매의 과육을 벗겨 내고 껍질을 까서 알갱이를 구워 먹는다.
- 어른은 1회에 10~15개 이상을 먹지 않는다.

▶차 만들기
- 은행 8개+호두 10개+대추 7개+생밤 7개+생강 5g을 배합하여 물에 넣고 끓여 엽차처럼 마신다.

▶발효액 만들기
- 봄에 햇순을 따서 용기에 넣고 재료의 양만큼 설탕을 붓고 100일 정도 발효시킨 후에 발효액 1에 찬물 3을 희석해서 음용한다.

▶약술 만들기
- 연중 가지를 채취하여 적당한 크기로 잘라 용기에 넣고 소주(19도)를 부어 밀봉하여 3개월 후에 마신다.

▶약초 만들기
- 봄에 어린 햇순을 그늘에, 가을에 익은 열매를 따서 과육을 제거한 후에 물로 씻은 후 햇볕에 말려 쓴다.

▶금기
- 잎에는 독성이 없으나 열매와 씨에는 독성이 있다.
- 열매의 과육을 제거할 때 과육에 들어 있는 긴코톡신이 피부에 묻으면 피부염을 일으킨다.
- 은행 열매를 한 번에 20개 이상 먹거나 날것으로 먹으면 위장(胃腸)을 해치거나, 복통 · 발열 · 구토 · 설사 · 경련을 일으킨다.

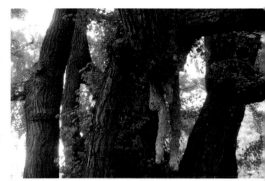
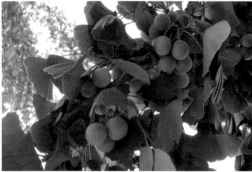
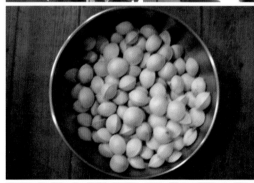
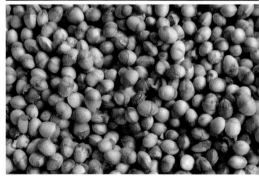

신경통 · 요통 · 견비통에 효능이 있는

음나무 *Kalopanax picyus*

생약명 해동피(海桐皮)—나무껍질을 말린 것,
해동수근(海桐樹根)—뿌리를 말린 것
이명 개두릅나무 · 엄나무 · 해동수근 · 엄목 ·
자추목 · 멍구나무 · 당음나무 · 해동목
분포 전국 각지, 산기슭 · 인가 부근

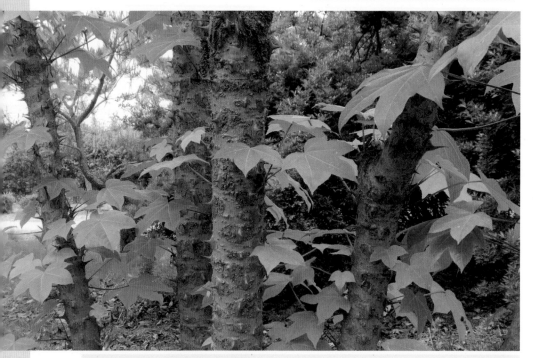

형태 · 음나무는 두릅나뭇과의 낙엽활엽교목으로 높이는 20~30m 정도이고, 잎은 어긋나고 원형으로서 가장자리가 손바닥 모양으로 5~9개로 깊게 갈라진다. 가장자리에 톱니가 있다. 줄기에는 억센 가시가 있다. 꽃은 7~9월에 햇가지 끝에 겹산형 꽃차례를 이루며 황록색으로 피고, 열매는 10월에 둥근 핵과로 여문다.

　　음나무의 가지에 달린 가시가 날카롭다 하여 '엄나무', 잡귀를 막는 나무로 여겨 '도깨비 방망이', 어린순을 두릅나무순처럼 먹기 때문에 '개두릅'이라 부른다. 식용 · 약용 · 관상용으로 가치가 크다. 어린순을 나물로 먹는다. 한방에선 나무껍질인 해동피를 약재로 쓴다. 약으로 쓸 때는 탕으로 쓰거나 술에 담가 마신다.

▶**한방** 나무껍질을 말린 것을 '해동피(海桐皮)', 뿌리를 말린 것을 '해동수근(海桐樹根)'이라 부른다. ▶**약성** 평온하며, 쓰고, 약간 맵다. ▶**주요 효능** 운동기계 · 소화기계 · 신경기계 질환에 효험 · 신경통 · 요통 · 관절염 · 구내염 · 타박상 · 종기 · 창종 · 견비통 · 당뇨병 · 신장병 · 위궤양 · 진통 · 풍치 ▶**약리 작용** 중추신경을 진정시키는 작용 ▶**이용** 신경통 · 요통에는 닭의 내장을 빼내 버리고 그 속에 음나무를 넣고 푹 고아서 그 물을 먹거나 음나무의 가지에 상처를 내어 진액을 받아 한 스푼 정도를 먹는다. 골절상에는 엄나무의 껍질을 골절상 부위를 감싸 준다. 근육통 · 관절염에는 음나무를 달인 물로 목욕을 한다.

산에 있는 약용 나무

약용

▶산나물 만들기

- 봄에 어린순을 뜯어 끓는 물에 살짝 데쳐서 나물로 무쳐 먹는다.

▶제철 음식 만들기

- 식용(어린순·나무껍질·뿌리껍질)·약용(나무껍질·뿌리껍질)
- 볶음 · 초고추장 · 쌈으로 먹는다.
- 가시가 있는 나뭇가지는 닭과 함께 가마솥에 넣고 푹 삶아서 보양식으로 먹는다.

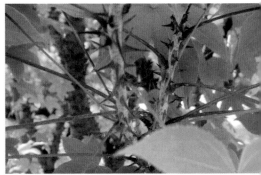

▶발효액 만들기

- 봄에 어린순을 따서 마르기 전에 용기에 넣고 재료의 양만큼 설탕을 붓고 100일 정도 발효시킨 후에 발효액 1에 찬물 3을 희석해서 음용한다.

▶약술 만들기

- 연중 나무껍질을 채취하여 적당한 크기로 잘라 용기에 넣고 소주(19도)를 부어 밀봉하여 3개월 후에 마신다.

▶약초 만들기

- 봄부터 여름 사이에 줄기를 채취하여 겉껍질과 하얀 속껍질을 긁어 내고 햇볕에 말려 쓴다.
- 연중 가지를 채취하여 적당한 크기로 잘라 햇볕에 말려 쓴다.

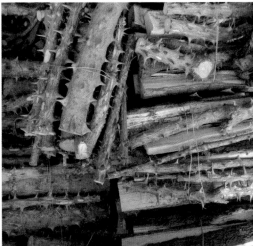

▶음나무 기름 만들기

1. 두 말 이상 들어가는 항아리를 두 개 준비한다.
2. 항아리에 굵은 음나무를 적당한 크기로 잘라 가득 넣고 입구를 삼베 두세 겹으로 막는다.
3. 항아리를 땅 속에 목만 나오도록 묻은 다음 새 끼줄로 친친 감고 그 위에 황토 진흙을 짓이겨 두껍게 바른다.
4. 주변에 바람막이를 설치한다.
5. 왕겨나 톱밥을 열 가마니를 붓고 1주일 이상 불을 붙여 태운다.
6. 항아리 밑에 고여 있는 기름을 용기에 담아 찬물에 희석해서 식용 · 약용으로 쓴다.

▶금기

- 해롭지는 않으나 병이 치유되면 중단한다.

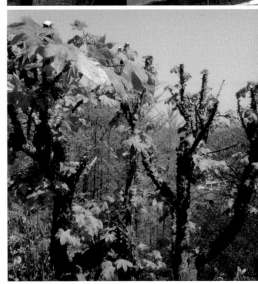

심신 불안 · 불면증에 효능이 있는

자귀나무 *Albizzia julibrissin*

생약명 합환피(合歡皮)-나무껍질을 말린 것 · 합환화(合歡花)-꽃을 말린 것
이명 소쌀나무 · 합환목 · 합혼수 · 야합수 · 여설목 · 야합화
분포 중부 이남, 산과 들

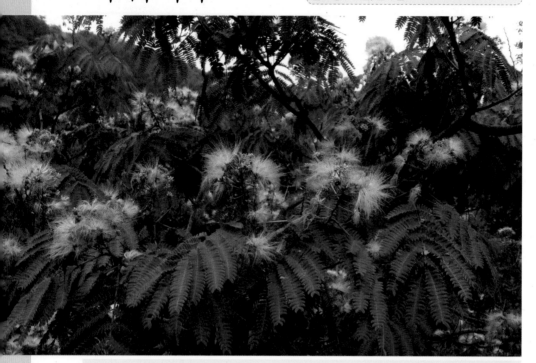

형태 · 자귀나무는 콩과의 낙엽활엽소교목으로 높이는 3~6m 정도이고, 잎은 어긋나고 2회 깃꼴겹잎으로 각각 20~40쌍씩 작은 잎이 달리고 가장자리가 밋밋하다. 꽃은 6~7월에 가지 끝이나 잎겨드랑이에 15~20개 정도인 붉은 수술이 산형 꽃차례를 이루며 연분홍색으로 핀다. 열매는 9~10월에 긴 타원형의 편평한 협과가 여문다. 꼬투리 속 1개에 5~6개의 씨가 들어 있다.

　자귀나무는 밤중에 잎이 접히는 모습이 부부 금실을 상징한다 하여 '음양합일목(陰陽合一木)', 또는 "합환수(合歡樹)', 소가 잘 먹는다 하여 '소쌀나무' 또는 '소밥나무', 콩깍지 같은 열매가 바람이 불면 흔들려 시끄러운 소리를 내기 때문에 '여설수'라 부른다. 식용보다는 약용 · 관상용으로 가치가 크다. 한방에서 나무껍질을 약재로 쓴다. 약으로 쓸 때는 탕으로 사용한다.

　▶**한방** 나무껍질을 말린 것을 '합환피(合歡皮)' · 꽃을 말린 것을 '합환화(合歡花)'라 부른다. ▶**약성** 평온하며, 달다. ▶**주요 효능** 부인과 · 신경기계 · 이비인후과 질환에 효험, 꽃은 불면증 · 건망증 · 요슬 산통 · 옹종 · 가슴이 답답한 증세 · 임파선염 · 인후통, 줄기껍질은 심신 불안 · 우울 불면 · 나력 · 골절상 · 습진 · 종기 · 관절염 · 창종 · 진통 ▶**약리 작용** 진통 작용 ▶**이용** 불면증 · 우울증에는 꽃을 채취하여 물에 달여 하루에 3번 공복에 복용한다. 어혈, 타박상에는 줄기를 달인 물을 마시고 환부에 바른다.

▶ **산나물 만들기**
- 봄에 어린순을 채취하여 끓는 물에 살짝 데쳐서 나물로 무쳐 먹는다.

▶ **제철 음식 만들기**
- 식용(꽃·잎)·약용(꽃·나무껍질·뿌리껍질)
- 양념 무침·국거리로 먹는다.
- 잎을 말려 가루향(抹香)으로 쓴다.

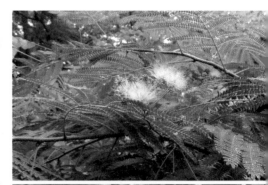

▶ **꽃차 만들기**
- 6~7월에 꽃이 피기 전에 따서 그늘에서 말린 후 밀폐 용기에 보관하여 찻잔에 2~3개를 넣고 뜨거운 물을 부어 2~3분간 우려낸 후 마신다.
- 나무껍질 10~15g을 물 600ml에 넣고 달여 엽차처럼 마신다.

▶ **발효액 만들기**
- 봄에 꽃이 피기 전에 어린순을 따서 마르기 전에 용기에 넣고 재료의 양만큼 설탕을 붓고 100일 정도 발효시킨 후에 발효액 1에 찬물 3을 희석해서 음용한다.

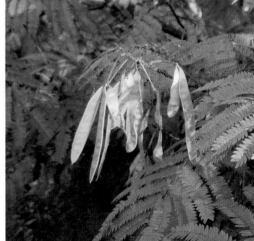

▶ **약초 만들기**
- 여름부터 가을 사이에 줄기와 가지의 껍질을 벗겨 햇볕에 말려 쓴다.
- 여름에 꽃을 채취하여 그늘에 말려 쓴다.

▶ **유사종**
- 작은 잎은 길이가 2~4.5cm, 너비 5~20cm인 왕자귀나무가 있다.

▶ **주의**
- 해롭지는 않으나 병이 치유되는 대로 중단한다.

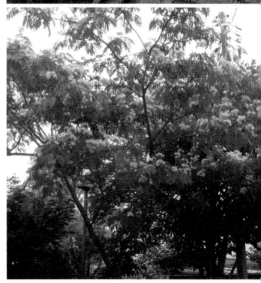

고혈압 · 축농증 · 비염에 효응이 있는

자목련 *Magnolia liliflora*

생약명 "목란화(木蘭花)—꽃을 말린 것.
    목란피(木蘭皮)—나무껍질을 말린 것
이명 옥란화 · 신치 · 방목 · 목필 · 보춘화·
분포 전국 각지, 관상용으로 재배

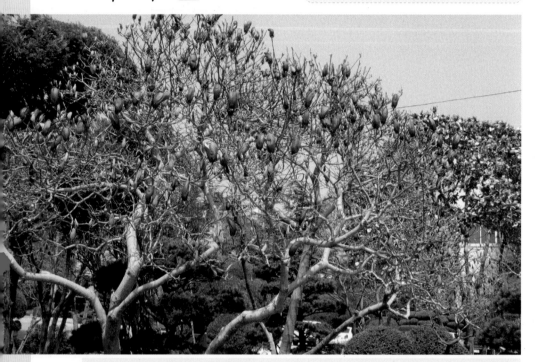

형태 · 자목련은 목련과의 낙엽활엽관목으로 높이는 10~15m 정도이고, 잎은 마주 나거나 어긋니고 달걀꼴 또는 타원형으로 끝이 뾰쪽하고 가장자리는 밋밋하다. 꽃은 4월에 잎보다 먼저 종처럼 생긴 진한 자주색으로 피고, 열매는 10월에 타원형의 골돌과로 여문다.

　자목련은 꽃이 피기 전에 꽃봉오리는 붓을 닮아 '목필(木筆)', 꽃 하나하나가 옥돌 같다고 하여 '옥수(玉樹)', 꽃 조각 모두가 향기가 있다 하여 '향린(香鱗)', 꽃봉오리는 임금에 대한 충절(忠節)의 상징으로 북녘을 바라보기 때문에 '북향화(北向花)'라 부른다. 식용보다는 약용 · 관상용으로 가치가 크다. 약으로 쓸 때는 탕으로 쓰거나 산제로 시용한다.

▶**한방** 꽃을 말린 것을 '목란화(木蘭花)', 나무껍질을 말린 것을 '목란피(木蘭皮)'라 부른다. ▶**약성** 서늘하며, 맵다. ▶**주요 효능** 통증 · 이비인후과 질환에 효험, 꽃봉오리(코막힘 · 비염 · 축농증 · 두통 · 거풍), 꽃(소염 · 익폐 화기 · 복통 · 불임), 두통 · 발모제 · 소염제 · 진통 · 치통 · 고혈압 ▶**약리작용** 혈압 강하 작용 · 자궁 흥분 작용 · 항균 작용 · 진통 작용 ▶**이용** 코 막힘 · 비염에는 꽃봉오리 10g을 달여서 먹거나 가루를 내어 콧속에 불어넣는다. 복통에는 꽃 10g을 달여서 먹는다.

▶자목련 꽃봉오리의 활용

- 식용(꽃봉오리) · 약용(꽃봉오리 · 나무껍질)
- 오가피+꾸지뽕+감초+대추+자목련 꽃을 배합하여 육수를 만들어 요리에 쓴다.

▶차 만들기

- 4월에 꽃이 피기 전에 꽃봉오리를 통째로 따서 잎을 펴서 말린 후 찻잔에 조금 넣고 뜨거운 물을 부어 1~2분 후에 꿀을 타서 마신다.

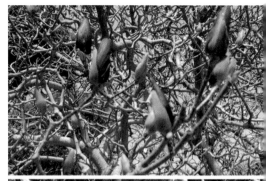

▶발효액 만들기

- 봄에 꽃봉오리를, 꽃이 활짝 피었을 때 채취하여 용기에 넣고 재료의 양만큼 설탕을 붓고 100일 정도 발효시킨 후에 발효액 1에 찬물 3을 희석해서 음용한다.

▶약술 만들기

- 10월에 익은 열매를 따서 용기에 넣고 19도의 소주를 부어 밀봉하여 3개월 후에 마신다.

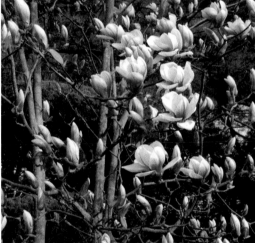

▶약초 만들기

- 봄에 꽃봉오리를, 꽃이 활짝 피었을 때 채취하여 그늘에 말려 쓴다.

▶금기

- 수피와 나무껍질 속에는 사리시보린의 유독 성분이 있다.

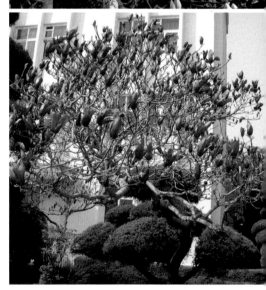

통풍·기관지염·신장병에 효능이 있는
자작나무 *Betula platyphylla var. japonica*

생약명 백화피(白樺皮)—줄기와 껍질을 말린 것.
화수액(樺水液)—수액
이명 화수피 · 화목피 · 백단 · 백화 · 붓나무
분포 북부지방(강원도), 깊은 산 양지

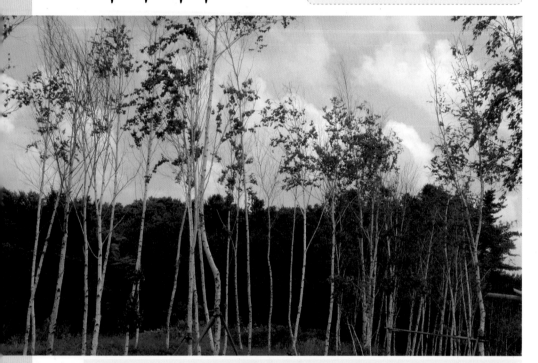

형태 · 자작나무는 자작나뭇과의 낙엽활엽교목으로 높이는 20m 정도이고, 잎은 짧은 가지에서는 어긋나고 긴 가지에서는 2개씩 나온다. 잎몸은 심각형 또는 마름모 모양의 달걀꼴로서 끝이 뾰쪽하고 가장자리에 거칠고 불규칙한 톱니가 있다. 꽃은 4~5월에 잎이 나오기 전 또는 잎과 함께 연한 분홍색으로 피고, 열매는 9~10월에 원통 모양의 견과로 여문다.

　자작나무는 나무껍질을 태울 때 자작자작하는 소리가 난다 하여 '자작나무'라 부른다. 나무껍질은 흰빛을 띠며 옆으로 얇게 종이처럼 벗겨진다. 식용보다는 약용 · 관상용 · 공업용으로 가치가 크다. 수액은 식용하거나 술을 만들어 먹는다. 한방에서 나무껍질을 화피(樺皮)라 하여 약재로 쓴다. 약으로 쓸 때는 탕으로 사용한다.

▶**한방** 줄기와 껍질을 말린 것을 '백화피(白樺皮)', 수액을 '화수액(樺水液)'이라 부른다. ▶**약성** 차며, 쓰다. ▶**주요 효능** 비뇨기 · 이비인후과 · 소화기계 질환에 효험, 통풍 · 간염 · 편도선염 · 자양 강장 · 강장 보호 · 기관지염 · 류머티즘 · 방광염 · 설사 · 습진 · 신장병 · 종독 · 진통 · 피부병 · 해수 ▶**약리 작용** 진통 작용 · 진해 작용 · 거담 작용 · 연쇄상 구균에 발육 억제 작용 ▶**이용** 통풍에는 자작나무의 수액을 꾸준히 마신다. 자양 강장에는 나무껍질 10~15g을 물에 달여 복용한다.

산에 있는 약용 나무

약용

▶지작나무의 활용
- 식용(수액) · 약용(나무껍질)
- 경칩을 전후해서 나무에 구멍을 내고 수액을 받아 마시거나 요리에 쓴다.

▶차 만들기
- 연중 나무껍질을 채취하여 햇볕에 말린 후 찻 잔에 조금 넣고 뜨거운 물을 부어 1~2분 후에 꿀을 타서 마신다.

▶발효액 만들기
- 4~5월에 잎을 채취하여 용기에 넣고 재료의 양만큼 설탕을 붓고 100일 정도 발효시킨 후에 발효액 1에 찬물 3을 희석해서 음용한다.

▶약술 만들기
- 연중 뿌리를 캐어 물로 씻고 물기를 뺀 다음 적 당한 크기로 잘라 용기에 넣고 19도의 소주를 부어 밀봉하여 3개월 후에 마신다.

▶약초 만들기
- 연중 나무껍질을 채취하여 벗겨 햇볕에 말려 쓴다.

▶금기
- 해롭지는 않으나 병이 치유되는 대로 중단한 다.

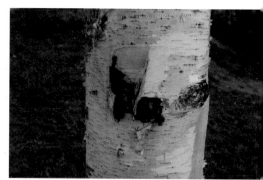
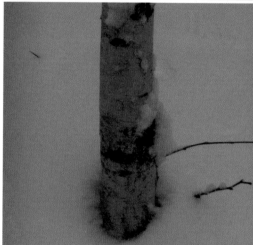
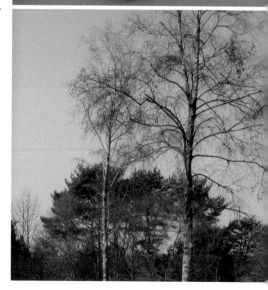

암 · 당뇨병 · 비만에 효능이 있는

비파나무 *Eriobotrya japonica*

생약명 비파엽(枇杷葉)—잎을 말린 것, 비파(枇杷)—씨
이명 파엽
분포 남부 지방(해안가)

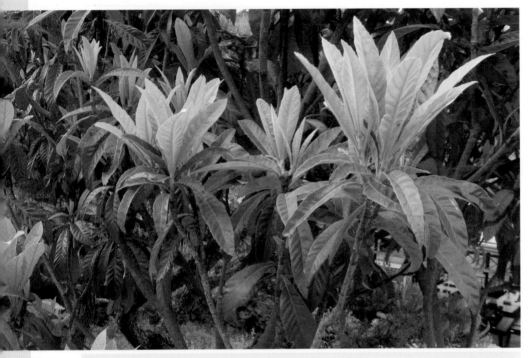

형태 • 비파나무는 장밋과의 상록활엽소교목으로 높이는 5m 정도이고, 잎은 어긋나고 넓은 댓잎피침형으로 끝이 뾰쪽하고 가장자리에 이빨 모양의 톱니가 있다. 꽃은 10~11월에 가지 끝에 원추 꽃차례로 흰색으로 피고, 열매는 꽃이 지고 다음해 6월경에 공 모양 또는 타원형의 황색으로 여문다.

비파나무는 중국 남부 지역이 원산지인 아열대 과수다. 우리나라에서는 남부 해안 지역에서 재배된다. 식용 · 약용 · 관상용으로 가치가 크다. 열매를 껍질째 먹을 수 있고, 한방에서 잎은 통증 완화에 쓴다. 열매에는 당분 · 비타민 A · B · C와 눈 건강에 도움이 되는 베타카로틴, 항산화 효과가 있는 폴리페놀 · 프로시아닌, 비만 예방에 효능이 있는 에피카테틴, 심혈관에 효능이 있는 코로소린산과 케르세틴이 함유되어 있다. 약으로 쓸 때는 탕으로 사용한다.

▶**한방** 잎을 말린 것을 '비파엽(枇杷葉)', 씨를 '비파(枇杷)'라 부른다. ▶**약성** 평온하며, 쓰다. ▶**주요 효능** 간경 · 방광경 · 심혈관 질환에 효험, 암(직장암 · 폐암 · 후두암), 당뇨병 · 고혈압 · 비만 · 진통 · 간염 · 거담 · 천식 · 견비통 · 고혈압 · 부인병 · 신장병 · 위통 · 화상 ▶**약리 작용** 항암 작용 · 혈당 강하 작용 · 진통 작용 · 혈압 강하 작용 ▶**이용** 당뇨병에는 씨 5~10g을 물에 달여 복용한다. 화상에는 익은 열매를 짓찧어 환부에 바른다.

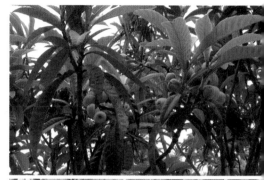

▶비파나무 열매의 활용
- 식용(잎 · 열매) · 약용(잎 · 씨)
- 과육이 연해 저장 기간이 짧고 껍질째 날것으로 먹는다.
- 잼 · 젤리 · 과자를 가공하여 먹는다.

▶차 만들기
- 가을에 꽃을 따서 그늘에 말린 후에 찻잔에 조금 넣고 뜨거운 물을 부어 1~2분 후에 꿀을 타서 마신다.

▶발효액 만들기
- 6월에 익은 열매를 따서 용기에 넣고 재료의 양만큼 설탕을 붓고 100일 정도 발효시킨 후에 발효액 1에 찬물 3을 희석해서 음용한다.

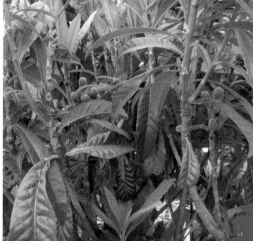

▶약술 만들기
- 6월에 익은 열매를 따서 용기에 넣고 19도의 소주를 부어 밀봉하여 3개월 후에 마신다.

▶약초 만들기
- 봄~여름에 잎을 따서 그늘에 말리고 가을에 열매를 따서 과육을 제거한 후에 씨를 햇볕에 말려 쓴다.

▶금기
- 해롭지는 않으나 병이 치유되는 대로 중단한다.

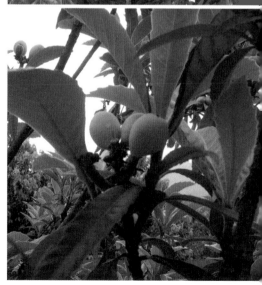

통풍 · 고혈압 · 대하증에 효능이 있는

종려나무 *trachycarpus excelsa*

생약명 직려(稷櫚)—열매를 말린 것, 종어(綜魚)—꽃
이명 종려 · 종수 · 종편
분포 제주도 · 남부 지방

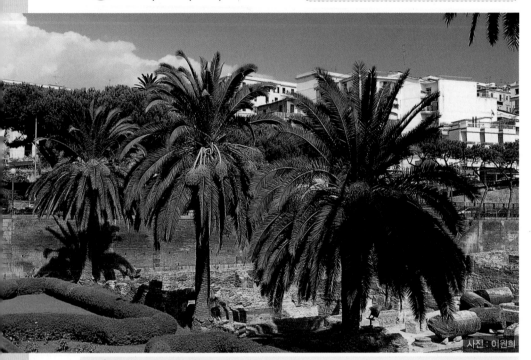

사진 : 이원희

형태 · 종려나무는 야자나뭇과의 상록교목으로 높이는 3~8m 정도이고, 잎은 줄기 끝에서 모여 나며 둥글고 광택이 있다. 잎몸이 부챗살 모양으로 중심 가까이까지 갈라진다. 갈라진 조각은 맥을 중심으로 접힌다. 꽃은 5~6월에 잎 사이에서 나온 꽃은 꽃줄기에서 수상 꽃차례로 달려 밑으로 처져 황색으로 피고, 열매는 10월경 암나무에 둥근 핵과로 여문다.

종려나무는 일본 규슈 지방이 원산지여서 일본산 종려라는 뜻으로 '왜종려(倭綜櫚)'라 부른다. 식용 · 약용 · 관상용 · 가로수로 가치가 크다. 꽃은 요리에 쓰고, 한방에서 열매인 직려(稷櫚)는 약재로 쓴다. 약으로 쓸 때는 탕으로 사용하며, 술에 담가 마신다.

▶**한방** 열매를 말린 것을 '직려(稷櫚)', 꽃을 '종어(綜魚)'라 부른다. ▶**약성** 따뜻하며, 맵다. ▶**주요 효능** 호흡기계 · 운동기계 · 이비인후과 질환에 효험, 고혈압 · 골절 · 대하증 · 반신 불수 · 부종 · 설사 · 신장염 · 음종(남성 외음부 부종) · 임질 · 출혈 · 토혈 · 통풍 ▶**약리 작용** 혈압 강하 작용 ▶**이용** 고혈압에는 잎과 줄기껍질 5~6g을 물에 달여 복용한다. 음종에는 잎을 달인 물로 환부를 씻는다.

▶종려나무 열매의 활용

· **식용**(익은 열매) · **약용**(익은 열매 · 씨)

· 10월경에 익은 열매를 따서 과육을 날것으로 먹는다.

· 열매로 잼 · 주스를 만들어 먹는다.

▶차 만들기

· 5~6월에 꽃을 따서 그늘에 말린 후에 찻잔에 조금 넣고 뜨거운 물을 부어 1~2분 후에 꿀을 타서 마신다.

▶발효액 만들기

· 10월경에 익은 열매를 따서 용기에 넣고 재료의 양만큼 설탕을 붓고 100일 정도 발효시킨 후에 발효액 1에 찬물 3을 희석해서 음용한다.

▶약술 만들기

· 10월경에 익은 열매를 따서 용기에 넣고 19도의 소주를 부어 밀봉하여 3개월 후에 마신다.

▶약초 만들기

· 10월경에 익은 열매를 따서 과육을 제거한 후에 씨를 햇볕에 말려 쓴다.

▶금기

· 해롭지는 않으나 병이 치유되는 대로 중단한다.

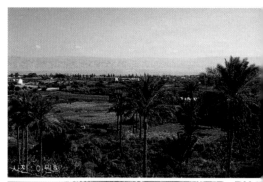

사진 : 이원희

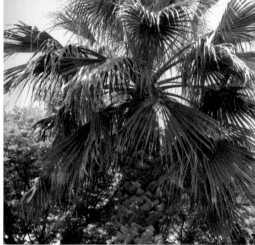

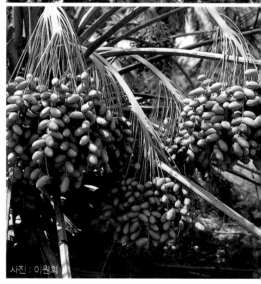

사진 : 이원희

주목 *Thuja orientalis*

생약명 자삼(紫杉) · 일위엽(一位葉) · 주목(朱木) · 적백송(赤柏松)—잎과 가지를 말린 것. 주목실(朱木實)—씨
이명 적목 · 경목 · 노가리나무
분포 전국 각지, 고산지대

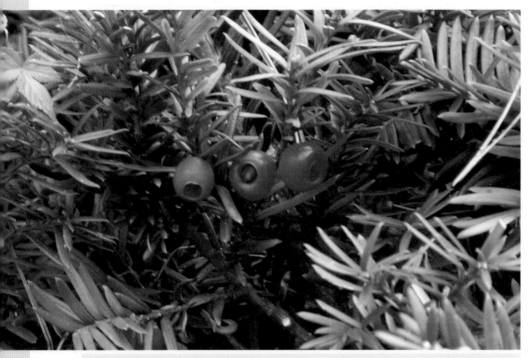

형태 · 주목은 주목과의 상록활엽교목으로 높이는 20m 정도이고, 잎은 선형이며 깃처럼 2줄로 배열한다. 꽃은 암수 한 그루로 4월에 잎 겨드랑이에 1송이씩 피며, 수꽃은 갈색이고 비늘 조각에 싸이며, 암꽃은 달걀 모양의 1~2개씩 녹색으로 핀다. 열매는 9월에 달걀 모양의 핵과로 여문다.

주목은 '살아서 천 년, 죽어서 천 년을 산다'는 장수목(長壽木)으로 해발 1,000m 넘는 정상이나 능선에서 자란다. 나무의 줄기가 붉은색을 띠어 붉을 '朱' 자에 나무 '木' 자를 쓰기 때문에 '주목(朱木)'이라 부른다. 식용 · 약용 · 공업용으로 가치가 크다. 열매는 식용한다. 한방에서 씨를 주목실(朱木實)이라 하여 약재로 쓴다. 잎에서 항암제인 성분이 '탁솔(taxol)'을 추출한다. 약으로 쓸 때는 탕으로 쓰거나 술에 담가 마신다.

▶**한방** 잎과 가지를 말린 것을 '자삼(紫杉) · 일위엽(一位葉) · 주목(朱木) · 적백송(赤柏松)'이라 부른다. ▶**약성** 서늘하며, 달고, 쓰다. ▶**주요 효능** 항암 의약품, 비뇨기계 질환에 효험, 암(대장암 · 방광암 · 식도암 · 위암 · 유방암 · 자궁암 · 전립선암 · 폐암 · 피부암), 당뇨병 · 신장병 · 소변 불리 · 부종 · 월경 불순 · 유종 · 이뇨 · 통경 ▶**약리 작용** 항암 작용 · 혈당 강하 작용 ▶**이용** 민간에서 위암에는 햇순이나 덜 익은 열매를 채취하여 1회 8~10g씩 달여서 10일 이상 하루 2~3회 복용한다. 당뇨병에는 껍질을 말린 약재를 1회 3g을 달여 하루에 3~4회 나누어 복용한다.

▶산나물 만들기

- 봄에 어린순을 채취하여 쓴맛을 제거한 후에 끓는 물에 살짝 데쳐서 나물로 무쳐 먹는다.

▶제철 음식 만들기

- 식용(꽃 · 붉은색 가종피) · 약용(잎 · 가지)
- 붉은색 가종피를 밥에 넣어 먹는다.

▶발효액 만들기

- 9월에 익은 열매를 따서 재료의 양만큼 설탕을 붓고 100일 정도 발효시킨 후에 발효액 1에 찬물 3을 희석해서 음용한다.

▶차 만들기

- 9월에 익은 열매를 따서 햇볕에 말린 후 찻잔에 2~3개를 넣고 뜨거운 물로 우려낸 후 마신다.

▶주목주 만들기

- 봄에 잎은 그대로, 가을에 가지를 채취하여 적당한 크기로 잘라 용기에 넣고 소주(19도)를 부어 밀봉하여 3개월 후에 마신다.

▶약초 만들기

- 가을에 잎과 가지를 채취하여 햇볕에 말려 쓴다.

▶금기

- 잎과 씨앗에는 알칼로이드 계통의 탁신(taxin)이라는 유독 성분이 있어 혈압 강하 또는 심장을 정지시키는 부작용을 일으킨다.
- 함부로 상복하면 중독성의 위험이 있고, 혈압을 떨어뜨리는 작용이 있기 때문에 주의를 요한다.

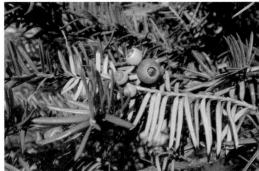
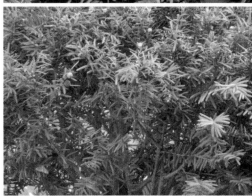
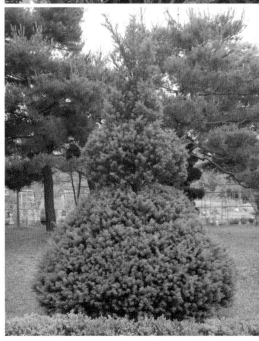

고혈압·신경통·관절염에 효능이 있는

만병초 *Rhododendron brachycarpum*

생약명 석남엽(石南葉)–잎을 말린 것
이명 홍수엽 · 풍약 · 떡갈나무 · 들쭉나무
분포 북부 지방 · 강원도 · 지리산 · 울릉도 · 고산 지대

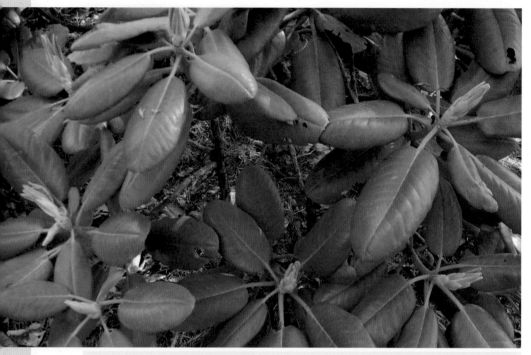

형태 • 만병초는 진달랫과의 상록활엽관목으로 높이는 4m 정도이고, 잎은 어긋나고 가지 끝에서는 5~7개가 모여 나고 타원형 또는 피침형이며 가장자리는 밋밋하다. 꽃은 7월에 가지 끝에 10~20개가 달리고 7~8월에 흰색 · 붉은색 · 노란색으로 피고, 열매는 9~10월에 삭과로 여문다.

'만 가지 병'을 고친다 하여 '만병초(萬病草)', 꽃향기가 칠 리(七里)를 간다 하여 '칠리향이라 부른다. 만병초는 사계절 녹색을 유지하고 겨울에는 잎을 둥글게 말아 자신을 보호한다. 잎의 안드로메도톡신 성분은 독성이 강해 한꺼번에 과량 섭취하면 치명적이지만, 소량을 복용하면 혈압을 낮춰 준다. 약으로 쓸 때는 탕으로 사용하며 술에 담가 마신다.

▶**한방** 잎을 말린 것을 '석남엽(石南葉)'이라 부른다. ▶**약성** 평온하며 맵고 쓰다. ▶**주요 효능** 허약체질 · 순환계 · 호흡기 질환에 효험, 신경통 · 고혈압 · 생리통 · 월경 불순 · 관절염 · 관절통 · 요배 산통 · 불임증 · 월경 불순 · 이뇨 · 진통 · 양기 부족 ▶**약리 작용** 혈압 강하 작용 · 항염 작용 ▶**이용** 고혈압에는 말린 약재를 1회 2~4g씩 달여 식후에 복용한다. 관절통 · 요배 산통에는 잎을 달인 물로 목욕을 한다.

▶**만병초의 활용**

· 식용(꽃) · 약용(잎 · 줄기 · 뿌리)

· 오가피+꾸지뽕+감초+대추+만병초 뿌리를 배합하여 육수를 만들어 요리에 쓴다.

▶**발효액 만들기**

· 연중 잎을 따서 용기에 넣고 재료의 양만큼 설탕을 붓고 100일 정도 발효시킨 후에 발효액 1에 찬물 3을 희석해서 음용한다.

▶**부부화합주 만들기**

· 연중 잎을 따서 마르기 전에 용기에 넣고 소주(19도)를 부어 밀봉하여 3개월 후에 마신다.

▶**약초 만들기**

· 연중 잎을 따서 햇볕에 말려 쓴다.

▶**동속의 약초**

· 노랑만병초 : 북부 지방에서 자생한다.

· 홍만병초 : 짙은 홍색의 꽃이 핀다.

▶**금기**

· 잎에는 안드로메도톡신의 독성이 있기 때문에 한꺼번에 많이 먹지 않는다.

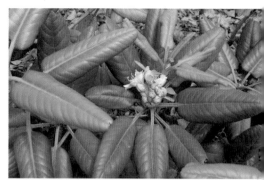
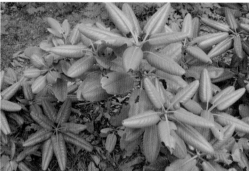
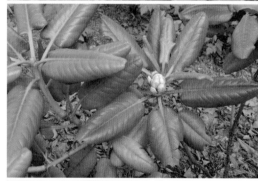
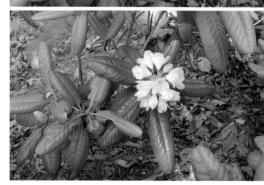

암 · 고혈압 · 기관지염에 효능이 있는

참나무겨우살이 *Loranthus yadoriki*

생약명 조산백(照山白)—전초와 가지를 말린 것
이명 조맥두견
분포 참나무가 많은 곳

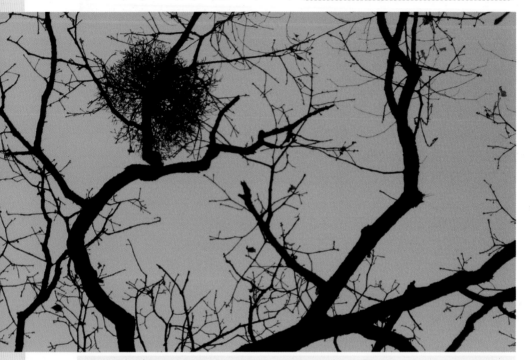

형태 · 참나무겨우살이는 참나뭇과의 상록기생관목으로 높이는 40~60cm 정도이고, 잎은 마주 나거나 어긋나고 넓은 달걀꼴이고 가죽질이다. 밑은 둥글고 끝은 뭉뚝하며 가장자리에 톱니가 없다. 꽃은 9~12월에 잎 겨드랑에서 나온 2~3개의 꽃자루의 끝에 1개씩 달려 피고, 열매는 겨울이 지나서 타원형의 핵과로 여문다.

참나무겨우살이는 참나무 · 밤나무 · 구실잣밤나무 · 동백나무 · 후박나무 · 생달나무 · 배나무의 중간 혹은 끝 가지에 붙어서 기생하며 겉모습이 마치 보리수처럼 생겼다. 식용 · 약용 · 관상용으로 가치가 크다. 잎과 가지는 차로 먹는다. 한방에서 고혈압 · 기관지염에 다른 약재와 처방한다. 약으로 쓸 때는 탕으로 사용한다. 술에 담가 마신다.

▶**한방** 전초와 가지를 말린 것을 '조산백(照山白)'이라 부른다. ▶**약성** 차며, 쓰다. ▶**주요 효능** 암 · 운동계 · 소화기 질환에 효험, 암 · 강정제 · 고혈압 · 경련 · 골절증 · 기관지염 · 통풍 · 요통 · 현훈증 ▶**약리 작용** 항암 작용 · 진통 작용 · 혈압 강하 작용 ▶**이용** 암에는 잎과 가지를 햇볕에 말린 후 2~3g을 물에 달여 복용한다. 고혈압에는 잎을 물에 달여 복용한다.

산에 있는 약용 나무

약용

▶ 산나물 만들기

- 봄에 갓 나온 어린순을 채취하여 하룻밤 찬물에 담근 후 쓴맛을 제거하고 끓는 물에 살짝 데쳐서 나물로 무쳐 먹는다.

▶ 제철 음식 만들기

- 식용(잎·줄기)·약용(잎·줄기)
- 오가피+꾸지뽕+감초=대추+참나무겨우살이를 배합하여 육수를 만들어 요리에 쓴다.

▶ 차 만들기

- 겨울과 봄에 잎과 줄기를 채취하여 햇볕에 말린 후 적당한 크기로 잘라 물에 달여 우려내어 마신다.

▶ 발효액 만들기

- 겨울과 봄에 잎과 줄기를 채취하여 용기에 넣고 재료의 양만큼 설탕을 붓고 100일 정도 발효시킨 후에 발효액 1에 찬물 3을 희석해서 음용한다.

▶ 약술 만들기

- 겨울과 봄에 잎과 줄기를 채취하여 용기에 넣고 19도의 소주를 부어 밀봉하여 3개월 후에 마신다.

▶ 약초 만들기

- 겨울과 봄에 잎과 줄기를 채취하여 햇볕에 말려 쓴다.

▶ 금기

- 미량의 독성이 있어 복용할 때 반드시 기준량을 지킨다.

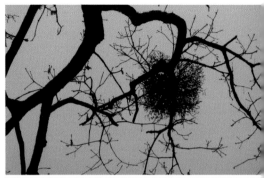

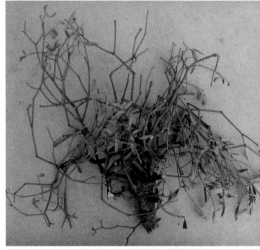

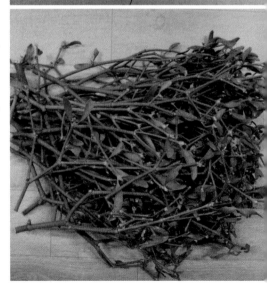

통풍·수은 중독·금연에 효능이 있는

청미래덩굴 *Smilax china*

생약명 토복령(土茯苓)-뿌리를 말린 것,
금강엽(金剛葉)-잎을 말린 것, 금강과(金剛果)
-열매를 말린 것, 중국에서는 발계(菝葜)
이명 명감나무·맹감나무·망개나무·산귀래·종기시나무
분포 전국 각지, 산지의 숲 가장자리

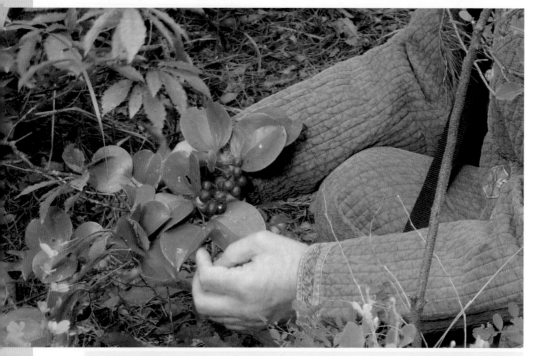

형태·청미래덩굴은 백합과의 낙엽활엽덩굴나무로 길이는 2~3m 정도이고, 돌이 많은 야산이나 산기슭에 바위틈이나 큰 나무 사이에 뿌리를 잘 내린다. 잎은 어긋나고 타원형이며 끝이 뾰족하며 가장자리는 밋밋하다. 줄기에 갈고리 같은 가시가 있다. 꽃은 4~5월에 잎 겨드랑이에 모여 산형 꽃차례를 이루며 황록색으로 피고, 열매는 9~10월에 둥근 장과로 여문다.

청미래덩굴의 열매로 병을 고쳤다 하여 '명과(明果)', 넉넉한 요깃거리가 된다 하여 '우여량(禹餘糧)', 병에 걸려 죽게 된 사람이 먹고 병이 나아 산에서 돌아왔다 하여 '산귀래(山歸來)'라 부른다. 식용·약용·장식용으로 가치가 크다. 어린순은 나물로, 열매를 먹는다. 약으로 쓸 때는 탕으로 쓰거나 산제 또는 환제로 사용하며, 술에 담가 먹는다.

▶**한방** 뿌리를 말린 것을 '토복령(土茯苓)', 잎을 말린 것 '금강엽(金剛葉)', 열매를 말린 것을 '금강과(金剛果)'라 부른다. ▶**약성** 평온하며, 달다. ▶**주요 효능** 염증·부종에 효험, 중독(수은·약물)·매독·임질·암·악성 종양·관절염·근골 무력증·대하증·부종·소변 불리·야뇨증·요독증·타박상·통풍·피부염·이뇨·근육 마비 ▶**약리 작용** 살충 작용 ▶**이용** 무릎 관절염에는 뿌리를 캐서 물로 씻고 15g+목단 5g을 배합해서 물에 달여서 하루에 3번 공복에 복용한다. 화상에는 잎을 짓찧어 즙을 환부에 붙인다.

산에 있는 약용 나무

약용

▶**산나물 만들기**
- 봄에 막 나온 어린싹을 뜯어 2~3일간 물에 담가 쓴맛을 제거한 후에 끓는 물에 살짝 데쳐 나물로 무쳐 먹는다.

▶**제철 음식 만들기**
- 식용(잎·열매·뿌리)·약용(잎·열매·뿌리)
- 봄에 어린순을 따서 나물 무침·쌈으로 먹는다.
- 잎으로 떡·튀김으로 먹는다.

▶**차 만들기**
- 가을에 뿌리를 캐서 물로 씻고 적당한 크기로 잘라 2~3일 정도 물에 담가 쓴맛을 제거한 후에 잘게 썰어 물에 달여 엽차처럼 마신다.
- 재료의 양만큼 설탕을 붓고 100일 정도 발효시킨 후에 발효액 1에 찬물 3을 희석해서 음용한다.

▶**토복령주 만들기**
- 가을에 뿌리를 캐서 물로 씻고 적당한 크기로 잘라 2~3일 정도 물에 담가 쓴맛을 제거한 후에 용기에 넣고 19도의 소주를 부어 밀봉하여 3개월 후에 마신다.

▶**약초 만들기**
- 여름에 잎를 채취하여 그늘에 말려 쓴다.
- 가을에 열매와 뿌리를 채취하여 햇볕에 말려 쓴다.

▶**금연**
- 잎을 담배처럼 말아 불을 붙여 한두 달 정도 피우게 되면 금단 현상 없이 금연을 할 수 있다.

▶**금기**
- 장복하면 떫은맛이 있어 변비가 생길 수 있다.

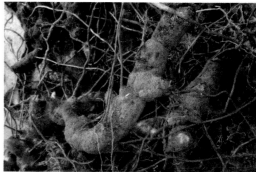

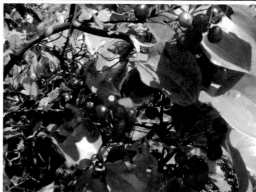

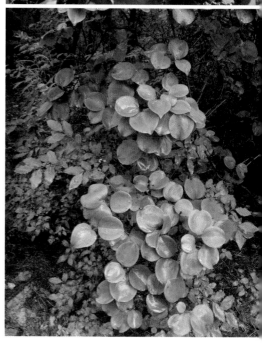

관절염 · 요통 · 신경통에 효능이 있는

청가시덩굴 *Smilax sieboldii*

생약명 점어수(粘魚鬚)—뿌리를 말린 것
이명 용수채 · 가시나무 · 종가시나무 · 종미래 ·
   청경계 · 청밀개덤불
분포 전국 각지, 산기슭 · 숲 속

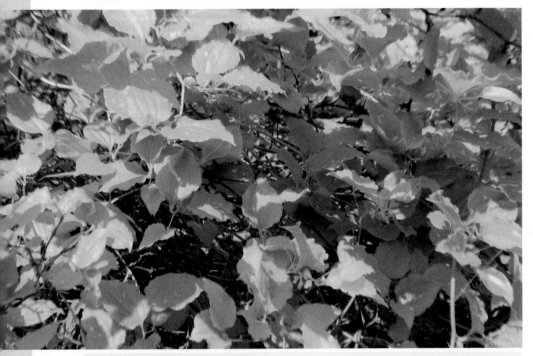

형태 • 청가시덩굴은 백합과의 낙엽활엽덩굴나무로 길이는 5m 정도이고, 잎은 어긋나고 달걀 모양의 타원형 심장형으로 얇고 윤기가 있고 가장자리가 물결 모양이고 끝이 뾰족하다. 꽃은 6월에 잎 겨드랑이에서 산형 꽃차례를 이루며 황록색으로 피고, 열매는 9~10월에 둥근 장과로 여문다.

  청가시덩굴의 원줄기는 녹색이며 능산과 가는 가시가 있다. 가지에는 녹색 바탕에 검은 반점이 있다. 식용 · 약용으로 가치가 크다. 어린잎은 나물로 먹는다. 약으로 쓸 때는 탕으로 쓰거나 산제 또는 환제로 사용하며, 술에 담가 마신다.

▶**한방** 뿌리를 말린 것을 '점어수(粘魚鬚)'라 부른다. ▶**약성** 평온하며, 달다. ▶**주요 효능** 운동기계 · 신경계 질환에 효험, 관절염 · 요통 · 신경통 · 진통 · 창종 · 어혈 · 치통 · 풍습 · 행혈 ▶**약리 작용** 진통 작용 ▶**이용** 관절염에는 뿌리 5~6g을 물에 달여 복용한다. 어혈에는 전초를 채취하여 짓찧어 환부에 붙인다.

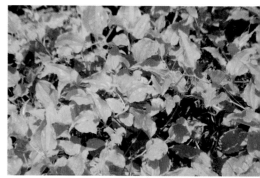

▶산나물 만들기

· 봄에 어린순을 채취하여 끓는 물에 살짝 데쳐
  서 나물로 무쳐 먹는다.

▶제철 음식 만들기

· 식용(어린순·열매)·약용(열매·뿌리)

· 오가피+꾸지뽕+감초+대추+청가시덩굴 뿌리
  를 배합하여 육수를 만들어 요리에 쓴다.

▶차 만들기

· 9~10월에 익은 열매를 따서 햇볕에 말린 후 찻
  잔에 3~5개를 넣고 뜨거운 물을 부어 1~2분
  후에 꿀을 타서 마신다.

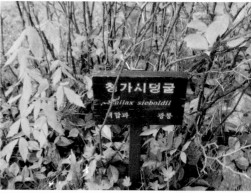

▶발효액 만들기

· 봄에 어린순을 채취하여 용기에 넣고 재료의
  양만큼 설탕을 붓고 100일 정도 발효시킨 후에
  발효액 1에 찬물 3을 희석해서 음용한다.

▶약술 만들기

· 9~10월에 익은 열매를 따서 용기에 넣고 19도
  의 소주를 부어 밀봉하여 3개월 후에 마신다.

▶약초 만들기

· 연중 뿌리를 수시로 캐어 햇볕에 말려 쓴다.

▶금기

· 해롭지는 않으나 병이 치유되는 대로 중단한
  다.

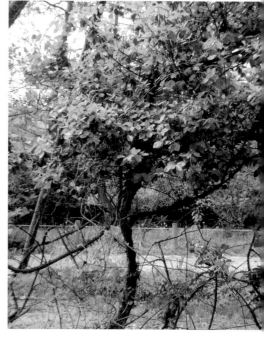

자양 강장·불면증·신체 허약에 효능이 있는

측백나무 *Thuja orientalis*

생약명 측백엽(側柏葉)—어린 가지의 잎을 말린 것.
백자인(柏子仁)—씨
이명 측백자·백자인·강백
분포 전국 각지, 경북(대구·울진)·
충북(단양·진천)의 산지 벼랑틈

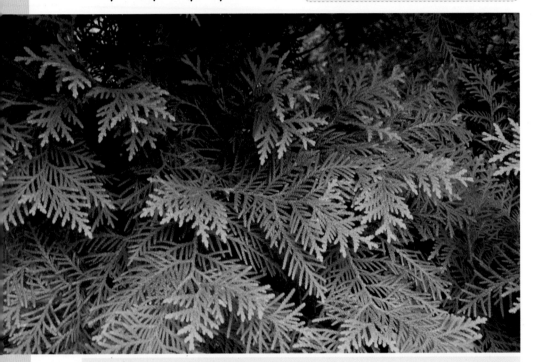

형태 • 측백나무는 측백나뭇과의 상록교목으로 높이는 20m 정도이고, 잎은 작은 비늘 모양의 뾰쪽한 잎들이 다닥다닥 붙어 마주 난다. 꽃은 4월에 암수 한 그루. 수꽃은 전년도 가지 끝에 1개씩 달리며 둥글고 달걀 모양의 수꽃과 암꽃이 한 나무에 자갈색으로 피고, 열매는 9~10월에 난과형의 구과로 여문다.

가지가 수직 방향으로 벌어져 발달한다 하여 '측백'이라 부른다. 식용보다는 약용·관상용·울타리용으로 가치가 크다. 잎에는 정유와 히노키티올(Hinokitiool)을 함유하고 있어 장출혈·혈변이 있을 때 지혈제로 쓰고, 측백나무에는 신경 쇠약과 불면증에 효능이 있는 '백자인'이 들어 있다. 약으로 쓸 때는 탕으로 사용하거나 술에 담가 마신다.

▶**한방** 잎을 말린 것을 '측백엽(側柏葉)', 씨를 '백자인(柏子仁)'이라 부른다. ▶**약성** 서늘하며, 맵고, 약간 쓰다. ▶**주요 효능** 소화기계·혈증 질환에 효험, 신장·심장·냉증, 잎(신체 허약·지혈·거풍·소염·이하선염), 뿌리줄기(데었을 때·모발), 종자(자양 강장·진정·불면증·변비) ▶**약리 작용** 진해 작용 ▶**이용** 자양 강장에는 잎 또는 씨앗 10g을 달여서 먹는다. 불면증에는 씨앗 10g을 달여서 먹는다.

▶ **측백나무의 활용**
- 식용(잎) · 약용(잎 · 뿌리줄기 · 종자)
- 오가피+꾸지뽕+감초+대추+측백나무잎을 배합하여 육수를 만들어 요리에 쓴다.

▶ **차 만들기**
- 측백나무 씨앗을 따서 햇볕에서 말려서 가루를 내어 물에 타서 먹거나, 다관이나 주전자에 백자인 20g을 넣고 약한 불로 끓여서 우려낸 후 식혀서 먹는다. 찻잔에 넣고 뜨거운 물을 부어 1~2분 후에 꿀을 타서 마신다.

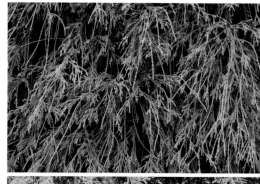

▶ **발효액 만들기**
- 9~10월에 열매를 따서 용기에 넣고 재료의 양만큼 설탕을 붓고 100일 정도 발효시킨 후에 발효액 1에 찬물 3을 희석해서 음용한다.

▶ **약초 만들기**
- 봄에 잎을 채취하여 그늘에, 가을에 씨앗을 따서 햇볕에 말려 쓴다.

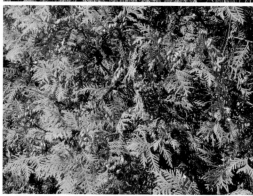

▶ **백자인주(柏子仁酒) 만들기**
- 9~10월에 열매를 따서 용기에 넣고 19도의 소주를 부어 밀봉하여 3개월 후에 마신다.

▶ **구분**
- 백자인주(柏子仁酒) : 씨앗으로 담근 술
- 백자주(柏子酒) : 잎으로 담근 술

▶ **금기**
- 복용 중에 국화 · 대황 · 소리쟁이는 금한다.

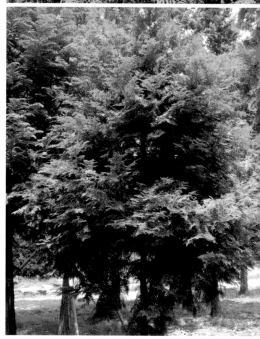

관절염 · 담 · 류머티즘에 효능이 있는
팔손이 *Fatsia japonica*

생약명 팔각금반(八角金盤)—뿌리껍질을 말린 것
이명 팔손이나무
분포 거제도 · 남해안 · 남부 섬 지방

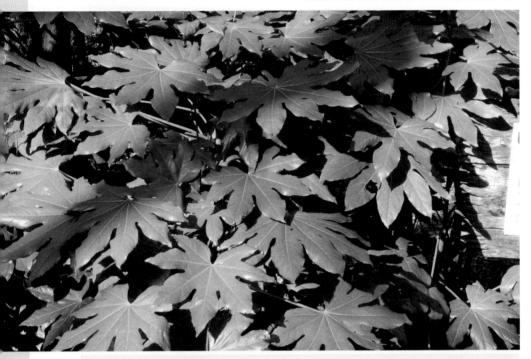

형태 · 팔손이는 두릅나뭇과의 상록활엽관목으로 높이는 2~3m 정도이고, 잎은 어긋나고 큰 잎이 긴 잎자루에 붙어 가지 끝에 모여 달린다. 잎몸은 7~9개씩 손바닥 모양으로 깊게 갈라져 단풍잎 모양으로 되고 끝이 날카로우며 가장자리에 톱니가 있다. 꽃은 10~11월에 가지 끝에 자잘한 꽃이 산형 꽃차례를 이루며 흰색으로 피고, 열매는 이듬해 5월에 둥근 장과로 여문다.

팔각금반 또는 팔손이나무라 부른다. 손바닥처럼 생긴 잎이 8개로 갈라졌다 하여 '팔손이'라 부른다. 팔손이는 한국과 일본이 원산지이다. 겨울에 잎이 아름다워 관상 용으로 재배한다. 식용보다는 약용 · 관상용으로 가치가 크다. 꽃에서 향기가 난다. 약으로 쓸 때는 달이거나 욕조제로 사용한다.

▶**한방** 뿌리껍질을 말린 것을 '팔각금반(八角金盤)'이라 부른다. ▶**약성** 서늘하며, 쓰다. ▶**주요 효능** 신경기계 · 부인과 질환에 효험, 관절염 · 담 · 류머티즘 · 해수 · 천식 · 척추 질환 · 소염제 ▶**약리 작용** 항염 작용 ▶**이용** 천식에는 뿌리껍질 5~6g을 물에 달여 복용한다. 관절염에는 뿌리껍질을 달인 물로 목욕을 한다.

산에 있는 약용 나무

약용

▶**팔손이의 활용**
- 식용(열매 · 뿌리껍질) · 약용(뿌리껍질)
- 오가피+꾸지뽕+감초+대추+팔손이 뿌리껍질을 배합하여 육수를 만들어 요리에 쓴다.

▶**차 만들기**
- 5월에 열매를 따서 햇볕에 말린 후 찻잔에 조금 넣고 뜨거운 물을 부어 1~2분 후에 꿀을 타서 마신다.

▶**발효액 만들기**
- 봄에 잎을 채취하여 용기에 넣고 재료의 양만큼 설탕을 붓고 100일 정도 발효시킨 후에 발효액 1에 찬물 3을 희석해서 음용한다.

▶**약술 만들기**
- 5월에 열매를 따서 용기에 넣고 19도의 소주를 부어 밀봉하여 3개월 후에 마신다.

▶**약초 만들기**
- 연중 뿌리껍질을 캐어 햇볕에 말려 쓴다.

▶**금기**
- 식용보다는 욕조에 풀어 쓰는 게 좋다.

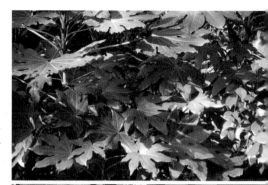
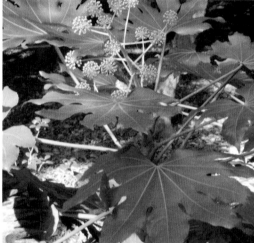
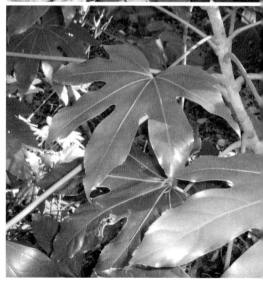

저혈압 · 불면증 · 빈혈에 효능이 있는

명자나무 *Chaenomeles speciosa*

생약명 노자(櫨子) · 사자(樝子)—열매를 말린 것
이명 백해당 · 모자예목과 · 산당화 · 화목과 ·
　　목과실 · 청자 · 가시덕이
분포 전국 각지, 인가 부근 식재

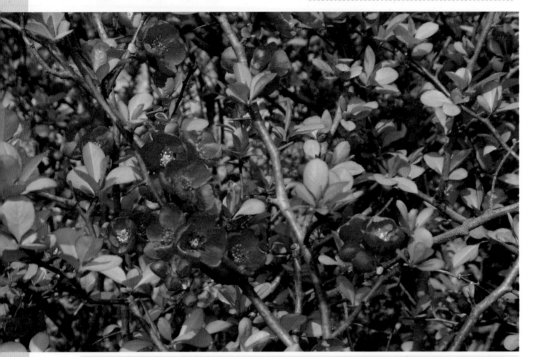

형태 · 명자나무는 장밋과의 낙엽활엽관목으로 높이는 2~3m 정도이고, 잎은 어긋나고 타원형이며 가장자리에 톱니가 있다. 꽃은 4~5월에 짧은 가지 끝에 1개 또는 여러 개가 붉은색으로 피고, 열매는 7~8월에 타원형의 이과로 여문다.

　명자나무는 이름이 다양하다. 경기도에서는 '아가씨꽃' 또는 '애기씨꽃', 전라도에서는 '산당화'라 부른다. 식용 · 약용 · 관상용으로 가치가 크다. 열매는 식용 · 약용으로 쓰인다. 열매에는 'malic acid'라는 성분이 함유되어 있다. 약으로 쓸 때는 주로 탕으로 쓰거나 산제 또는 환제로 사용하며, 술에 담가 마신다.

▶**한방** 열매를 말린 것을 '노자(櫨子) · 사자(樝子)'라 부른다. ▶**약성** 따뜻하며, 시다 ▶**주요 효능** 출혈 · 신경기계 · 소화기계 질환에 효험, 저혈압 · 불면증 · 근육 경련 · 수종 · 이질 · 곽란 · 근육통 · 진통 · 빈혈증 · 위염 · 장출혈 · 주독 · 담 · 해수 · 구토 · 요통 · 설사 ▶**약리 작용** 진통 작용 ▶**이용** 근육 경련에는 말린 약재를 1회 1~3g씩 달여서 복용한다. 저혈압 · 자양 강장 · 불면증에는 생열매로 술을 담가 자기 전에 한 잔을 마신다.

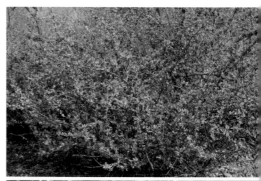

▶명자나무 열매의 활용
- 식용(꽃·열매)·약용(열매)
- 오가피+꾸지뽕+감초+대추+명자나무 열매를 배합하여 육수를 만들어 요리에 쓴다.

▶꽃차 만들기
- 4~5월에 꽃을 따서 그늘에서 말려 방습제를 넣은 밀폐 용기에 보관하여 찻잔에 3송이를 넣고 끓은 물을 부어 마신다.

▶발효액 만들기
- 7~8월에 익은 열매를 따서 용기에 넣고 재료의 양만큼 설탕을 붓고 100일 정도 발효시킨 후에 발효액 1에 찬물 3을 희석해서 음용한다.

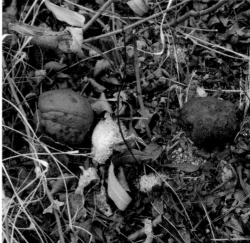

▶약술 만들기
- 7~8월에 익은 열매를 따서 용기에 넣고 소주(19도)를 부어 밀봉하여 3개월 후에 마신다.

▶약초 만들기
- 7~8월에 열매가 익기 전에 푸른 열매를 따서 쪼개어 그늘에 말려 쓴다.

▶금기
- 해롭지는 않으나 병이 치유되면 중단한다.

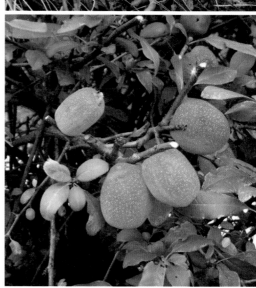

고혈압 · 관절염 · 혈액 순환에 효능이 있는

향나무 *Juniperus chinensis*

생약명 회백엽(檜栢葉)-잎을 말린 것
이명 회엽 · 향목엽 · 향목 · 향백송 · 상나무 · 노송나무
분포 중부 이남, 산기슭

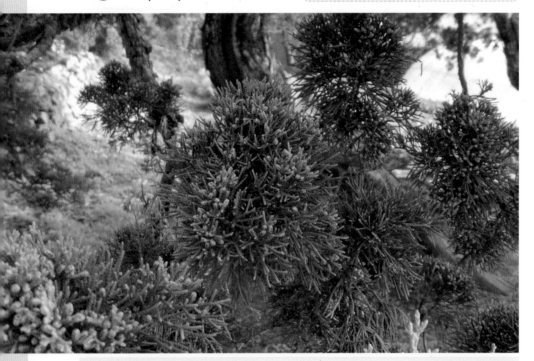

형태 · 향나무는 측백나뭇과의 상록침엽교목으로 높이는 25m 정도이고, 잎의 모양에는 두 종류가 있는데 7~8년 이상 된 묵은 가지에 부드러운 비늘잎이 달리지만, 새로 나온 어린 가지에는 날카로운 바늘잎이 나온다. 꽃은 암수 딴 그루로 4~5월에 1 cm의 꽃차례가 달리고, 암꽃과 수꽃은 엷은 자갈색으로 지난해 동안에 자란 가지의 끝에서 피고, 열매는 이듬해 9~10월에 콩알만한 구과로 여문다.

나무에서 향내를 내기 때문에 '향(香)나무', 향이 사람의 정신을 맑게 한다 하여 '청향(清香)'이라 부른다. 식용보다는 약용 · 관상용 · 공업용으로 가치가 크다. 약으로 쓸 때는 주로 탕으로 사용하며, 술에 담가 마신다.

▶**한방** 잎을 말린 것을 '회백엽(檜栢葉)'이라 부른다. ▶**약성** 평온하며, 약간 달다. ▶**주요 효능** 부인과 · 신경기계 질환에 효험, 고혈압 · 관절염 · 복통 · 해독 · 거풍 · 산한 · 활혈 · 해독 · 소종 · 풍한 · 감기 · 통증 · 습진 · 종기 · 종독 · 혈액 순환 ▶**약리 작용** 항균 작용 · 혈압 강하 작용 ▶**이용** 관절염에는 잎 15g을 달여서 먹는다. 생잎을 짓찧어 종기나 두드러기에 붙였고, 향나무를 잘게 썰어 우려 낸 물은 폐종양에 쓴다.

▶**향나무의 활용**

· 식용(열매) · 약용(잎 · 가지 · 열매 · 뿌리)

· 오가피+꾸지뽕+감초+대추+향나무잎을 배합하여 육수를 만들어 요리에 쓴다.

▶**차 만들기**

· 9~10월에 익은 열매를 따서 햇볕에 말린 후 찻잔에 조금 넣고 뜨거운 물을 부어 1~2분 후에 꿀을 타서 마신다.

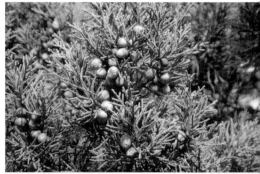

▶**발효액 만들기**

· 봄에 잎을 채취하여 용기에 넣고 재료의 양만큼 설탕을 붓고 100일 정도 발효시킨 후에 발효액 1에 찬물 3을 희석해서 음용한다.

▶**약술 만들기**

· 9~10월에 익은 열매를 따서 용기에 넣고 19도의 소주를 부어 밀봉하여 3개월 후에 마신다.

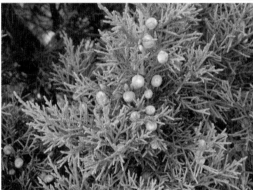

▶**약초 만들기**

· 연중 잎이나 어린 가지를 채취하여 햇볕에 말려 쓴다.

▶**금기**

· 해롭지는 않으나 치유되는 대로 중단한다.

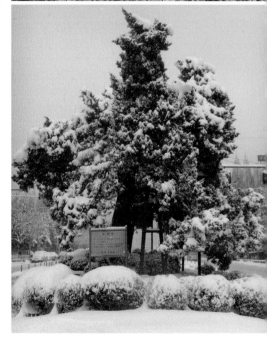

거담 · 관절염 · 천식에 효능이 있는

황매화 *Kerria japonica*

생약명 채당화(棣棠花)—꽃을 말린 것
이명 지당 · 황경매 · 봉당화 · 죽도화 · 출장화 · 황매
분포 중부 이남, 습윤한 곳

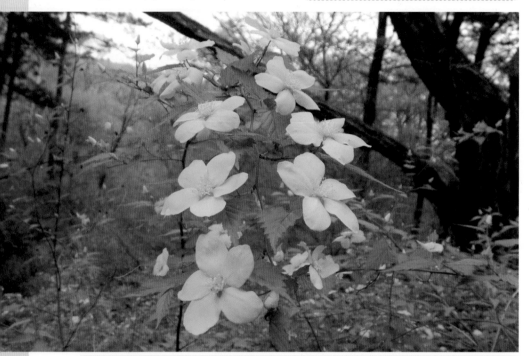

형태 · 황매화는 장밋과의 낙엽활엽관목으로 높이는 2m 정도이고, 잎은 어긋나고 타원형으로 끝이 뾰쪽하고 가장자리에 겹톱니가 있다. 꽃은 4∼5월에 가지 끝에 한 송이씩 황색으로 피고, 열매는 8∼9월에 둥근 달걀꼴의 수과로 여문다.

황매화는 우리나라가 원산지이다. 식용보다는 약용 · 관상용으로 가치가 크다. 꽃과 어린순을 식용한다. 유사종으로 꽃잎이 많은 것을 '겹황매화' 또는 '죽단화'라 부른다. 약으로 쓸 때는 탕으로 사용한다.

▶**한방** 꽃을 말린 것을 '채당화(棣棠花)'라 부른다. ▶**약성** 평온하며, 약간 쓰다. ▶**주요 효능** 방광 · 호흡기 질환에 효험, 거담 · 관절염 · 관절통 · 천식 · 해수 · 건위 · 소화 불량 · 류머티즘 · 창독 · 소아의 마진 · 이뇨 · 부종 ▶**약리 작용** 항염 작용 · 진통 작용 ▶**이용** 소화 불량에는 꽃 · 줄기 · 잎 6∼1g을 물에 달여 복용한다. 관절통에는 잎을 달인 물로 목욕을 한다.

산에 있는 약용 나무

약용

▶산나물 만들기

· 봄에 어린순을 채취하여 끓는 물에 살짝 데쳐서 나물로 무쳐 먹는다.

▶제철 음식 만들기

· 식용(꽃) · 약용(꽃 · 잎 · 줄기)
· 오가피+꾸지뽕+감초+대추+황매화 줄기를 배합하여 육수를 만들어 요리에 쓴다.

▶차 만들기

· 4~5월에 꽃을 따서 꿀에 재어 15일 후에 찻잔에 조금 넣고 뜨거운 물을 부어 1~2분 후에 마신다.

▶발효액 만들기

· 봄에 어린순을 채취하여 용기에 넣고 재료의 양만큼 설탕을 붓고 100일 정도 발효시킨 후에 발효액 1에 찬물 3을 희석해서 음용한다.

▶약초 만들기

· 봄에 꽃, 잎은 그늘에, 연중 줄기를 수시로 채취하여 햇볕에 말려 쓴다.

▶금기

· 해롭지는 않으나 병이 치유되는 대로 중단한다.

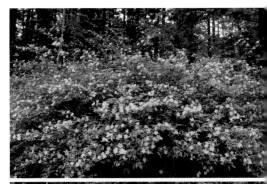

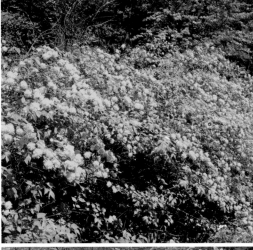

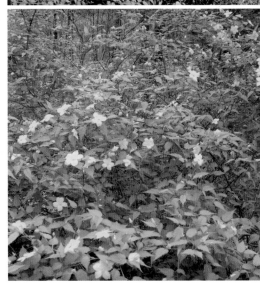

근골 동통·근육 마비·소변 불통에 효능이 있는

후박나무 *Machilus thunbergii*

생약명 토후박(土厚朴)
　—줄기 또는 뿌리의 껍질을 벗겨 말린 것
이명 적박 · 천박 · 중피
분포 남부 지방, 울릉도

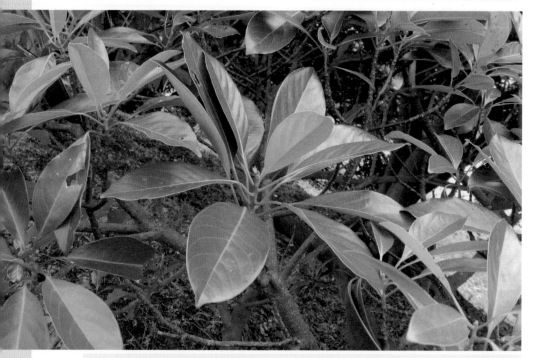

형태 • 후박나무 녹나뭇과의 상록활엽교목으로 높이는 20m 정도이고, 잎은 어긋나고 가지 끝에서는 모여 난 것처럼 보이며 타원형이고 가장자리는 밋밋하다. 꽃은 5~6월에 새잎이 나올 때 잎 겨드랑이와 가지 끝에서 원추 꽃차례를 이루며 황록색으로 피고, 열매는 8~9월에 둥근 장과로 여문다.

일본에서는 목련을 후박나무라 부른다. 유사종으로 잎의 모양이 넓은 왕후박나무가 있다. 식용보다는 약용 · 관상용 · 공업용으로 가치가 크다. 나무껍질은 약용과 염료로 쓴다. 약으로 쓸 때는 탕으로 쓰거나 산제 또는 환제로 사용하며, 술에 담가 마신다.

▶**한방** 줄기 또는 뿌리의 껍질을 벗겨 말린 것을 '토후박(土厚朴)'이라 부른다. ▶**약성** 따뜻하며, 떫고, 쓰다. ▶**주요 효능** 소화기 질환에 효험, 자양 강장 · 강장 보호 · 거담 · 골절 번통 · 근골 동통 · 근육 마비 · 소변 불통 · 이뇨 · 양기 부족 · 중풍 ▶**약리 작용** 이뇨 작용 · 진통 작용 ▶**이용** 자양 강장에는 열매를 물에 달여 복용한다. 근육 마비에는 나무껍질을 달인 물로 목욕을 한다.

▶후박나무의 활용

- 식용(잎 · 열매) · **약용**(잎 · 열매 · 나무껍질)
- 오가피+꾸지뽕+감초+대추, 후박나무껍질을 배합하여 육수를 만들어 요리에 쓴다.

▶차 만들기

- 5~6월에 꽃을 따서 그늘에 말린 후 찻잔에 조금 넣고 뜨거운 물을 부어 1~2분 후에 꿀을 타서 마신다.

▶발효액 만들기

- 봄에 잎을 채취하여 용기에 넣고 재료의 양만큼 설탕을 붓고 100일 정도 발효시킨 후에 발효액 1에 찬물 3을 희석해서 음용한다.

▶약술 만들기

- 8~10월에 익은 열매를 따서 용기에 넣고 19도의 소주를 부어 밀봉하여 3개월 후에 마신다.

▶약초 만들기

- 5~6월에 꽃을 따서 그늘에, 8~10월에 익은 열매와 나무껍질을 채취하여 햇볕에 말려 쓴다.

▶금기

- 후박나뭇잎에는 독이 있어 곤충이 모여들지 않는다.
- 임산부는 복용을 금한다.

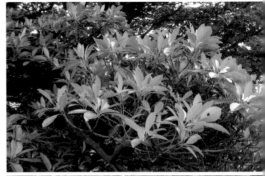

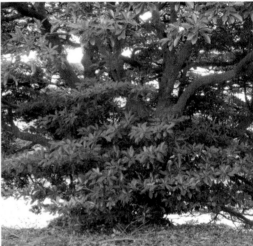

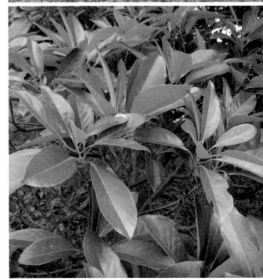

간염·숙취 해소·간 질환에 효능이 있는

헛개나무 *Hovenia dulcis*

생약명 지구자(枳椇子)-익은 열매를 말린 것·
지구목피(枳椇木皮)-줄기의 껍질을 말린 것
이명 지구목·백석목·목산호·현포리
분포 산중턱 이하의 숲 속

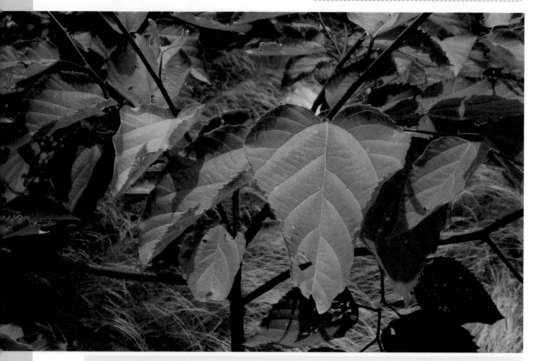

형태 · 헛개나무는 갈매나뭇과의 갈잎큰키나무로 높이는 10m 이상 자라고, 잎은 어긋나고 넓은 달걀 모양이고 가장자리에 톱니가 있다. 꽃은 5~7월에 가지 끝에 취산화서 녹색으로 피고, 열매는 8~10월에 핵과로 여문다.

헛개나무에서 나는 꿀이라 하여 '목밀(木蜜)', 돌같이 희고 단단하다 하여 '백석목(白石木)'이라 부른다. 식용·약용·관상용으로 가치가 크다. 열매는 식용·약으로 쓴다. 잎에는 루틴·사포닌, 열매에는 포도당·카탈라제·페록시다아제, 줄기에는 호베니산이 함유되어 있다. 중국 이시진이 저술한 『본초강목』에 "헛개나무가 술독을 푸는 데 으뜸"라고 기록되어 있다. 약으로 쓸 때는 탕으로 사용하며, 술에 담가 마신다.

▶**한방** 익은 열매를 말린 것을 '지구자(枳椇子)'·줄기의 껍질을 말린 것을 '지구목피(枳椇木皮)'라 부른다. ▶**약성** 평온하며, 달다. ▶**주요 효능** 해독·간 질환에 효험, 술로 인한 간 질환·간염·황달·숙취 해소·알코올 중독·딸꾹질·구갈, 열매는 이뇨·부종·류머티즘, 줄기껍질은 혈액 순환 ▶**약리 작용** 이뇨 작용 ▶**이용** 민간에서 알코올 중독에는 말린 약재를 1회 35g을 달여서 찌꺼기는 버리고 따뜻하게 복용한다. 간 질환을 개선하고자 할 때는 얇게 썬 헛개나무줄기를 물에 달여 보리차처럼 마신다.

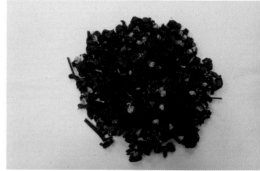

▶산나물 만들기

- 봄에 어린순을 채취하여 끓는 물에 살짝 데쳐서 나물로 무쳐 먹는다.

▶제철 음식 만들기

- 식용(열매·가지)·약용(줄기껍질·열매)
- 오가피+꾸지뽕+감초+대추+헛개나무 줄기껍질을 배합하여 육수를 만들어 요리에 쓴다.

▶차 만들기

- 말린 열매 30g을 물에 불린 후 물 2리터를 붓고 끓이다가 물이 끓으면 불을 줄여 약한 불로 30분 정도 끓인 후 마신다.

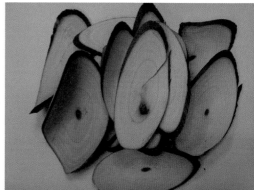

▶발효액 만들기

- 가을에 검게 익은 열매를 따서 용기에 넣고 재료의 양만큼 설탕을 붓고 100일 정도 발효시킨 후에 발효액 1에 찬물 3을 희석해서 음용한다.

▶약술 만들기

- 가을에 익은 열매를 따서 용기에 넣고 소주 19도를 부어 밀봉하여 3개월 후에 마신다.

▶약초 만들기

- 가을에 검게 익은 열매를 따서 햇볕에 말려 쓴다.
- 연중 줄기껍질을 수시로 채취하여 얇게 썰어 햇볕에 말려 쓴다.

▶금기

- 해롭지는 않으나 병이 치유되는 대로 중단한다.

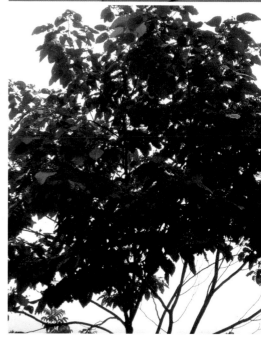

관절염 · 근골통 · 골절에 효능이 있는

골담초
Caragana sinica

생약명 금작근(金雀草)-뿌리를 말린 것 ·
　　　금작화(金雀花)-꽃을 말린 것
이명 곤달초 · 금작목 · 골담근 · 금계아
분포 산지 · 마을 부근 식재

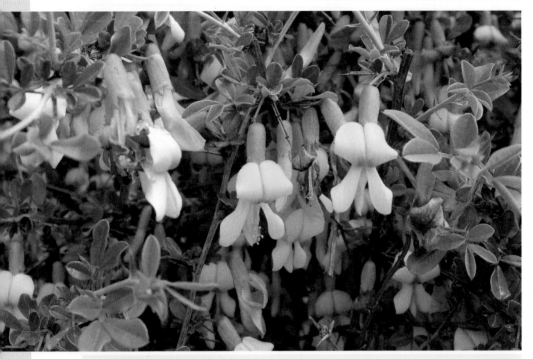

형태 · 골담초는 콩과의 낙엽활엽관목으로 높이는 2m 정도이고, 잎은 어긋나고 타원형의 작은 잎이 4개 달린다. 줄기에 날카로운 가시가 있고, 무더기로 자라고 많이 갈라진다. 꽃은 5월에 잎 겨드랑에 나비 모양으로 1 송이씩 노랑색으로 피었다가 점점 연한 노란색으로 피고, 열매는 9월에 꼬투리 모양의 협과로 여문다.

골담초는 뼈(골 · 骨)를 책임을 진다는 담(擔) 자를 합해 뼈의 염증을 치료하는 약이라 하여 '골담초(骨擔草)', 꽃과 잎이 옥(玉)처럼 아름답다 하여 '선비화(仙扉花)'라 부른다. 식용 · 약용 · 밀원용 · 관상용으로 가치가 크다. 꽃을 식용한다. 약으로 쓸 때는 탕으로 쓰거나 술에 담가 마신다.

▶**한방** 뿌리를 말린 것을 '금작근(金雀草)' · 꽃을 말린 것을 '금작화(金雀花)'라 부른다. ▶**약성** 평온하며, 쓰고 맵다. ▶**주요 효능** 순환기계 및 신경기계 질환에 효험, 꽃(해수 · 대하증 · 요통 · 이명 · 급성유선염), 뿌리(신경통 · 통풍 · 류마티즘 · 관절염 · 해수 · 기침 · 고혈압 · 대하증 · 각기병 · 습진) ▶**약리 작용** 혈압 강하 작용 · 진통 작용 ▶**이용** 골절에는 약재를 1회 5~10g을 물로 달여서 복용한다. 타박상 · 어혈에는 생뿌리를 짓찧어 환부에 붙인다.

산에 있는 약용 나무

약용

▶산나물 만들기

· 봄에 뿌리와 연한 줄기를 삶은 후 찬물에 담가 우려낸 후 살짝 데쳐 나물로 무쳐 먹는다.

▶제철 음식 만들기

· 식용(꽃·잎)·약용(꽃·뿌리)
· 5월에 노란꽃을 따서 날것으로 먹는다.
· 비빔밥·떡·화채 등으로 먹는다.

▶꽃차 만들기

· 5월에 꽃을 따서 깨끗이 씻어 그늘 말려 찻잔에 꽃잎 5g을 넣고 뜨거운 물을 부어 우려낸 후 마신다.
· 가을에 잎이 달린 가지를 채취하여 잘게 썰어 채반에서 살짝 쪄서 뜨거운 황토방에서 일주일간 말린 후 찻잔에 티스푼으로 2개를 넣고 뜨거운 물을 부어 우려 낸 후 마신다.

▶발효액 만들기

· 5월에 노란꽃을 따서 용기에 넣고 재료의 양만큼 설탕을 붓고 100일 정도 발효시킨 후에 발효액 1에 찬물 3을 희석해서 음용한다.

▶약술 만들기

· 봄에 꽃을 따서, 가을에 뿌리를 캐서 잔뿌리를 제거한 후에 물로 씻고 물기를 뺀 다음 용기에 넣고 소주(19도)를 부어 밀봉하여 3개월 후에 마신다.

▶약초 만들기

· 꽃은 5월에 노란색, 가을에 뿌리를 캐서 잔뿌리를 제거한 후에 햇볕에 말려 쓴다.

▶주의

· 다량으로 장복할 때는 피부 소양증·알러지성 피부염 등이 생길 수 있다.
· 너무 많이 쓰면 이롭지 않다.

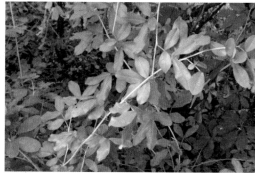
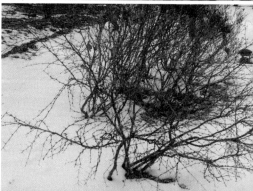
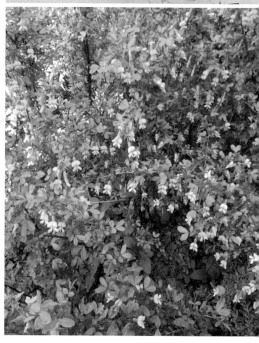

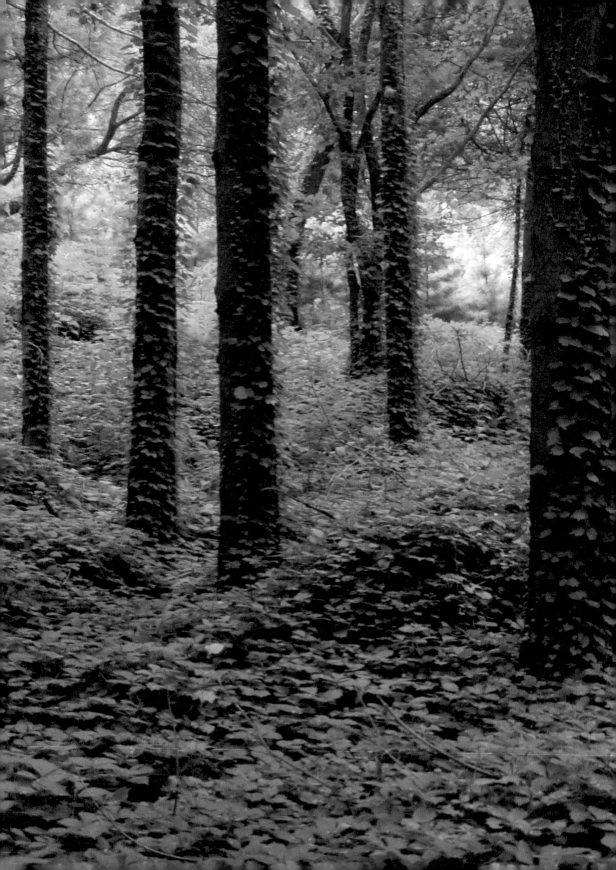

제6장

식용으로 오인하는
독이 있는 약용식물

관절염·타박상·신경통에 효능이 있는

피나물 *Hylomecon vernale*

생약명 하청화근(荷靑花根)
이명 하청화 · 도두삼칠
분포 경기도 이남의 산과 숲 속

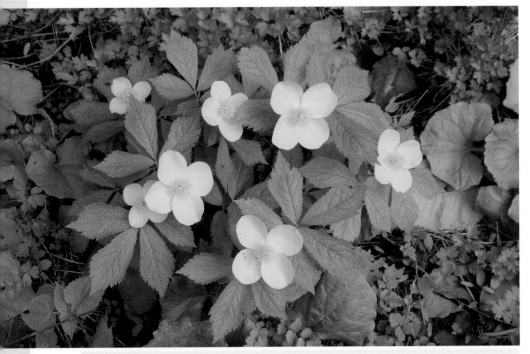

형태 · 피나물은 양귀비과의 여러해살이풀로 높이는 30cm 정도이고, 뿌리잎은 모여 나며 잎자루가 길고 갈라지는 깃꽃겹잎이다. 꽃은 4~5월에 줄기 끝 부분의 잎 겨드랑이에서 나온 1~3개의 긴 꽃자루 끝에 1개씩 산형 꽃차례의 노란색으로 피고, 열매는 7월에 원주형의 삭과로 여문다.

　피나물은 꽃이 몹시 아름다워 관상용으로 가치가 높지만, 식물 전체에 맹독성이 강한 알칼로이드가 함유되어 나물로 먹을 수 없다. 봄에 꽃이 피기 전에 어린잎은 먹음직스러운데 먹으면 호흡중추를 자극하여 구토, 설사를 한다.

▶**한방** 뿌리를 말린 것을 '하청화근(荷靑花根)'이라 부른다. ▶**성미** 평온하며, 쓰다. 주로 운동기계 · 신경기계 질환에 효험, 관절염 · 타박상 · 습진 · 신경통 · 옹종 · 진통 · 타박상 ▶**약리 작용** 항균 작용 ▶**독이 있는 부위** 지상부.

담·진통·풍·현훈에 효능이 있는

동의나물 *Caltha palustris*

생약명 여제초(驪蹄草)
이명 동아나물 · 원숭이동의나물 · 작은알가지 ·
　　눈동동의나물 · 입급화
분포 전국의 산 속 골짜기나 초원 지대

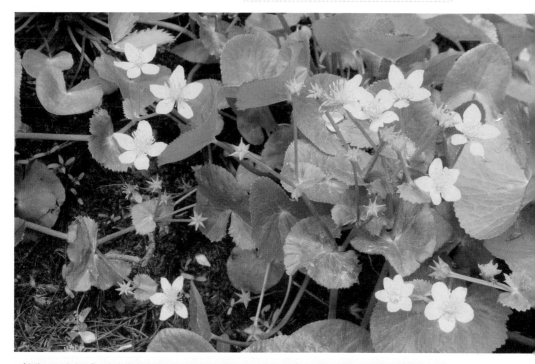

형태 · 동의나물은 미나리아재빗과의 여러해살이풀로 높이는 60cm 정도이고, 뿌리잎은 뭉쳐 나고 심장 모양의 원형 또는 달걀을 닮은 심원형으로 가장자리가 밋밋하거나 물결 모양의 둔한 톱니가 있다. 꽃은 4~5월에 꽃줄기 끝에서 1~2개씩 황색으로 피고, 열매는 9월에 긴 타원형의 골돌로 여문다.

　동의나물은 우리나라의 특산종이다. 꽃이 몹시 아름다워 관상용 · 약용으로 가치가 높지만, 전초에는 알칼로이드가 함유되어 있어 독성이 강해 먹을 수 없다. 지역에 따라서 봄에 어린싹을 채취하여 끓는 물에 데쳐서 유독 성분을 제거한 후에 말려서 묵나물로 먹고, 약으로 쓸 때는 생즙을 만들어 쓴다. 동의나물과 비슷한 산나물로는 곰취가 있다.

▶**한방** 전초를 말린 것을 '여제초(驪蹄草)'라 부른다. ▶**성미** 따뜻하며, 맵고 쓰다. 주로 통증에 효험 · 잎(현기증) · 전신 동통 · 뿌리(염좌 · 타박상), … 담 · 진통 · 풍 · 현훈 ▶**약리 작용** 진통 작용 ▶**독이 있는 부위** 전초.

류머티즘·천식·타박상에 효능이 있는

수선화 *Narcissus tazetta var. chinensis*

생약명 수선근(水仙根)
이명 배현 · 수선창 · 겹첩수선 · 제주수선 · 설중화
분포 전국 습지에서 재배

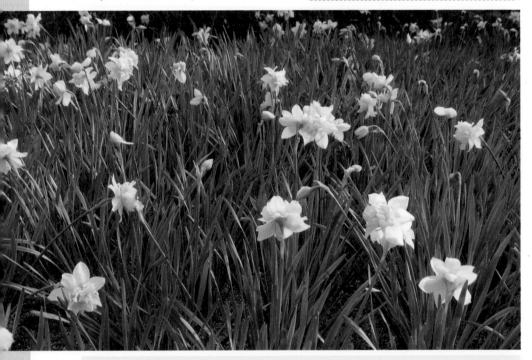

형태 • 수선화는 수선화과의 여러해살이풀로 높이는 20~40cm 정도이고, 잎 모양의 비늘줄기에서 선형의 잎이 4~6개 나와 비스듬히 선다. 잎몸은 두텁고 좁고 길며 끝이 둔하다. 꽃은 12월부터 이듬해 3월 사이에 꽃줄기가 잎 사이에서 나와 5~6개의 산형 꽃차례의 연한 노란색으로 피고, 6개의 수술이 덧꽃부리 밑에 달리고 암술이 1개 있으나 결실하지 않는다.

수선화의 흰꽃덮이가 노란 덧부분을 받치고 있는 모습이 마치 은쟁반 위에 놓인 황금잔과 같다 하여 '금잔은대(金盞銀臺)'라 부른다. 수선화는 꽃이 아름다워 관상용으로 가치가 크다. 식물 전체에 '리코린(Lycorine)'이라는 알칼로이드가 함유되어 있어 꽃대를 꺾었을 때 즙이 살갗에 닿으면 물집이 생길 정도로 맹독성이 강해서 먹을 수 없다. 특히 뿌리는 독이 있어 경구 투여는 금한다. 어린 가지는 '달래'와 비슷해서 냄새로 구별한다. 수선화와 비슷한 식물로는 굵은 알뿌리의 '양파'. 어린 가지는 '달래'나 '무릇'과 흡사하다.

▶**한방** 뿌리를 말린 것을 '수선근(水仙根)'이라 부른다. ▶**성미** 따뜻하며, 약간 맵다. 주로 호흡기 · 외상 치료에 효험, 견비통 · 류머티즘 · 안질 · 옹종 · 창독 · 배농 · 천식 · 타박상 ▶**약리 작용** 진통 작용 ▶**독이 있는 부위** 식물 전체.

식용으로 오인하는 독이 있는 약용 식물

고혈압·암(복수암)·월경 불순·황달에 효능이 있는

박새 *Veratrum grandiflorum*

생약명 첨피여로(尖被藜蘆)
이명 동운초
분포 전국 깊은 산 습지 또는 습한 초원

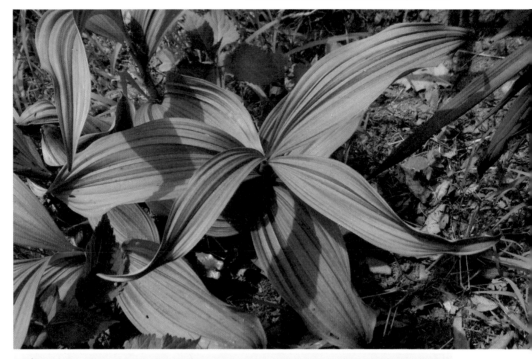

형태 • 박새는 백합과의 여러해살이풀로 높이는 1.5m 정도이고, 잎은 어긋나며 밑부분의 잎은 잎집만이 원줄기를 둘러싼다. 중앙 부분의 잎은 타원형 또는 넓은 타원형으로서 세로로 주름이 있다. 꽃은 7~8월에 원줄기의 끝에 연한 황색으로 피고, 열매는 7~8월에 타원형 또는 고깔 모양의 삭과로 여문다.

　박새는 초여름에 녹백색의 꽃이 피면 아름다워 관상용으로 가치가 높지만, 뿌리에 맹독성이 강해서 살충제나 농약의 원료로 쓰기 때문에 산나물로 먹을 수 없다. 최근에 비듬 제거제로 이용된다.

▶**한방** 뿌리줄기를 말린 것을 '첨피여로(尖被藜蘆)'라 부른다. ▶**성미** 차며, 쓰고, 맵다. 주로 순환계·운동계·이비인후과 질환에 효험, 간질·고혈압·식체(어류)·암(복수암)·월경 불순·이질·중풍·축농증·치통·살충·거담·중풍·담응·축농증·황달 ▶**약리 작용** 항암 작용·혈압강하 작용·진통 작용 ▶**독이 있는 부위** 근경 및 전체.

암·악성 종양·어혈·위염·임파선염에 효능이 있는

할미꽃 *Pulsatilla koreana*

생약명 백두옹(白頭翁)
이명 노고초
분포 전국의 산기슭과 들의 양지

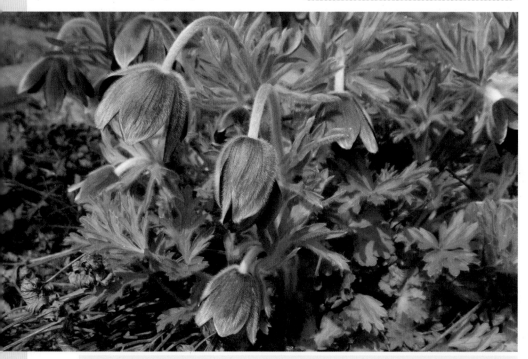

형태 · 할미꽃은 미나리아재빗과의 여러해살이풀로 높이는 30~40cm 정도이고, 뿌리에서 많은 잎이 무더기로 모여 나와 비스듬히 퍼진다. 앞면은 짙은 녹색이고 털이 없지만 뒷면은 흰털이 많이 나 있다. 뿌리는 굵고 진한 갈색이다. 꽃은 4~5월에 꽃줄기가 여러 대가 나오고 그 끝에서 한 송이씩 밑을 향해 붉은색으로 밑을 향해 피고, 열매는 5~6월에 긴 달걀꼴의 수과로 여문다. 꽃이 피고 지면 흰털이 노인의 백발처럼 나부끼는 열매가 결실하여 그 털로 바람에 날아간다.

할미꽃은 할머니를 연상시키고 흰털이 난 모습이 마치 백발이 성성한 할아버지 같다 하여 '백두옹(白頭翁)'이라는 이름이 붙여졌다. 꽃이 아름다워 관상용으로 가치가 높지만, 식물 전체에 맹독성이 강해 먹을 수 없다. 살갗에 닿으면 빨갛게 되고 물집이 생기기 때문에 특히 어린이는 주의를 요한다. 비슷한 식물로는 쑥과 닮았다.

▶**한방** 뿌리를 말린 것을 '백두옹(白頭翁)'이라 부른다. ▶**성미** 차며, 쓰다. 주로 신경기계·이비인후과·순환기계·피부과에 효험, 대하증·두통·빈혈증·부인병·월경 불순·부종·암(피부암·폐암·뇌암·대장암·비암·자궁암·치암)·악성 종양·어혈·위염·임파선염 ▶**약리 작용** 항암 작용·소염 작용, 잎은 강심 작용 ▶**독이 있는 부위** 식물 전체.

식용으로 오인하는 독이 있는 약용 식물

신진 대사·소화 불량·식적 창만에 효능이 있는

족두리풀 *Asarrum sieboldii*

생약명 세신(細辛)
이명 족두리 · 조리풀 · 세초 · 소신 · 세심 · 소신 · 옥번사
분포 전국의 산지의 숲 속

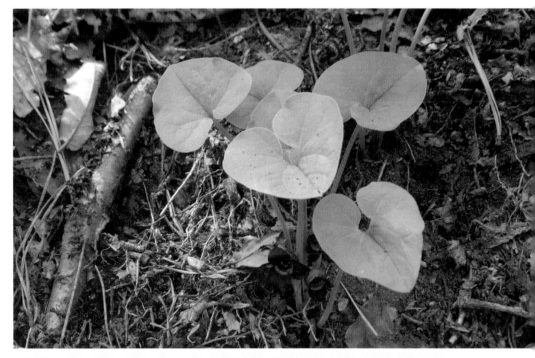

형태 • 족두리풀은 쥐방울덩굴과의 여러해살이풀로 높이는 10~20cm 정도이고, 잎은 원줄기 끝에서 보통 2개의 잎이 나와 마주 퍼지고 잎자루가 길다. 잎몸은 심장형으로 끝이 뾰쪽하고 가장자리가 밋밋하다. 꽃은 4~5월에 잎이 나오려고 할 때 잎 사이에서 1개씩 나와 옆을 향해 붉은 자주색으로 피고, 열매는 8~9월에 타원형의 끝에 꽃받침 조각이 장과로 여문다.

족두리의 꽃 모양이 옛날 혼례 때 신부가 머리에 썼던 족두리처럼 생겼다 하여 '족두리'라는 이름이 붙여졌다. 꽃과 잎이 아름다워 관상용으로 가치가 높지만, 식물 전체에 맹독이 있어 먹을 수 없다. 입 안을 개운하게 하는 은단을 만드는 데 들어간다. 민간에서 술에 담가 먹는다.

▶**한방** 뿌리를 말린 것을 '세신(細辛)'이라 부른다. ▶**성미** 따뜻하며, 맵다. 주로 소화기계 · 호흡기계 질환에 효험, 신진 대사 · 담 · 소화 불량 · 정신 분열증 · 진통 · 치통 · 담 · 풍 · 해수 · 식적 창만 ▶**약리 작용** 진통 작용 ▶**독이 있는 부위** 식물 전체.

관중 *Dryopteris crassirhizoma*

생약명 관중(貫衆)
이명 관거·관절·초치두·흑구척·희초미·면마
분포 전국의 산지의 나무 그늘이나 습지

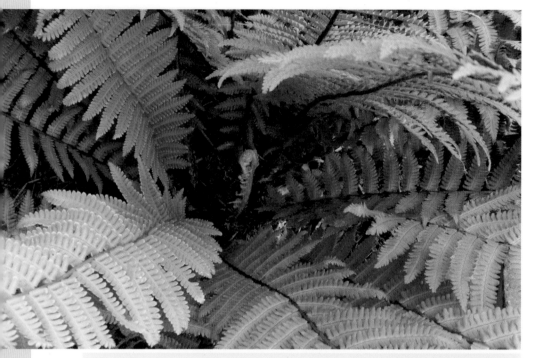

형태· 관중은 면마과의 여러해살이풀로 높이는 50~90cm 정도이고, 잎은 뿌리줄기에서 돌려 나며 겹잎이다. 잎은 길이 1m 내외이고, 너비는 25cm에 정도이고, 잎자루는 길이가 10~30cm로서 잎몸보다 훨씬 짧으며 갈색의 수많은 비늘 조각으로 덮여 있다. 가장자리에 돌기가 있고 위로 올라갈수록 점차 좁아지면서 작아진다. 갓 조각은 대가 없다. 5~6월에 포자가 형성되어 9월에 여문다.

관중은 소철처럼 아름다워 관상용으로 가치가 높지만, 비슷한 고사리나 고비는 먹을 수 있지만 관중은 전체에 맹독성이 강해서 먹을 수 없다. 장내(腸內)의 기생충 구제에 쓴다.

▶**한방** 뿌리를 말린 것을 '관중(貫衆)'이라 부른다. ▶**성미** 차며, 쓰다. 주로 순환기계·피부과 질환에 효험. 감기·구충·지혈·대하증·이하선염·장염·출혈·토혈·해수 ▶**약리 작용** 자궁을 수축하는 작용·살충 작용 ▶**독이 있는 부위** 식물 전체.

기관지염·고혈압·간염에 효능이 있는

까마중 *Solanum nigrum*

생약명 용규(龍葵)
이명 까마중이 · 먹때꽐 · 먹딸 · 강태 · 깜두라지
분포 전국 야산 · 길가 · 밭둑

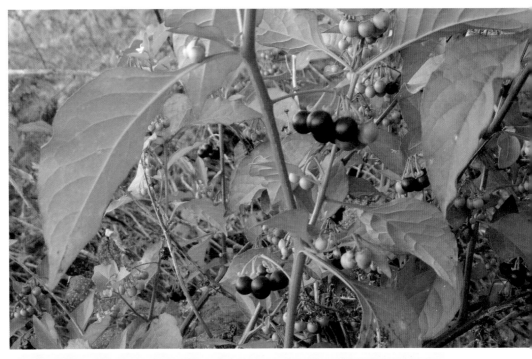

형태 · 까마중은 가짓과의 여러해살이풀로 높이는 50~90cm 정도이고, 잎은 달걀꼴이며 어긋나고 가장자리는 밋밋하다. 꽃은 5~7월에 꽃대 위에 3~개의 꽃이 아래를 향하여 취산 꽃차례 흰색으로 피고, 열매는 9~11월에 둥근 장과로 여문다.

까마중은 식용 · 약용으로 가치가 크다. 어린싹을 채취하여 끓는 물에 삶아서 독을 제거한 후에 나물로 무쳐 먹을 수 있다. 열매는 그대로 먹을 수 있지만 한꺼번에 많이 먹으면 설사를 한다.

▶**한방** 말린 것을 '용규(龍葵)'라 부른다. ▶**성미** 주로 순환기계 · 피부과에 질환에 효험, 기관지염 · 식체(돼지고기 · 개고기 · 쇠고기) · 고혈압 · 대하증 · 설사 · 신경통 · 신장병 · 안질 · 옹종 · 이뇨 · 종독 · 진통 · 간염 ▶**약리 작용** 혈압 강하 작용 · 항균 작용 · 진통 작용 ▶**독이 있는 부위** 열매에는 소량의 독이 있다.

꽈리 *Physalis alkekengqi*

생약명 산장(酸漿) · 산장근(酸漿根) · 괘금등(掛金燈)
이명 때깔 · 홍낭자 · 왕모주 · 고랑채 · 홍고랑 · 등롱초
분포 전국 인가의 근처

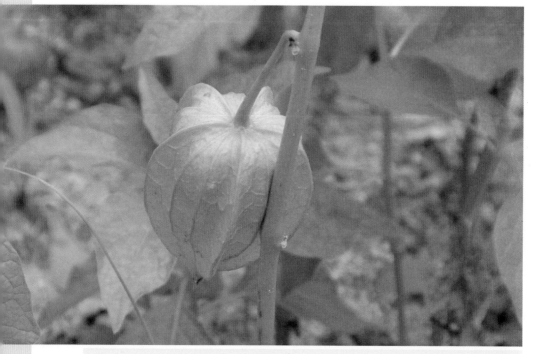

형태 · 꽈리는 가짓과의 여러해살이풀로 높이는 40〜90cm 정도이고, 잎은 달걀을 닮은 넓은 타원형의 모양이고, 한 마디에서 어긋나며 2개씩 난다. 꽃은 6〜7월에 잎 사이에서 나온 꽃자루 끝에 1개씩 황백색으로 피고, 열매는 8〜9월에 둥글게 붉은 장과로 여문다.

꽈리는 열매가 몹시 아름다워 관상용 · 식용 · 약용으로 가치 높지만, 식물 전체에 독성이 강해 먹을 수 없지만 어린이들이 곧잘 따서 먹는다. 지역에 따라 어린잎은 쓴맛을 제거한 후에 나물로 먹는다. 꽈리를 따서 꿀에 재어 정과로 먹는다. 새싹 · 잎 · 뿌리에 독이 있어 설사를 하는 사람이나 임산부는 먹지 않는다.

▶**한방** 뿌리를 말린 것을 '산장근(酸漿根)', 열매를 말린 것을 '산장(酸漿)' 또는 '계금등(桂金燈)'이라 부른다. ▶**성미** 차며, 쓰다. 주로 호흡기계 · 비뇨기계 질환에 효험, 간염 · 구충(요충) · 소변 불통 · 습진 · 요통 · 월경 불순 · 인후염 · 천식 · 편도선염 · 황달 ▶**약리 작용** 이뇨 작용 · 해열 작용 ▶**독이 있는 부위** 열매.

간질·경련·관절염·마비·신경통에 효능이 있는

천남성 *Arisaema amurense var. serratum*

생약명 천남성(天南星)
이명 상봉자 · 남성 · 난생 · 두여머조자기 · 창사두초
분포 전국의 산 속 그늘진 곳

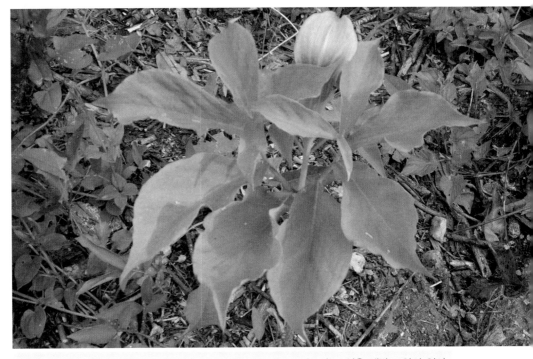

형태 • 천남성은 천남성과의 여러해살이풀로 높이는 15〜30cm 정도이고, 잎은 새발 모양의 잎이 줄기에 1개 달리는데 5〜11개의 작은 잎으로 구성되고 가장자리에 톱니가 있다. 꽃은 5〜7월에 암수 딴 그루로 육수 꽃차례 줄기 끝에 보라색 또는 녹색으로 피고, 열매는 9〜10월에 옥수수알처럼 빨갛게 장과로 여문다.

천남성의 뿌리는 희고 둥글며 노인의 머리와 닮았다 하여 '천남성(天南星)'이라 부른다. 가을에 빨간 열매가 아름다워 관상용 · 약용으로 가치가 높지만, 식물 전체에 독이 있고 특히 뿌리에 맹독이 있기 때문에 먹을 수 없다. 한방에서 중풍 · 구안와사 · 반신 불수에 쓴다. 술에 담가 먹는다.

▶**한방** 덩이뿌리줄기를 말린 것을 '천남성(天南星)'이라 부른다. ▶**성미** 따뜻하며, 맵고 쓰다. 주로 신경기계 질환에 효험, 간질 · 경련 · 관절염 · 류머티즘 · 마비 · 신경통 · 요통 · 중풍 ▶**약리 작용** 항균 작용 ▶**독이 있는 부위** 전체.

대하증·소변 불통·월경 불순에 효능이 있는

능소화 *Campsis grandiflora*

생약명 능소화(凌霄花)
이명 여성 · 명령
분포 중부 이남 · 정원 · 울타리

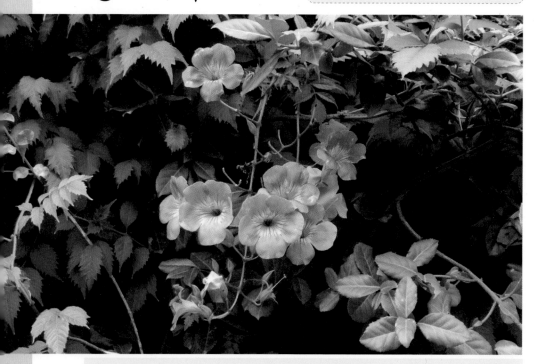

형태 · 능소화는 능소화과의 갈잎덩굴나무로 높이는 10m 정도이고, 잎은 마주 나며 홀수 1회 깃꼴겹 잎이다. 달걀 모양의 댓잎피침형이며 양끝이 날카롭고 가장자리에 톱니가 있다. 꽃은 8~9월에 가지 끝에 원추 꽃차례의 황홍색으로 피고, 열매는 10월에 갈색으로 삭과로 여문다.

능소화는 업신여길 '능(凌)' 자에 하늘 '소(霄)' 자가 조합된 글자로 '하늘을 섬기는 꽃' 으로 부른다. 조선 시대에서는 양반과 서민을 구분할 때 쓰였다. 양반은 꽃이 너무 아름다워 정원이나 고가(古家)나 사찰 경내에 심었다. 생화(꽃)에는 독이 있다. 눈에 들 어가면 안 된다.

▶**한방** 알뿌리줄기를 말린 것을 '능소화(凌霄花)'라 부른다. ▶**성미** 차며, 달고 시다. 주로 부인 과 · 순환계 · 소화기 질환에 효험, 대하증 · 복통 · 소변 불통 · 월경 불순 · 이뇨 · 진통 · 타박상 · 어혈 · 피부 소양증 ▶**약리 작용** 진통 작용 ▶**독이 있는 부위** 꽃.

식용으로 오인하는 독이 있는 약용 식물

당뇨병·부종·임파선염에 효능이 있는
대극 *Euphorbia pekinensis*

생약명 대극(大戟)–뿌리를 말린 것
이명 경대극 · 하마선 · 유칠 · 버들옷 · 우독초
분포 전국의 산야

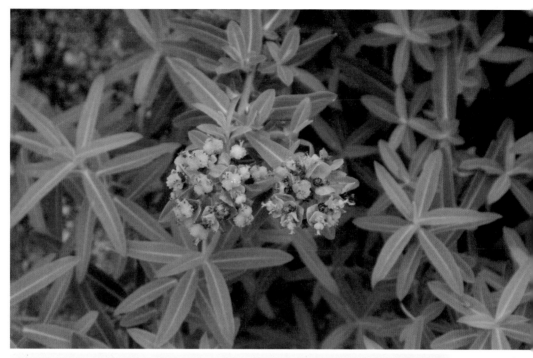

형태 · 대극은 대극과의 여러해살이풀로 높이는 80cm 정도이고, 잎은 댓잎피침형이며 어긋나고 타원형 또는 긴 타원형으로 끝이 뭉뚝하거나 뾰쪽하고 가장자리에 잔톱니가 있다. 꽃은 4~6월에 줄기 끝에 녹황색으로 피고, 열매는 7월에 사마귀 같은 돌기가 있는 삭과로 여문다.

　대극류는 꽃이 아름다워 관상용 · 식용 · 약용으로 가치가 높지만, 대극류는 등대풀 · 감수 · 암대극 · 낭독 등이 있는데 모두가 독성이 강해서 먹을 수 없다. 줄기를 꺾으면 흰 유즙이 나오는데 이것이 피부에 묻으면 중독을 일으켜 아프고 수포가 생긴다. 어린잎은 식용한다. 뿌리는 맛이 달지만 극약이다.

▶**한방** 뿌리를 말린 것을 '대극(大戟)'이라 부른다. ▶**성미** 차며, 맵다. 주로 피부과 · 소화기계 질환에 효험, 당뇨병 · 대변 불통 · 소변 불통 · 부종 · 옹종 · 임파선염 · 종독 · 진통 · 치통 ▶**약리 작용** 혈당 강하 작용 · 진통 작용 ▶**독이 있는 부위** 가지 · 뿌리.

견비통·경련·골절통·요슬통에 효능이 있는

현호색 *Corydalis turtschaninovii*

생약명 현호색(玄胡索)
이명 원호 · 연호색 · 남화채 · 보물주머니
분포 전국의 산과 들 · 나무그늘(습지)

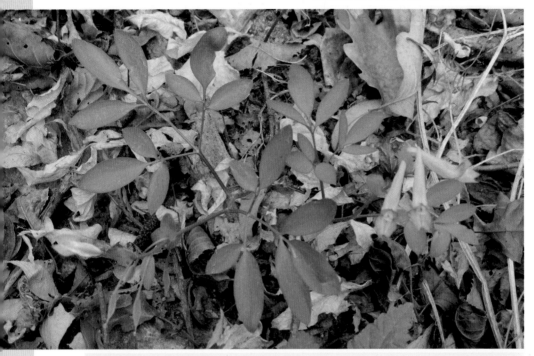

형태 • 현호색은 양귀비과의 여러해살이풀로 높이는 20cm 정도이고, 잎은 어긋나고 잎자루는 길며 1~2회 3개씩 갈라진다. 갈리진 조각은 달걀꼴로 위쪽이 길며 패어 들어간 모양으로 다시 갈라지고 가장자리에 톱니가 있다. 꽃은 4월에 원줄기 끝에 총상 꽃차례로 연한 홍지색으로 피고, 열매는 6~7월에 편평하고 긴 타원형의 식과로 여문다.

현호색의 꽃은 아름다워 관상용 · 약용으로 가치가 높지만, 식물 전체에 맹독성이 강해서 먹을 수 없다. 한방에서는 덩이줄기를 진통제로 쓴다. 모르핀(아편의 100분의 1)에 견줄 만한 정도로 강력한 통증을 진정해 준다. 현호색의 종류는 잎의 모양에 따라 대나무잎과 닮은 댓잎현호색, 빗살 무늬가 있는 빗살현호색, 잎이 작은 애기현호색, 점이 있는 점현호색 등이 있다.

▶**한방** 덩이 뿌리를 말린 것을 '현호색(玄胡索)'이라 부른다. ▶**성미** 따뜻하며, 맵고 약간 쓰다. 주로 순환기계 · 운동기계 질환에 효험, 견비통 · 경련 · 골절통 · 요슬통 · 심복통 · 월경 불순 · 산후 혈훈 · 진통 · 타박상 ▶**약리 작용** 진통 작용 ▶**독이 있는 부위** 뿌리—식초에 담근 후 해독하여 약재로 쓴다.

식용으로 오인하는 독이 있는 약용 식물

거담 · 구안와사 · 월경통에 효능이 있는

독미나리 *Cicuta virosa L*

생약명 독근근(毒近根)─뿌리를 말린 것
이명 개발나물아재비 · 독근 · 독물통소대 · 독근채화
분포 중부 이북의 습지 · 물가

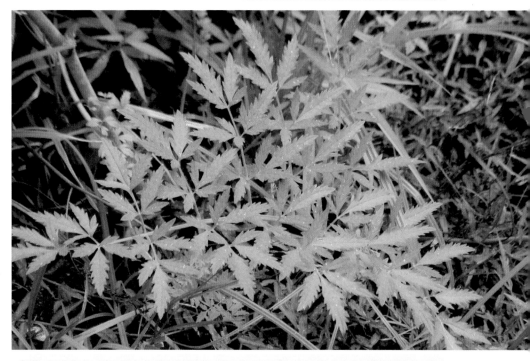

형태 · 독미나리는 미나릿과의 여러해살이풀로 높이는 1m 정도이고, 뿌리에서 돋은 잎과 밑부분의
잎은 잎자루가 길고 길이는 30~50cm의 삼각 모양을 한 달걀꼴로서 2회 깃 모양으로 갈라지고 뾰
쪽한 톱니가 있다. 꽃은 6~8월에 흰꽃이 줄기 끝에 겹산형으로 피고, 열매는 10월에 납작하게 눌
린 둥근 분과로 여문다.

　독미나리는 식용인 미나리와 같은 환경에서 자라지만 어릴 때는 미나리와 흡사해
서 구분이 어렵다. 식용 미나리에 비해 키가 크고 포기 전체에서 불쾌한 냄새가 나고
뿌리를 자르면 누런 즙이 나온다. 독미나리에는 강한 독성이 있어 먹게 되면 입 안이
타고 구토와 심한 경련으로 전신 마비나 호흡 곤란을 일으킨다.

▶**한방** 뿌리를 말린 것을 '독근근(毒近根)'이라 부른다. ▶**성미** 따뜻하며, 맵다. 주로 통증 질환에
효험, 거담 · 구안와사 · 담 · 수종 · 월경통 · 통경 · 풍　▶**약리 작용** 진통 작용 ▶**독이 있는 부위**
잎과 뿌리.

간염·편두통·기관지염에 효능이 있는

미나리아재비 *Ranunculus japonicus*

생약명 모간(毛茛)—뿌리를 제외한 지상부를 말린 것
이명 수간 · 노호초 · 천리광
분포 전국 산과 들의 습한 양지

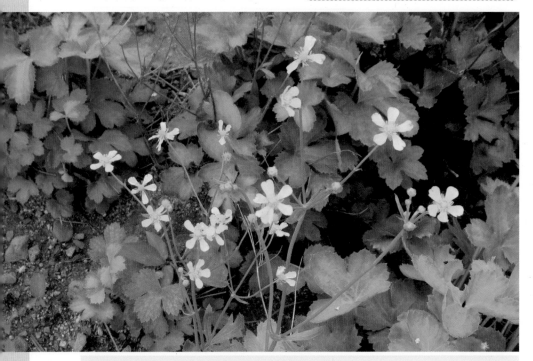

형태 • 미나리아재비는 미나리아재빗과의 여러해살이풀로 높이는 40~50cm 정도이고, 뿌리 잎은 모여 나고, 줄기잎은 잎자루가 없고 3개로 갈라지고, 가장자리에 톱니가 있다. 꽃은 6월에 작은 꽃대에 황색으로 피고, 열매는 달걀 모양의 수과로 여문다.

미나리아재비는 초여름에 광택이 있는 노란꽃이 아름다워 식용·약용·관상용으로 가치가 높지만, 잎과 줄기의 즙액에 '프로드아네모닌(Protanemonin)'이라는 배당체가 있어 피부에 닿으면 염증을 일으키고 수포가 생길 정도로 독성이 강해서 먹을 수 없다. 어린순은 끓는 물에 삶은 다음 물에 담가 독을 제거한 후에 나물로 먹는다. 다량을 식용하면 중독 반응을 일으킨다.

▶**한방** 뿌리를 제외한 지상부를 말린 것을 '모간(毛茛)'이라 부른다. ▶**성미** 따뜻하며, 맵다. 주로 피부 질환에 효험, 간염·학질·황달·편두통·기관지염·악창·복통·해열 ▶**약리 작용** 진통 작용·해열 작용 ▶**독이 있는 부위** 잎과 줄기.

식용으로 오인하는 독이 있는 약용 식물

심내막염·심장병·심장 판막증에 효능이 있는

복수초 *Adonis amurensis*

생약명 복수초(福壽草)─전초와 뿌리를 말린 것
이명 장춘화·설련·원일초·얼음새꽃,
분포 전국의 그늘진 숲 속

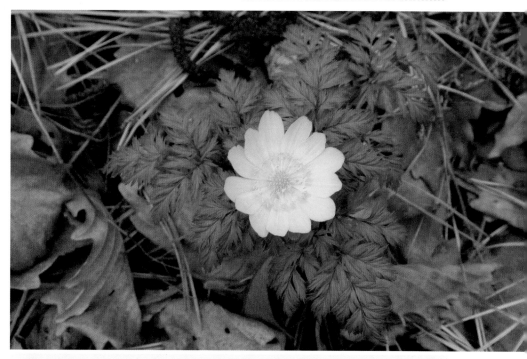

형태 · 복수초는 미나리아재빗과의 여러해살이풀로 높이는 10~30cm 정도이고, 잎은 위로 올라가면서 어긋나며 삼각형 모양의 넓은 달걀꼴이고 깃 모양으로 잘게 갈라진다. 꽃은 3월에 원줄기 끝과 가지 끝에 한 개씩 잎보다 먼저 노란색으로 피고, 열매는 6월에 꽃턱에 둥근 수과로 여문다.

복수초를 중국에서는 뿌리를 측금잔화라고 한다. 꽃이 아름다워 관상용 · 약용으로 가치가 높지만, 식물 전체에 맹독인 강한 알칼로이드 배당체가 함유되어 있어 잘못 먹으면 호흡 곤란을 일으켜 심하면 심장 마비를 일으킨다. 강심제의 원료로 이용하는 아도닌 성분이 있다. 뿌리를 먹으면 체내에 독성이 남는다. 복수초는 꽃이 피기 전에는 잎은 당근과 비슷하고, 어린순은 머위순과 비슷하다.

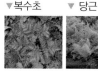
▼복수초

▼ 당근

▶**한방** 전초와 뿌리를 말린 것을 '복수초(福壽草)'라 부른다. ▶**성미** 서늘하며, 쓰다. 주로 신경기계 · 운동기계 질환에 효험, 전초(강심 · 심장 기능 부전으로 인한 수종 · 심력쇠갈 · 울혈성 심장 기능 저하), 강심제 · 신경 쇠약 · 심계 항진 · 심내막염 · 심신 허약 · 심장병 · 심장판막증 · 이뇨 · 진통 ▶**약리 작용** 진통 작용 ▶**독이 있는 부위** 전초 · 뿌리.

기관지염 · 천식 · 편도선염에 효능이 있는

삿갓나물 *Paris verticillata*

생약명 조휴(蚤休)-뿌리줄기를 말린 것
이명 중태차 · 삼층초 · 백사차
분포 전국 높은 산의 숲 속

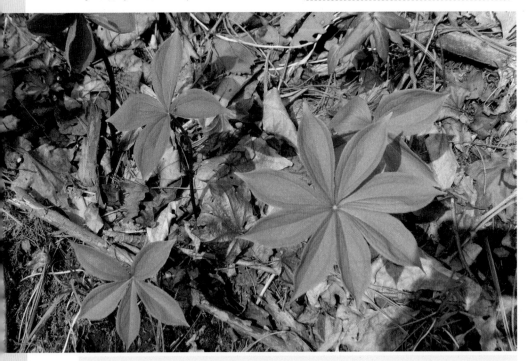

형태 · 삿갓나물은 백합과의 여러해살이풀로 높이는 20~40cm 정도이고, 줄기 끝에서 잎자루가 없는 6~8개의 잎이 돌려 나며 길이는 3~10cm, 너비는 1.5~4cmdml 긴 타원형 또는 넓은 댓잎과 침형으로서 양끝이 뾰쪽하고 가장자리가 밋밋하다. 꽃은 6~7월에 꽃대 끝에 1개가 위를 향해 피고, 열매는 8~9월에 둥근 장과로 여문다.

삿갓나물은 산나물인 우산나물과 비슷하여 오인하기 쉽다. 그 모습이 아름다워 식용 · 약용 · 관상용으로 가치가 높지만, 지역에 따라서 어린순을 채취하여 끓는 물에 데쳐서 독성을 제거한 후에 나물로 무쳐서 먹기도 하지만 먹지 않는 게 안전하다. 특히 뿌리는 독성이 몹시 강해서 먹을 수 없다.

▶한방 뿌리줄기를 말린 것을 '조휴(蚤休)'라 부른다. ▶성미 차며, 쓰고 맵다. 주로 호흡기계 · 피부염증 질환에 효험, 옹종 · 나력 · 기관지염 · 종독 · 창종 · 천식 · 편도선염 · 해수 · 후두염 · 소아경기 ▶약리 작용 항염 작용 · 진해 작용 ▶독이 있는 부위 뿌리.

기관지염·폐결핵, 해독에 효능이 있는

상사화 *Lycoris squamigera*

생약명 상사화(相思花)—비늘줄기를 말린 것
이명 개가재무릇 · 개난초
분포 전국의 산

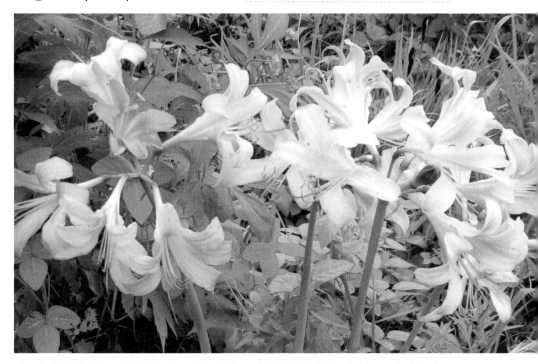

형태 · 상사화는 수선화과로 높이는 50~80cm 정도이고, 꽃줄기가 올라오기 전인 6~7월이면 잎이 말라 죽으므로 꽃이 필 무렵이면 살아 있는 꽃을 볼 수 없다. 꽃은 7~8월에 꽃줄기가 길게 자라 그 끝에 4~8개 정도의 산형화서(傘形花序)로 분홍색으로 피고, 열매는 맺지 못한다.

상사화는 잎은 꽃을 보지 못하고, 꽃은 잎을 보지 못하는 것이 서로 그리워하면서 만나지 못하는 슬픈 연인 같다 하여 '이별초'라는 애칭이 있다. 꽃이 아름다워 약용 · 관상용으로 가치가 높지만, 비늘줄기에 알칼로이드가 함유되어 있어 먹을 수 없다. 한방에서 비늘줄기를 소아 마비에 응용하여 통증을 완화시키는 데 응용한다. 꽃이 피는 시기에 따라 7~8월에 꽃이 피는 상사화와 9~10월에 개화하는 석산 타입으로 구분된다. 우리나라에는 11종이 자생한다.

▶**한방** 비늘줄기를 말린 것을 '상사화(相思花)'라 부른다. ▶**성미** 따뜻하며, 맵다. 주로 통증 · 호흡 기계 질환에 효험, 기관지염 · 폐결핵 · 담 · 통증 · 해열제 · 해독 · 종기 · 마비 · 가래 · 창종 ▶**약 리 작용** 항균 작용 · 해열 작용 ▶**독이 있는 부위** 비늘줄기.

자리공 *Phytoiacca escu;enta*

신장병·아토피성 피부염·인후염에 효능이 있는

생약명 상륙(商陸)—뿌리를 말린 것,
상륙화(商陸花)—꽃을 말린 것
이명 창륙·당륙·다미·자리쟁이·장녹·장류·
축탕
분포 전국의 산

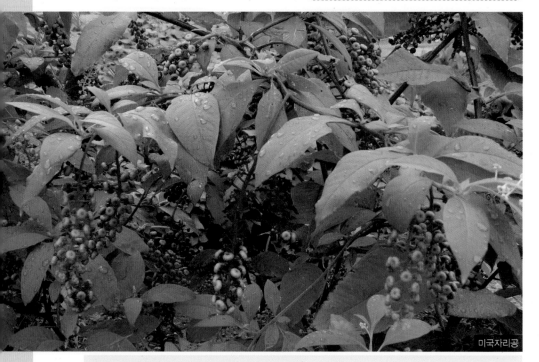

미국자리공

형태 · 지리공은 자리공과의 여러해살이풀로 높이는 1 m 정도이고, 잎은 넓은 댓잎피침형으로서 양 끝이 좁고 가장자리가 밋밋하다. 꽃은 5~6월에 가지 끝과 잎 사이에서 총상 꽃차례의 흰색으로 피고, 열매는 8월에 장과로 8개의 분과가 서로 인접하여 바퀴 모양으로 나열되어 흑색으로 여문다.

자리공은 꽃이 아름다워 식용·약용·관상용으로 가치가 높지만, 꽃이 피기 전에 나물로 오인하여 바로 먹으면 독성이 있기 때문에 잎을 끓는 물에 데쳐 독을 우려낸 후 먹을 수 있다. 뿌리에는 맹독성이 있어 약재로 쓸 때는 쌀뜨물에 담갔다가 칼로 벗겨 햇볕에 말려 쓴다. 한방에서 꽃은 다망증에 쓰고, 뿌리는 인후 종통에 쓴다. 특히 임산부는 유산할 우려가 있기 때문에 주의를 요(要)한다.

▶**한방** 뿌리를 말린 것을 '상륙(商陸)', 꽃을 말린 것을 '상륙화(商陸花)'라 부른다. ▶**성미** 치며, 쓰다. 주로 신장병·피부과 질환에 효험, 신장병·무좀·부종·소변 불통·소염제·아토피성 피부염·옹종·이질·인후염·전립선 비대증 ▶**약리 작용** 항염 작용 ▶**독이 있는 부위** 뿌리.

식용으로 오인하는 독이 있는 약용 식물

간염·기관지염·아토피성 피부염에 효능이 있는

애기똥풀 *Chelidonium majus var. asiaticum*

생약명 백굴채(白屈菜)—뿌리를 말린 것
이명 젖풀 · 씨아똥 · 카치다리
분포 전국의 산야 · 풀밭

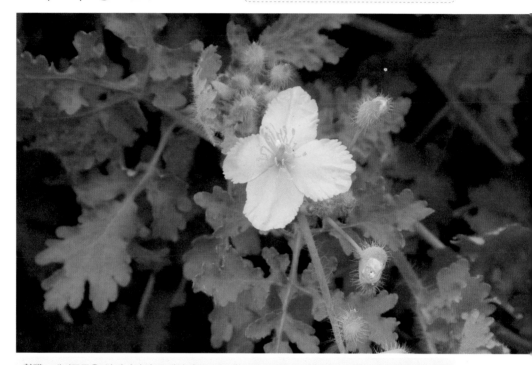

형태 · 애기똥풀은 양귀비과의 두해살이풀로 높이는 30~80cm 정도이고, 잎은 마주 나며 끝이 둔하고 가장자리에 둔한 톱니와 함께 깊게 피어 들어간 자리가 있다. 꽃은 5~8월에 줄기 위쪽의 잎 겨드랑이에서 나온 가지 끝에 산형 꽃차례의 황색으로 피고, 열매는 7~8월에 좁은 원기둥 모양의 삭과로 여문다.

애기똥풀은 줄기에 상처를 내면 등황색의 유황 유액이 나오는데 이것이 마치 애기의 배내똥과 같다 하여 '애기똥풀'이라 부른다. 꽃이 아름다워 식용·약용·관상용으로 가치는 높지만, 뿌리는 강한 독성인 알칼로이드가 함유되어 있다. 즙이 피부에 묻으면 염증을 일으킨다. 어린잎은 반드시 우려서 먹어야 한다.

▶**한방** 뿌리를 말린 것을 '백굴채(白屈菜)'라 부른다. ▶**성미** 따뜻하며, 쓰고 시다. 주로 호흡기계·피부과 질환에 효험, 간 기능 회복·간염·기관지염·백전풍·복통·아토피성 피부염·암(위암)·위궤양·위염·진통·황달·월경통 ▶**약리 작용** 진통 작용 ▶**독이 있는 부위** 전초와 뿌리.

은방울꽃
Convallaria keiskei

생약명 영란(鈴蘭)─뿌리를 말린 것
이명 오월화 · 녹령초 · 초옥란 · 군영초 · 초옥령 · 향수화 · 녹제초
분포 전국의 각지

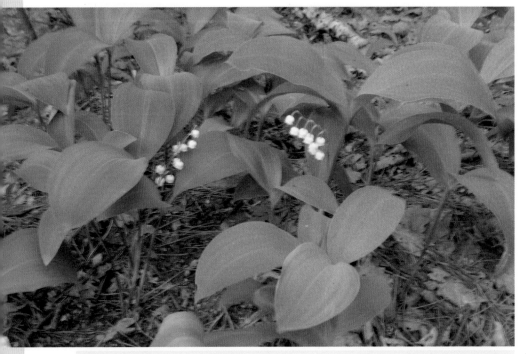

형태 • 은방울꽃은 백합과의 여러해살이풀로 높이는 20∼35cm 정도이고, 잎집이 둘러싼 상태에서 2개의 잎이 마주 나고 밑 부분이 서로 얼싸안아 원줄기처럼 된다. 길이는 12∼18cm, 너비는 3∼7cm의 긴 타원형으로서 끝이 뾰쪽하여 가장자리가 밋밋하다. 꽃은 4∼5월에 잎 사이에서 나온 꽃 줄기 끝에 총상 꽃차례의 종같이 흰색으로 피고, 열매는 7월에 적색의 둥굴게 장과로 여문다.

　은방울꽃은 잎과 꽃이 아름답고 향기가 좋아 화단에 심는다. 향기가 나는 꽃이라 하여 '향수화(香水花)', 난초처럼 품위를 지녔다 하여 '초왕란(草王蘭)'이라 부른다. 은방울꽃의 뿌리는 독성이 강해서 신부전증을 일으킬 수 있다. 지역에 따라 나물로 먹는 곳에서는 어린싹의 하룻밤 물속에 담근 후 끓은 물에 살짝 데쳐서 나물로 먹기도 한다.

▶**한방** 뿌리를 말린 것을 '영란(鈴蘭)'이라 부른다. ▶**성미** 따뜻하며, 쓰다. 주로 순환기계 비뇨기계 질환에 효험, 신장병 · 소변 불통 · 부종 · 이뇨 · 심장병 · 심내막염 · 심계 항진 · 심장 판막증 · 타박상 · 염좌의 치료 ▶**약리 작용** 진통 작용 ▶**독이 있는 부위** 전초 또는 뿌리.

소화 불량·식적 창만·대장 출혈에 효능이 있는

애기나리 *Disporum milacinum* A. Gray

생약명 석죽근(石竹根)
이명 녹화보탁초 · 보주초
분포 전국의 산

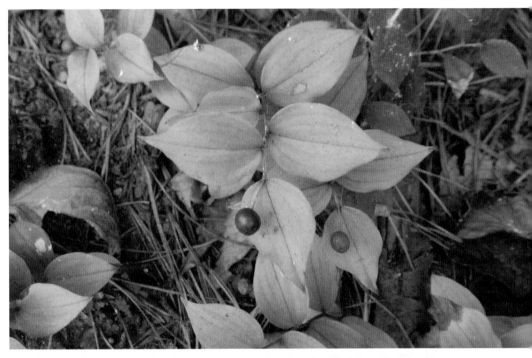

형태 · 애기나리는 백합과의 여러해살이풀로 높이는 20~30cm 정도이고, 줄기는 높이가 20~40cm 정도로 1~2개의 가지가 있다. 잎은 어긋나고 난상의 긴 타원형이고 가장자리는 밋밋하다. 꽃은 5~6월에 가지 끝에서 1~3개가 밑을 향해 연한 녹색으로 피고, 열매는 둥글고 흑색으로 여문다.

애기나리의 군락에서 꽃이 필 때는 아름다워 관상용으로 가치가 높지만, 어린순은 끓는 물에 데쳐서 나물로 먹을 수 있지만 줄기와 뿌리에 맹독성이 강해 먹으면 안 된다. 둥굴레와 비슷하므로 조심해야 한다. 한방에서 뿌리줄기를 식적 창만 · 장염 · 대장 출혈에 다른 약재와 함께 처방한다.

▶**한방** 뿌리를 말린 것을 '석죽근(石竹根)'이라 부른다. ▶**성미** 차며 쓰다. 주로 대장 출혈 · 폐기종 · 소화 불량 · 식적 창만 · 폐결핵 ▶**독이 있는 부위** 줄기와 뿌리

자주괴불주머니 *Corydalis incisa*

생약명 자근초(紫菫草)—뿌리를 말린 것
이명 단장초·만다리화·자주현호색·자근·
    자주풀꽃·자지괴불주머니
분포 제주도·중부 이남, 산기슭의 그늘진 곳

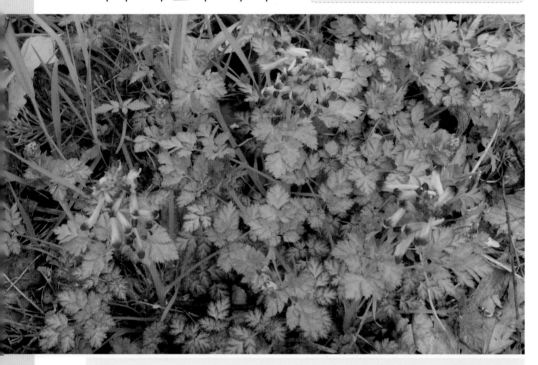

형태 · 자주괴불주머니는 현호색과의 두해살이풀로 높이는 20~50cm 정도이고, 뿌리잎은 모여 나며 잎자루가 길고 작은 잎이 3장씩 두 번 나오는 3줄 겹입이다. 꽃은 4~5월에 원줄기 끝에서 총상꽃차례의 홍자색으로 피고, 열매는 6~7월에 긴 타원형의 삭과로 여문다.

  자주괴불주머니는 꽃이 매우 아름다워 약용·관상용으로 높지만, 뿌리는 긴 타원형이고 잔뿌리가 많고 맹독성이 있다. 식용보다는 약용·관상용으로 이용된다. 한방에서는 외상 치료에 다른 약재와 처방한다. 약으로 쓸 때는 짓찧어 즙을 내어 환부에 붙인다.

▶한방 뿌리를 말린 것을 '자근초(紫菫草)'라 부른다. ▶성미 차며, 쓰다. 주로 외상 질환에 효험, 외상 소독·타박상·진통·창동·개창·경련 ▶약리 작용 진통 작용·해독 작용 ▶독이 있는 부위 뿌리.

식용으로 오인하는 독이 있는 약용 식물

기관지염·후두염·진통·풍습 관절염에 효능이 있는

때죽나무 *Styrax japonica*

생약명 매마등(買麻藤)—나무 껍질을 말린 것
이명 금대화 · 야말리 · 오색말리
분포 중부 이남의 산기슭 · 산 중턱의 양지

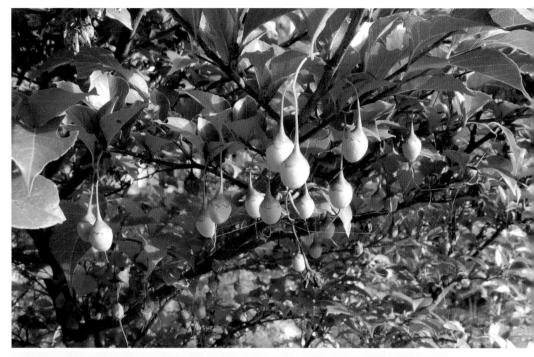

형태 · 때죽나무는 때죽나뭇과의 갈잎작은큰키나무로 높이는 6~8m 정도이고, 잎은 어긋나며 길이는 2~8cm의 달걀꼴 또는 긴 타원형이고 가장자리에 이빨 모양의 톱니가 있다. 꽃은 5~6월에 잎겨드랑이에서 나온 총상 꽃차례로 2~5송이씩 밑을 향해 흰색으로 피고, 열매는 9월에 둥근 핵과로 여문다.

때죽나무는 20여 송이 정도가 종 모양으로 주렁주렁 달리고 꽃과 표주박 같은 열매가 아름다워 관상용 · 공업용으로 가치가 높지만, 때죽나무의 잎과 열매를 갈아서 시냇가에서 고기를 잡을 때 물에 풀어 놓으면 물고기들이 잠시 기절을 할 정도로 식물 전체에 독성이 있어 먹을 수 없다.

▶**한방** 나무껍질을 말린 것을 '매마등(買麻藤)'이라 부른다. ▶**성미** 평온하며, 쓰다. 주로 염증 · 소화기 질환에 효험, 구충 · 기관지염 · 담 · 후두염 · 진통 · 사지통 · 치통 · 풍습 관절염 ▶**약리 작용** 항염 작용 ▶**독이 있는 부위** 식물 전체.

고혈압·인후염·부인병·월경 불순에 효능이 있는

매발톱나무 *Aquilegia buergeriana var. oxysepaia*

생약명 누두채(漏斗菜)·소벽(小蘗)—전초를 말린 것
이명 칠엽나무·칠엽꽃봉오리꽃
분포 전국의 산지

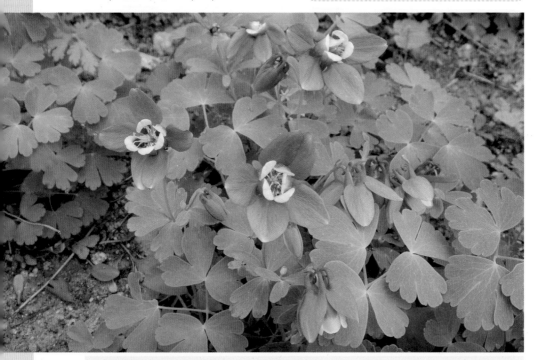

형태· 매발톱은 매자나뭇과의 갈잎떨기나무로 높이는 약 50~100cm 정도이고, 잎이 새 가지에서는 어긋나고 짧은 가지에서는 뭉쳐 난 것처럼 보인다. 달걀꼴을 닮은 타원형이고 가죽질이며 가장자리에 바늘 모양의 불규칙한 톱니가 있다. 꽃은 5월에 가지 끝에서 긴 꽃대가 나와 자갈색으로 밑을 향해 피고, 열매는 9~10월에 타원형의 장과로 여문다.

　매발톱은 꽃받침의 생김새가 마치 매의 발톱처럼 날카롭게 생겼다 하여 '매발톱꽃'이라 부른다. 꽃이 아름다워 화단·분화·절화용으로 가치가 높지만, 잎에 강한 독성이 있어 바로 먹으면 안 된다. 한방에서 전초를 말린 '누두채(漏斗菜)'를 다른 약재와 쓴다. 지역에 따라서 어린싹을 하룻밤 물에 담근 후 충분히 우려낸 후 끓는 물에 살짝 데쳐서 돼지고기와 함께 먹기도 한다.

▶**한방** 전초를 말린 것을 '누두채(漏斗菜)·소벽(小蘗)'라 부른다. ▶**성미** 차며, 쓰다. 주로 호흡기계 질환에 효험, 고혈압·마비·신경발작·황달·폐렴·위장병·해열·소염제·인후염·결막염·부인병·월경 불순·이질·장염 ▶**약리 작용** 혈압 강하 작용·항염증 작용·항균 작용·자궁 수축 작용·혈관 확장 작용·담즙 분비 촉진 작용 ▶**독이 있는 부위** 식물 전체.

식용으로 오인하는 독이 있는 약용 식물

이질 · 살충 · 염증에 효능이 있는
칠엽수 *Aesculus turbinata*

생약명 사라자(娑羅子)─종자를 말린 것
이명 칠엽나무 · 칠엽꽃종오리나무
분포 깊은 산 계곡 · 가로수

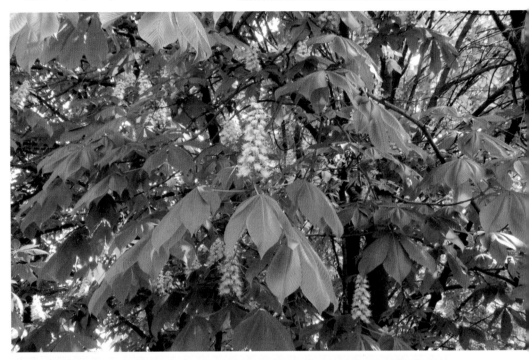

형태 · 칠엽수는 칠엽수과의 낙엽활엽교목으로 높이는 20~30m 정도이고, 잎은 마주 나며 5~7
개의 작은 잎으로 구성된 손꼴겹잎이다. 밑부분의 작은 잎은 작으나 중간 부분의 잎은 길이가
20~30cm, 너비는 12cm 정도로 크고 가장자리에 겹톱니가 있다. 꽃은 5~6월에 가지 끝에 원추
꽃차례를 이루며 빽빽이 달려 잡성으로 피고, 열매는 10월에 지름 5cm 정도의 원추형의 둥근 삭과
로 여문다. 열매가 다 익으면 3개로 갈라져 갈색의 씨가 1~2개가 나온다.

칠엽수는 식용 · 약용 · 공업용 · 관상용으로 가치가 크다. 작은 가지 끝의 겨울눈
은 수지(樹脂)로 덮여 있어 끈끈하다. 밤을 닮은 씨에는 다량의 녹말 · 사포닌 · 타닌을
함유하고 있으나 소량의 독성이 있어 먹을 수 없다. 타닌을 제거한 다음에 식용이 가
능하다. 현재 소염제로 환제나 캡슐제로 만들어 시판되고 있다.

▶**한방** 종자를 말린 것을 '사라자(娑羅子)'라 부른다. ▶**성미** 서늘하며, 달고 떫다. 주로 염증 질환
에 효험. 암(위암) · 류머티즘 · 이질 · 살충 · 염증 ▶**약리 작용** 살충 작용 · 소염 작용 ▶**독이 있는
부위** 종자.

괴불주머니 *Corydalis pallida*

생약명 국화황련(菊花黃蓮)—꽃을 말린 것
분포 강원 · 경기 · 제주도 · 지리산의 산기슭

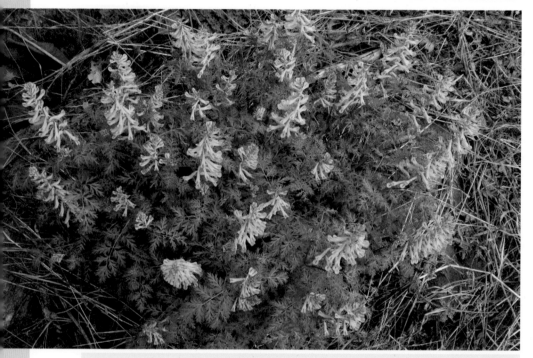

형태 · 괴불주머니는 양귀비과의 두해살이풀로 높이는 30～50cm 정도이고, 줄기는 연약하며 곧추 서거나 비스듬히 자란다. 잎몸은 난형으로 양끝이 뾰쪽하고 가장자리는 밋밋하다. 꽃은 4～5월에 황색으로 피고, 열매는 바늘 모양의 삭과로 여문다.

괴불주머니의 꽃이 아이나 여자의 주머니 끝에 매달던 작은 노리개처럼 생겼다 하여 '괴불주머니'라는 이름이 붙여졌다. 양귀비과 산나물로 이용되는 것은 '전호' 뿐이다. 꽃이 아름다워 식용 · 관상용으로 가치가 높지만, 전라도에서는 꽃이 피기 전에 잎을 채취하여 끓는 물에 데쳐서 독성을 충분히 제거한 후에 나물로 무쳐 먹기도 하지만 먹지 않는 게 좋다.

▶**한방** 꽃을 말린 것을 '국화황련(菊花黃蓮)'이라 부른다. ▶**성미** 차며, 쓰다. 주로 외상 염증 질환에 효험, 청열 · 소종 · 개선 · 종독 · 종창 · 악창 · 선창 · 종독 · 풍화안통 ▶**약리 작용** 해독 작용 ▶**독이 있는 부위** 뿌리.

인후통 · 종독 · 창종에 효력이 있는

석산 *Lyconis radiata*

생약명 석산(石蒜)—비늘줄기를 말린 것
이명 꽃무릇 · 돌마늘 · 용조화 · 산오독 · 산두초 · 조산 · 촉산
분포 전국의 산기슭 · 풀밭

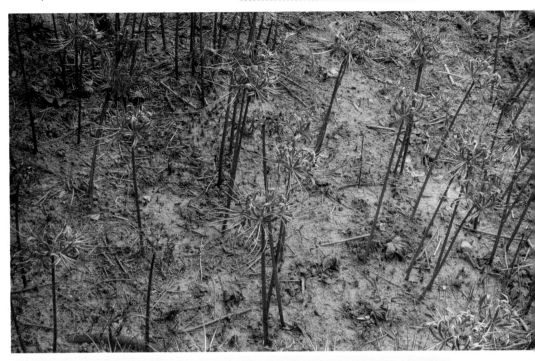

형태 · 석산은 수선화과의 여러해살이풀로 높이는 40∼60cm 정도이고, 뿌리에서 뭉쳐 나는데 길이는 30∼40cm, 너비는 15mm 정도의 선형으로서 광택이 있는 녹색의 잎이 꽃이 필 때 쯤이면 말라 죽는다. 꽃은 9∼10월에 잎이 없는 비늘줄기에서 나온 줄기 끝에 산형 꽃차례를 이루며 진홍색으로 피고, 열매는 맺지 못한다.

석산의 붉은꽃과 비늘줄기의 독성 때문에 죽음을 상징하기 때문에 '지옥꽃'이라 부른다. 꽃이 아름다워 관상용으로 가치가 높지만, 꽃대와 비늘줄기를 꺾었을 때 즙이 살갗에 닿으면 물집이 생길 정도로 맹독성인 '리코린(Lycorine)'이 함유되어 있다. 비늘줄기를 짓찧어 물 속에서 찌꺼기를 걷어 낸 다음 다시 물로 씻고 가라앉히는 과정을 되풀이하면 독성이 없어져 질 좋은 녹말을 얻을 수 있다. 석산의 구근(알뿌리)은 '산파'와 비슷하고, 어린 자구는 '달래'와 비슷하다.

▶**한방** 비늘줄기를 말린 것을 '석산(石蒜)'이라 부른다. ▶**성미** 따뜻하며, 맵다. 주로 염증 · 호흡기 질환에 효험, 복막염 · 인후통 · 수종 · 종독 · 창종 · 나력 · 해수 ▶**약리 작용** 진통 작용 ▶**독이 있는 부위** 비늘 줄기.

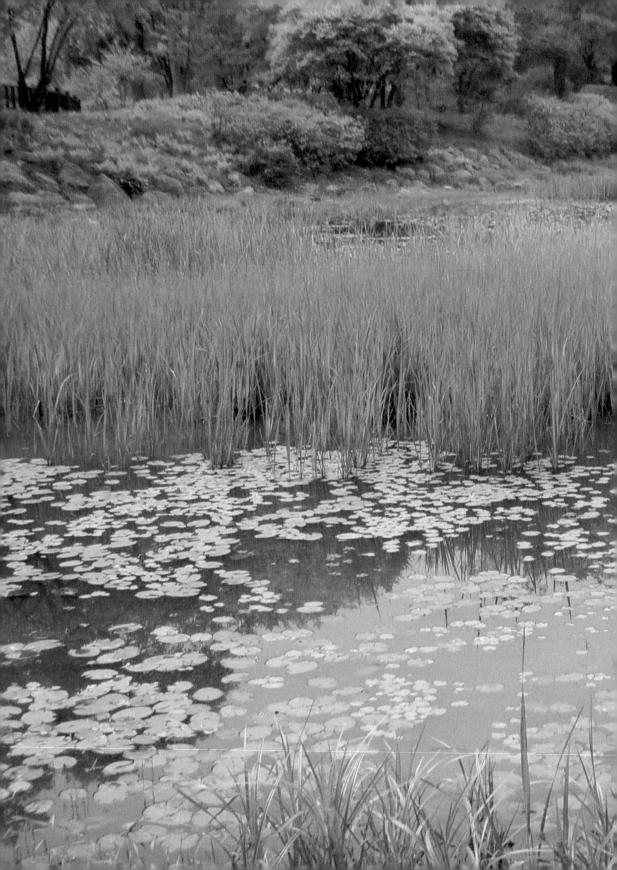

제7장
부록

•

알아 두면 편리한 한약재 및 산야초 구입처

한국생약협회

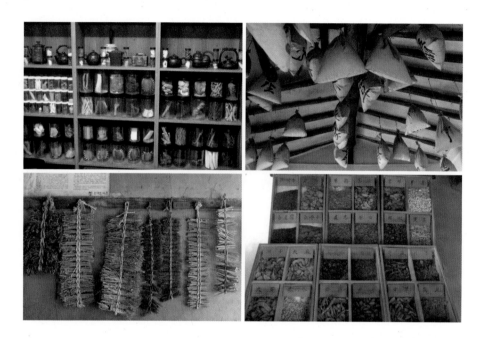

전국에서 한약재를 재배하는 생약 생산자 단체로 국산 한약재 전문 매장을 경영하고 있다. 중국산 한약재의 유입으로 우리 땅에서 자생하는 토종 약용식물을 보호하고 국산 한약재의 경쟁력의 제고와 품질 좋은 생약을 보급하고 국내의 최대인 서울 제기동 약령시장에 '국산한약재상설매장'을 운영하고 있다.

• 주소 : 서울시 동대문구 약령동길 88
• 전화 : 02-967-8133
• 홈페이지 : www.koreaherb.or.kr/kherb/

서울 경동 약령시장

조선 시대 효종 2년에 설립된 우리나라 최대의 경동 약령시장은 우리 땅에서 자생하는 약초 70%를 차지하는 총본산이다. 한의학박물관이 있으며, 서울특별시에서 1995년부터 전통 한약시장으로 지정되었으며 한약 도매상 · 한의원 · 한약방 · 건재상 · 약초 매장 등이 분포되어 있고, 상가 앞에는 산야초 · 산나물 · 희귀 약초 · 버섯 등을 구입할 수 있다.

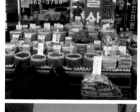
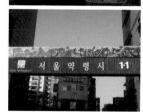

- 위치 : 지하철 1호선 제기동역 하차, 2번 출구, 도보 2분
- 서울시 약령시 협회 : 02-969-4793
- 홈페이지 : www.koreaherb.or.kr
- 정보사이트 : www.intemetkungong.or.kr

대구 약령시장

대구 약령시장은 조선 시대 후기 효종 9년에 경상감사가 집무하던 감영의 소재지로 각 고을에서 약재가 집결하면 질 좋은 약재만을 조정으로 상납하고 나머지는 백성들에게 판매했던 곳이다. 해마다 5월 초 한방문화 약재축제 기간 중에 한방 무료 진료, 한약 썰기 대회, 약초 및 보약 증정 등 다양한 행사를 열고 있다.

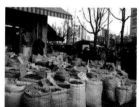
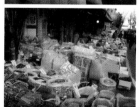

- 주소 : 대구 약령시보존위원회
  대구광역시 중구 남성로 158-1
- 전화 : 053-253-4729
- 홈페이지 : www.koreaherb.or.kr

⚘ 대전 한의약 거리

　대전역 앞 중앙동의 한의약 거리는 일제 강점기에 조성되기 시작하여 한국 전쟁 직후부터 전국의 약초꾼들이 본격적으로 형성하기 시작하여 서울 경동약령시장, 대구약령시장과 함께 3대 한약 거리다. 매년 한의약 거리 축제를 열고 있다. 한약재 도·소매 및 전시 판매, 한방 옛 소품 판매, 한방차 무료 시음, 약초 이름 맞추기 다양한 프로그램을 선보인다.

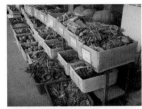
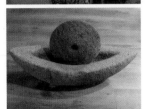

- 위치 : 대전광역시 동구 대전역 근처
- 전화 : 대전시 동구청 대표 전화 042-251-4114

⚘ 제천 약령시장

　제천 약령시장은 조선 시대 3대 약령시장 중 하나로 2005년 국내의 산청과 함께 약초 웰빙 특구로 지정되어 해마다 '세계한방엑스포대회' 기반 시설을 효율적으로 이용한 한약재·산야초·산나물·약초 체험 등을 열고 있다. 특히 한방 특화사업으로 마련된 산지 경매장을 운영함으로써 생산자와 소비자의 가교 역할을 담당하고 있다.

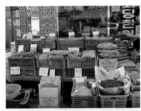
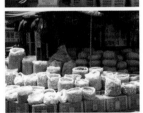

- 주소 : 충북 제천시 원화산로 121
- 전화 : 043-643-7624, 646-2320
- 홈페이지 : www.jcyakcho.org

🌿 산청 동의보감촌

경남 산청군에서는 『동의보감』 발간 400주년과 유네스코 세계기록유산 등재를 기념하기 위해 전통 의약 엑스포를 2013년 9월 6일부터 10월 20일까지 45일간 개최했다. 2007년에 조성된 전국 최초의 한의학 전문 박물관·한방테마파크 동의보감촌·동의보감 박물관·약초관·힐링타운·한방기 체험 약선문화관·지리산 산야초 등을 상설매장에서 각종 약재를 구입할 수 있다.

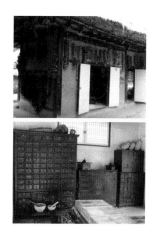

- 주소 : 경남 산청군 근서면 동의보감로 555번길 45-6
- 전화 : 055-970-8600
- 홈페이지 : www.tsancheong.go.kr

🌿 함양산삼축제

지리산 자락에 있는 함양군은 전체 면적 중 산지가 78%를 차지하는 오지(奧地)다. 해발 1,000m가 넘는 산이 15군데이며 이곳의 토양에는 몸에 좋은 게르마늄이 풍부해 산삼, 산야초가 지천에 자생한다. 해마다 산삼축제를 통해 우리 땅에서 자라는 산삼의 우수성을 홍보하고 있다. 산삼주재관·산삼판매장·심마니 VR체험·농특산물 판매장·지리산 산야초 등을 구입할 수 있다. 2020년 산삼엑스포를 준비 중에 있다.

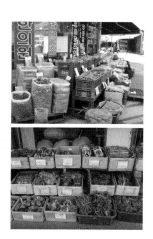

- 주소 : 경남 함양군 함양읍 필봉산길 49
- 함양산삼축제 : 2018년 9월 7일부터 16일
- 전화 : 함양 군청 055-960-5114
- 홈페이지 : www..sansamfestiva.com

🌿 금산 약령시장

조선 시대 17세기 이후 약령시는 의약의 발달과 약재 수용력의 증가 등 여러 요인으로 현격하게 발달했다. 금산에서는 전국 인삼 생산량의 80%가 거래될 정도로 규모가 크다. 이곳에는 인삼 약령시장 · 수삼센터 · 인삼도매센터 · 국제시장 · 재래시장 · 홍보관 · 쇼핑센터 등이 자리를 잡고 있다.

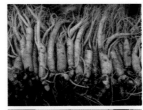
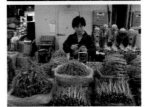

- 주소 : 충남 금산군 금산읍 중도리 17-2 금산인삼축제
- 전화 : 041-754-3343(금산인삼도매센터)
- 홈페이지 : www.geumsan.go.kr

🌿 화개장터 약령시장

화개 약령시장은 지리산과 백운산의 하동 포구에 자리 잡은 섬진강의 가교로 영 · 호남의 질펀한 삶의 마당인 경남 하동 화개장터는 60년 전만 해도 섬진강 뱃길이 짐배들로 가뿐 숨을 뿜었던 곳이 국내 최대 약령시장으로 자리를 잡았다. 옛 화개장터에 현대에 들어와 복원한 재래시장은 상설시장으로 탈바꿈되어 지리산에서 자생하는 온갖 산나물 · 산야초 · 버섯 · 녹차 · 특산품 등을 구입할 수 있다.

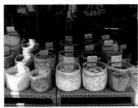
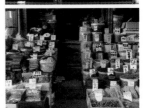

- 주소 : 경남 하동군 탑리
- 전화 : 하동군청 055-880-2114
- 홈페이지 : www.tour.hadong..go.kr

🌿 진안 고원 한방약초센터

백두대간의 줄기인 노령산맥과 소백산맥의 분수령을
이루는 해발 약 400m의 600여 만 평의 진안 고원을 둘
러싸고 있는 마이산 · 덕태산 · 선각산 · 성수산과 운장
산 · 구봉산 · 덕유산 등에서 자라는 질 좋은 산야초를
구입할 수 있다. 진안 홍삼 · 한방 특구로 지정되어 45
억 원을 들여 한방약초센터를 건립했다. 1층 25개의 매
장에서는 홍삼과 각종 약초를 판매하고 있다.

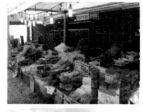
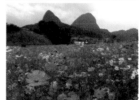

• 주소 : 전북 진안군 군상리 244
• 전화 : 063-433-8411
• 홈페이지 : www.jinan.go.kr

🌿 전국 농협 하나로 유통

전국 농협의 유통 센터인 하나로 클럽에서 검증된 품질이 좋은 한약재, 건강식품,
산양산삼, 버섯 등을 코너에서 만날 수 있다. 인터넷 사이트로도 주문할 수 있으며
생산지와 실명이 명기된 국산만을 판매한다.

• 홈페이지 : 농협 하나로 유통 www.nhhanaro.co.kr

전국 수목원 · 식물원 현황

구분	위치	전화번호
국립수목원	경기도 포천시 소흘읍 직동로 51-7	031-540-2000
홍릉수목원	서울 동대문구 회기로 57	02-961-2522
한밭수목원	대전광역시 서구 만년	042-472-4976
대구수목원	대구광역시 달서구 대곡	053-642-4100
울산테마식물원	울산광역시 동구 동부	052-235-8585
부산동래금강식물원	부산광역시 금정구 장전	051-582-3284
유명산자생식물원	경기도 가평군 살악 가일	031-589-5487
아침고요수목원	경기도 가평군 상 행현	031-584-9769
물향기수목원	경기도 오산시 수청	031-375-9748
한택식물원	경기도 용인시 백암 옥산	031-333-3558
들꽃수목원	경기도 양평군 양평 오빈	031-772-1800
용문월드수목원	경기도 양평군 용문 신점	031-774-9445
평강식물원	경기도 포천시 영북 산정	031-531-7751
서울대관악수목원	경기도 안양시 만안구 안양	031-473-0071
신구대학식물원	경기도 성남시 수정구 상적	031-723-6677
성균관대학교식물원	경기도 수원시 권선구 입북	031-294-3369
성남수목원	경기도 광주시 도척 도웅	031-760-3562
산들소리수목원	경기도 남양주시 별내 화접	031-529-8874
청산수목원	경기도 포천시 신북 삼정	031-536-4960
강원도립화목원	강원도 춘천시 사농	033-243-6012

구분	위치	전화번호
한국자생식물원	강원도 평창군 도암 병내	033-332-7069
한화리조트(주)한화수목원	강원도 춘천시 남산 서천	033-263-9550
미동산수목원	충청북도 청원군 청원 미원 미원	043-220-5501
금강수목원	충청남도 공주시 반포 도남	041-850-2685
안면도자생식물원	충청남도 태안군 안면 승언	041-674-5017
천리포수목원	충청남도 태안군 소원 의항	041-672-9982
고운식물원	충청남도 청양군 청양 군량	041-934-6245
그림이있는식물원	충청남도 홍성군 광천 매현	041-641-1477
대아수목원	전라북도 완주군 동상 대아	063-243-1951
한국도로공사수목원	전라북도 전주시 덕진구 반월	063-212--652
원광대자연식물원	전라북도 익산시 신용	063-850-5043
전라북도화목원	전라북도 진안군 백운면 덕현리	063-290-2494
완도수목원	전라남도 완도군 군외 대문	061-552-1544
내연산수목원	경상북도 포항시 북죽창 상옥	054-262-6110
가야산야생화식물원	경상북도 성주군 수륜 백운	054-931-1264
기청산식물원	경상북도 포항시 북청하 덕성	054-232-4129
경상남도수목원	경상남도 진주시 이반성 대천	055-771-6500
산방산비원	경상남도 거제시 둔덕 산방	055-633-1221
목동수목원	경상남도 의령군 가례 과진	055-573-4458
외도보타니아	경상남도 거제시 일운 외현	055-7715-0330
제주도한라수목원	제주특별자치도 제주시 연동	064-746-4423
제주도여미지식물원	제주특별자치도 서귀포시 색달	064-735-1100
제주한림공원열대식물원	제주특별자치도 북제주시 한림 협재	064-796-0001

전국 자연휴양림 현황

🌼 산림청(35개)

지역	휴양림	위치	전화 번호
강원	가리왕산	정선군 정선 회동	033-562-5833
	대관령	강릉시 성산 어흠	033-644-8327
	미천골	양양군 서 황이	033-673-1806
	방태산	인제군 기린 방동	033-463-8590
	백운산	원주시 판부 서곡	033-766-1063
	복주산	철원군 근남 잠곡	033-458-9426
	삼봉	홍천군 내 광원	033-435-8536
	용화산	춘천시 사북 고성	033-243-9261
	용대	인제군 북 용대	033-462-5031
	청태산	횡성군 둔내 삽교	033-343-9707
경기	신음	양평군 단월 산음	031-774-8133
	운악산	포천시 화현 화현	031-534-6330
	유명산	가평군 설악 가일	031-589-5487
	중미산	양평군 옥천 신복	031-771-7166
울산	신불산폭포	울주군 상북 이천	052-254-2124
경북	검마산	영양군 수비 신원	054-682-9009
	운문산	청도군 운문 신원	054-371-1323
	청옥산	봉화군 석포 대현	054-672-1051
	칠보산	영덕군 병곡 영리	054-732-1607
	통고산	울진군 서 쌍전	054-782-9007

지역	휴양림	위치	전화 번호
충북	속리산말티재	보은군 외속 장재	043-543-6283
충남	오서산	보령시 청라장현	041-936-5465
	용현	서산시 운산 용현	041-664-1978
	황정산	단양군 대강 울산	043-421-0608
	희리산해송	서천군 종천 산천	041-953-9981
전북	덕유산	무주군 무풍 삼거	063-322-1069
	운장산	진안군 정천 갈용	063-432-1193
	회문산	순창군 구림 안정	063-653-4779
전남	낙안민속	순천시 낙안 동래	061-471-2183
	방장산	장성군 북이 죽청	061-394-5523
	천관산	장흥군 관산 농안	061-867-6974
경남	남해편백	남해군 삼동 봉화	055-867-7881
	지리산	함양군 마천삼정	055-963-8133
제주	서귀포	서귀포시 대포동	064-738-4544
	제주절몰	제주시 봉개동	064-721-4075

전국 지자체(60개)

지역	휴양림명	위치	전화 번호
대구	비슬산	대구광역시 달성군 유가동 용	053-614-5481
대전	만인산	대전광역시 동구 하소동	042-273-1945
	장태산	대전광역시 서구 장안동	042-585-8061
경기	용문산	양평군 양평 백안	031-775-4005
	축령산	남양주시 수동 외방	031-592-0681

지역	휴양림명	위치	전화 번호
강원	가리산	홍천군 두촌 천현	033-435-6064
	광치	양구군 남 적	033-482-3115
	안인진임해	강릉시 강동 안인집	033-640-5185
	집다리골	춘천시 사북 지암	033-243-1443
	치악산	원주시 판부 금대	033-762-8288
	태백고원	태백시 철암	033-550-2082
충북	계명산	충주시 종민동	043-842-9383
	민주지산	영동군 용화 조동	043-740-3442
	박달재	제천시 백운 평동	043-652-0910
	봉황	충주시 가금 봉황	043-855-5962
	소선암	단양군 단성 가산	043-420-3185
	수레의산	음성군 생극 차곡	043-878-2013
	옥화	청원군 미원 운암	043-251-3434
	장용산	옥천군 군서 금산	043-730-3474
충남	조령산	괴산군 연풍 원풍	041-833-7994
	금강	공주시 반포 도남	041-850-2661
	남이	금산군 남이 건천	041-753-2618
	만수산	부여군 외산 삼산	041-830-2348
	봉수산	예산군 대흥 동서	041-330-2426
	성주	보령시 성주 성주	041-930-3529
	안면도	태안군 안면 승언	041-674-5019
	영인산	아산시 연인 아산	041-540-2463
	용봉산	홍성군 홍북 상하	041-630-1784
	칠갑산	청양군 대치 광대	041-943-4510
	태학산	천안시 풍세 삼태	041-550-2428

지역	휴양림명	위치	전화 번호
전북	고산	완주군 고산 오산	063-240-4428
	남원흥부골	남원시 인월 인월	063-620-6791
	대아	완주군 동상 대아	063-243-1951
	방화동	장수군 번암 사암	063-350-2562
	세심	임실군 삼계 죽계	063-640-2425
	와룡	장수군 천천 와룡	063-353-1404
전남	가학산	해남군 계곡 가학	061-535-4812
	백아산	화순군 북 노치	061-374-1493
	백운산	광양시 옥룡 추산	061-763-8615
	유치	장흥군 유치 신월	061-863-6350
	제암산	보성군 웅치 대산	061-852-4434
	주작산	강진군 신전 수양	061-430-3297
	팔영산	고흥군 영남 우천	061-830-5426
	한천	화순군 한천 오음	061-370-1329
경북	계명산	안동시 길안 고란	054-822-6920
	구수곡	울진군 북 상당	054-783-2241
	군위장곡	군위군 고로 장곡	054-541-6512
	금봉	의성군 옥산 금봉	054-830-6922
	불정	문경시 불정동	054-552-9443
	성주봉	상주시 은척 남곡	054-541-6512
	송정	칠곡군 석정 반계	054-979-6315
	옥녀봉	영주시 봉현 두산	054-636-5928
	옥성	구미시 옥성 주아	054-481-4052
	청송	청송군 부남 대전	054-872-3163
	토함산	경주시 양북 장항	054-772-1254

지역	휴양림명	위치	전화 번호
경남	거제	거제시 동부 구천	055-639-8115
	금원산	거창군 위천 상천	055-943-0340
	대운산	양산시 웅상 용담	055-380-4811
	오도산	합천군 봉산 압곡	055-930-3526
	용추	함양군 안의 상원	055-963-9611

🌼 개인(16개)

지역	휴양림명	위치	전화 번호
울산	간월	울산광역시 울주 상북 등억	052-262-3770
경기	국망종	포천시 이동 장암	031-532-0014
	설매재	양평군 옥천 용천	031-774-6959
	청평	가평군 외서 삼회	031-584-0528
강원	두릉산	홍천군 서 팔봉	033-430-7501
	둔내	횡성군 둔내 삽교	033-343-8155
	주천강강변	횡성군 둔내 영랑	033-345-8227
	황둔	원주시 신림 황둔	033-764-3007
	횡성	횡성군 갑천 포동	033-344-3391
충남	진산	금산군 진산 묵산	041-753-4242
전북	남원	남원시 갈치	063-635-8846
	성수산	임실군 성수 성수	063-642-9456
전남	느래이골	광양시 다압 신원	061-772-2255
	안양산	화순군 이서 안심	061-373-4199
경북	학가산우래	예천군 보문 우래	054-652-0114
경남	원동	양산시 원동 내포	051-754-2396
	중산	산청군 시천 중산	055-972-0675

내 몸을 살리는 산야초 명인

🌿 진안 고원 힐링자연치유센터

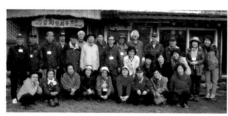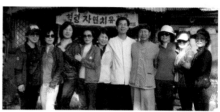

**한반도의 척추인 백두대간의 줄기인 노령산맥과 소맥산맥의 분수령을 이루는
무릉도원 진안 고원! 내 몸을 살리는 나무로 지은 힐링자연치유센터!**

최근 건강과 관련하여 '자연힐링'이 대세다. 정작 나의 몸을 치유해 주는 곳은 어디에 있는가? 자연 그대로를 간직한 진안 고원은 평균 고도 400m에 500여만 평으로 800m가 넘는 덕태산·선각간·팔공산 등 9개나 되고 마이산을 비롯한 작은 산이 겹겹이 펼쳐 있다. 자연힐링 치유 둘레길을 걷다 보면 산과 들의 풍경은 말 그대로 환상적이다. 자연을 그대로 간직한 마을길·논길·밭길·산길·숲길·물길·고갯길·옛길·고원길을 섬진강변 달빛을 따라 걷다 보면 몸과 마음이 치유가 저절로 되는 곳이다.

천혜의 자연을 간직한 힐링자연치유센터는 어떤 곳인가? 흰구름이 머물고 간다는 백운(白雲)이다. 빼어난 경치에 반한 신선(神仙)들이 학(鶴)을 타고 내려와 노닐고 구름도 쉬어 가는 곳이다. 지금도 매로 꿩사냥의 전통을 이어가는 마을, 백운면 소재지에는 상가마다 손으로 쓴 간판만을 고집하는 마을, 숨어 있는 비경을 천혜의 모습으로 간직하고 있는 백운동 계곡, 기암 절벽으로 수놓은 계곡, 30여 평의 널따란 '점진 바위'와 높이 5m 가량의 폭포 등이 장관을 이루는 천혜의 자연을 간직한 곳이다. 산림청과 전라북도가 백마산에 1,000억을 투자하여 조성한 국내 최대 규모의 야생화 공원과 화목원(花木園·온대 식물)과 진안군에서 만성 아토피를 치유할 수 있는 천혜의 자연치유 산책길을 완성하여 도심에서 찌든 몸을 치유해 주는 명소이다.

구분	구분	시간	효과
1코스	백마산 화목원 둘레길	1시간	저 등산 및 경관 치유
2코스	달빛 솔숲 걷기	30분	느리게 걷기 및 명상 치유
3코스	비경 백운동 계곡 산책	1시간 30분	피톤치드, 음이온, 물 치유
4코스	섬진강 발원지 야생화길 걷기	2시간	등산 및 자연심신 치유
체조	자연치유센타 힐링건강체조	30분	다함께 따라하기 및 시범
시음	시음(산야초, 효소), 자연식	30분	자연식 및 약초 치유

| 힐링자연치유 체험 |

구분	자연치유	비고
당일	도착 · 상견례 · 동영상 · 시음 (오가피 외, 약초 농장 견학, 건강 상담, 자연식 시식)	자연치유의 다양한 사례
1박 2일	도착, 상견례, 동영상, 오가피 시음, 농장 견학, 건강 상담, 자연식 3식, 건강체조, 제 1 코스 치유 산책	자연치유의 다양한 사례
2박 3일	도착, 상견례, 동영상, 오가피 시음, 농장 견학, 건강 상담, 자연식 6식, 건강체조, 제 1~5 코스 심신 치유 산책	자연치유의 다양한 사례 건강한 자연식

- 준비물 : 등산복 · 등산화 · 세면도구 · 개인 물컵 · 물병 · 열린 마음
- 단기 캠프 숙박비 면제, 장기 캠프 상담 후 결정
- 치유와 휴양을 원하시는 분은 단기 및 장기 체류 가능(숙소 : 황토방 및 나무방, 숙식은 자체 해결도 가능)

| 예약 및 찾아오는 길 |

- 연락처 : 전화 063-432-0145, **원장** 011-9046-6480
- 서울 사무소 : 02-579-5505
- 주소 : 전북 진안군 백운면 동창리 661-6
- 천안–논산간 민자 고속도로를 지나 호남선 타고 익산–장수간 도로를 타고 진안 IC에서 좌회전 국도를 타고 백운면 소재지 지나 2분
- 대전–통영간 고속도로를 타고 무주나들목으로 국도를 타고 진안을 거쳐 40분 백운면 동창리
- 전주–진안, 전주–임실을 경유하여 20분 백운면 동창리

지리산 산야초 명인

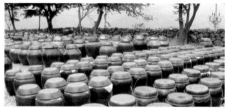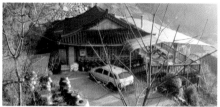

지리산 · 섬진강 · 구례 들판의 3대(大),
그리고 아름다운 경관 · 넘치는 소출 · 넉넉한 인심의 3미(美)를
갖춘 구례군의 풍광과 건강으로 행복을 누리는 지리산 산야초 농장 여행!

지리산은 전남 · 북과 경남 등 3개 도에 걸쳐 구례 · 남원 · 하동 · 산청 · 함양 등 5개 군(郡) 15개 면(面), 둘레가 850리에 이르는 산줄기와 계곡에서 천기(天氣)와 지기(地氣)에 의해 자라는 2백45종의 목본 식물과 5백79종의 초본 식물이 자라는 국내 최대의 약용식물의 보고(寶庫)이다.

사람은 효소에 의해 생명을 유지한다. 몸 안에서 벌어지는 거의 모든 대사 활동에 관여하는 단백질로 음식 소화 · 지방 분해 · 영양 흡수 · 세포 형성 · 해독 · 살균 · 분해 배출 등에 사용된다. 효소에는 식물이 가진 고유한 성분이 고스란히 들어 있다. 세포 내외의 환경을 정화하고 혈액으로부터 영양소를 세포로 흡수하도록 촉진시키고 장 내의 환경을 깨끗하게 유지시켜 건강에 도움을 준다.

지리산에서 230여 종의 산야초를 채취하여 10년 이상 발효 숙성시켜 구례군으로부터 '자연골 산야초 영농법인'과 식약청 '건강식품'으로 허가를 받고 2011년 전라남도 농업박람회에서 농업인 대상을 수상하였다. 자연이 주는 선물로 '지리산 백야초와 식초'를 공급하여 우리 모두가 건강하고 행복을 주는 곳이다. 최근 산림청에서 산나물이 '암세포의 생성과 진행을 억제하는 효과'를 밝혀 냈듯이 천혜의 청정 자연 환경에서 자라는 산야초로 만든 백초효소와 식초로 많은 분들에게 건강의 희망을 전하고 있다.

지리산 산야초 농장은 해발 500~1,000m 자락에 5만 평의 터전에서 100여 종의 약용식물을 가꾸고 가족 및 단체가 휴양처인 계곡에 1,000평의 자연 펜션을 운영하고 있다.

• 전화 : 061-781-9133, **손영호** 010-5548-9133

진안 고원 영웅문 가시오가피 명인

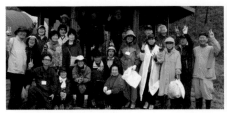 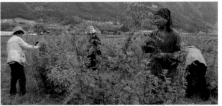

가시오가피는 해발 600m 이상에서 자란다. 덕태산 자락 5만 평에 나무인삼인 국내 최대 가시 오가피와 섬오가피가 자생한다. 가시오가피는 하늘의 별인 오성(五星)의 기운을 받고 자란다.

조선 시대 허준이 쓴 『동의보감』에 오가피를 "삼(蔘) 중에서도 으뜸이라 하여 천삼(天蔘)이라 하여 하늘의 선약(仙藥)", 중국 이시진 쓴 『본초강목』에 "한 줌의 오기피를 얻으니 한 수레의 황금을 얻는 것보다 낫다"고 했듯이 건강한 사람이 장복하면 건강 예방이 되고 노화가 늦추고 환자가 복용하면 건강을 회복할 수 있다.

가시오가피는 식용, 약용으로 가치가 높다. 어린순·잎·줄기·열매·뿌리 모두 쓴다. 해발 600m 이상에서만 자라는 가시오가피는 항암에 효과가 탁월하다. 강원도 농업기술원 박사팀이 가시오가피의 뿌리껍질 추출물을 사람에게 투여한 결과 간암 (94%)·폐암(91%)·유방암(89%)의 암세포 억제 효과가 있는 것으로 밝혀 냈다. 가시오가피의 배당체인 세사민(Sesamin)이 사람의 위암 세포의 생장을 억제하고 괴사시키는 작용을 규명하여 항암 효과를 입증했다.

섬오가피의 뿌리는 진통 효과가 아스피린의 7배, 가시오가피의 배당체에는 리그산 (Lysine)은 면역력의 강화와 RNA 합성을 촉진해서 백혈구 수를 증가시켜 주고, 세사민(Sesamin)은 항산화 작용, 시안노사이드(Cyanoside)는 진정 작용이 있어 요통과 관절염에 효능이 있고, 아칸소사이드(Acanthoside)는 항암 작용, 지린긴(Gilingin)은 신진 대사 촉진으로 노화 방지에 효능이 있다.

외항선 선장을 지낸 오가피의 달인 정경교(62세) 씨는 오가피 농장을 25년째 운영하면서 KBS 6시 내 고향 오가피 명인, SBS 오가피 달인으로 공인되었다. 가시오가피는 면역력이 향상되고 근골(筋骨)이 강해져 오장 육부의 기능을 좋게 하여 건강에 도움을 준다. 가시오가피+토종오가피+섬오가피+두충+감초+증상별 약초를 가미하여 약한 불로 3일 이상 3~9번 정성스럽게 달여야 효과를 볼 수 있다.

• 전화 : 063-432-0145, **정경교** 010-9640-6562

🌿 임실 생약 가시엉겅퀴 명인

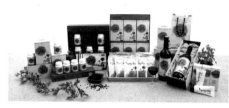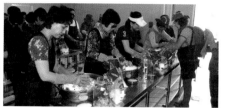

『동의보감』과 『본초강목』에 "엉겅퀴는 어혈을 없애고 종기를 제거하는
효능이 있다"고 기록되어 있다. 약리 실험에서 간과 어혈에 효능이 좋다.

가시엉겅퀴의 명인 심재석(62) 씨는 섬진강 맑은 물이 흐르고 산야초 들꽃들이 지
천으로 흐드러져 피고 지는 농촌에서 태어나 고향을 지키고 있다. 어렸을 때 어머니
가 "엉겅퀴 한 가마니로 앉은뱅이도 일으켜 세운다"라고 하면서 장독대에서 한 대접
퍼 온 향긋한 엉겅퀴 식혜와 뒷방에서 풍겨 오는 엉겅퀴 동동주가 만들어 낸 풍미는
지금도 잊을 수 없다.

전주에서 고등학교를 졸업하고 우리 민족의 고유 유산인 산천과 약용식물을 재배
하고 연구한 끝에 우리 토종 식물인 멸종 위기의 가시엉겅퀴를 국내 최초 종자 재배
에 성공하여 고향 산자락 10만 평에 국내 최초의 규모의 엉겅퀴 테마 공원을 조성하
였고, 미래의 성장 동력으로 탈바꿈시키고 임실 생약 가시엉겅퀴를 건강 브랜드가
되었고, 전국 방송인 KBS · MBC · SBS, 종편 YTN · MBN · TV 조선, 유튜브 등에
소개되었다.

예로부터 우리 민족은 가시엉겅퀴의 꽃 · 잎 · 줄기 · 뿌리의 모두를 식용, 약용으
로 썼다. 심재석 명인은 『동의보감』, 『민간 요법』을 중시하면서 농촌진흥청과 대학에
서 8편의 논문을 통하여 의학적으로 규명하였다. 그는 채취 시기별 사용 부위별 성
분 분석을 통해 가시엉겅퀴 배당체가 관절염 억제 · 혈관 손상 재생 · 고지혈증 개
선 · 혈전 제거 · 항산화 · 간세포 개선 · 중성지방 개선 · 콜레스테롤 개선 등을 과학
적으로 규명하였다. 농촌진흥청과 농림수산식품부에서 농업인 대상을 수상하기도
했다. 임실 생약 가시엉겅퀴 동산에는 전국에서 관광버스로 방문하여 가시엉겅퀴 동
산을 산책하고 효소를 직접 만드는 체험도 할 수 있다.

• 전화 : 063-642-8588, **심재석** 010-3683-5245

🌾 모악산 새만금 유기농 꾸지뽕 명인

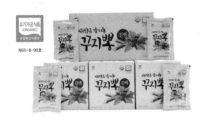

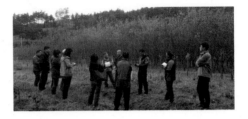

자연이 내린 기적의 꾸지뽕에 대하여
귀를 쫑긋하게 세우고 관심을 가진다면 건강을 유지할 수 있다.
우리가 몰랐던 꾸지뽕나무는 건강 동행의 최고 파트너이다.

최근 꾸지뽕이 주목을 받게 된 것은 식물의 자기 방어 물질인 플라보노이드가 함유되어 있기 때문이다. 면역력 증가는 물론 항암·혈당 강하·혈압 강하에 효능이 있어 산에서 자생하는 자연산인 토종 꾸지뽕은 멸종 위기를 맞고 있다.

조선 시대 허준이 쓴『동의보감』에 "꾸지뽕은 항암·혈당 강하·기관지 천식·부인병 예방·스트레스 해소에 좋다"라고 기록되어 있고, 그 외『식물본초』·『생초약성비요』·『본초구원』·『전통 의서』 등에 효능과 효과가 언급되어 있다.

진주 MBC 다큐멘터리 약초 전쟁에서 꾸지뽕나무·느릅나무·하고초·와송 외 6개 약초가 항암 약초로 방영되었고, 전남도보건환경연구원 논문에서 '암세포의 성장을 억제'하는 것으로 언급되면서 주목을 받고 있다. 꾸지뽕나무는 암·당뇨·고혈압에 좋은 성분이 함유되어 있고, 가바(GABA) 성분이 뽕잎과 녹차보다도 풍부하여 혈액 속의 지방인 고지혈증과 중성지방을 줄여 주고 혈액 중의 콜레스테롤을 낮추어 주고 혈당을 낮추어 췌장의 기능을 도와준다. 췌장의 인슐린의 작용을 도와주는 내당 인자·미네날·칼슘·마그네슘 등이 풍부하여 체내 포도당 이용률을 높이고 인슐린의 분비를 조절해 준다.

새만금유기농꾸지뽕 명인은 육군 대령으로 예편한 후에 고향인 모악산 자락 금산사 인근에 꾸지뽕 농장을 운영하면서 전국 방송인 KBS 6시 내 고향, KBS 2 굿모닝 대한민국 행복한 귀촌, 종편 MBN 꾸지뽕 당뇨 밥상 천기누설, TV 조선 내 몸 설명서 꾸지뽕 건강법, 서울경제 TV 새만금꾸지뽕농장 소개 및 효능 등 지역 신문에 수십 번 보도될 정도로 100% 유기농 꾸지뽕(잎, 열매, 줄기, 뿌리)을 직접 유기 가공해서 새만금유기농꾸지뽕으로 많은 분들에게 건강의 희망을 주고 있다.

• 전화 : 063-542-8665, **이정모** 010-3454-8666

🌿 치악산 산양산삼 명인

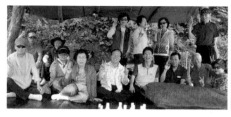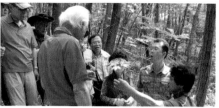

산삼은 역사적, 문화적, 건강적으로
우리 민족의 유산으로 신(神)의 가호를 받은 신비의 영약이다.

 산 속에서 저절로 나서 오래 자란 것을 '산삼(山蔘)', 신이 내린 약초라 하여 '신초(神草)', 사람의 모습을 닮았다 하여 동자삼(童子蔘)이라 부른다. 산삼은 크게 분류해서 수백 년의 인위적인 간섭 없이 자연 상태로 자란 산삼인 천종(天種), 자연 상태에서 발아하여 자란 야생삼인 지종(地種), 천종 씨앗이나 야생삼의 씨앗을 채취하여 자연의 깊은 산림 속에 자연 방임하여 키운 산삼인 인종(人種)으로 구분한다.

 산삼류에는 사포닌(saponin), 미네날 등이 함유되어 있어 암ㆍ면역력 강화ㆍ신체 허약ㆍ권태 무력ㆍ기혈 부족ㆍ스태미나 강화ㆍ당뇨병ㆍ고혈압ㆍ위장병ㆍ간질환ㆍ부인병에 응용되고 있다. 산양산삼은 원기를 보하고, 피를 더해 주고 맥을 강하게 하고, 진액을 보하고 갈증을 해소하고, 폐의 기능을 보하고, 위장과 비장을 튼튼하게 하고, 몸 안을 해독하여 준다.

 산삼의 달인 성기남(62) 씨는 '일입청산갱불환(一人靑山山蔘更不還)', 즉, '내가 한 번 청산에 들어가 다시는 나오지 않는다'며 산마다 산삼 씨앗을 뿌리고 심고 산삼에 미친 심마니이다. 그는 강원도 치악산 백운 일대 덕동 계곡 자락에 수천만 뿌리, 경기도, 전라도 등에 산양산삼을 심을 정도다.

 경기도 광주 퇴촌 일원의 농민과 산양산삼조합을 만들어 정부에서 30억 이상의 지원을 받아 산삼막걸리 공장을 세우고 산삼을 활용한 산삼막걸리ㆍ산삼소주ㆍ산삼효소ㆍ와인 등 20여 종을 개발하여 국내 농협 직판장인 하나로는 물론 일본에 수출하고 있다.

· 연락처 : **성기남** 010-5314-9488

지리산 산청 약초골 토종 꾸지뽕 명인

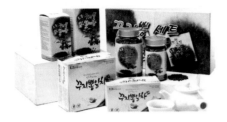 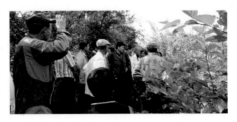

꾸지뽕 약초골 농장은 전국 최대 규모인 20만 평이다.
1 농장은 지리산 경남 산청군 지리산 자락에 1만5천 평, 2~4 농장에서
묘목 1년생~접목 7년생까지 연간 100만 묘목을 보급하고 있다.

약초골 꾸지뽕의 명인 장봉기(62) 씨는 25년 전에 속세를 떠나 산으로 입산하여 7년간 수행에만 전념하던 중 老스님이 "21세기는 병든 사람이 대다수이니 생명의 나무인 꾸지뽕을 심어 사람을 살리는 일에 매진하라"는 권유를 받고 즉시 하산하여 지리산 자락의 산청에서 '꾸지뽕 약초골 농장'을 운영하고 있다.

그는 꾸지뽕의 효능을 민간 요법에 의존하지 않고 충북도립대학 바이오식품생명과학과, 충북대학 농업생명환경대학 식품생명공학과 외 여러 대학에 꾸지뽕의 잎 · 줄기 · 열매에 대하여 성분 분석 및 생리 활성을 의뢰하여 성능을 규명하였다. 건조한 꾸지뽕 뿌리와 줄기 분말 2종과 제품 3종 추출액상 음료 제품, 잎과 열매로 제조한 환, 티백차를 개발하여 건강식품으로서의 각광을 받았다.

꾸지뽕은 자연산이 귀하기 때문에 접목을 않고 자연 상태로 두면 열매가 맺지 않는다. 접목을 할 때는 우수 품종을 선택하는 게 중요하다. 가시가 있는 가지 끝을 잘라 접목을 하면 1년 후에는 3년 만에 수확을 할 수 있고, 접목 2년 후에는 2년 후에 수확을 할 수 있고, 접목 3년부터는 1년 후부터 수확을 할 수 있다.

그는 꾸지뽕을 무농약 재배로 친환경, 유기농 묘목을 통해 농민은 물론 귀농 · 귀촌자 · 전업농을 위한 안정적인 고수익을 얻을 수 있는 묘목을 분양하고 농가에서 재배기법도 전수하고 있다. 꾸지뽕 농원을 운영하실 분은 산청농장으로 오시면 20년간의 노하우와 자세한 재배기법과 농사 방법을 채득할 수 있도록 전수해 준다.

• 연락처 : **장봉기** 010-9464-9966, **한상일** 010-4118-1538

더태산 마가목 효소 명인

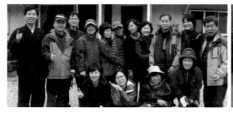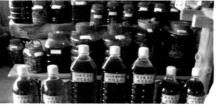

천식 · 기관지염에 효험 있는 나무의 산삼
폐는 나이가 들면서 수분 부족으로 쪼그라든다.
폐와 심장이 건강해야 오래 산다.

건강의 첫 걸음은 편안한 호흡이다. 폐는 숨을 들이마시고 내쉬는 기관으로, 기능이 약해지면 조금만 운동해도 호흡이 거칠어진다. 현대인은 폐의 기능이 떨어지면서 감기 · 기침(건성 · 습성) · 기관지염 · 천식 · 폐암 질환에 걸린다. 폐는 산소와 탄소를 받아들이고 내보내며 폐 안의 '허파꽈리'라는 기낭(氣囊)에서 3억 개의 폐포를 펼쳐 놓으면 70m²나 되고, 하루에 1만 리터에 달하는 공기를 교환한다.

기침이 잦은 사람은 인간관계도 어렵고 마스크를 써야 할 정도로 불편하다. 우리가 아는 기침은 두 가지가 있다. 하나는 폐포 안에 바이러스나 세균이 침투해 밖으로 기침을 하면서 이물질을 배설하는 습성 기침과 마른 기침이 있다. 숲에서 내뿜는 음이온과 산림향이라는 피톤치드가 폐에 도움이 된다. 폐에는 도라지 · 더덕 · 배 · 무가 좋지만 최고의 명약은 천식과 기관지염에 효험 있는 나무의 산삼인 마가목은 항염 작용 · 진해 작용 · 거담 작용이 뛰어나 잦은 기침, 만성 기관지염 · 천식 · 관절염 환자들에게 도움이 된다.

마가목은 식용, 약용으로 가치가 높다. 봄에 어린 순을 채취하여 끓은 물에 살짝 데쳐 나물로 무쳐 먹는다. 가을에 익은 열매를 따서 용기에 넣고 소주(19도)를 부어 밀봉하여 3개월 후에 마신다. 마가목의 명인 약산은 전국의 산을 다니며 25년 째 200여 종의 발효액과 효소를 전통 장독에 숙성시키고 있다. 호남의 지붕인 녹수청산 덕태산(1,113m) 자락 600m 능선에서 10년 이상 자생하는 마가목 열매를 따서 효소를 담가 10년 이상 발효 숙성시켜 건강에 도움을 주고 있다.

• 연락처 : **약산** 010-3241-6480

식물 키우기 자재 파는 곳

🌼 씨앗 및 모종 구입하기

구분	홈페이지	취급
제일종묘농산	www.jeilseed.com	종자 전문업체
농우바이오	www.nongwoobio.co.kr	채소 씨앗 판매
아람원예종묘	www.aramseed.co.kr	씨앗 및 약초 씨앗 판매
신젠다종묘	www.syngenlaseeds.co.kr	종자 생산 전문업체
경신종묘	www.kyoungshin.com	종자 생산 전문업체
세계종묘	www.woridseed.co.kr	채소종자, 재배 방법 안내
씨앗몰	www.ssimail.com	씨앗, 원예자재판매
기타	–	전국 종묘상

🌼 퇴비 및 비료 구입하기

구분	홈페이지	취급
덕진산업(주)	www.dj–bio.com	친환경 유기질 비료
동부팜한농	www.agriculture.co.kr	작물 보호제, 상토, 종자
고려바이오	www.koreabio.net	미생물 농자재
풍한바이오비료	www.punghanbio.com	친환경 퇴비
참그로	www.상토.com	친환경 비료, 인공 배양토
양평영송영농조합	www.naturalcompost.co.kr	가축분 퇴비

구분	홈페이지	취급
대경바이오	www.idgbio.kr	칼슘비료
밀투맬런스	www.mealtobalance.com	액상비료
코리안그린(주)	koreagreen.kr	고품질 유기질 비료
한국화학	hk21.koreasme.com	복합비료
씨앤지(주)	www.cngnature.com	친환경 미생물 발효비료
자연과 사람들	blog.naver.com/hsy2229	친환경 퇴비 생산
중앙프라자	www.npk21.co.kr	친환경비료 전문업체
쓰리앤바이오(주)	www.threenbio.co.kr	도시농업자재 전문
대유	www.dae-yu.co.kr	미생물, 비료, 영농 정보 제공
유일	www.yooill.co.kr	미생물제제, 영농 정보

24절기

구분	날자	날씨	준비
소한(小寒)	1월 5일경	작은 추위	겨울의 농한기로 춥고 건조하다
대한(大寒)	1월 20일경	큰 추위	한 해 지을 농사에 필요한 종자 살피기
입춘(立春)	2월 4일경	봄의 문턱	퇴비, 종자 손질 등 농사 시작 준비
우수(雨水)	2월 19일경	봄비 내림	언 땅이 녹고 땅 속 벌레들이 기지개를 켠다
경칩(驚蟄)	3월 5일경	개구리 깸	논과 밭에서 보리 밟기 등 시작
춘분(春分)	3월 22일경	낮 길어짐	밭이나 논을 간다
청명(淸明)	4월 6일경	농사준비	씨앗 뿌리기, 농사일 시작
곡우(穀雨)	4월 20일경	농삿비	본격적인 농번기로 잎채소 파종 및 모종
입하(立夏)	5월 5일경	여름 문턱	잡초 제거, 순 지르기, 농사일 바쁨
소만(小滿)	5월 21일경	농사 시작	모내기 시작
망종(芒種)	6월 6일경	씨앗뿌리기	보리, 밀을 거두고 벼를 내는 시기
하지(夏至)	6월 21일경	낮 가장 김	장마 시작, 병충해 방지 기간
소서(小暑)	7월 7일경	작은 더위	논 피사리와 잡초 제거
대서(大暑)	7월 23일경	큰 더위	무더위에 잡초와의 전쟁
입추(立秋)	8월 7일경	가을 문턱	햇볕에 곡식이 무르익어 가는 시기
처서(處暑)	8월 23일경	더위 물러감	열매채소들이 빛깔을 띠며 익어 감
백로(白露)	9월 8일경	맑은 이슬	김장용 채소들이 자리를 잡아 가는 시기
추분(秋分)	9월 23일경	밤 길어짐	벼 수확기로 바쁜 가을 농번기 시작
한로(寒露)	10월 8일경	찬 이슬	논과 밭에서 오곡백과를 거두는 시기
상강(霜降)	10월 23일경	첫 서리	서리 내리기 전 여름 작물 수확하는 시기
입동(立冬)	11월 7일경	겨울 문턱	겨울 채비를 하는 시기, 무청, 시래기
소설(小雪)	11월 22일경	작은 눈	월동 준비하는 시기, 김장, 채종 준비
대설(大雪)	12월 7일경	큰 눈	농한기로 농기구 손질해서 보관
동지(冬至)	12월 22일경	밤이 긴다	한 해 농사 갈음, 이듬해 지을 농사 구상

도시 농부를 위한 텃밭 기초 상식

🌸 식물 키우기

| 심기 전 준비 |

- 텃밭을 구획을 하고, 잡초 · 돌 · 나뭇가지 등을 제거한다.
- 복합비료 · 석회 · 유기농 퇴비 밭 전면에 고르게 뿌린다.
- 삽이나 괭이를 이용해 비료 등이 흙과 잘 섞이도록 해 준다.

| 친환경유기농 자재 사용법 |

- 포장재 뒷면의 작물별 시비 추천량을 보고 텃밭 면적으로 환산하여 사용한다.
- 화학비료처럼 표준적인 사용량이 설정되어 있지 않다.

| 이랑 만들기 |

- 씨앗이나 모종을 심기 위해서는 이랑을 만들어야 한다.
- 고추와 같이 건조한 곳에서 잘 자라는 작물은 이랑을 높게 하고, 습한 곳을 좋아하는 작물은 이랑을 낮게 한다.
- 이랑 + 고랑 = 두둑은 식물에 성장하는 곳으로 편평한 땅에는 상추 · 쑥갓 · 아욱 등을 심는다.

| 종자 고르기 |

- 종묘상 및 농자재 판매점을 통해 원하는 종자를 구입한다.
- 충해 피해가 적은 광택이 나는 종자를 선택한다.

| 우량 모종 기르기 |

- 모종은 뿌리에 흙이 붙어 있는 것이 좋다.
- 플러그 육묘판에서 길러진 모종을 이용하는 것이 좋다.
- 줄기가 곧고 잎 사이가 짧아 웃자라지 않는 것이 좋다.

- 가지 · 고추 · 토마토 등은 꽃이 피어 있거나 꽃봉오리가 있는 것을 고른다.
- 엽채류는 떡잎이 있는 것을 고른다.
- 잎이 노랗게 변색이 된 것은 오래 된 것으로 이용하지 않는다.

씨앗 뿌리기

- 씨앗 뿌리기 종류에는 흩어 뿌리기, 줄 뿌리기, 점 뿌리기 등이 있다.
- 씨앗봉투의 파종 시기를 꼭 확인한다. 깊이 1~2cm 골을 파서 뿌린다.
- 씨앗은 종자 크기의 2~3배 정도 깊이로 심는다.
- 씨앗은 종묘상에서 구입한다.

모종 심기(예:배추)

① 배추 모종의 경우 40×40cm
② 물을 구덩이에 채운다.
③ 물이 스며든 다음 모종을 가운데 세운다.
④ 주변의 흙만 살짝 끌어모아 덮고 누르지 않는다.

기르기

| 심기 전 준비 |

- 종자를 뿌린 후 1주일 정도면 싹이 자라는데 잎 모양이 나쁘고 웃자란 것과 병충해 피해를 받은 것은 솎아 준다.
- 잘 자란 것은 남기고, 작물에 따라 알맞은 간격을 맞추어 준다.
- 1차(본엽1~2매), 2차(본엽4~5매), 3차(본엽6~7매)에 걸쳐 솎아 준다.

| 웃거름 주기 |

- 생육 상태를 보아 잎채소는 15일, 열매채소는 30일 간격을 기준으로 준다.
- 웃거름은 작물의 잎이 지면에 뻗은 위치에 작물을 중심으로 둥글게 파서 퇴비나 비료

를 준 다음 흙을 덮는다.
- 비료는 구덩이를 파고 준 후에 흙으로 꼭 덮어야 한다.

| 잡초 제거 |

- 식물 포기 주변의 잡초를 제거한다.
- 흙을 부드럽게 하여 공기의 유통을 좋게 한다.

| 곁순 따기와 순 지르기 |

- 열매채소를 키울 때 잎 사이사이 곁눈이 나오는데 적당히 조절해 딴다.
- 토마토는 곁순을 잘 정리한다.
- 오이는 원줄기 3~4마디에서 순 지르기를 한다.

| 지주 세우기 |

- 열매 채소인 고추 · 파프리카 · 방울토마토는 지주를 세운다.
- 덩굴을 타고 자라는 호박, 오이 등
- 고추나 가지는 1m 정도
- 덩굴을 타고 올라가는 지주대는 노끈 등으로 단단히 망을 메고 망을 고정시킨다.

🌺 수확하기

- 채소를 적기에 수확하는 일이 중요하다
- 잎은 일정한 키가 되면 따고, 열매는 성숙할 때 딴다.
- 뜨거운 한낮보다는 아침, 또는 저녁에 딴다.
- 시금치 · 열무 · 쑥갓 등은 수확 후 다듬기 노력이 필요하다.
- 감자 · 고구마 · 마 · 우엉 등은 물로 씻지 않는다.

🌺 친환경 농산물 인증 표시

유기농(유기화성 농약과 화학비료를 사용하지 않고 재배한 농산물)

무농약(유기화성 농약과 화학비료를 사용하지 않고 화학비료를 1/30이하 사용한 농산물)

| 친환경 유기농 농자재 |

용도	자재의 종류
친환경제재	목초액 · 키토산 · 산화전위수 · 바이오그린활성수 · 현미식초
비료 성분 공급	수용성인산 · 그린칼슘 · 아미노산 · 청초액비
농약+비료 효과	천혜 녹즙 · 한방영양제 · 토착미생물배양체 · 유산균
생육 촉진	미네날 A · B · C · D, 과일음료 · 비로돈 · 천연식초
토양 개량	목탄 · 피트모아 · 맥반석
기타	담배 추출물 · 발효 깻묵 · 해조류 추출물

주말 텃밭 가꾸기

| 선택 |

- 집과 주말농장과 거리가 자동차로 1시간 이내의 거리
- 인터넷 예약 시템 이용하여 농장주를 만나 텃밭 회원이 되면 계약 기간 동안 자문을 받아 계절별 작물을 재배할 수 있다.
- 지자체와 구민을 대상으로 한 공공형 도시 텃밭 분양은 홈페이지 접수에서 추첨까지 가히 전쟁이다.
- 민간 운영 주말농장은 분양 구획에 제한이 없으며 1구획당 면적에 따라 분양가가 6~20원이다.
- 작정 작물 선정, 영농 규모 결정, 이웃 주민과 융화
- 점질토양에 모래가 함유된 토양은 양분과 수분을 간직하고 있음
- 수분을 잘 머금고, 물 빠짐이 좋고 공기가 잘 통하는 토양
- 하루 종일 햇빛이 잘 드는 곳

| 교육 |

- 농업기술센터의 홈페이지를 방문하여 교육 일정에 맞춰 교육을 받는다.
- 귀농인과 귀촌인 센터에 자문을 구한다.

| 준비 |

- 종자 선택 · 밭갈이 · 거름 주기 · 모 기르기 등 전문가에 배운다.
- 퇴비와 비료
- 농기구 · 화분 · 원예용 자재 · 물뿌리개 · 액상비료 · 지렁이용 분토
- 기타 친환경유기농 자재

| 가꾸기 |

- 씨앗 뿌리기 · 물주기 · 관리 · 수확 등 친환경 먹거리를 생산한다.
- 매일 아침 도시농부가 되어 베란다에서 신선한 농산물을 수확하여 가족들과 아침 식사를 하는 행복한 건강한 생활을 한다.
- 생육 기간이 짧아 키우기 쉬운 채소부터 시작하여 열매채소인 오이 · 호박 · 고추 · 토마토 · 가지 등을 키워 나간다.
- 옥상 텃밭, 베란다 텃밭의 장점
  ① 화분 · 상자 · 텃밭 등을 이용하여 공간을 디자인하여 채소를 키울 수 있다.
  ② 가족과 이웃들과 함께 생활하는 공간이기 때문에 병충해를 최대한 방지하기 위하여 원예자재상가 등에서 파는 멸균 상토를 이용한다.

식물 달력

| 1월 |

- 15일~17일 : 채소 씨앗 신청하기
- 23일~31일 : 고추 씨앗 담그기

TIP

- 고추 씨앗 담그기는 2월 초나 구정을 전후해서 한다.

| 2월 |

- 6일 : 고추 씨앗 뿌리기(육묘상자)
- 20일 : 고추 인시 심기(25구 트레이)
- 23일 : 가지 · 토마토 · 피망 · 청양고추 · 꽈리고추 · 풋고추 씨앗 담그기
- 28일 : 가지 · 토마토 · 피망 · 청양고추 · 꽈리고추 · 풋고추 임시 심기(25가구 트레이)

TIP

- 가지와 채소(가지 · 토마토 · 고추 · 피망) 씨앗 담그기, 오목한 접시에 휴지를 깔고 물을 촉촉하게 적셔 씨앗을 넣고 랩으로 싼 후 온도가 25℃ 유지되는 곳에서 5~7일 후에 하얀 뿌리가 보이면 원예용 상토에 씨앗을 뿌린다.

| 3월 |

- 1일 : 감자 씨앗 쪼개기
- 3일 : 감자 심기
- 7일 : 노지 완두콩 비닐 씌우고 씨앗 뿌리기
- 10일 : 텃밭 거름 내기
- 17일 : 노지 완두콩, 구멍 뚫어 주기(싹트기 시작)
- 18일 : 마늘밭 김매고 왕겨 덮기, 시금치 씨앗 담그기
- 19일 : 당근 · 시금치 씨앗 뿌리고 왕겨 담기
- 24일 : 상추 · 양배추 · 양상추 · 브로콜리 · 대파 · 케일 · 파프리카 씨앗 뿌리기
- 25일 : 텃밭 두둑 만들기

- 27일 : 완두콩 북돋기
- 31일 : 쑥갓 · 오이 · 상추 씨앗 뿌리기

TIP

- 감자는 노지에 심기 전에 자르고, 자른 부분에 볏짚을 태운 재를 뿌려서 상처를 아물게 한 후에 그늘에서 2~3일 정도 말린 후 심는다.
- 완두콩 싹이 나오면, 바로 비닐 구멍을 뚫어 싹이 밖으로 나오도록 도와준다.

| 4월 |

- 3일 : 완두콩 지주 세우기
- 9일 : 완두콩 유인
- 12일 : 호박 씨앗 뿌리기
- 16일 : 열무 · 봄배추 · 씨앗 뿌리기
- 17일 : 양상추 · 브로콜리 · 적상추 · 대파 아주 심기
- 18일 : 양배추 · 쑥갓 · 케일 · 상추 아주 심기
- 20일 : 옥수수 씨앗 뿌리기
- 29일 : 시금치 씨앗 담그기
- 30일 : 시금치, 들깨 씨앗 뿌리기

TIP

- 열무는 바로 씨앗을 뿌린다.
- 봄배추와 얼갈이 배추는 모종을 길러 낸다.
- 들깨 보통 6월에 모종을 내서 노지에 심지만, 잎을 따 먹기 위해 노지에 씨앗을 뿌린다.

| 5월 |

- 2일 : 호박 아주 심기
- 5일~7일 : 가지 · 고추 · 청양고추 · 꽈리고추 · 피망 · 토마토 · 파프리카 · 오이 아주 심기
- 9일 : 김매기
- 10일 : 앤디브 씨앗 뿌리기
- 11일 : 쑥갓 씨앗 뿌리기
- 12일 : 옥수수 씨앗 뿌리기
- 15일 : 고구마 아주 심기
- 19일 : 열무에 한랭사 씌우기
- 20일 오이 · 토마토 · 고추에 지주 세우기

- 22일 : 김매기
- 23일 : 상추 · 쑥갓 · 완두콩 수확하기
- 29일 : 시금치 솎아 주기

TIP

- 중부 지방은 5월 5일을 전후해서 서리가 내리는 일이 있기 때문에 잎이 연한 채소 모종인 호박 · 오이 · 참외 · 고추 등을 어린이날이 지나고 노지에 심는 게 안전하다.

- 고구마는 미리 온실에서 순을 기르거나 시장에서 구입하여 5월~6월 중순 사이에 심는다.

- 5월이 되면 참외나 수박, 열무의 잎이 연하기 때문에 오이잎벌레와 무잎벌레의 피해가 심해지기 때문에 해충 피해를 막기 위해 한랭사를 씌워 준다.

- 완두콩은 5월 말부터 수확을 시작해 6월까지 수확한다.

| 6월 |

- 1일 : 열무에 한랭사 벗겨 주기
- 2일 : 쑥갓 아주 심기, 브로콜리 수확
- 3일 : 김매기
- 5일 : 옥수수 아주 심기, 가지 지주 세우기
- 7일 : 들깨 솎아서 옮겨 심기(아주 심기)
- 10일 : 열무 수확, 대파 아주 심기
- 11일 : 김매기
- 15일 : 봄배추 수확
- 16일 : 마늘, 양파 수확
- 17일 : 열무 씨앗 뿌리고 볏짚 덮은 뒤 한랭사 씌우기
- 19일 : 감자 수확
- 22일 : 들깨 씨앗 뿌리기
- 24일 : 쌈채 수확(상추, 들깻잎 등)

TIP

- 6월은 장마 시작 전까지 비 오는 양이 많이 않기 때문에 날씨를 보면서 매일 아침 10시를 전후해서 물을 준다.

- 6월은 김을 매고 시간이 나는 대로 잡초를 제거한다.

- 들깨를 심는 시기는 보통 밀 · 보리 · 감자 · 마늘 · 양파를 수확한 뒤에 한다. 단, 직파를 한 곳에서 2~3개를 솎아 내고 심는데 뿌리를 맞춰 심지 말고 잎을 맞춰 서로 심고, 뿌리의 줄기가 같이 땅 속으로 들어가도록 깊이 심는다.

| 7월 |

- 1일 : 옥수수 아주 심기
- 15일 : 김매기
- 25일 : 김매기
- 30일 : 양배추 아주 심기

TIP

- 7월은 텃밭 잡초 제거하기

| 8월 |

- 3일 : 김매기
- 10일 : 고추 수확 시작
- 11일 : 치코리 · 상추 싸앗 뿌리기
- 12일 : 김매기
- 13일 : 옥수수 수확
- 15일 : 양배추 아주 심기
- 18일 : 오이 씨앗 뿌리기
- 20일~21일 : 쑥갓 씨앗 뿌리기, 무 · 배추 씨앗 뿌리기
- 23일 : 김매기
- 25일 : 옥수수, 토마토 뽑기, 파프리카 수확
- 26일 : 시금치 씨앗 담그기
- 27일 : 시금치 씨앗 뿌리기, 쪽파 씨앗 뿌리기
- 30일 : 김매기
- 31일 : 오이 아주 심기

TIP

- 8월은 쌈채소 씨앗들을 한 차례 더 심는 시기다.
- 고추 수확은 열흘에 한 번씩 한다.
- 쪽파는 보통 씨앗을 파종한 것이 아니라, 구근(球根, 땅 속의 알뿌리)을 심는다.

9월

- 4일 : 무에 한랭사 씌우기
- 9일 : 김매기
- 10일 : 양파 씨앗 뿌리기
- 13일 : 옥수수 수확
- 17일 : 옥수수 베어 내기
- 20일 : 김매기
- 23일 : 쑥갓 아주 심기
- 27일 : 시금치 씨앗 뿌리기
- 29일 : 고구마 수확
- 30일 : 상추 수확

TIP

- 9월 말에 시금치 씨앗을 심으면 겨울이 되기 전에 어느 정도 자라기 때문에 겨울 내내 먹을 수 있다.

10월

- 7일 : 쑥갓 수확
- 12일 : 마늘 쪼개기
- 13일 : 고춧대 뽑기
- 14일 : 들깨 수확
- 15일 마늘 심기
- 20일 들깨 타작
- 28일 : 양파 아주 심기

11월

- 9일 : 양파 아주 심기
- 16일 : 무 수확 및 저장
- 18일 : 쌈채소류 거두기
- 20일~21일 : 양배추 수확
- 25일 : 배추 · 갓 · 쪽파 수확
- 28일~30일 : 주말 텃밭 정리

- 무와 당근은 서리가 내리면 바람이 들기 때문에 날씨에 따라 수확 시기를 정한다. 11월 셋째 주 중에 하는 것이 가장 적당하고, 노지에서는 영하 1~2℃까지는 보온 덮개로 덮어 두면 보관이 가능하다.

│12월│

- 15일~20일 : 내년을 위한 주말 텃밭 설계
- 공기 · 햇빛 · 물 등 자연이 주는 혜택에 대하여 감사한다.

서울특별시 농업기술센터 도시 농업 교육 안내

구분	교육	횟수	비고
도시농부학교	텃밭채소 가꾸기 반 운영	40회	2시간
제철농산물	농산물 가공 및 활용	10회	센터
식물병원	식물병해충 판별법	5월~10월	센터
그린투어	1일 2개 농장 방문	15회	성인대상
친환경농업	친환경농업체험교육장	4~7월	예약신청
가족농장 운영	봄작물(4월) 및 가을작물(8월말) 농장 개장	1월~11월	인터넷 접수 후 전자 추첨

주말 텃밭 농장

서울시청 희망 친환경 농장
- 남양주시 조안면 진중리 82-1
- 남양주시 조안면 송촌리 964
- 남양주시 조안면 삼봉리 633
- 남양주시 조안면 삼봉리 331-3
- 양평군 양서면 부용리 21
- 양평군 양서면 부용리 582-1
- 양평군 서종면 문호리 204
- 양평군 서종면 수능리 395
- 광주시 남종면 삼성리 422
- 광주시 남종면 귀여리 393-2
- 광주시 퇴촌면 도마리 200
- 광주시 초월읍 지월리 680
- 광주시 남종면 중부면 하변천리 120
- 고양시 덕양구 성사동 469
- 고양시 덕양구 화전동 529
- 고양시 덕양구 내곡동 134-3
- 고양시 덕양구 내곡동 134-6
- 시흥시 논곡동 22-2

마포구
- 상암두레 텃밭 : 상암동 1691

강서구
- 실버농장, 다둥이가족농장, 다문화가족농장 : 개화동 497-2
- 강서구 주말농장 : 오곡동 417-2 외
- 강서구 주말농장 : 과해동 22-2 외

서대문구
- 지도농장 : 고양시 덕양구 내곡동 104-3
- 여울농장 : 양주시 장흥면 삼상리 446-12

구로구
- 궁동1구역 주말농장 : 궁동 4
- 궁동 2구역 주말농장 : 궁동 53-2
- 항동 주말농장 : 항동 208

| 영등포구 |

• 꿈이 닿은 농장 : 강서구 오쇠동 102-4
• 호미질 주말농장 : 인천시 계양구 다남동 103-33 외 필지

| 동작구 |

• 동작 주말농장 : 대방동 340-4 등 4필지

| 은평구 |

• 은아네 농장 : 양주시 장흥면 삼상리 224-1

| 성북구 |

• 정릉동 도시 텃밭 : 정릉동 908-4   • 석관동 도시 텃밭 : 석관동 14-6
• 길음동 주말농장 : 길음동 1285-8

| 용산구 |

• 노들 텃밭 : 이촌동 302-146
• 용산가족공원 친환경텃밭 : 용사6가동 68-90
• 용산가족휴양소 주말농장 : 양주시 백석읍 기산리 351-5

| 노원구 |

• 고갯마루 텃밭 : 상계동 128-1   • 불암허브공원 텃밭 : 상계동 95-338
• 수락리버시티 텃밭 : 상계3,4동   • 상계3, 4동 개발부지 텃밭 하계동, 공릉동
• 중계초등학교 옆 텃밭 : 중계초등학교 옆

| 송파구 |

• 솔이텃밭 : 방이동 445-18 외 1

| 도봉구 |

• 쌍문동 친환경 나눔 텃밭 : 쌍문동 442-1   • 도봉동 친환경 나눔 텃밭 : 도봉동 194-31
• 도봉동 친환경 나눔 텃밭 : 도봉동 8   • 송석문화재단 청소년 텃밭 : 도봉동 5-2
• 창동 도시농업시범공원 : 창동 1-7   • 창동 주민자취 텃밭 : 창동 산 157
• 창동 주민자취 텃밭 : 창동 산 177   • 초안산생태공원 텃밭 : 창동 산 157

| 서초구 |

- 실버농장 1–890 내곡동
- 다둥이 가족농장 내곡동 1–8903
- 내곡동 체육시설 주말농장 : 내곡동 1–16
- 서초구 친환경도시 텃밭 : 신원동 225

| 중랑구 |

- 중랑구 친환경마을 텃밭 : 묵1동 120–6
- 산내 주말농장 : 산내동 256–9

| 광진구 |

- 광장동 자연학습장 : 광장동 582–3
- 중랑천 자연학습장 : 중랑천 503–22
- 광진 정조화도서관 옥상텃밭 : 광장동 112

| 성동구 |

- 무지개 텃밭 : 상일동 34

| 강동구 |

- 실버농장 : 상일동 34
- 다둥이 가족농장 : 상일동 432–1
- 상일테마 텃밭 : 상일동 145–6
- 공동체 텃밭 : 상일동 12
- 길동 텃밭 : 길동 36–2
- 역사생태 텃밭 : 암사동 253–3
- 선사테마 텃밭 : 암사동 176–1
- 양지 텃밭 : 암사동 195, 193
- 강일 텃밭 : 강일동 33–3
- 가래여울 텃밭 : 강일동 138–17
- 둔촌 텃밭 : 둔촌동 118–1
- 둔촌 2동 일자산도시 텃밭 : 둔촌동 559
- 둔촌 2동 새마을도시 텃밭 : 둔촌동 598–3

식물 용어

ㄱ

- 가시 : 식물의 줄기나 잎, 열매를 싼 겉면에 비늘처럼 뾰쪽하게 돋아난 것.
- 감과(柑果) : 내과피에 의하여 과육이 여러 개의 방으로 분리되어 있는 열매.
- 개과(蓋果) : 과피가 가로로 벌어져 위쪽이 뚜껑같이 되는 열매.
- 견과(堅果) : 흔히 딱딱한 껍질에 싸인 보통 1개의 씨가 들어 있는 열매.
- 고산식물(高山植物) : 고산 지대에서 자생하는 식물.
- 골돌(蓇葖) : 단자예(單子蕊)로 구성되어 있고, 1개의 봉선을 따라 벌어지고, 1개의 심피 안에 여러 개의 종자가 들어 있는 열매.
- 관경식물 : 아름다운 열매를 관상하는 식물.
- 관목(灌木) : 수간(樹幹)이 여러 개인 목본 식물로, 키가 보통 4~5m 이하인 것.
- 괴경(塊莖) : 줄기가 비대하여 육질의 덩어리로 된 뿌리.
- 교목(喬木) : 줄기가 곧고 굵으며 높이 자라고 위쪽에서 가지가 퍼지는 나무로 키는 4~5m 이상.
- 광타원형(廣楕圓形 : 넓은 타원형) : 너비의 길이가 1/2 이상 되는 잎의 모양.
- 교호대생(交互對生) : 잎이 교대로 마주 달림.
- 구과(毬果) : 솔방울처럼 모인 포린 위에 2개 이상의 소견과가 달려 있는 열매.
- 구근류(球根類) : 식물체의 잎·줄기·뿌리 등이 비대하여 알뿌리가 된 것.
- 근생엽(根生葉) : 뿌리나 땅속줄기에서 직접 땅 위에 나오는 잎
- 급첨두(急尖頭) : 잎맥만이 자라서 잎끝이 가시와 같이 뾰쪽한 것
- 기생식물(寄生植物) : 딴 생물에 기생하여 그로부터 양분을 흡수하여 사는 식물
- 기수우상복엽(奇數羽狀複葉) : 소엽의 수가 홀수인 복엽

ㄴ

- 난과 식물 : 난초과의 식물.
- 난형(卵形) : 달걀 모양으로 아랫부분이 가장 넓은 잎의 모양.
- 낭과(囊果) : 고추나무 및 새우나무의 열매처럼 베개 모양으로 생긴 열매.
- 능형(菱形 : 마름모형) : 변의 길이는 같지만 내각이 다르고, 다이아몬드형인 잎의 모양.
- 노지 관상 화목류 : 노지의 정원에서 자라며, 꽃이 피는 목본 식물.

- 다년초(多年草) : 3년 이상 땅속줄기가 생존하는 표본으로 겨울에는 지상부만 죽음.
- 단맥(單脈) : 잎의 주맥 1개만이 발달한 것.
- 단성화(單性花) : 암술과 수술과 하나가 없는 것.
- 단엽(單葉:홀잎) : 1개의 엽신으로 되어 있는 잎.
- 단지(短枝) : 소나무와 은행나무같이 마디 사이가 극히 짧은 가지로 5~6년간 자라며, 작은 돌기처럼 보이고 매년 잎이나 열매가 달림.
- 단정화서(單頂花序) : 꽃자루 끝에 꽃이 1개씩 달리는 화서.
- 단체웅예(單體雄蕊) : 무궁화같이 화사가 전부 한 몸으로 뭉친 것.
- 덩굴손(券鬚:권수) : 가지나 잎이 변하여 다른 물건에 감기는 것.
- 대생(對生:마주나기) : 한 마디에 잎이 2개씩 마주 달리는 것.
- 도란형(倒卵形) : 거꾸로 선 달걀 모양.
- 도심장형(倒心臟形) : 거꾸로 선 심장 모양.
- 도피침형(倒披針形) : 피침형이 거꾸로 선 모양.
- 두상화서(頭狀花序) : 두상으로 된 화서로서 꽃자루가 없는 꽃이 줄기 끝에 모여서 들러붙어 있으며 꽃은 가장자리부터 피어 안쪽으로 향함.
- 둔거치(鈍鋸齒) : 둔한 톱니 갖은 잎 가장자리.
- 둔두(鈍頭) : 둔한 잎의 끝.
- 둔저(鈍底) : 앵쪽 가장자리가 90° 이상의 각으로 합쳐져 둔한 엽저.

- 막질(膜質) : 얇은 종잇장 같은 잎의 재질.
- 망상맥(網狀脈:그물맥) : 주맥으로부터 연속해서 가지를 쳐서 세분되고, 서로 얽혀 그물 모양으로 된 열매.
- 미상(尾狀) : 잎 끝이 갑자기 좁아져서 꼬리처럼 길게 자란 모양.
- 미상화서(尾狀花序) : 화축이 연하여 밑으로 처지는 화서로서, 꽃잎이 없고 포로 싸인 단성화로 된 것.
- 밀추화서(密錐花序) : 취산화서가 구형으로 되어 총상 또는 원추상으로 화축에 달린 것.

- 방향식물(芳香植物) : 식물체의 잎이나 꽃에서 향기가 나는 식물.
- 반곡(反曲) : 뒤로 젖혀진 것.

- 배상화서(杯狀花序) : 암술과 수술이 각각 1개씩으로 된 암꽃과 수꽃이 잔 모양의 화탁 안에 들어 있는 화서.
- 복과(複果) : 둘 이상의 암술이 성숙해서 된 열매.
- 복엽(複葉:겹잎) : 2개 이상의 엽신으로 되어 있는 잎.
- 부생식물(腐生植物) : 생물의 사체나 배설물을 양분으로 섭취하여 생활하는 식물.
- 분리과(分離果) : 콩 꼬투리와 비슷하고, 종자가 들어 있는 사이가 잘록하고 익으면 잘록한 중앙에서 갈라진 열매.
- 분열과(分裂果) : 종축 좌우가 2개로 갈라지는 열매.

- 사강웅예(四强雄蕊) : 6개의 수술 중 2개가 다른 것보다 짧고 4개가 긴 것.
- 삭과(蒴果) : 다심피로 구성되어 있으며 2개 이상의 봉선을 따라 터지는 열매.
- 산방화서(繖房花序) : 꽃이 수평으로 한 평면을 이루는 것으로써, 화서 주축에 붙은 꽃자루는 밑의 것이 길고 위로 갈수록 짧아짐. 꽃은 평면 가장자리의 것이 먼저 피고 안의 것이 나중에 핀다.
- 산형화서(繖形花序) : 줄기 끝에서 나온 길이가 거의 같은 꽃자루들이 우산 모양으로 늘어선 화서.
- 삼각형(三角形) : 세모꼴 비슷한 잎의 모양.
- 삼출맥(三出脈) : 주맥이 3개로 발달한 것.
- 상과(桑果) : 육질 또는 목질로 된 화피가 붙어 있고, 자방이 수과 또는 핵과상으로 되어 있는 열매.
- 석류과(石榴果) : 상하로 된 여러 개의 방으로 되어 있고, 종피도 육질인 열매.
- 선린(腺鱗) :진달래 등의 잎에서 향기를 내는 비늘 조각.
- 선모(腺毛) : 끝이 원형의 선으로 된 털.
- 설상화(舌狀花) : 국화과 식물의 두상화에서 가장자리의 혀 모양의 꽃을 말함.
- 설저(楔底) : 쐐기 모양으로 점점 좁아져 뾰쪽하게 된 엽저.
- 소수화서(小穗花序) : 대나무의 꽃과 같이 소수(小穗)로 구성되어 있는 화서.
- 수과(瘦果) : 한 열매에 한 개의 씨가 들어 있고 얇은 과피에 싸이며 씨는 과피로부터 떨어져 있음.
- 수상화서(穗狀花序) : 작은 꽃자루가 없는 꽃이 화축에 달려 있는 화서.
- 순저(楯底) : 방패처럼 생긴 엽저.
- 수지도(樹脂道) : 송진이 나오는 구멍.
- 수초(水草) : 물 속이나 물가에서 자라는 식물.
- 시과(翅果) : 지방 벽이 늘어나 날개 모양으로 달려 있는 열매.
- 순형화관(脣形花冠) : 위아래 두 개의 꽃잎이 마치 입술처럼 생긴 것.

- 아대생(亞對生) : 한 마디에 한 개씩 달려 있고, 2개씩 서로 가깝게 달려 있는 것.
- 엽서(葉序) : 잎이 줄기와 가지에 달리는 모양.
- 영과(穎果) : 포영으로 싸여 있고, 과피는 육질이며 종피에 붙어 있는 열매.
- 예거치(銳鋸齒) : 뾰쪽한 톱니 같은 가장자리.
- 예두(銳頭) : 끝이 짧게 뾰쪽한 잎.
- 오출맥(五出脈) : 주맥이 5개로 발달한 잎맥.
- 왜저(歪底) : 양쪽이 대칭이 되지 않고 일그러진 엽저.
- 요두(凹頭) : 끝이 원형이고, 잎맥 끝이 오목하게 팬 잎 끝.
- 우상맥(羽狀脈) : 깃 모양으로 갈라진 열매.
- 우상복엽(羽狀複葉) : 소엽이 총엽병 좌우로 달려 있는 복엽
- 우수우상복엽(偶數羽狀複葉) : 소엽의 수가 짝수인 우상복엽.
- 양성화(兩性花) : 암술과 수술이 다 있는 것.
- 완전화(完全花) : 꽃받침 · 꽃잎 · 수술 · 암술의 네 가지 기관을 모두 갖춘 꽃.
- 원추화서(圓錐花序) : 중심의 화관축이 발달되고, 여기에서 가지가 나와 꽃을 다는 것으로, 전체가 원추형인 화서, 꽃은 밑에서 피어 위로 향함.
- 원형(圓形) : 잎의 윤곽이 원형이거나 거의 원형인 것.
- 윤생(輪生:돌려나기) : 한 마디에 잎이 3장 이상 달려 있는 것.
- 은두화서(隱頭花序) : 두상화서의 변형으로서 화축 끝이 내부로 오므라져 들어간 화서.
- 은화과(隱花果) : 주머니처럼 생긴 육질의 화탁 안에 많은 수과가 들어 있는 열매.
- 이과(梨果) : 꽃받침이 발달하여 육질로 되고, 심피는 연골질 또는 지질로 되며, 씨가 다수인 열매.
- 이강웅예(二强雄蕊) : 한 꽃에 있어서 4개의 수술 중 2개는 길고 2개는 짧은 것.
- 이저(耳底) : 귀 밑처럼 생긴 엽저.
- 일년초(一年草) : 봄에 싹이 터서 열매를 맺고 말라 죽는 풀.

ㅈ

- 장과(漿果) : 육질로 되어 있는 내 외벽 안에 많은 종자가 들어 있는 열매.
- 장미과(薔薇果) : 꽃받침이 발달하여 육질통으로 되고, 그 안에 많은 소견자가 들어 있는 열매.
- 장상맥(掌狀脈) : 손바닥을 편 모양으로 발달한 잎맥.
- 장상복엽(掌狀複葉) : 소엽이 총엽병 끝에서 방사상으로 퍼져 있는 복엽.
- 전연(全緣) : 톱니가 없이 밋밋한 잎의 가장자리.
- 전열(全裂) : 주맥까지 또는 완전히 갈라진 잎 가장자리.
- 중둔거치(中鈍鋸齒) : 겹으로 둔한 톱니가 있는 잎 가장자리.

- 중예거치(中銳鋸齒) : 겹으로 뾰쪽한 톱니가 있는 잎 가장자리.
- 정제화관(整齊花冠) : 꽃잎의 모양과 크기가 모두 같은 것.
- 종피(種皮) : 종자의 껍질.
- 중성화(中性花) : 암술과 수술이 모두 없는 것.
- 집과(集果) : 목련의 열매처럼 여러 열매가 모여서 된 것.

ㅊ

- 초본(草本) : 가을철 지상부가 완전히 말라 버리는 것.
- 총상화서(總狀花序) : 긴 화축에 꽃자루의 길이가 같은 꽃들이 들러붙고 밑에서부터 피어 올라감.
- 추피(皺皮:주름살) : 잎맥이 튀어나와 주름이 진 것.
- 취과(聚果) : 심피 또는 꽃받침이 육질로 되어 있고, 많은 소액과로 구성되어 있는 모양.
- 취산화서(聚散花序) : 화축 끝에 달린 꽃 밑에서 1쌍의 꽃자루가 나와 각각 그 끝에 꽃이 1송이씩 달리고, 그 꽃밑에서 각각 1쌍의 작은 꽃자루가 나와 그 끝에 꽃이 1 송이씩 달리는 화서로, 중앙에 있는 꽃이 먼저 핀 다음 주위의 꽃들이 핀다.
- 취합과(聚合果) : 열매가 밀접하게 모여 붙는 것.

ㅍ

- 파상(波狀) : 잎 가장자리가 물결 모양인 것.
- 평두(平頭) : 자른 것처럼 밋밋한 것.

ㅎ

- 핵과(核果) : 다육으로 된 과피를 지닌 열매로서 속에 단단한 내과피가 씨를 둘러싸고 있음.
- 현수과 : 열매가 증축에서 갈라지며 거꾸로 달리는, 산형과 식물에서 볼 수 있는 열매.
- 협과(莢果) : 콩과 식물에서와 같이 2개의 봉선을 따라서 터지는 열매.
- 호생(互生:어긋나기) : 한 마디에 잎이 1개씩 달려 있는 것.
- 화관(花冠) : 꽃받침의 안쪽에 있고 꽃잎으로 구성되어 있음.
- 화서(花序) : 화축에 달린 꽃의 배열 상태.

한방 용어

ㄱ

- 감(甘) : 단맛.
- 강장(强壯) : 몸이 건강하고 정기가 충만한 상태.
- 개창(疥瘡) : 옴.
- 객혈(喀血) : 폐와 기관지로부터 피를 토하는 것.
- 거담(去痰) : 가래를 없어지게 함.
- 경간(驚癇) : 놀랐을 때 발작하는 간질.
- 곽란(癨亂) : 음식이 체하여 토하고 설사하는 급성 위장병
- 고(苦) : 쓴맛.
- 고제(膏劑) : 고약 상태의 복용약.
- 골절(骨折) : 뼈가 부러진 상태.
- 교상(咬傷) : 벌레에 물린 상처.
- 구갈(嘔渴) : 갈증.
- 구안와사 : 입과 눈이 한 쪽으로 틀어지는 병.
- 구창(口瘡) : 입 안에 나는 부스럼.
- 기체(氣滯) : 기가 여러 가지 원인으로 울체된 것.

ㄴ

- 뇌경색 : 뇌에 혈액을 공급하는 동맥이 좁아지거나 막혀서 뇌의 조직이 괴사하는 증상.
- 뇌전색(腦栓塞) : 뇌 이외의 부위에서 생긴 혈전이나 지방·세균·종양 등이 뇌의 혈관으로 흘러들어서 혈관을 막아 버리는 질환.

ㄷ

- 담(淡) : 담담한 맛.
- 담음(痰飮) : 수독(水毒)으로 체액이 쌓여 있는 상태.
- 대하(帶下) : 여성의 질에서 나오는 점액성 물질.
- 도한(盜汗) : 심신이 쇠약하여 수면 중에 몸에서 땀이 나는 증상.
- 동계(動悸) : 두근거림.

- 동통(疼痛) : 통증.
- 두통(頭痛) : 머리의 통증.

ㅁ

- 몽정(夢精) : 꿈에서 유정하는 것.

ㅂ

- 번갈(煩渴) : 목이 마르는 증상.
- 번열(煩熱) : 가슴이 뜨겁고 열감이 있는 것.
- 변비(便秘) : 변이 단단하여 잘 배출되지 못하는 것.
- 별돈(別炖) : 별도로 찌는 것.
- 병인(病因) : 병을 일으키는 원인이 되는 요소.
- 발열(發熱) : 신체에 열감이 생기는 것.
- 발적(發赤) : 붉은 반점이 나타는 것.
- 배합(配合) : 약물을 처방하여 섞는 것.
- 백대(白帶) : 흰대하.
- 복창(腹脹) : 소화 불량으로 배가 팽창한 것.
- 부종(浮腫) : 몸이 붓는 병.
- 보혈(補血) : 혈액을 보충함.
- 분변(糞便) : 대변.
- 비출혈(鼻出血) : 코피.
- 비뉵(鼻衄) : 코피.
- 빈뇨(頻尿) : 소변을 자주 봄.

ㅅ

- 소갈(消渴) : 오줌의 양이 많아지는 병.
- 소갈증(消渴症) : 당뇨병.
- 소종(消腫) : 부은 몸이나 상처를 치료함.
- 소염 : 염증을 가라앉히고 부종(浮腫)을 빼 주는 것.
- 소양(瘙痒) : 가려움.
- 수종(水腫) : 림프액이 많이 괴어 몸이 붓는 병.
- 선전(先煎) : 약을 달일 때 먼저 넣고 달이는 것.

- 설태(舌苔) : 혀의 상부에 있는 백색 물질.
- 식적(食積) : 음식이 소화되지 않고 위장에 머물러 있는 것.
- 식체(食滯) : 먹는 것이 잘 내리지 아니하는 병.
- 신(辛) : 매운맛.
- 사지경련(四肢痙攣) : 팔다리의 경련.
- 산(酸) : 신맛.
- 산제(散劑) : 가루 상태의 복용약.
- 삽(澁) : 떫은맛.

ㅇ

- 악창(惡瘡) : 고치기 힘든 부스럼.
- 어혈(瘀血) : 체내의 혈액이 일정한 국소에 굳거나 소통 불량 등으로 정체되어 생기는 증상.
- 여력(餘瀝) : 오줌을 다 눈 후에 오줌이 방울방울 떨어지는 것.
- 염좌(捻挫) : 외부의 힘에 의하여 관절 · 힘줄 · 신경 등이 비틀려 생긴 폐쇄성 손상.
- 열독(熱毒) : 더위 때문에 생기는 발진.
- 오경사(五更瀉) : 매일 이른 새벽이나 아침에 설사는 하는 것.
- 오한(惡寒) : 차거나 추운 것을 싫어함.
- 옹(癰) : 빨갛게 부어오르고 열과 통증을 동반하고 고름이 들어 있는 종기.
- 요배통(腰背痛) : 허리 통증.
- 옹저(癰疽) : 큰 종기.
- 옹종(擁腫) : 작은 종기.
- 울화(鬱火) : 일반적으로 양기가 뭉치고 적체되어 나타나는 장부 내열의 증상을 말함.
- 울체(鬱滯) : 소통되지 못하고 막힌 것.
- 유정(遺精) : 무의식중에 정액이 몸 밖으로 나오는 증상.
- 유즙(乳汁) : 젖.
- 육부(六腑) : 담(膽) · 소장(小腸) · 위(胃) · 대장(大腸) · 방광(膀胱) · 삼초(三焦).
- 육장(六臟) : 간(肝) · 심(心) · 비(脾) · 폐(肺) · 신(腎) · 심포(心包).
- 육음 : 풍(風) · 한(寒) · 서(署) · 습(濕) · 조(燥) · 화(火)로 병사(病邪)를 총칭함
- 음위(陰痿) : 발기 불능.
- 애기(曖氣) : 트림
- 이뇨(利尿) : 소변이 잘 나오게 하고 부종을 제거.
- 이명(耳鳴) : 귀에서 나는 소리.

ㅈ

- 자한(自汗) : 깨어 있는 상태에서 저절로 땀이 나는 증상.
- 전광(癲狂) : 정신 착란으로 인한 발작.
- 전간(癲癇) : 간질증.
- 전약법(煎藥法) : 약을 달이는 방법.
- 자양강장(滋養强壯) : 몸에 영향을 주고 기력을 왕성하게 함.
- 종창(腫脹) : 종양 증상의 총칭.
- 진경(鎭痙) : 내장 등의 경련을 진정시킴.
- 진해(鎭咳) : 기침을 진정시키는 것.
- 정창(疔瘡) : 상처가 곪아 생긴 것.
- 주독(酒毒) : 술중독.
- 지사(止瀉) : 설사를 멈춤.
- 진액(津液) : 몸 안의 체액.
- 진정(鎭靜) : 격앙된 감정이나 아픔 따위를 가라앉힘.
- 조루(早漏) : 성교 시 남성의 사정이 비정상적으로 일찍 일어나는 것.

ㅊ

- 창종(瘡腫) : 온갖 부스럼.
- 창독(瘡毒) : 부스럼의 독기
- 청열(淸熱) : 내열(內熱)의 증상을 완화시킨다는 의미로 해열(解熱)과는 다르다.
- 치매(癡呆) : 대뇌 신경세포의 손상 등으로 인하여 지능·의지·기억 등이 지속적, 본질적으로 상실된 질환.
- 치창(痔瘡) : 치질.

ㅌ

- 토혈(吐血) : 위와 식도에서 피를 토하는 것.
- 토분상(兎糞狀) : 토끼의 분변 모양으로 나오는 대변.
- 통경(通經) : 월경이 막혀 나오지 않았는 것이 통(通)하게 되는 것.
- 통풍(痛風) : 요산의 배설이 원활치 않아서 체내에 축적되어 통증을 유발하는 것.
- 탈항(脫肛) : 항문 및 직장 점막 또는 항문 밖으로 빠져 나와 저절로 들어가지 않는 상태.
- 탕제(湯劑) : 물로 달여서 먹는 방법.

ㅍ

- 포전(布煎) : 약을 달일 때 특정 약물을 베나 포로 싸서 달이는 것.
- 풍한(風寒) : 감기.
- 풍열(風熱) : 감기로 열이 나는 것.
- 풍한(風寒) : 풍과 한이 결합된 병사를 말함.
- 표리(表裏) : 겉과 속.

ㅎ

- 하리(下痢) : 장관의 운동이 촉진되어 설사하는 것.
- 한(寒) : 혈액 순환과 신진 대사가 좋지 않아 수족(手足)이 냉한 상태.
- 흉통(胸痛) : 가슴에 통증이 있는 증상.
- 해독(解毒) : 독으로 인한 증상을 풀어 내는 것.
- 해수(咳嗽) : 기침 증상.
- 허실(虛實) : 모자란 것과 넘치는 것.
- 현훈(眩暈) : 어지러운 증상.
- 혈붕(血崩) : 월경 기간이 아닌데도 대량의 출혈이 있는 증상.
- 한열(寒熱) : 찬것과 뜨거운 것.
- 함(鹹) : 짠맛.
- 후하(後下) : 약을 달일 때 나중에 넣고 달이는 것.
- 환제(丸劑) : 둥근 환 상태의 복용약.
- 활정(滑精) : 낮에 정액이 저절로 흘러나오는 것.
- 황달(黃疸) : 온 몸과 눈, 소변이 누렇게 되는 병증.
- 흘역(吃逆) : 딸꾹질.

효소 용어

- 효소(酵素) : 몸 안에서 일어나는 대사 활동에 관여하는 단백질 촉매
- 효모(酵母) : 크기는 3~4 마이크로미터 정도되는 균계에 속하는 미생물
- 발효(醱酵) : 산소를 사용하지 않고 미생물이나 균류를 이용하여 당을 분해한 사람에게 유익한 물질
- 부패(腐敗) : 마생물이 유기물을 분해할 때 생기는 유독 물질
- 유산균(乳酸菌) : 글루코오스 등 당류를 분해하여 젖산을 생성한 세균
- 코엔자임(coenzyme) : 비타민과 미네날을 통칭한 보조 효소
- 아밀라아제(amylase) : 탄수화물을 분해하는 효소
- 프로테아제(protease) : 단백질을 분해하는 효소
- 리파아제(lipase) : 지방을 분해하는 효소
- 슈퍼옥사이드 다이뮤테이즈(superoxide Dimutase, SOD) : 탄수화물을 분해하는 효소
- 엔지오텐신 전환효소(amgiotensin converting enzyme) : 혈압을 조절하는 효소
- 유로키나아제(urokinase) : 혈액을 깨끗하게 하는 효소
- 글리코실라제(glycosylases) : 위험 인자에 의하여 상처를 입은 DNA를 수리하는 효소

찾아보기

참고 문헌

- 동의보감, 허준, 1610
- 본초강목, 이시진(중국), 1596
- 중약대사전, 상해과학기술편찬사, 1984
- 동의학사전, 북한과학백과사전출판사, 1988
- 국립문화연구소, 민간의학, 1997
- 문화방송, 한국민간요법대전, 금박출판사, 1987
- 공무원연금관리공단, 음식과 건강, 2005
- 농촌진흥청, 전통지식 모음집(약용식물 이용편), 푸른숲, 2005
- 식약청, 약용식물도감, 1997
- 건강생약협회, 약이 되는 건강 기능 식품, 건강생활사, 2014
- 약령시보존위원회, 120가지 우리 약초꽃, 2002
- 국립수목원, 나무도감, 지오북, 2016

ㄱ

- 강영권, 지라산 장아찌, 아카데미 서적, 2012
- 김정숙, 산나물 들나물, 아카데미 서적, 2010
- 김정숙 · 한도연, 자연의 깊은 맛 장아찌, 아카데미 서적, 2010
- 김일훈, 신약, 관제원, 1987
- 김태정, 한국의 자원 식물, 서울대출판부, 1996
- 김태정, 우리 꽃 100가지 1~3, 현암사, 1990
- 곽준수 · 김영아, 건강꽃차 한방약차, 푸른 행복, 2015
- 김수경, 생식, 김영사, 2004
- 그린홈, 우리 몸에 좋은 음식궁합 수첩, 그린홈, 2013
- 권혁세, 약초민간요법, 글로북스, 2014
- 김홍대, 한국의 산삼, 김영사, 2005

ㅁ

- 문관심, 약초의 성분과 이용, 과학백과사전출판사, 1984

ㅂ

- 박광수 · 이송미, 보약, 김영사, 2004
- 박종철, 한방 약초, 푸른 행복, 2014
- 배기환, 한국의 약용식물, 교학사, 2000
- 배종진, 약초도감, 더불유출판사, 2009
- 배종진, 토종 약초, H&book, 2007

ㅅ

- 성환길, 약이 되는 나무도감, 푸른 행복, 2015
- 송희자, 우리꽃차, 아카데미북, 2010
- 신재용, 건강약재, 삶과 꿈, 1996

ㅇ

- 이영노, 한국식물도감, 교학사, 1997
- 이창복, 대한식물도감, 항문사, 1980
- 안덕균, 한국의 본초도감, 아카데미 서적, 1996
- 안덕균, 약초, 교학사, 2003
- 안덕균, 민간요법, 대원사, 1991
- 이유미, 한국의 야생화, 다른 세상, 2005
- 이유미, 우리 나무 백 가지, 현암사, 1995
- 임경빈, 나무백과, 일지사, 1977
- 엄용태, 정구영 감수, 약초 약재 300 동의보감, 중앙생활사, 2017

ㅈ

- 정경대, 건강약차 108선, 이너북, 2007
- 정연권, 색향미, 행복에너지, 2016
- 정구영, 산야초도감, 혜성출판사, 2011
- 정구영, 효소동의보감, 글로북스, 2013
- 정구영, 나무동의보감, 글로북스, 2014
- 정구영, 효소수첩, 우듬지, 2013
- 정구영, 약초대사전, 글로북스, 2014

- 정구영, 나물대사전, 글로북스, 2016
- 정구영, 산야초민간요법, 중앙생활사, 2015
- 정구영, 산야초효소민간요법, 중앙생활사, 2017
- 정구영, 꾸지뽕 건강법, 중앙생활사, 2015
- 정구영, 약초에서 건강을 만나다, 중앙생활사, 2018
- 정헌관, 우리 생활 속 나무, 어문각, 2008
- 정해성, 산국의 산삼, 백양출판사, 2015
- 장강림, 약초 캐고 산삼도 캐고, 하늘구름, 2016

- 최수찬, 산과 들에 있는 약초, 지식서관, 2014
- 최수찬, 주변에 있는 약초, 지식서관, 2014
- 최진규, 약이 되는 우리 풀 · 꽃 · 나무 1~2, 한문화, 2001
- 최진규, 토종의학 암 다스리기, 태일출판사, 1997
- 최진규, 약초 산행, 김영사, 2002
- 최영전, 산나물 재배와 이용법, 오성출판사, 1991

저자 연재처
- 문화일보, 약초 이야기(정구영), 매주 월요일 2015년 5월 4일~2016년 9월 19일 연재물
- 한국일보, 정구영의 식물과 인간, 격주 수요일, 2018년 1월 16일 7월 4일 연재물
- 월간 조선 '나무 이야기', 주간 산행 '정구영의 약용식물 이야기', 전라매일 '정구영의 식물 이야기', 사람과 산 '정구영의 나무 열전', 산림 '약용식물 이야기' 외 일간지 신문 참조.